国家卫生健康委员会"十三五"规划教材

全国高等学历继续教育（专科起点升本科）规划教材

供临床、预防、口腔、护理、检验、影像等专业用

病理学

第 4 版

主　编　陶仪声

副 主 编　申丽娟　张　忠　柳雅玲

人民卫生出版社

图书在版编目(CIP)数据

病理学/陶仪声主编. —4版. —北京:人民卫
生出版社,2019

全国高等学历继续教育"十三五"(临床专升本)规
划教材

ISBN 978-7-117-26982-7

Ⅰ. ①病… Ⅱ. ①陶… Ⅲ. ①病理学-成人高等教育
-教材 Ⅳ. ①R36

中国版本图书馆 CIP 数据核字(2018)第 294212 号

| 人卫智网 | www.ipmph.com | 医学教育、学术、考试、健康,购书智慧智能综合服务平台 |
| 人卫官网 | www.pmph.com | 人卫官方资讯发布平台 |

病 理 学
第 4 版

主　　编:陶仪声
出版发行:人民卫生出版社(中继线 010-59780011)
地　　址:北京市朝阳区潘家园南里 19 号
邮　　编:100021
E - mail: pmph @ pmph.com
购书热线:010-59787592　010-59787584　010-65264830
印　　刷:北京汇林印务有限公司
经　　销:新华书店
开　　本:889×1194　1/16　印张:25
字　　数:738 千字
版　　次:2001 年 9 月第 1 版　2019 年 2 月第 4 版
　　　　　2024 年 1 月第 4 版第 5 次印刷(总第 26 次印刷)
标准书号:ISBN 978-7-117-26982-7
定　　价:89.00 元

打击盗版举报电话: 010-59787491　E-mail: WQ @ pmph.com
　　(凡属印装质量问题请与本社市场营销中心联系退换)

纸质版编者名单

数字负责人 申丽娟

编　　者（按姓氏笔画排序）

于燕妮 / 贵州医科大学　　　　　　　王　旭 / 济宁医学院

王娅兰 / 重庆医科大学　　　　　　　邓丽英 / 长治医学院

申丽娟 / 昆明医科大学　　　　　　　孙丽梅 / 中国医科大学

李　良 / 首都医科大学　　　　　　　张　忠 / 沈阳医学院

陈平圣 / 东南大学医学院　　　　　　金　哲 / 深圳大学医学院

赵建龙 / 河南科技大学医学院　　　　柳雅玲 / 山东第一医科大学

晋　雯 / 福建医科大学　　　　　　　贾永峰 / 内蒙古医科大学

柴大敏 / 蚌埠医学院　　　　　　　　陶仪声 / 蚌埠医学院

戚基萍 / 哈尔滨医科大学附属第一医院　董志恒 / 北华大学

编写秘书 柴大敏 / 蚌埠医学院

数字秘书 木志浩 / 昆明医科大学

在线课程编者名单

在线课程负责人　申丽娟

编　　者（按姓氏笔画排序）

于燕妮 / 贵州医科大学	**马　莉** / 蚌埠医学院
王　旭 / 济宁医学院	**王　莹** / 沈阳医学院
云　芬 / 内蒙古医科大学	**木志浩** / 昆明医科大学
孔灵玲 / 济宁医学院	**邓丽英** / 长治医学院
申丽娟 / 昆明医科大学	**白云飞** / 首都医科大学
任启伟 / 济宁医学院	**刘　雪** / 济宁医学院
刘　霞 / 内蒙古医科大学	**孙丽梅** / 中国医科大学
肖　明 / 重庆医科大学	**宋月佳** / 哈尔滨医科大学附属第一医院
张　忠 / 沈阳医学院	**张景芳** / 山东第一医科大学
陈平圣 / 东南大学医学院	**金　哲** / 深圳大学医学院
赵建龙 / 河南科技大学医学院	**柳雅玲** / 山东第一医科大学
袁　远 / 首都医科大学	**晋　雯** / 福建医科大学
贾永峰 / 内蒙古医科大学	**柴大敏** / 蚌埠医学院
董　营 / 北华大学基础医学院	**董志恒** / 北华大学基础医学院
魏　红 / 济宁医学院	

在线课程秘书　木志浩 / 昆明医科大学

第四轮修订说明

随着我国医疗卫生体制改革和医学教育改革的深入推进，我国高等学历继续教育迎来了前所未有的发展和机遇。为了全面贯彻党的十九大报告中提到的"健康中国战略""人才强国战略"和中共中央、国务院发布的《"健康中国 2030"规划纲要》，深入实施《国家中长期教育改革和发展规划纲要（2010-2020 年）》《中共中央国务院关于深化医药卫生体制改革的意见》，落实教育部等六部门联合印发《关于医教协同深化临床医学人才培养改革的意见》等相关文件精神，推进高等学历继续教育的专业课程体系及教材体系的改革和创新，探索高等学历继续教育教材建设新模式，经全国高等学历继续教育规划教材评审委员会、人民卫生出版社共同决定，于 2017 年 3 月正式启动本套教材临床医学专业（专科起点升本科）第四轮修订工作，确定修订原则和要求。

为了深入解读《国家教育事业发展"十三五"规划》中"大力发展继续教育"的精神，创新教学课程、教材编写方法，并贯彻教育部印发《高等学历继续教育专业设置管理办法》文件，经评审委员会讨论决定，将"成人学历教育"的名称更替为"高等学历继续教育"，并且就相关联盟的更新和定位、多渠道教学模式、融合教材的具体制作和实施等重要问题进行了探讨并达成共识。

本次修订和编写的特点如下：

1. 坚持国家级规划教材顶层设计、全程规划、全程质控和"三基、五性、三特定"的编写原则。

2. 教材体现了高等学历继续教育的专业培养目标和专业特点。坚持了高等学历继续教育的非零起点性、学历需求性、职业需求性、模式多样性的特点，教材的编写贴近了高等学历继续教育的教学实际，适应了高等学历继续教育的社会需要，满足了高等学历继续教育的岗位胜任力需求，达到了教师好教、学生好学、实践好用的"三好"教材目标。

3. 本轮教材从内容和形式上进行了创新。内容上增加案例及解析，突出临床思维及技能的培养。形式上采用纸数一体的融合编写模式，在传统纸质版教材的基础上配数字化内容，以一书一码的形式展现，包括在线课程、PPT、同步练习、图片等。

4. 整体优化。注意不同教材内容的联系与衔接，避免遗漏、矛盾和不必要的重复。

本次修订全国高等学历继续教育"十三五"规划教材临床医学专业专科起点升本科教材29 种，于 2018 年出版。

第四轮教材目录

序号	教材品种	主编		副主编				
1	人体解剖学（第4版）	黄文华	徐 飞	孙 俊	潘爱华	高洪泉		
2	生物化学（第4版）	孔 英		王 杰	李存保	宋高臣		
3	生理学（第4版）	管茶香	武宇明	林默君	邹 原	薛明明		
4	病原生物学（第4版）	景 涛	吴移谋	肖纯凌	张玉妥	强 华		
5	医学免疫学（第4版）	沈关心	赵富玺	钱中清	宋文刚			
6	病理学（第4版）	陶仪声		申丽娟	张 忠	柳雅玲		
7	病理生理学（第3版）	姜志胜	王万铁	王 雯	商战平			
8	药理学（第2版）	刘克辛		魏敏杰	陈 霞	王垣芳		
9	诊断学（第4版）	周汉建	谷 秀	陈明伟	李 强	粟 军		
10	医学影像学（第4版）	郑可国	王绍武	张雪君	黄建强	邱士军		
11	内科学（第4版）	杨 涛	曲 鹏	沈 洁	焦军东	杨 萍	汤建平	李 岩
12	外科学（第4版）	兰 平	吴德全	李军民	胡三元	赵国庆		
13	妇产科学（第4版）	王建六	漆洪波	刘彩霞	孙丽洲	王沂峰	薛凤霞	
14	儿科学（第4版）	薛辛东	赵晓东	周国平	黄东生	岳少杰		
15	神经病学（第4版）	肖 波		秦新月	李国忠			
16	医学心理学与精神病学（第4版）	马存根	朱金富	张丽芳	唐峥华			
17	传染病学（第3版）	李 刚		王 凯	周 智			
18*	医用化学（第3版）	陈莲惠		徐 红	尚京川			
19*	组织学与胚胎学（第3版）	郝立宏		龙双涟	王世鄂			
20*	皮肤性病学（第4版）	邓丹琪		于春水				
21*	预防医学（第4版）	肖 荣		龙鼎新	白亚娜	王建明	王学梅	
22*	医学计算机应用（第3版）	胡志敏		时松和	肖 峰			
23*	医学遗传学（第4版）	傅松滨		杨保胜	何永蜀			
24*	循证医学（第3版）	杨克虎		许能锋	李晓枫			
25*	医学文献检索（第3版）	赵玉虹		韩玲革				
26*	卫生法学概论（第4版）	杨淑娟		卫学莉				
27*	临床医学概要（第2版）	闻德亮		刘晓民	刘向玲			
28*	全科医学概论（第4版）	王家骥		初 炜	何 颖			
29*	急诊医学（第4版）	黄子通		刘 志	唐子人	李培武		
30*	医学伦理学	王丽宇		刘俊荣	曹永福	兰礼吉		

注：1. *为临床医学专业专科、专科起点升本科共用教材

2. 本套书部分配有在线课程，激活教材增值服务，通过内附的人卫慕课平台课程链接或二维码免费观看学习

3.《医学伦理学》本轮未修订

评审委员会名单

前　言

为全面贯彻落实《国家中长期教育改革和发展规划纲要(2010—2020年)》以及全国医学教育改革发展工作会议精神,进一步深化医学教育改革,全面提升教材质量,人民卫生出版社启动了新一轮高等学历继续教育教材编写工作。来自全国17所院校的18位编者认真研究医学教育的发展趋势,认真研讨编写大纲、内容、特色等,进行了《病理学》第4版的修订工作。

本教材修订继承和发扬了前三版的基本风格,将继续坚持"三基"(基础理论、基本知识、基本技能)、五性(思想性、科学性、先进性、启发性、适用性)、三特定(特定的对象、特定的要求、特定的限制)的编写宗旨,同时也积极进行改革探索,在教学内容和编写模式等方面有所创新。主要体现在:①紧扣高等学历继续教育实际。基于高等学历继续教育学生的"非零起点性""职业需求性""学习模式多样性"等特点,在教材中体现职业性、实用性,以岗位需求为导向,知识理论与临床实际紧密结合,优化学习目标,提高临床能力。②增加了内容。总论中增加了环境和营养病理学一章,因环境污染等已成为备受关注的社会问题,而由此可引发健康医学损伤。使学生适应从传统的生物医学模式向环境-心理-生物-社会医学模式的转变。各论中增加了病理学常用技术的原理与应用一章,为理解和掌握现代病理技术打下基础,也使本书内容更为系统和全面。③为了启发读者阅读和提高临床分析思维能力,本次编写的是融合教材。融合教材是以互联网、大数据、内容可视化等新技术的应用为基础,以纸质教材为基本载体和服务入口,通过"一书一码"的应用链接,将传统纸媒内容与数字内容、互联网平台有机融合,从而实现内容与平台、线下与线上服务的无缝对接,是"互联网+"趋势下具有综合服务能力的新型立体化教材。本套融合教材包括PPT、习题和图片、案例解析等。④增加了在线课程。用准确的表达、生动的图片,简洁的语言,注重基本学习要求,为学习者提供线上学习课程。学习者可随时随地自主掌握学习进度,通过自我检测及师生互动,达到课程的学习目标,**扫描二维码即可查看**。

作为主编,我非常感谢各位编委的高度责任感、团队精神和对工作精益求精的态度!编委们均是教学、科研及临床诊断工作第一线的专家,有着丰富的教材编写经验。在教材编写过程中,大家精诚合作、认真负责,对出现的问题逐条逐句进行讨论,最后由主编和副主编审核后定稿。

在本书付梓之际,回顾编写过程,深感时间仓促,水平有限,尽管全体编者尽了最大的努力,书中难免存在不尽如人意之处,恳请广大读者和同道不吝赐教。

陶仪声

2018年12月

目　录

第九章　消化系统疾病　191

绪　　论

　　病理学（pathology）是用自然科学的方法研究疾病的形态结构、代谢和功能等方面的改变，从而揭示疾病的病因（etiology）、发病机制（pathogenesis）、病理变化（pathological change）、结局和转归的医学基础学科，目的就是认识和掌握疾病的本质与发生发展的规律，为疾病的诊治和预防提供理论基础，从而指导疾病的预防、诊断和治疗。

一、病理学的内容和任务

在病理学教科书中，细胞和组织的适应与损伤、损伤的修复、局部血液循环障碍、炎症和肿瘤等章节，阐述不同疾病的共同病变与疾病发生发展的一般规律，属于总论，又称为普通病理学（general pathology），本次修订总论（第1～6章）增加了环境与营养一章，进一步介绍人类生存的环境及营养摄入与人类某些疾病的关系；各论（第7～17章）则主要以各系统疾病为顺序，在总论的理论基础上，研究和阐述各种不同疾病的特殊规律，例如肝炎、肺炎、肾炎、肠炎和脑炎等，都属于炎症性疾病，这是疾病发生的共同规律。但各器官系统本身在形态结构、功能和代谢上不同，其病因、发病机制、病理变化、转归以及相关的临床表现也有所不同，构成了各器官系统疾病的特殊病理变化规律，又称为系统病理学（systemic pathology）。病理学总论和各论是相辅相成的，既有联系又有区别。认识疾病的共同规律有利于认识疾病的特殊规律，掌握疾病的特殊规律是掌握疾病共同规律的基础。

病理学的总论与各论各章节之间，理论知识与实践环节之间，病理形态与功能变化之间，病理静态图像与疾病动态发展之间，疾病局部病变与全身影响之间，病理改变与临床症状、体征之间等，都有着不可分割的内在联系，学习时应特别注意相互联系，融会贯通。本教材第18章为病理学常用实验技术，如组织化学和免疫组织化学等技术的原理及应用，同时还涉猎了以形态学为基础的现代病理学技术的原理和进展，既进一步强化学生对病理学学科本身特质的认识，也将为后续的临床医学实践和科学研究提供重要参考。

二、病理学在医学中的地位和作用

加拿大著名医生和医学教育家 Sir William Osler（1849—1919）曾写到 "As is our pathology, so is our medicine（病理为医学之本）。"我国著名的医学家、医学教育家张孝骞教授曾十分感慨地说："基础医学科目中与临床最接近的当推病理学，因为它是临床与基础之间的桥梁，要学好临床先要学好病理学。"

在医学教育中，病理学是医学科学的主干课程和医疗实践的组成部分，是医学课程中第一门讲授疾病发生发展规律的学科，也是诊治疾病的理论基础和具体方法，是介于基础医学和临床医学之间的一门"桥梁"学科。其学习是以解剖学、组织与胚胎学、生理学、生物化学、分子生物学、细胞生物学、微生物学、寄生虫学和免疫学等学科为基础，是一门医学基础学科。同时又为医学生将来学习临床医学各门课程奠定基础，是临床医学实践中疾病诊断的最重要方法之一，也属于临床医学，是一门实践性很高的学科。

在临床工作中，病理学知识和病理诊断是临床诊治疾病的根本依据。例如损伤、修复、炎症、肿瘤和血液循环障碍等基本病理现象是临床上各种疾病症状、体征和综合征产生的基础和原因，掌握了这些知识，能正确理解和把握疾病发生发展的脉络。病理组织学和病理细胞学诊断（临床病理学，clinical pathology，又称为外科病理学或诊断病理学）仍然是最后确诊许多疑难疾病，特别是肿瘤性疾病的金标准，同时也为医患之间医疗纠纷和某些司法裁定等提供最终的权威依据。对不幸死亡的患者进行尸体解剖是对其诊断和死因做出最权威的终极回答，也是提高临床诊断和治疗水平的最重要方法。

在医学科学研究中，病理学是重要的研究领域。人体各系统的疾病基础及临床科学研究均涉及病理学内容。应用现代分子生物学技术研究疾病发生发展过程中的分子病理学已是一个新兴的分支学科。

总而言之，病理学在医学教育、临床诊疗与科学研究上都扮演着极其重要的角色。

三、病理学的研究方法和观察技术

根据研究对象和研究手段的不同，病理学的研究方法可分为以下几类。

（一）人体病理学研究方法

人体病理学（human pathology）是通过对患者的病史、临床表现尤其是病理变化的研究分析，来认识疾病的现象并指导疾病诊治的方法。研究方法主要包括尸体解剖、活体组织检查和细胞学检查等。人体病理学方法不仅是医学生学习病理知识最重要的方法，而且也是临床对疾病进行诊断的最常用方法，同时也是病理教学中使用的大体标本和组织切片标本的最主要来源。

1. 尸体解剖（autopsy）　简称尸检，即在具有合法性和医学需要的前提下，对死亡者尸体进行剖验，是病理学的基本研究方法之一。尸检的作用主要有：①明确患者的病因和基本病理变化，分析各种病变的主次及相互关系，确定死因，协助临床总结疾病诊疗的经验及教训；②发现和确定某些传染病、地方病、流行病和新的疾病病种；③积累各种疾病的病理资料，用于医疗、教学和科研之用，或为医疗事故鉴定收集证据；④有助于推进器官组织移植手术的开展。

2. 活体组织检查（biopsy）　简称活检，即采用局部手术切除、内镜钳取、细针穿刺等方法，取得患者活体的病变组织，在显微镜下进行组织病理学检查。活检的目的在于：①取得新鲜标本，在活体情况下对患者的疾病做作出定性诊断，并尽可能提示病情的分期和分级状况；②对活体组织进行快速冷冻切片，可对手术中的患者做出及时诊断，协助临床医生术中选择术式和范围；③多次定期活检可及时了解疾病的发展趋势和判断疗效，修正原有诊断；④新鲜活组织检查还可对病变组织中蛋白质、酶、糖、核酸等物质的构成和功能进行实时定性、定量测定；⑤还可以采用其他医学研究方法，如免疫组织化学法、电镜观察和组织培养等对疾病进行更深入的研究，从而深化对相应疾病的认识。

3. 细胞学检查（cytology）　简称细胞诊断，即通过拉网法、印片法和穿刺法等方法采集脱落细胞或病变处细胞，进行涂片染色后做出病理学诊断。检查的范围：①人体自然分泌物，如痰液、胃液、尿液及阴道宫颈分泌物中的细胞；②人体体液，如胸腹腔积液、心包积液和脑脊液；③口腔、食管、鼻咽部与女性生殖道等部位的脱落细胞；④前列腺、肝、肾、胰、乳腺、甲状腺和淋巴结等病变部位的细针穿刺细胞。细胞学检查除用于患者外，还用于健康的普查。细胞学检查的特点是，设备简单，操作简便，经济快速，对患者损伤小，可重复进行，但是诊断的准确性较低，最后确定是否为恶性病变还需要进一步做活检证实。此外，细胞学检测还可用于测定激素水平、细胞培养和 DNA 的提取。

（二）实验病理学研究方法

实验病理学（experiment pathology）是运用动物体内疾病模型和细胞、组织或器官体外培养等手段，进行疾病的病因学、发病学和基本病理改变研究的方法。

1. 动物实验　包括急性和慢性动物实验，主要是在适宜的动物身上复制出某些人类疾病的动物模型（animal model），进而探讨疾病病因、发病和转归的规律。该方法的优点：①主观性强，根据实验设计需要，可以进行任何方式的观察研究，实验某些生物因子的致病作用等；②重复性强，可以研究疾病的任何阶段及其病理变化过程；③进行一些不宜在人体上进行的研究，如致癌、致畸和毒物致病等，实验动物被称为"活的分析天平"，应用范围广。但动物实验的结果不能机械地等同于人体，需比较、分析、整合后，才能作为人体疾病研究的补充。

2. 组织和细胞培养　将生物细胞、组织或器官在适宜条件下进行体外培养，可研究在各种病因作用下，细胞和组织病变的发生发展过程。该方法主要是进行医学科学研究、生物制品的生产（如制备单克隆抗体与免疫调节及微生态制剂）、转基因动物的培养、器官移植培养、有毒物质的检测与抗癌药物的筛选。在病理学研究方面主要应用于：①观察细胞和组织在正常培养条件下的生长参数，以及各种致病因素（物理、化学、生物和免疫因子）和相应干扰药物对细胞生长的影响；②探讨细胞发生恶性转化或恶性细胞逆转的诱因、条件，以及这期间所发生的分子生物学和细胞遗传学的改变；③通过组织和细胞的传代培养，可以建立人体、动物肿瘤细胞系或细胞株。组织和细胞培养在病理学研究中的主要优点：周期短、见效快、节省开支、重复性较强、培养环境单纯，避免了复杂因素的干扰，易于控制。缺点是所得实验研究结果不能等同于体内发展过程，因为体内环境复杂，且互相制约。

（三）临床病理流行病学研究方法

采用个体或群体流行病学方法，对患者进行周密细致的临床病理过程的观察和实验性治疗效果的随诊，探索疾病动态发展的趋势，判断在分子、细胞、器官、个体和群体等不同水平、不同层面所获得的疾病资料间的相互关系，为人类疾病的诊断和治疗提供综合性、前瞻性、规律性的信息。

人体病理学方法、实验病理学方法和临床病理流行病学研究方法分别从不同的研究对象和角度来认识疾病及其规律。只有将各种方法相互补充，扬长避短，综合应用，才能全面理解病理学的全部真谛。

（四）病理学的观察技术

大体观察技术和光学显微镜组织学、细胞学观察技术是病理学学习和研究的最基本技术。随着科技进步与发展，一些新的形态学、功能学、生物化学技术，如电子显微镜技术、免疫组织化学与细胞化学技术、形态计量和图像分析技术、分子生物学技术等，也逐渐成为病理学学习和研究的常用技术。详细的介绍见第十八章。

四、病理学的发展

病理学——pathology 是由两个希腊词 pathos 和 logos 合并而成，这两个词的中文意思是"疾病"与"学问"，由此可见病理学是研究关于人类疾病的自然科学，病理学的发展史可以说是一部现代的医学发展史。

自从人类诞生以来，关于疾病的原因和性质的探索就从来没有停止过。在远古时代，由于文化水平落后，对疾病的解释往往归结于神灵或巫术。但随着生产力的发展，秦汉时期（公元前 221 ~ 公元 220 年），《黄帝内经》开始阐述机体的构造、器官的功能与疾病的发生；隋唐时期，《诸病源候论》记载了疾病的症状和病源；南宋时期，宋慈的《洗冤集录》是世界上第一部系统的法医学著作，该书详细记述了人体解剖、检验尸体、勘察现场、鉴定死伤原因、自杀或谋杀的各种现象、以及中毒鉴定等；金元时期，窦汉卿在《疮疡经验全书》中对每种疾病均用绘图说明。这些历史医学专著对病理学的发展作出了很大的贡献。文艺复兴后，随着自然科学的发展，人们开始用实验、观察、分析和综合的方法去了解人体和疾病，尸体解剖开始在欧洲开展。1761 年，意大利医学家 Morgagni（1682—1771）根据 700 例尸体解剖材料，提出人体疾病是由相应器官形态改变引起的，进而创立了器官病理学（organ pathology），医学发展史上这闪耀的亮点标志着病理形态学的开端。19 世纪中叶，德国病理学家 Rodolf Virchow（1821—1902）在显微镜的帮助下，提出了细胞的改变和细胞代谢功能的障碍是一切疾病的病变基础的学说，首创了细胞病理学（cytopathology），指出"疾病是异常的细胞事件"。细胞病理学的形成奠定了临床病理学的基础，对于整个医学的发展也是作出了具有历史意义的、划时代的贡献。

此后，病理学在纵向与横向发展过程中都取得了丰硕成果，逐渐细化，形成了超微结构病理学（ultrastructural pathology）、免疫病理学（immunopathology）、遗传病理学（genetic pathology）及分子病理学（molecular pathology）体系等，这促使病理学不仅从细胞和亚细胞水平研究疾病，而且深入到分子水平、遗传基因水平研究疾病。病理学的研究方法也从传统形态学研究的定位，发展到可以进行定性、定量的深层次科学研究。病理学的研究结果也更具有客观性、重复性与可比性。病理学的飞速发展，不仅带动了其他学科的发展，也更促进了生命科学对疾病本质的认识。

广州博济医院附设医学校成立并施行尸体解剖开始，正式揭开了我国现代病理学的序幕。我国病理学的先驱们有徐诵明、胡正详、梁伯强、谷镜汧、侯宝璋、林振纲、秦光煜、江晴芬、李佩琳、吴在东、杨述祖、杨简、刘永等。他们艰苦创业，从无到有地编著了具有中国特色的病理学教科书和参考书；他们严谨治学，大力推进尸检、活检和细胞学检查的开展，进而确立了病理学在临床医学当中的主要地位；他们辛勤耕耘，对长期以来严重危害我国人民健康的地方病（如克山病、大骨节病）、寄生虫病（如黑热病、血吸虫病）、恶性肿瘤（如肝癌、食管癌、鼻咽癌）以及心血管疾病（如动脉粥样硬化症、冠心病）等常见病、多发病进行了广泛深入的研究，取得了宝贵的科学研究成就。他们的坚持与奋斗为我国病理学事业的发展做出了巨大贡献，他们所取得的成就不仅对中国当前病理学教学、临床医疗、科学研究和法医鉴定，而且对今后中国病理学的创新发展，都起着至关重要的作用。

我国是一个幅员辽阔、人口众多、多民族融合的大国，疾病谱和疾病都具有自己的发生发展特点，因此我国医学卫生事业的蓬勃发展，不仅对提高本国人民的卫生健康水平具有极为重要的意义，同时也是对世界医学发展的重大贡献。面对这一医学发展的重担，我国病理学的发展具有充足的研究资料、充分的现实条件和广阔的前景。现阶段，我们既要面对我国尸检率较低的现实，大力提倡与开展病理尸检工作，充分积累与丰富疾病档案库，积极发展我国的人体病理学事业，又要吸收与运用世界上的新方法和新技术，融入现代医学的国际大家庭，同时还要根据中国的具体实际情况，打破病理学与其他学科的界限，密切关注相邻新兴学科的发展，学习和吸取它们的先进成果，来创造性开发和建立自己的新方法、新技术，真正实现中西医学的荟萃与交流，为世界医学的发展做出重大贡献。

（陶仪声）

第一章　细胞、组织的适应和损伤

机体在生命过程中不断受到内外环境中各种刺激因子的作用。当轻度刺激因子持续存在或生理性负荷过重时，机体的细胞、组织及器官通过自身反应和调节机制对刺激因子进行应答反应。这种应答反应不仅能保证其正常功能，而且能维护细胞、器官甚至整个机体的生存。细胞、组织及器官这种非损伤性应答反应所引起的功能、代谢及形态学的改变表现为适应。

但细胞和组织并非能适应所有刺激因子的影响。当刺激因子的性质、强度或持续时间超过一定程度时，细胞会发生损伤。细胞损伤在某些情况下是可逆的，即当刺激因子消除后，受损伤细胞的形态结构和功能代谢仍可恢复正常。如果刺激因子持续时间过长或一开始即非常剧烈时，细胞就产生了不可逆性损伤，表现为细胞死亡。

引起细胞、组织的适应和损伤的因素很多，包括缺氧、化学物质和药物、物理因素、生物因子、营养失衡、内分泌因素、免疫反应、遗传变异、衰老、社会 - 心理 - 精神因素和医源性因素等若干大类。各种因素通过不同的机制引起细胞功能、代谢及形态结构的改变；同一种因素对不同类型、不同分化状态的细胞通过不同机制产生影响，从而出现不同类型的形态改变。正常细胞、适应细胞、可逆性损伤细胞与不可逆性损伤细胞呈现代谢、功能及形态上连续变化过程，其相互之间界限不甚清楚。因此，细胞和组织的适应性改变和损伤性变化是一种动态过程，是疾病发生发展过程中的最基本的病理变化。认识这些变化规律，对了解疾病的发生、发展及其防治均具有重要意义。

第一节　适应

细胞和由其构成的组织、器官对过度或过少生理需求及内、外源轻微病理刺激产生的非损伤性应答反应称为适应（adaptation）。包括功能代谢和形态结构变化两方面，通常首先出现功能代谢的适应性改变，而后才出现形态学改变。如饥饿时血糖不足，可通过分解脂肪以维持能量供应；当血钙降低时，刺激甲状旁腺素分泌增多，使骨中的钙离子释放入血以达到平衡。适应的目的在于避免细胞和组织受损，在一定程度上反映了机体的调整应答能力，因此适应是介于正常与损伤之间的一种状态。

适应的形态学类型是萎缩、增生、肥大和化生，表现为细胞体积、细胞数目、细胞分化等的改变（图 1-1）。适应性反应的机制包括细胞特殊的受体功能上调或下调，或者是细胞合成新的蛋白质，或由合成一种蛋白质向合成另一种蛋白质转换，或某种原有蛋白质产生过多。因此，细胞和组织的适应性反应能够发生在以下任何一个环节，如基因表达及其调控，与受体结合的信号转导，蛋白质的合成、运送和输出等。

细胞通过在形态结构、功能代谢上等一系列适应性改变，与变化的内、外环境间达到新的平衡。一般而言，病因去除后，适应细胞可逐步恢复正常。

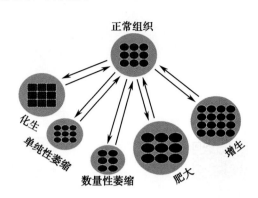

图 1-1　细胞和组织的适应

一、萎缩

萎缩（atrophy）是指已发育正常的器官和组织，因实质细胞的体积变小和（或）数量减少而导致的体积缩小。组织、器官的实质细胞萎缩时，常继发其间质（主要是脂肪组织）增生，有时可使组织、器官的体积大于正常，称为假性肥大（见于萎缩的胸腺、肌肉等）。萎缩和发育不全（hypoplasia）及未发育（aplasia）不同，后两者分别指组织或器官未发育至正常大小，或处于根本未发育的状态。

萎缩一般是由于细胞功能活动降低、血液及营养物质供应不足以及神经和（或）内分泌刺激减弱等引起细胞合成代谢减少而分解代谢增多引起，以适应其营养水平低下、能量需求减少的环境。萎缩分为生理性萎缩和病理性萎缩两类。

（一）生理性萎缩

常与年龄有关。许多组织和器官当机体发育到一定阶段时会逐渐萎缩。如青春期后胸腺逐步萎缩；绝经后的卵巢、子宫及乳腺开始萎缩。老年人几乎所有的器官都发生不同程度的萎缩。

（二）病理性萎缩

按其发生的原因不同可分为以下几个类型：

1. 营养不良性萎缩（malnutrition atrophy）　长期饥饿、结核病及恶性肿瘤晚期等慢性消耗性疾病可引起全身营养不良性萎缩。全身营养不良性萎缩时，首先出现脂肪、肌肉萎缩，最后心脏、脑、肝脏和肾脏等重要器官也发生萎缩。而局部动脉血液供应减少可引起供血区组织发生萎缩，表现为局部营养不良性萎缩，如脑动脉粥样硬化后，血管壁增厚、管腔狭窄，脑组织血液供应减少，引起脑萎缩。

2. 神经性萎缩（denervation atrophy）　组织、细胞的正常功能及代谢是在神经的营养调节下进行的。当神经元或轴突发生损伤时，可导致相应组织、器官的萎缩。如脊髓灰质炎病人，由于脊髓前角运动神经元受损，与之有关的肌肉失去了神经的调节作用而发生萎缩。同时，皮下脂肪、肌腱及骨骼也萎缩，使整个肢体变细。

3. 失用性萎缩（disuse atrophy）　常见于肢体长期不活动、功能减退而引起的萎缩。如肢体骨折石膏固定后，由于肢体长期不活动，局部血液供应减少、代谢降低，肌肉萎缩，肢体变细。

4. 压迫性萎缩（pressure atrophy）　由于局部组织长期受压而导致的萎缩。其机制与受压组织、细胞缺血、缺氧有关。如尿路结石时，由于尿液排泄不畅，大量尿液蓄积在肾盂内，引起肾盂积水，压迫周围肾组织，引起肾皮质、髓质发生萎缩（图 1-2）。

5. 内分泌性萎缩（endocrine atrophy）　由于内分泌器官功能下降可引起相应靶器官的萎缩。例如垂体

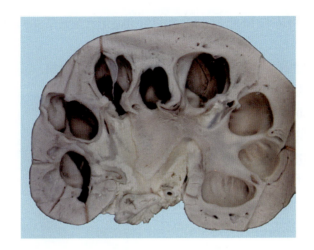

图 1-2 肾压迫性萎缩——肾盂积水

肾实质因肾盂积水受压而萎缩、变薄；肾盂扩张呈多个大小不等的囊腔

功能减退（Simmonds 病）引起的甲状腺、肾上腺、性腺等器官的萎缩；甲状腺功能减退时，皮肤、毛囊、皮脂腺等萎缩。

6. 老化和损伤性萎缩（atrophy due to aging and injury） 细胞老化的标志之一是细胞萎缩，如神经细胞和心肌细胞的萎缩便是大脑和心脏发生老化的常见病理改变。此外，慢性炎症是导致细胞、组织或器官萎缩的常见原因，如慢性胃炎时胃黏膜的萎缩和慢性肠炎时小肠黏膜绒毛的萎缩。细胞凋亡也是组织、器官老化时细胞减少的主要细胞学基础，如阿尔茨海默病时，由于大量神经细胞凋亡而导致大脑萎缩。

（三）萎缩的基本病理变化

萎缩的器官体积变小，重量减轻，颜色变深或褐色，如心和肝的褐色萎缩（brown atrophy）。镜下，实质细胞体积缩小（单纯性萎缩）和（或）数目减少（数量性萎缩），间质出现纤维组织增生或脂肪组织增生。萎缩的心肌细胞和肝细胞胞质内可出现脂褐素颗粒，是未被彻底消化的细胞器碎片残留所致。当细胞内脂褐素颗粒明显增多时，可使整个萎缩的器官呈棕褐色，故称褐色萎缩。

萎缩的细胞、组织和器官的功能大多下降，并通过减少细胞的数量、体积及功能，与内外环境之间达成新的平衡。萎缩是有条件的可逆性病变。轻度萎缩，只要及时消除了引起萎缩的原因，萎缩的器官、组织和细胞可逐渐恢复原状；若原因持续存在，萎缩的细胞通过凋亡逐渐消失，导致器官体积变小。

二、肥大

肥大（hypertrophy）是指由于合成代谢旺盛，使细胞、组织和器官的体积增大。细胞肥大不是因为细胞肿胀，而是细胞内细胞器数量增加，结构蛋白合成增多，因而细胞的功能也更加活跃。由于大量实质细胞肥大，有时还伴有实质细胞数目增多，可导致组织和器官肥大。

（一）肥大的类型

肥大可以是生理性或病理性的。根据发生的原因和机制，生理性肥大和病理性肥大都可分为代偿性肥大和内分泌性肥大两类，代偿性肥大是功能增强的需要，内分泌性肥大是因激素信号的刺激。

1. 生理性肥大

（1）代偿性肥大：又称功能性肥大。需求旺盛、负荷增加是代偿性肥大的最常见诱因。长期从事体育活动可刺激骨骼肌细胞生理性肥大，肌肉收缩力增加，如运动员的肌肉肥大。

（2）内分泌性肥大：又称激素性肥大。如青春期性激素增加，导致青少年男女性器官和第二性征相关器官肥大。妊娠期由于雌激素、孕激素作用，加之子宫平滑肌细胞内的相应激素受体功能上调，细胞内蛋白质和核酸合成代谢增加，一方面表现为平滑肌细胞体积的增大（肥大），另一方面也表现为平滑肌细胞数量的增多（增生），此时子宫可从平时的壁厚 0.4cm 和重量 100g 肥大至壁厚 5cm 和重量 1000g。

2. 病理性肥大

（1）代偿性肥大：原发性高血压时，为适应外周血管阻力的异常增加，心肌细胞肥大，心室壁增厚，以增强心脏收缩力（图 1-3）；药物中毒时，解毒代谢需求增加，细胞色素氧化酶 P450 增多，内质网、高尔基复合体功能活跃，肝细胞体积增大；幽门狭窄时，胃壁平滑肌细胞肥大；男性尿道阻塞时，膀胱壁平滑肌细胞肥大；晚期肾小球肾炎时，残存肾单位肥大等，都是病理性代偿性肥大的常见实例。此外，器官肥大也可以是同类器官缺如或功能丧失后的反应，如一侧肾脏切除或一侧肾动脉闭塞丧失肾功能，对侧肾脏及其实质细胞通过肥大来实现代偿。

（2）内分泌性肥大：食物中缺碘时，垂体促甲状腺素产生过量，引起甲状腺滤泡细胞肥大并增生，形成甲状腺肿；垂体发生嗜碱性粒细胞腺瘤时，促肾上腺激素分泌增多，导致肾上腺皮质细胞肥大。

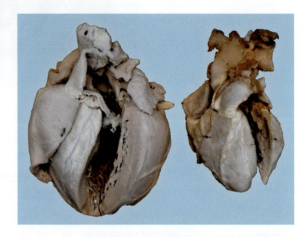

图 1-3 心肌肥大
左侧心脏体积增大（图右侧心脏为正常参照），左心室室壁明显增厚（正常左心室室壁厚 1cm），心腔扩张

（二）肥大的基本病理变化

肥大的细胞体积增加，细胞内线粒体、内质网、核糖体及溶酶体等细胞器体积增大、数量增多，结构蛋白合成活跃，细胞功能增强。大体，器官、组织体积均匀增大，重量增加。细胞肥大不仅体积增大，基因表型也发生改变。例如肥大的心肌中，*c-fos*、*c-jun*、*c-myc* 等生长基因激活。参与此过程的机制有两个，一是心肌本身的机械性伸展，通过伸展受体作用刺激核酸和蛋白质合成；二是心肌细胞表面受体活化，改变某些收缩蛋白的表达，如 α- 肌凝蛋白重链被 β- 肌凝蛋白重链取代。一侧肾切除后，另侧肾小管上皮细胞体积增大、数量增加。但体外培养肾小管加入 DNA 合成抑制剂后，细胞只能肥大不能增生。

细胞肥大的代偿功能是有限度的。例如心脏过度肥大时，心肌细胞血液供应相对不足，线粒体氧化磷酸化能力下降；心肌细胞胚胎性基因被激活，蛋白合成和降解发生改变，产生收缩力较差的幼稚收缩蛋白；部分心肌纤维收缩成分溶解甚至消失，出现可逆性损伤。当心肌不能再随负荷增加而继续肥大时，心脏功能逐渐失代偿，最终发生心力衰竭。

三、增生

增生（hyperplasia）是指有丝分裂活跃而导致局部细胞数目增多的现象，可引起器官或组织的体积肥大。增生多因细胞受到过度激素刺激以及生长因子和受体过度表达所致，同时也与细胞凋亡受到抑制有关。目前认为，增生的细胞主要来自局部细胞群中成体干细胞的持续分裂。由于激素和生长因子分泌增多、激素受体和细胞表面生长因子受体增多、细胞内特殊信号通路激活等，引发细胞周期调节基因等的表达启动，使细胞进入增殖分裂状态。

（一）增生的类型

增生从性质上包括生理性增生和病理性增生两类，从原因上可分为内分泌性增生和代偿性增生两种。

1. 生理性增生

（1）内分泌性增生：又称激素性增生。如生理状态下受雌、孕激素作用，青春期和妊娠期女性乳房和子宫内膜腺上皮细胞数量会明显增多。同样的情况也可发生于绝经期妇女给予外源性雌激素治疗后。

（2）代偿性增生：亦称功能性增生。如高海拔地区空气氧含量低，机体骨髓红细胞前体和外周血红细胞代偿性增多，以提高机体的红细胞携氧能力。

2. 病理性增生

（1）内分泌性增生：过度激素刺激可诱导病理性内分泌性增生，如子宫内膜增生症时内膜腺体细胞的

增生（图1-4）和子宫肌瘤时平滑肌细胞的增生。慢性肝病的男性患者，由于肝脏对雌激素的灭活功能降低，使雌激素水平升高，引起以乳腺导管上皮细胞增生为特点的男性乳腺发育。肿瘤产生的激素也会引起相应的靶细胞增生，例如某些肾癌细胞分泌促红细胞生成素，可使骨髓中红细胞前体及外周血红细胞数量增多。

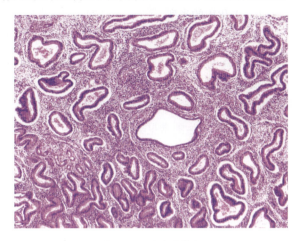

图1-4　子宫内膜增生
子宫内膜增生症时，子宫内膜腺体数量增多，不同程度扩张呈囊状，上皮细胞柱状，多层排列

（2）代偿性增生：代偿性增生可见于肝脏部分切除后，残存的肝细胞等分泌多肽生长因子，刺激周围肝细胞增生。细胞损伤后的增生也为代偿性增生。细菌感染和移植排斥反应引起的慢性淋巴结炎常可见显著的淋巴细胞增生；膀胱慢性炎症时，被覆移行上皮和腺上皮都可发生增生。

增生也是间质的重要适应性反应。在创伤愈合过程中，成纤维细胞和毛细血管内皮细胞通过增生达到修复目的。炎症及肿瘤中的间质纤维细胞增生是机体对抗炎症和肿瘤的重要组织学与细胞学表现。实质和间质同时增生的情况也不少见，如雄激素代谢产物二氢睾酮可使男性前列腺腺上皮细胞和间质细胞增生肥大；雌激素分泌过多，导致女性乳腺末梢导管和腺泡上皮细胞及间质纤维组织增生。

（二）增生的基本病理变化

细胞的增生可为弥漫性或局限性，表现为增生组织和器官均匀性增大，或在组织、器官中形成单发、多发结节。结节性病变更多见于前列腺、甲状腺、肾上腺、乳腺等激素靶器官，这是因为这类器官中有的靶细胞对于激素的作用更为敏感。大部分病理性增生，如炎症、创伤修复、激素和生长因子及其受体增多或功能增强，都会因相关引发因素的去除而停止。病理性增生失去控制会演变为肿瘤性增生，如某些上皮过度增生会转变为癌前病变，可能最终发展成为肿瘤。

（三）增生与肥大的关系

虽然增生和肥大是两个不同类型的适应性病变，但两者常一起发生、同时出现，原因是它们可能具有相似的触发原因和调控机制。如激素和生长因子及其受体的过度表达，包括转录生长因子、表皮生长因子、血管内皮细胞生长因子、白介素-6及肿瘤坏死因子等，都可增加细胞内DNA、RNA及蛋白质的合成速率，引起器官和组织内的细胞数量和细胞体积增加。

细胞本身的增殖类型（永久细胞、稳定细胞和不稳定细胞，详见第二章）是决定细胞肥大和（或）增生的最重要因素。增殖能力旺盛的稳定细胞和不稳定细胞，如肝脏部分切除后残存的肝细胞、胆管细胞，妊娠期子宫的平滑肌细胞等，既可发生肥大又可发生增生。而增殖能力低下但分化特异性较强的永久细胞，如神经细胞及心肌细胞，则仅能发生肥大而不能增生。对于既可肥大又可增生的细胞，其分化功能和增殖功能既可各自表达也可共同表达。如细胞有丝分裂被阻滞在细胞周期G_2期，可出现肥大多倍体细胞但并不发生细胞分裂；如细胞顺利由G_0期依次进入后续时相，则细胞完成分裂增殖进程，引起细胞数量明显增多。

四、化生

化生（metaplasia）是指一种分化成熟的细胞类型被另一种分化成熟的细胞类型所取代的过程。化生并非由一种成熟细胞直接转变为另一种成熟细胞，而是储备细胞或未分化细胞及其他成体干细胞，通过细胞

自身生长与分化基因的重新程序化（reprogramming）表达，转分化（transdifferentiation）产生与原先细胞类型完全不同或部分不同的结构、功能和代谢特征。

（一）化生的类型

仅出现在具有增生能力的细胞。大多数化生发生在同源组织细胞之间，即不同类型上皮细胞之间或者不同类型间叶细胞之间，通常由一种特异性较低的细胞取代特异性较高的细胞。但有时化生也可发生于上皮细胞与间叶细胞之间，如下述的上皮间质转化就可以认为是某种意义上的上皮细胞与间叶细胞之间的化生。一般而言，在导致化生的原因消除后，上皮细胞的化生或可恢复正常，但间叶细胞的化生则大多不易逆转。化生的常见类型主要有以下几种：

1. 上皮细胞化生

（1）鳞状上皮化生（简称鳞化）：最常见的上皮细胞化生是柱状上皮化生为鳞状上皮。如气管、支气管黏膜受长期吸烟等慢性刺激，假复层纤毛柱状上皮转变为鳞状上皮。此外，鳞状上皮化生还可见于慢性胆囊炎时胆囊黏膜的鳞状上皮化生、慢性宫颈炎时宫颈黏膜的鳞状上皮化生（图1-5）。鳞状上皮化生可增强局部组织的抵抗力，但同时也失去了原有上皮的功能。

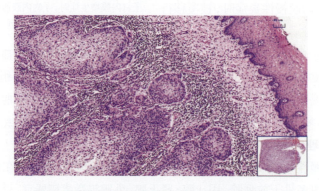

图1-5　慢性子宫颈炎——腺体柱状上皮化生为鳞状上皮

（2）柱状上皮化生：鳞状上皮也会向柱状上皮化生。Barrett食管时，原有的食管鳞状上皮被类似胃腺的柱状细胞取代，以适应胃酸和胃蛋白酶对食管的消化作用。慢性子宫颈炎时，宫颈鳞状上皮可被子宫颈管黏膜柱状上皮向子宫颈部位延伸生长而取代，形成肉眼所见的子宫颈糜烂。

（3）肠上皮化生（简称肠化）：化生也可为一种腺上皮被另一种腺上皮取代。慢性萎缩性胃炎时，胃窦部等处上皮可发生肠上皮化生，胃黏膜腺体分别被类似小肠或大肠的腺体所取代，分别称为小肠型（完全型）肠上皮化生或胃型/结肠型（不完全型）肠上皮化生。小肠型（完全型）肠上皮化生常含有较多的具有管腔面纹状缘的吸收细胞，胃型/结肠型（不完全型）肠上皮化生常含有较多的胃隐窝上皮细胞或分泌硫酸黏液、唾液酸黏液的杯状细胞（图1-6）。慢性萎缩性胃炎时，胃体和胃底部腺体的壁细胞和主细胞也会消失，被类似幽门腺的黏液分泌细胞所取代，称为假幽门腺化生。

2. 间叶细胞化生　间质中不成熟的间叶细胞可分化为成骨细胞或成软骨细胞，产生相应骨基质和软骨基质，分别称为骨化生或软骨化生。这类化生多见于骨化性肌炎等受损软组织，也见于某些肿瘤的间质。

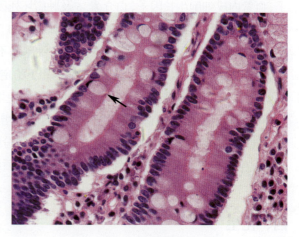

图1-6　肠上皮化生

胃黏膜被覆柱状上皮之间出现胞质淡染的黏液性细胞，呈高脚酒杯状，核位于细胞的基底部，符合杯状细胞的形态特点（→）

（二）化生的机制

化生是组织中成体干细胞等的原有基因重新程序化和转分化表达的结果，虽详细机制尚不明了，但已知涉及很多组织特异性基因和分化基因，并受到细胞生长因子和细胞外基质成分所产生的信号影响。某些因子作为外源性启动者，诱导特异性转录因子引发表型特异性基因的序贯表达，使得细胞向某种分化方向转分化。例如骨形成蛋白和 TGF-β 家族的某些因子可使干细胞向软骨或成骨表型分化，抑制其向肌肉和脂肪表型分化。某些细胞周期抑制药物可干扰细胞内特定基因 DNA 的甲基化，使成纤维细胞转变化生为肌肉细胞或软骨细胞。

（三）化生的意义

化生的生物学意义利弊兼有，但大多数情况下对机体无益。例如虽然呼吸道鳞状上皮化生对抵抗局部有害环境的能力有所提高，但假复层纤毛柱状上皮黏液分泌和纤毛摆动等功能丧失，常常导致患者防御功能下降，出现干咳或痰液淤积于气管、支气管与肺组织中。此外，如果化生长期持续存在，可使细胞生长失去控制而发生癌变。如支气管鳞状上皮化生与支气管鳞状细胞癌的发生有关；Barrett 食管柱状上皮化生则是某些食管腺癌的组织学来源。就这个意义而言，某些化生是与多步骤肿瘤发生演进相关的癌前病变。

案例 1-1

患者男性，60 岁。因反复咳嗽、咳痰 11 年，伴气促、心悸 3 年，下肢水肿 2 年，腹胀 3 个月入院。11 年前感冒后发热、咳嗽、咳脓痰。以后每逢冬、春季常咳嗽、咳白色泡沫痰，有时为脓痰，反复加重。近 3 年来，在劳动或爬坡后常感心悸、呼吸困难。2 年前出现下肢凹陷性水肿。近期受凉后发热，咳嗽加重，心悸气促加剧，不能平卧，急诊入院。体格检查：体温 37.4℃，脉搏 98 次 / 分，呼吸 28 次 / 分，血压 102/79mmHg。慢性病容，端坐呼吸，唇及皮肤明显发绀；颈静脉怒张，吸气时胸骨及锁骨上窝凹陷，桶状胸，呼吸动度降低，叩诊呈过清音。心律齐，心浊音界缩小。腹部膨隆，腹水征阳性，肝较硬，双下肢凹陷性水肿。入院后患者突然抽搐，烦躁不安，继之神志不清，抢救无效而死亡。

尸检摘要：左、右胸腔积液各 200ml，腹腔积液 2000ml，呈淡黄色，透明，比重 1.012。双肺体积增大，极度充气膨胀。镜下：末梢肺组织过度充气、扩张，肺泡壁变薄、断裂；支气管黏膜上皮细胞变性、坏死、纤毛倒伏、脱落、杯状细胞增多；部分黏膜上皮出现鳞状上皮化生；管壁黏液腺数量增多并肥大，分泌功能明显。个别管腔内见黏液或渗出物形成的栓子；管壁软骨灶性钙化及纤维化，纤维组织增生，淋巴细胞和少量中性粒细胞浸润。右心室体积增大、室壁增厚，于肺动脉瓣下 2cm 处室壁厚约 0.8cm，心腔明显扩张，肉柱及乳头肌增粗变扁，肺动脉圆锥膨隆。淤血性肝硬化，其余脏器变性、淤血。

思考：

1. 根据临床表现及病理变化作出诊断，并说明其诊断依据。
2. 简述疾病的发生、发展过程。
3. 请结合尸检判断病变的组织器官出现了哪些适应性变化？解释其发生机制及其临床意义。

第二节　细胞、组织的损伤

当内、外环境改变超出细胞和组织的适应能力，可引起细胞、组织依次在物质代谢、组织化学、微观结构、大体外观等多个层面上出现异常变化，称为损伤（injury）。细胞损伤的程度取决于损伤持续的时间和强度、损伤的性质和类别、受累细胞的比例和类型以及组织先前所处的状态等。

一、细胞、组织损伤的原因

细胞、组织损伤的原因可分为机体外部因素(外因)、机体内部因素(内因)以及社会心理因素等几方面,各种原因相互影响、共同作用,决定损伤的产生、演变和转归。

(一)供氧性因素

缺氧、缺血是导致细胞组织损伤的最常见原因之一。由于心、肺衰竭使动脉血氧合不足,或贫血和CO中毒使血液携氧能力下降,或血管阻塞使血液供应量下降,均可导致细胞、组织的氧气及营养供给减少,细胞内氧化磷酸化过程障碍,引起受累细胞和组织的代谢、功能和结构变化。

(二)生物性因素

生物性因素导致的细胞、组织损伤极为常见。这些生物性因素包括各种病原生物,如细菌、病毒、立克次氏体、支原体、螺旋体、真菌、原虫、蠕虫等。例如多数细菌能产生内、外毒素或分泌消化酶,病毒可整合入宿主 DNA 并复制繁殖,原虫、蠕虫等释放分泌物溶解组织等,都会造成细胞、组织的机械性损伤,诱发机体变态反应,产生代谢毒性作用,引起炎症细胞浸润,损害细胞、组织结构与功能。

(三)物理性因素

当环境中各种物理性因素超过机体生理耐受时便可致细胞损伤。例如高温、高辐射可导致中暑、烫伤或辐射损伤,寒冷导致冻伤,强大电流冲击造成电击伤,机械力可引起创伤、骨折等。

(四)化学性因素

化学性因素(包括药物)是细胞损伤的常见原因。化学性因素可为外源性物质,如强酸、强碱、铅、汞等无机毒物,有机磷、氰化物等有机毒物,蛇毒、蕈毒等生物毒素;内源性物质,如细胞坏死的分解产物、尿素、自由基等代谢物。药物、卫生制剂等,既可对人类有益,也可产生不良毒副作用。

(五)营养性因素

营养物质摄入不足或过多都可致机体损伤。如维生素 D、蛋白质和碘的缺乏分别导致佝偻病、营养不良和地方性甲状腺肿;铁、锌、硒等微量元素的缺乏引起贫血和发育障碍;长期摄入高热量、高脂肪食物是肥胖、高血脂和动脉粥样硬化的重要病因。

(六)神经内分泌因素

原发性高血压和溃疡病的发生与迷走神经长期过度兴奋有关;甲状腺功能亢进时,机体细胞、组织对感染、中毒的敏感性增加;糖尿病胰岛素分泌不足使全身尤其是皮下组织易伴发细菌感染。

(七)免疫因素

组织细胞对某些抗原刺激反应过度可引起变态反应或超敏反应,如支气管哮喘和过敏性休克;自身抗原可引起组织损伤,如系统性红斑狼疮、类风湿关节炎等;免疫缺陷病如艾滋病等易伴发肿瘤和感染。

(八)遗传因素

遗传在损伤中的作用体现在三方面:一是基因突变或染色体畸变,直接引起子代遗传病,如唐氏综合征、血友病、急性溶血性贫血(蚕豆病)等;二是遗传物质缺陷,使子代产生容易诱发某些疾病的倾向(遗传易感性);三是表现为蛋白结构和功能的改变,包括受体数目或功能、酶活性的过低或过高等。

(九)社会心理因素

冠状动脉粥样硬化性心脏病(冠心病)、原发性高血压、消化性溃疡甚至某些肿瘤与社会心理因素有极其密切的关系,通称为心身疾病,近几十年来在人群中的发病率有明显增高趋势。对医务工作者来说,还要防止因卫生服务不当引起的医源性伤害,如医院获得性感染、药源性损伤等。

二、细胞、组织损伤的机制

不同原因引起细胞损伤的机制不尽相同,不同类型和功能状态的细胞对同一致病因素的敏感性也有

差异,因此细胞、组织损伤机制相当复杂,现简述如下:

(一) 细胞膜损伤

细胞生物膜(含细胞膜及细胞器膜)的损伤是所有形式细胞损伤的共同特征。机械力、缺血、缺氧、细菌毒素、病毒蛋白、补体成分和很多物理化学因素可直接损伤、破坏细胞生物膜结构的通透性和完整性,导致 ATP 耗竭、补体激活、膜钠泵功能障碍及钙磷脂酶激活等。细胞生物膜破坏的最重要机制涉及自由基生成以及继发的脂质过氧化反应,其中细胞膜功能的严重紊乱和线粒体膜功能的不能恢复是细胞不可逆性损伤的特征。

细胞膜损伤可归结于以下因素:①膜磷脂丢失,如缺血、缺氧使 ATP 依赖的再酰化作用减弱,减低磷脂合成速率,同时激活内源性磷脂酶,加速磷脂分解代谢;②细胞骨架异常,如缺血、缺氧可引起细胞膜与细胞骨架成分解离,细胞膜扭曲破裂,胞质蛋白酶激活则加速骨架蛋白降解;③氧自由基损伤,自由基主要作用于生物膜不饱和脂肪酸的双链,引起膜通透性增加和完整性破坏;④磷脂降解产物毒性,缺血时细胞磷脂降解,产生游离脂肪酸和溶血卵磷脂等磷脂降解产物,直接损伤和影响细胞膜脂质双层结构,引发膜通透性和电生理特性改变。在细胞膜损伤过程中,蛋白质、酶、辅酶及核糖核酸通过高通透性的细胞膜连续丢失,同时也导致钙从细胞外大量内流。引起细胞膜损伤的因素还有补体或穿孔素介导的细胞溶解、特异性离子泵和离子通道阻滞等。

形态学上,由于细胞膜和细胞器膜受到损伤,细胞和细胞器如线粒体、内质网等都会发生肿胀,细胞表面微绒毛消失,并有小泡形成。细胞膜和(或)细胞器膜脂质变性,呈螺旋状或同心圆状卷曲,形成髓鞘样结构。溶酶体膜破损,释放大量酸性水解酶,导致细胞自溶。细胞坏死总是从细胞膜通透性功能紊乱开始,以细胞膜完整性丧失为终结,也就是说细胞膜损伤是细胞损伤的重要因素和关键环节。

(二) 线粒体损伤

几乎所有可能导致损伤的因素均可造成线粒体损伤,如缺血、缺氧、中毒、细胞内 Ca^{2+} 增多、脂质分解增强等。形态学上表现为线粒体肿胀,嵴变短、稀疏、甚至消失。在极度肿胀时,线粒体可转化为空泡状结构,基质内可出现富含钙的无定形致密小体。

线粒体是细胞内氧化磷酸化和合成 ATP 的主要场所,还参与细胞生长分化、信息传递和凋亡等重要生理、病理过程。线粒体损伤可导致线粒体内膜高导电性通道形成,影响线粒体内膜势能的维持,而后者为线粒体正常氧化磷酸化功能所必需。线粒体膜受到损伤时,细胞色素 c 从线粒体内释放进入胞质中,其可启动细胞凋亡过程。此外,大部分自由基都是在线粒体电子释放过程中产生的,如辅酶 Q 功能紊乱,电子传递链不完整,便可产生超氧自由基,进而引起细胞损害。

线粒体损伤后,ATP 生成下降、消耗增多,细胞内正常合成和降解过程均受抑制,包括跨膜转运蛋白和脂质合成减少、磷脂代谢脱酰基及再酰基化停滞、细胞膜钠钾泵和钙泵活性下降、蛋白质出现异常折叠等。ATP 的耗竭更使细胞内合成蛋白的机制遭到破坏,细胞结构蛋白和酶蛋白活性缺失。氧化磷酸化停止后,激活糖酵解,消耗糖原,乳酸和无机磷聚集使细胞内酸中毒,出现不可逆的线粒体膜和溶酶体膜破坏,最终导致细胞坏死。

(三) 活性氧类物质损伤

活性氧类物质损伤是细胞损伤的重要机制。活性氧类物质(AOS,又称反应性氧类物质)包括超氧自由基、羟自由基($OH^{·}$)、羟阴离子(OH^{-},氢氧根)、一氧化氮自由基($NO^{·}$)以及不属于自由基的过氧化氢(H_2O_2)等。引起局部 AOS 增多的常见病理学因素有毒物、物理辐射、缺血再灌注、炎症、细胞老化和细胞内杀菌引起的组织损伤等。AOS 可以被游离铁和铜激活。

自由基是原子最外层成对电子丢失一个电子后形成的基团,具有高度强氧化活性和不稳定性,并促使与其反应的分子转变为有毒性的自由基,形成链式放大反应。AOS 引起的细胞损伤涉及生物膜脂质过氧化作用、非过氧化作用线粒体损伤、DNA 损伤和蛋白质交联等,从而改变细胞生物膜结构和细胞核内蛋白质、脂质及碳水化合物分子构型,其主要环节有:①生物膜的脂质过氧化,在氧存在的条件下,AOS 的氧化损伤始于细胞膜中不饱和脂肪酸中的双键,引起膜通透性增加;② DNA 损伤,AOS 与核和线粒体 DNA 中胸腺嘧啶反应,引起单链断裂,这种损伤可引起细胞老化或恶性转化;③蛋白质氧化修饰,AOS 作用于蛋白质中的巯基形成二硫键,促进氨基酸残基侧链氧化,导致蛋白与蛋白交联和蛋白骨架氧化,甚至导致蛋白质肽链断裂。

AOS 作用的效能取决于 AOS 形成与 AOS 灭活之间的平衡。细胞内存在生成 AOS 和拮抗 AOS 生成的体系,两者的中和能保持正常细胞内 AOS 低浓度。首先,一系列酶可清除过氧化氢和超氧自由基,包括过氧化氢酶、超氧化物歧化酶以及谷胱苷肽过氧化物酶等。其次,活性氧类超氧化物不稳定可自发裂解,在超氧化物歧化酶催化下其裂解速度进一步加快,有助于消除体内自由基的蓄积。AOS 损伤是引起许多疾病的重要原因。例如无论是急性还是慢性炎症,由于吞噬细菌的炎细胞产生自由基,都会导致组织细胞损伤破坏。许多因素促进 AOS 形成,如电离辐射对细胞的杀伤就很可能是辐射水解产生羟自由基的直接结果。AOS 还在化学性肿瘤基因突变中起作用,并且是细胞老化的主要参与者。因此,AOS 对脂质、蛋白、核酸过氧化作用是细胞损伤的基本环节。

(四)细胞内游离钙损伤

正常细胞内游离钙与钙转运蛋白结合后,贮存在线粒体和内质网等处的钙库中。细胞内钙稳态的调控主要通过膜结合 Ca^{2+}-Mg^{2+}-ATP 酶(钙泵)和细胞膜钙离子通道控制钙的进出,维持细胞内相对低钙和细胞外相对高钙。缺血、缺氧、中毒等损伤后,由于细胞膜对钙的通透性提高以及钙离子从细胞内泵出减少,钙离子细胞内流净增加,加之线粒体和内质网快速释放钙离子,导致细胞内游离钙增多(细胞内钙超载)。大量的钙离子可依次活化磷脂酶、蛋白酶、ATP 酶及核酸内切酶等,降解细胞结构中相应各种生物大分子。如 ATP 酶加速 ATP 分子耗竭,磷脂酶导致生物膜损伤,蛋白酶导致膜和骨架蛋白降解,核酸内切酶导致 DNA 降解和染色体碎裂。同时,细胞内钙离子增多引起线粒体渗透性升高,释放细胞色素 c 至细胞质中,诱发细胞凋亡。细胞内游离钙蓄积是细胞死亡生物化学和形态学改变的中介者,是许多因素损伤细胞的终末环节和最后途径。

(五)缺血、缺氧损伤

缺血(ischemia)是指局部细胞、组织有效动脉血液供应不足;缺氧(hypoxia)是指全身或局部细胞、组织不能获得足够的氧或氧利用能力下降。缺氧的原因可分为:①低张性缺氧,空气中氧分压低或气道外呼吸障碍;②血液性缺氧,血红蛋白的质和量异常;③循环性缺氧,心功能不全或局部缺血;④组织性缺氧,线粒体氧化磷酸化等内呼吸功能障碍。

血流阻断是缺血、缺氧最常见的诱因。缺血、缺氧时氧供应量减少,细胞膜钠泵活性降低,导致细胞内高钠离子浓度,同时伴随细胞内水分子蓄积,线粒体内质网等细胞器肿胀。细胞代谢产物引起渗透压增加,可进一步加重细胞内水肿。细胞内 ATP 降低和 AMP 增加,刺激磷酸果糖激酶和磷酸酶活化增加糖酵解,使乳酸和无机磷在细胞内堆积,引起细胞内酸中毒,导致核染色质凝集,并激活溶酶体酶非特异性自溶功能。缺血、缺氧还激活中性粒细胞、巨噬细胞等释放炎症介质,导致自由基产生过多,引起膜结构脂质崩解和细胞骨架破坏。

通常缺血对组织的损伤比缺氧更迅速而严重,这是因为缺氧后细胞内无氧酵解尚能进行,而缺血时无氧酵解也被中止。短暂轻度缺血、缺氧,细胞发生水肿和脂肪变;长期轻度缺血、缺氧,引起细胞萎缩甚至凋亡;持续重度缺血、缺氧,则导致细胞变性、坏死。因此,缺血、缺氧是细胞损伤最常见和最重要的中心环节。

缺血后血流再通会加剧组织损伤,称为缺血-再灌注损伤。血液再灌注提供大量氧分子,刺激实质细胞、血管内皮细胞和浸润的白细胞等,在炎症介质参与下,释放更多的 AOS,对此前已发生缺血的细胞进一步产生损害,其机制可能为:①诱发炎症性损伤,血流恢复后的重新供氧可使实质细胞、血管内皮细胞或浸润的白细胞释放过多的氧自由基,加之细胞内的抗氧化系统已被破坏,从而导致细胞损伤;②线粒体产能下降,活性氧自由基可进一步损伤线粒体氧化磷酸化功能,导致线粒体不能产生足够的能量而造成细胞死亡;③激活补体系统,补体可与渗入到病变区域的 IgM 抗体结合,引起细胞损伤和炎症,促进缺血 - 再灌注损伤的发生。

(六)化学性损伤

化学性损伤作用包括腐蚀消化机体、干扰代谢途径、损伤细胞膜、诱发变态反应以及促进肿瘤形成等。化学性损伤通常与剂量相关,其中一些化学物质既有局部损伤作用又有全身损伤作用,而另外一些化学物质则仅能产生局部损伤作用。化学物质的剂量、作用时间、作用方式、吸收蓄积以及代谢速率的个体差异都会影响损伤的部位、程度和类型。

化学性损伤的机制有:①化学物本身的细胞毒作用:一些化学物质、药物及毒素能直接与关键的细胞成分结合,如氰化物中毒能迅速封闭线粒体细胞色素氧化酶系统的功能,瞬时阻断氧化磷酸化过程,造成中毒者猝死;②代谢产物的细胞毒作用:大多数化学物质原本不具有生物学活性,而是通过肝、肾、心及其他细胞中滑面内质网细胞色素 P450 氧化酶活化,先在体内转化为毒性代谢产物,其后才作用于靶细胞;③诱发过敏反应和变态反应疾病:如青霉素可引发 I 型变态反应,可导致患者发病数分钟死亡;④诱发 DNA 损伤。

例如四氯化碳(CCl_4)中毒时,细胞色素氧化酶 P450 将 CCl_4 转化成具有强毒性的 $CCl_3 \cdot$,引起细胞生物膜结构中磷脂内的聚烯脂肪酸自身氧化,启动脂质过氧化分解进程,导致膜结构和功能迅速破坏。在不足 30 分钟内,肝细胞就可出现蛋白合成下降,2 小时内出现内质网肿胀和核糖体的解离。因肝细胞不能合成足够的脂蛋白,影响脂肪的转运和输出,造成肝细胞脂肪变,接着出现线粒体肿胀及进行性细胞肿胀,最终导致细胞膜破裂、钙离子流入和细胞死亡。

(七)遗传变异损伤

随着遗传学和分子生物学研究的深入,许多疾病的病因和发病机制在基因水平上得到了阐明。遗传变异损伤可能是先天遗传,或在受孕期或胚胎发生期获得,也可以在后天获得。化学物质、药物、病毒、物理射线等常常是造成 DNA 损伤、基因突变和染色体畸变的重要原因。

遗传变异常表现为先天性代谢缺陷、形态发生错误、单基因缺损、多基因遗传病以及机体对肿瘤等疾病的易感性增加等。遗传变异通过引起结构蛋白合成低下、产生异常生长调节蛋白、阻止重要功能细胞分裂、引发先天性或后天性酶合成障碍等环节,使细胞缺乏生命必需的生长、分化和代谢机制。

(八)病毒与 G 蛋白异常损伤

病毒可通过干扰细胞酶的作用或剥夺细胞营养成分,形成病毒包含体细胞或多核巨细胞;也可通过抗原提呈系统激活补体攻击细胞膜;或通过细胞介导的细胞毒性引起细胞溶解坏死。这也是机体通过免疫反应清除病毒感染细胞的重要机制之一。

此外,正常细胞功能需要信号级联反应的激活和相互调节,干扰信号转导可导致细胞重要功能丧失。如细胞膜受体须与细胞内 G 蛋白耦联,才能实现导向细胞核的下传信号转导。G 蛋白亚单位缺失或突变会引起明显的内分泌症状,如垂体瘤和胸腺瘤;或引起血管对刺激敏感,如高血压。一些细菌产物可抑制 G 蛋白活性,如百日咳毒素可导致喘息性咳嗽。

第三节　细胞、组织的可逆性损伤

大部分轻度细胞和组织的损伤在应激和有害因素去除后可恢复正常,称为可逆性损伤(reversible injury)。可逆性损伤导致的形态学改变称为变性(degeneration),是指细胞内和(或)细胞间质出现异常物质或正常物质过度蓄积,多伴有细胞、组织或器官功能低下。异常物质有感染产物或异常代谢产物、矿物质、外源性色素等；正常物质可为水分、脂质、蛋白、糖类和内源性色素等。这些异常物质或正常物质既可以是内源性的，也可以是外源性的，但通常以内源性为主。

出现异常物质或正常物质过度蓄积的原因有：①正常内源性物质产生过多，或虽正常产生但消除能力不足，如肝细胞因脂质转运障碍导致肝脂肪变；②正常或异常内源性物质因先天或后天代谢的缺陷，如包装、转运、分泌的缺陷而造成积聚，如 α_1 抗胰蛋白酶缺乏症时，因该酶单个氨基酸的改变导致蛋白折叠缺陷，引起该酶在肝细胞内质网内积聚；③异常外源性物质沉积，细胞无消化这些物质的酶或无力将这些物质转运出体外，如炭末、文身色素和某些矿物质等。

各种细胞可能发生不同类型的可逆性损伤，每种可逆性损伤又有其独有的形态学特征。细胞、组织损伤显露出形态学变化需要一定的时间，且需要相应敏感的方法才能检测到。如通过组织化学或超微结构技术，可以在细胞损伤后数分钟到数十分钟内观察到其最初的改变；而通过光学显微镜或大体观察所能发现的改变，则需要在细胞损伤后数小时甚至数天才能被观测到。

一、细胞水肿

细胞水肿（hydropic degeneration）或称为水样变性，凡能引起细胞液体和离子内稳态变化的损害，如缺血、缺氧、感染、中毒等，都会造成细胞膜钠泵功能和 ATP 产生障碍，使细胞内大量水和钠潴留，但通常细胞水肿对组织或细胞功能没有重大影响。

1. 机制　细胞水肿好发于心、肝、肾等实质性脏器，起因于细胞容积和胞质离子浓度调节机制的下降。由于能量依赖性钠泵（Na^+-K^+-ATP 酶）功能下降，细胞内形成高钠浓度，吸引大量水分子进入细胞，以维持细胞内、外离子等渗，其结果是细胞内水、钠的潴留。此后，由于无机磷酸盐、乳酸和嘌呤核苷酸等代谢产物蓄积，可进一步增加渗透压负荷，加重细胞水肿。去除病因后，水肿细胞的结构和功能可以恢复正常。

2. 基本病理变化　大体，发生细胞水肿的组织器官体积增大、颜色变淡、边缘变钝、包膜紧张；切面隆起、颜色苍白而混浊。镜下，细胞体积增大；病变初期，表现为胞质内出现细小红染颗粒状物；随着胞质内水分含量增多，细胞明显肿大，胞质染色变淡、疏松化，甚至呈空泡状（图 1-7）；严重时整个细胞膨大如气球状，故称为气球样变。可见于急性普通型病毒性肝炎。电镜下见线粒体肿胀、嵴变短变少，内质网扩张，核糖体脱失，呈空泡状。

3. 结局　细胞水肿是轻度损伤的表现，是一种可复性的损伤。原因消除后可恢复正常的形态和功能。病变不断进展，严重的细胞水肿可发生坏死。

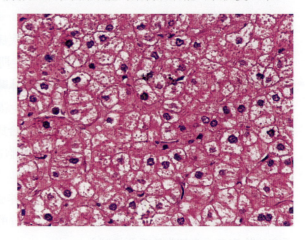

图 1-7　肝细胞水肿
肝细胞体积变大，多边形及圆形，胞质染色变淡；肝索变宽，肝窦变窄

二、脂肪变

脂肪变（fatty change）是指甘油三酯（中性脂肪）异常蓄积于非脂肪细胞内。细胞脂肪变的原因包括感染、中毒、缺氧、贫血、糖尿病、肥胖症、酗酒等，导致核糖体功能失调及脂质-蛋白质代谢解耦联。脂肪变一般是可逆的，细胞质内中度以下的脂肪变多不会严重影响细胞功能。

1. 原因　脂肪变多发生于代谢旺盛、耗氧较大的器官如肝脏、心脏和肾脏。常由于严重的感染、长期贫血、缺氧、中毒及营养不良等因素干扰或破坏细胞的脂肪代谢而引起。由于肝是脂肪代谢的重要场所，因此，肝细胞脂肪变最为常见。肝细胞脂肪酸代谢过程中的某个或多个环节由于各种因素的作用而发生异常，可引发脂肪变。主要有以下三方面因素：①脂蛋白的合成发生障碍：当合成脂蛋白的原料（如磷脂或组成磷脂的胆碱、蛋氨酸等物质)缺乏,或由于化学毒物或其他毒素破坏内质网结构或抑制某些酶的活性时,使肝细胞不能将甘油三酯正常地合成脂蛋白并将过多的脂质运出肝细胞外,造成脂质成分在肝细胞内的蓄积。②中性脂肪合成过多:饥饿状态或某些疾病如糖尿病患者的糖利用障碍时,需从脂库中动用大量脂肪。其中多以脂肪酸的形式进入肝脏,使肝细胞合成脂肪增多,以至于超过了肝脏将其氧化、利用和合成脂蛋白运输入血的能力,导致脂肪在肝细胞内蓄积。③脂肪酸氧化障碍:在淤血、缺氧、感染、中毒等情况下,可使肝细胞受损,影响脂肪酸的氧化及脂蛋白的合成,使肝细胞对脂肪的利用下降,造成肝细胞内脂肪含量过多。

2. 基本病理变化　大体,脂肪变的器官体积增大,边缘变钝,包膜紧张、颜色变黄,切面触之油腻感。镜下,脂肪变的细胞体积变大,胞质内出现大小不等的脂质空泡。脂质空泡是由于胞质内的中性脂肪等脂质成分在石蜡切片制作过程中被有机溶剂溶解所致。有时不易与水样变性之空泡相区别,此时可将冰冻切片用苏丹Ⅲ或锇酸作脂肪染色来加以鉴别,前者将脂肪染成橘红色,后者将其染成黑色。早期小的脂肪空泡出现在细胞核的周围;以后随着脂肪变的加重,空泡逐渐变大,分布于整个胞质中。严重时可融合成一个大泡,将细胞核挤向一边,形态类似脂肪细胞。电镜下可见脂质空泡为电子密度较高、有界膜包绕的圆形均质小体,称为脂质小体(liposome)。

肝细胞是脂肪代谢的主要场所,最常发生脂肪变。肝细胞脂肪变时,肝小叶内脂质空泡的分布与病因有一定关系。例如肝淤血时,肝小叶中央区缺血较重,因此脂肪变首先发生在肝小叶中央区。若长期慢性淤血,则小叶中央区的肝细胞大多萎缩、消失,而小叶周边区的肝细胞因缺氧也发生脂肪变。磷中毒时肝脂肪变则首先发生在小叶周边区,然后随着病变的进展累及整个肝小叶。可能与小叶周边区肝细胞代谢活跃、对磷中毒更为敏感有关。当肝组织弥漫而严重的脂肪变时,称为脂肪肝(fatty liver)(图1-8)。严重的肝脂肪变可进展为肝坏死和肝硬化。

心肌脂肪变多见于贫血、缺氧、中毒及严重感染等。最常累及左心室的内膜下心肌和乳头肌。由于心肌血管的分布特点,各部位缺氧程度轻重不一,脂肪变程度也不一致。脂肪变的心肌呈黄色,正常的心肌呈暗红色,两者相间排列,形成红黄色斑纹,状似虎皮,称为"虎斑心"。镜下,心肌细胞胞质中脂肪空泡多较细小,呈串珠状排列于纵行的肌纤维间。电镜下脂质小体主要位于心肌纤维Z带附近和线粒体分布区内。严重的心肌脂肪变,可使心肌收缩力下降,甚至可导致心力衰竭的发生。

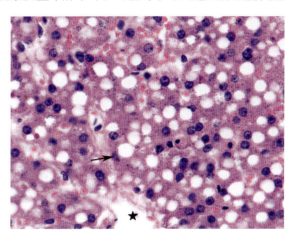

图1-8　肝细胞脂肪变
肝细胞体积肿大,胞质内出现大小不等、边界清楚的脂质空泡(→)

肾脂肪变可见于严重贫血、中毒、缺氧或一些肾脏疾病时。由于肾小球毛细血管通透性升高,近曲小管的上皮细胞可吸收漏出的脂蛋白而导致脂肪变。镜下脂滴主要位于肾近曲小管细胞基底部,严重者可累及肾远曲小管。

3. 结局　脂肪变是可逆性病变。病因消除后,病变的细胞在形态和功能上可恢复正常。严重的脂肪变可出现坏死,引起纤维组织增生,进而导致组织器官的功能障碍。如酒精中毒引起的脂肪肝可发展成为肝硬化。

三、玻璃样变

玻璃样变(hyaline degeneration)又称透明变,是指HE染色切片中,细胞内或间质中出现均质红染、半透明的玻璃样物质。玻璃样变是一个比较笼统的病理形态学概念,它包括镜下物理性状相同,而化学成分、发生机制不同的三种病变：

1. 血管壁的玻璃样变　多发生于高血压病时的肾、脑、脾及视网膜的细动脉。高血压病时，全身细动脉持续痉挛，使血管内膜缺血受损，内膜的通透性增高，血浆蛋白渗入动脉内膜，在内皮细胞下凝固成均质红染、无结构的玻璃样物质。使细动脉内膜增厚、管壁变硬，管腔狭窄、甚至闭塞，即细动脉硬化症。可引起循环阻力增加，使血压升高；并导致心、肾、脑的缺血性病变（图1-9）。玻璃样变的细动脉壁弹性下降，脆性增加，易继发扩张、破裂和出血，是导致高血压病脑出血的重要病理学基础。

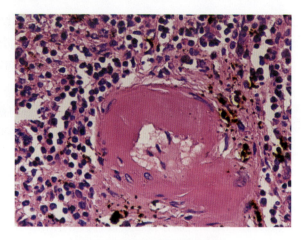

图1-9　脾中央动脉壁玻璃样变
动脉内皮细胞下形成均质红染、无结构的玻璃样物质，内膜增厚、管腔狭窄

2. 结缔组织玻璃样变　是胶原纤维老化的表现。常见于瘢痕组织及纤维化的肾小球。镜下，结缔组织内的纤维细胞明显减少，胶原纤维增粗并互相融合为梁状、带状或片状，失去纤维性结构。较大范围玻璃样变的纤维结缔组织大体呈灰白色、半透明状，质地较硬韧并缺乏弹性。结缔组织玻璃样变的机制目前尚不清楚。有人认为在纤维瘢痕老化过程中，原胶原蛋白分子之间的交联增多、胶原纤维互相融合、并有较多的糖蛋白积聚所致；也可能是由于缺氧、炎症等原因，造成局部pH升高或温度升高，致使原胶原蛋白分子变性并互相融合而形成的。

3. 细胞内玻璃样变　是指各种原因导致细胞胞质内出现大小不等、均质、红染、无结构的蛋白性物质或团块。可见于：①肾小球肾炎或其他伴有明显蛋白尿的疾病时，原尿中的蛋白成分被肾近曲小管上皮细胞吞饮并在胞质内融合，形成镜下大小不等、圆形的红染小滴（玻璃样小滴）；②慢性炎症时，病灶内的浆细胞胞质内可出现红染、圆形的玻璃样物质，称为拉塞尔小体（Russell body），是免疫球蛋白在细胞内堆积的结果；③酒精性肝病时，肝细胞胞质内可出现马洛里小体（Mallory body）。电镜下，这种物质由密集的细丝构成，是细胞内角蛋白聚集的结果。

四、淀粉样变

淀粉样变（amyloid change）是细胞间质淀粉样蛋白质和黏多糖复合物的蓄积，因具有类似于淀粉物质的染色特征而得名。

1. 机制　也是一类形态学和特殊染色相近，但化学结构和产生机制不同的病变。淀粉样物质分别可由淀粉样免疫球蛋白轻链（AL）、β₂-淀粉样微球蛋白等淀粉样相关血清蛋白（AA）、降钙素、转甲状腺素蛋白等淀粉样内分泌蛋白（AE）等组成。淀粉样蛋白多肽链分别排列折叠为α螺旋或β折叠片段，这些固有构型对实现蛋白质功能及细胞器间运输起关键作用。间质淀粉样物质的蓄积，可能是因为机体内缺乏能消化β折叠片段淀粉样物质的酶。

2. 基本病理变化　镜下，淀粉样变物质主要沉积于细胞间质、小血管基膜下或沿网状纤维支架分布，HE染色特点为淡红色均质细丝状团块。淀粉样变可经一些特殊染色方法显示，如被刚果红染成橘红色，遇碘为棕褐色，再加稀硫酸便呈蓝色。电镜下其为不分支的原纤维网，还含有血清α-球蛋白构成的非纤维性五角形物质和硫酸肝素等。

淀粉样变可为局部性或全身性。局部性淀粉样变发生于脑、皮肤、结膜、舌、喉、肺等处，也见于阿尔茨海默病、肽-激素产生肿瘤、甲状腺髓样癌等，主要成分是β/A-4跨膜蛋白、β₂-淀粉样微球蛋白、降钙素及转甲状腺素蛋白。全身性淀粉样变又可分原发性和继发性两类，前者多同时累及肝、肾、脾、心等器官；后者常见于老年人和结核病等慢性炎症以及霍奇金病、多发性骨髓瘤等肿瘤的间质中。

五、黏液样变

黏液样变（mucoid degeneration）是间质中黏多糖类物质和蛋白质的蓄积。黏多糖类物质由包含 N- 乙酰己糖胺重复二糖末端的聚合物如葡糖胺聚糖、透明质酸等组成。借助 alcian blue 等特殊染色，可将黏液样变物质与分泌上皮产生的黏液相区别。

黏液样变可表现为局部性和全身性。局部性黏液样变常见于间叶组织肿瘤、动脉粥样硬化斑块、结缔组织疾病和营养不良患者的骨髓和脂肪组织等。镜下特点是在疏松间质内见多突起星状纤维细胞，散在分布于灰蓝色的黏液基质中。全身性黏液样变多见于甲状腺功能减退症，由于透明质酸酶活性的下降，含有大量透明质酸的黏液样物质及水分在皮肤和皮下组织中蓄积，形成黏液性水肿。

六、病理性色素沉着

指细胞内和组织中有色物质（色素）的异常蓄积称为病理性色素沉着（pathologic pigmentation）。有些色素是正常组织内存在的，如黑色素；有些色素是病变状态下出现的，如肺内炭末颗粒的沉着。根据色素的来源不同，可分为内源性和外源性两类。内源性色素主要是指机体内生成的色素，如含铁血黄素、胆色素、脂褐素和黑色素等；外源性色素主要来自体外，如文身进入皮内的色素。常见的病理性色素有以下几种：

1. 含铁血黄素　镜下，为一种具有折光性的金黄色或棕黄色粗大颗粒，是由铁蛋白（ferritin）微粒集结而成的色素颗粒。是由巨噬细胞摄取血管中逸出的红细胞，在其溶酶体作用下，使血红蛋白的 Fe^{3+} 与蛋白质结合形成可见的铁蛋白微粒。由于含铁血黄素分子中含有三价铁，普鲁士蓝或柏林蓝反应呈蓝色。可见于左心衰竭引起慢性肺淤血时，漏入肺泡腔内的红细胞被巨噬细胞吞噬后形成含铁血黄素。由于这种吞噬大量含铁血黄素的巨噬细胞常出现在左心衰竭的肺组织中，故将此种细胞称为心力衰竭细胞（heart failure cell）（图 1-10）。此外，溶血性贫血疾病时，由于大量红细胞的破坏、被巨噬细胞吞噬，在溶酶体酶分解作用下形成含铁血黄素。可发生全身性沉积，主要见于肝、脾、骨髓及淋巴结等器官组织内。

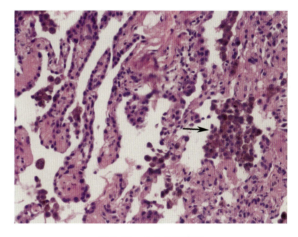

图 1-10　心力衰竭细胞
左心衰竭时肺泡腔内出现含有铁血黄素的心力衰竭细胞（→）

2. 脂褐素　脂褐素为细胞自噬溶酶体内不被消化的细胞器残体，来源于细胞器膜不饱和脂肪酸过氧化产生的脂质聚合物和蛋白磷脂复合物，是细胞以往受到自由基损伤的结果，也被称为消耗性色素或老年性色素。镜下，脂褐素在细胞中常位于核周或核的两端，为黄褐色细颗粒，可见于营养不良、慢性消耗性疾病及老年人的肝细胞和心肌细胞中，亦可在正常神经细胞或附睾细胞内见到。

3. 胆红素　也是巨噬细胞吞噬红细胞或血红蛋白后所形成的一种衍生物。在镜下为黄褐色或黄绿色、不含铁的折光性小颗粒或团块。一般为溶解状态。血液中胆红素过多时可把组织染成黄色，称为黄疸。在胆道堵塞及某些肝疾患者中肝细胞、毛细胆管及小胆管内可见许多胆红素。

4. 黑色素　是在酪氨酸酶的作用下，黑色素细胞胞质中的酪氨酸氧化聚合而形成的大小不一的棕褐色或深褐色颗粒状色素。由于黑色素细胞含有酪氨酸酶，故当加上多巴时，则出现与黑色素相似的物质，称多巴反应阳性；相反，表皮下吞噬了黑色素的组织细胞，因不含酪氨酸酶，故多巴反应阴性。用此方法可以鉴别黑色素细胞和噬黑色素细胞。正常人皮肤、毛发、虹膜、脉络膜等处都有黑色素的存在。在疾病的情况下，局部性黑色素沉着见于色素痣、恶性黑色素瘤等。而肾上腺皮质功能减退的 Addison 病患者可出现全身性皮肤、黏膜的黑色素沉着。

七、病理性钙化

在骨和牙齿以外的其他组织内有固体性钙盐的沉积称为病理性钙化（pathologic calcification）。沉积的钙盐主要是磷酸钙和碳酸钙。组织内钙盐沉积较多量时，肉眼表现为石灰样坚硬颗粒或团块状外观。不能吸收而长期存在于体内时，可刺激纤维组织增生将其包裹。HE 染色时钙盐呈蓝色颗粒状。起初钙盐颗粒微细，以后可聚集成较大颗粒或团块状。病理性钙化因发生的原因不同分为营养不良性钙化和转移性钙化两种类型。

1. 营养不良性钙化（dystrophic calcification） 是指机体本身钙、磷代谢正常，血钙不升高，钙盐在变性、坏死的组织或异物中的沉积。这种钙化很常见，常发生在结核坏死灶、脂肪坏死灶、动脉粥样硬化斑块内、坏死的寄生虫虫体、虫卵及其他异物等（图 1-11）。其发生机制可能与局部碱性磷酸酶升高有关。坏死细胞中的溶酶体释放碱性磷酸酶、水解有机磷酸酯，使局部磷酸超过了正常值，导致磷酸钙沉积。

2. 转移性钙化（metastatic calcification） 是由于全身性的钙、磷代谢障碍，引起机体血钙或血磷升高，导致钙盐在正常组织内沉积，如肾小管、肺泡壁、胃黏膜等处。转移性钙化较少见。可见于甲状旁腺功能亢进、骨肿瘤严重破坏骨组织或过多接受维生素 D 时，使大量骨钙入血，引起高血钙，而造成转移性钙化。

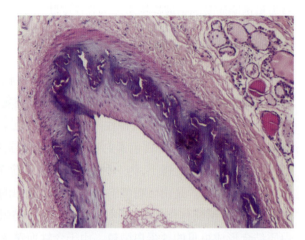

图 1-11　动脉壁钙盐沉积

病理性钙化对机体的影响视具体情况而异。转移性钙化可使钙化的组织、细胞功能下降甚至丧失；但结核病灶的钙化可使其中的结核分枝杆菌失去活力，使局部病变停止发展，病情处于相对稳定阶段。然而钙化灶中的结核分枝杆菌往往可以继续存活，一旦机体抵抗力下降，则有可能使结核病复发。血管壁的钙化可以使血管壁变硬、变脆，易引起破裂出血；心瓣膜上的钙化则可导致瓣膜变硬、变形，引起血流动力学的改变，严重时发生心力衰竭。

第四节　细胞死亡

细胞受损达到不可恢复的程度，称为不可逆性损伤（irreversible injury），即细胞死亡。细胞死亡是机体最重要的病理变化之一，涉及体内所有的细胞类型，是缺血、缺氧、感染、毒素及免疫反应等各种体内、外有害因素作用的最终和最重结果。

细胞死亡有两种主要形态学类型：坏死和凋亡。坏死是细胞病理性死亡的主要形式，凋亡主要见于细胞生理性死亡，但也出现于许多病理性状况下，两者具有不同的发生机制、生物化学特点、形态变化以及生理病理意义。细胞经由何种方式死亡，一方面有赖于外来刺激的强度、持续时间、死亡过程的速度、受累细胞 ATP 缺失的程度，另一方面更受制于细胞内基因程序性表达状况等。

一、坏死

坏死（necrosis）是以酶溶性变化为特点的活体内局部组织细胞的死亡，可因较强的致病因素直接导致，但大多数由可逆性损伤发展而来。坏死的主要特征是细胞内蛋白质变性、细胞膜损伤、细胞器破坏、ATP生成减少、细胞肿胀溶解等，常见的原因有缺血、缺氧、代谢障碍、免疫紊乱、创伤、中毒感染及炎症。

细胞发生坏死的形态学变化基于两个重要机制：一是酶水解消化，这些酶主要来自坏死细胞自身溶酶体（自溶），同时也来自坏死细胞周围浸润的中性粒细胞溶酶体（异溶）；二是蛋白质变性，由于损伤和随后的细胞内酸中毒，使细胞结构蛋白和酶蛋白性质发生改变。

（一）基本病理变化

镜下，坏死的基本病变在细胞死亡后数小时内陆续出现，最终导致细胞代谢停止、结构破坏和功能丧失。

1. 细胞核的改变　细胞核的变化是细胞坏死的主要形态学标志，一般依序呈现核固缩、核碎裂、核溶解。①核固缩（pyknosis）：是由于细胞核内水分脱失、染色质浓缩、染色变深、核体积缩小引起；②核碎裂（karyorrhexis）：核膜破裂，同时核染色质崩解为小碎片散布在胞质内；③核溶解（karyolysis）：在脱氧核糖核酸酶的作用下，染色质的 DNA 分解，细胞核失去对碱性染料的亲和力，核染色变淡，甚至只能见到核的轮廓。最后，核的轮廓也完全消失（图 1-12）。

2. 细胞质的改变　表现为胞质核糖体逐渐减少或丧失，使胞质与碱性苏木素染料的结合减少，而与酸性染料伊红的亲和力增高而使胞质红染呈嗜酸性。

3. 间质的改变　在各种溶解酶的作用下，基质崩解，胶原纤维肿胀、断裂或液化。

最终坏死的细胞和崩解的间质融合成一片模糊的、颗粒状的、无结构的红染物质。

上述坏死形态改变虽然属于坏死后的自溶变化，但与机体死亡后的组织自溶不同，活体局部组织坏死可引起明显的炎症反应；而尸体自溶不伴有炎症反应。

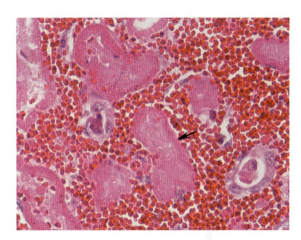

图 1-12　肾小管坏死
坏死的肾小管上皮细胞核溶解消失，肾小管轮廓尚存在（→）

大体，当坏死组织范围较小，常常无法辨认。只有坏死组织达到较大的范围时，才有可能出现形态方面的改变。表现为外观混浊、无光泽，失去正常组织的弹性；因为没有正常的血液供给而温度较低，无血管搏动，切开时没有新鲜血液流出；并失去了感觉（皮肤痛、触痛）及运动功能（肠管蠕动）等。临床上称为失活组织，应给予及时切除。

（二）类型

由于坏死组织酶的分解或蛋白质的变性所占据的作用不同，可出现不同的形态学变化，表现为以下几种类型：

1. 凝固性坏死（coagulative necrosis）　凝固性坏死是指组织坏死后水分脱失、蛋白质凝集所形成的灰白或黄白色比较干燥的凝固体。常见于心、肾、脾等器官的缺血性坏死（梗死）。大体：坏死灶干燥较硬，呈土黄色；与健康组织分界清楚，坏死灶与周围组织交界处常常出现一暗红色充血出血带（图 1-13）。镜下：

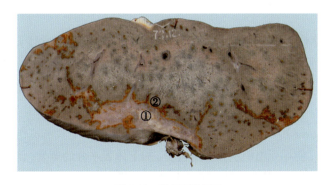

图 1-13　脾凝固性坏死
①脾被膜下坏死组织呈灰白色凝固体，形状不规则，界限清楚；②与周围正常组织间有一棕黄色充血、出血带

坏死组织的细胞核发生核固缩、核碎裂、核溶解，胞质呈嗜酸性染色，但组织结构的轮廓可保留一段时间。如肾的贫血性梗死初期，肾小球及肾小管的细胞已呈现坏死性改变，但肾小球、肾小管及血管等轮廓仍可辨认。

干酪样坏死（caseous necrosis）是凝固性坏死的一个特殊类型。主要见于由结核分枝杆菌引起的坏死。由于坏死组织分解彻底，组织结构被破坏，因而镜下仅见一些红染的无结构的颗粒状物质。由于坏死组织含有较多的脂质（主要来自结核分枝杆菌及中性粒细胞），因而大体察呈淡黄色、质地松软的物质，状似干酪，故名干酪样坏死（图1-14）。这种坏死不易吸收，并含有大量的结核分枝杆菌。

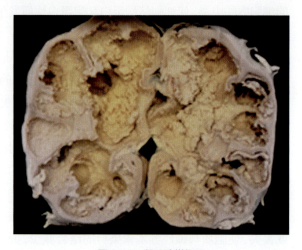

图1-14　肾干酪样坏死
肾组织坏死、脱落形成大小不一的圆形缺损（空洞）；空洞壁粗糙，上覆灰白色细颗粒状的坏死组织

2. **液化性坏死（liquefactive nerosis）**　液化性坏死是由于坏死组织中可凝固的蛋白质少，或水和磷脂的成分占优势，或酶的分解作用强，使坏死组织变为液态。最常发生在脑和骨髓，故脑的液化性坏死也称为脑软化（图1-15）。脓液、脂肪坏死和由细胞水肿而来的溶解性坏死都属于液化性坏死。

脂肪坏死是液化性坏死的特殊类型，主要分为酶解性脂肪坏死和外伤性脂肪坏死两种。前者见于急性胰腺炎时，胰脂酶外逸消化胰腺自身及其周围器官的脂肪组织。后者好发于皮下脂肪组织尤其是女性乳房，脂肪细胞破裂、脂肪外溢，在局部形成肿块。

3. **纤维素样坏死（fibrinoid necrosis）**　纤维素样坏死是发生于结缔组织和血管壁的一种坏死。镜下，病变部位的组织结构消失，胶原纤维崩解、断裂为境界不清的颗粒状、小条或小块状无结构的物质，呈强嗜伊红染色。状似纤维蛋白，有时纤维蛋白染色呈阳性，又称为纤维蛋白样坏死。多见于变态反应性结缔组织病（风湿病、类风湿关节炎、系统性红斑狼疮、结节性多动脉炎）和急进性高血压病的血管壁。

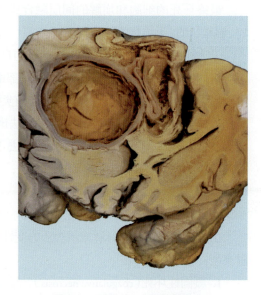

图1-15　脑脓肿——脑液化性坏死

纤维素样坏死的形成机制与抗原-抗体复合物引发的胶原纤维肿胀崩解、结缔组织免疫球蛋白沉积、或血液纤维蛋白渗出有关。

4. **坏疽（gangrene）**　坏疽是指直接或间接与外界大气相通的组织、器官较大范围的坏死，同时伴有腐败菌的感染而形成的特殊的形态学改变。表现为：坏死组织经腐败菌分解产生硫化氢，与血红蛋白中分解出来的铁相结合形成硫化铁，使坏死组织呈黑色、暗绿色。根据发生的原因及形态特点，坏疽分为以下三种类型：

（1）干性坏疽（dry gangrene）：多见于动脉粥样硬化、血栓闭塞性脉管炎和冻伤等疾病时的四肢末端。因动脉阻塞而静脉回流通畅，使坏死组织水分含量较少，加上体表水分的蒸发，使病变局部干燥皱缩，呈黑褐色。腐败菌感染一般较轻，与周围健康组织有明显的分界线。

（2）湿性坏疽（wet gangrene）：多发生于与外界相通的内脏（肠、子宫、肺等），也可见于四肢。常常由于动脉阻塞的同时伴有静脉回流受阻。由于坏死组织含有较多的水分，适合腐败菌生长，感染多较严重。局部明显肿胀,呈暗绿色或污黑色,伴恶臭。由于炎症反应较重,故坏死组织与健康组织间无明显分界线,同时可引起严重的全身中毒症状,甚至可发生中毒性休克而死亡。常见的湿性坏疽有坏疽性阑尾炎、肠坏疽(图1-16)、肺坏疽及产后坏疽性子宫内膜炎等。当四肢动脉闭塞而静脉回流受阻、伴有淤血水肿时,也可发生湿性坏疽。

（3）气性坏疽(gas gangrene):为湿性坏疽的一种特殊类型。主要见于严重的深达肌肉的开放性创伤合并产气荚膜杆菌等厌氧菌感染时。由于细菌分解坏死组织时产生大量气体,使坏死组织内含有大量气泡而呈蜂窝状,按之有"捻发"音,污秽棕褐色。气性坏疽发展迅速,中毒症状明显,后果严重,需紧急处理。

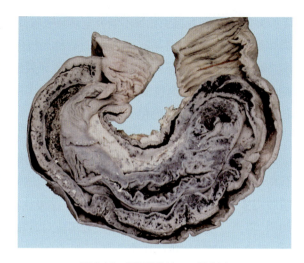

图1-16 肠湿性坏疽——肠套叠
肠管已纵向剖开,可见一段肠管套入另一段肠管

案例1-2

患者5岁,10天前被自行车撞及左小腿后侧腓肠肌处,皮肤略有损伤;小腿肿胀,疼痛难忍。第二天局部出现红、肿、热、痛;第3天体温升高达39℃。第4天下肢高度肿胀,下达足背,最大周径为48cm,疼痛更甚,在皮肤裂口处流出血性液体。在当地医院用大量抗生素治疗,未见效果。第6天,左足蹈指呈污黑色。第10天黑色达足背,与正常组织分界不清。随后到当地医院就诊,行左下肢截肢术。病理检查,左下肢高度肿胀,左足部污黑色,纵行剖开动、静脉后,见动、静脉血管内均有暗红色条状的固体物阻塞,长约10cm,与管壁黏着,固体物镜检为混合血栓。

思考:

1. 请根据临床表现及病理变化做出诊断,并说明其诊断依据。

2. 简述疾病的发生、发展过程。

（三）结局

组织坏死后成为机体内的异物。机体通过各种方式处理坏死组织,以利于局部组织的修复。不同组织的坏死,其结局不一样。基本反应表现为细胞自溶,并在局部引发急性炎症反应。

1. 溶解吸收　坏死组织被中性粒细胞及坏死组织释放的水解酶溶解液化,经由淋巴管、血管吸收或被巨噬细胞吞噬消化。小范围的坏死可完全吸收;较大范围的坏死溶解液化后可形成囊腔或缺损。

2. 分离排出　较大坏死灶不能完全溶解吸收时,则发生炎症反应,使坏死组织与健康组织分离,在局部形成缺损。发生于皮肤或黏膜较深的缺损称为溃疡(ulcer)(图1-17);局限在表皮和黏膜浅表的缺损,称为糜烂(erosion)。与外界相通的内脏器官(肾、肺等),坏死组织液化经自然管道(输尿管、气管)排出所形成的空腔,称为空洞(cavity)。

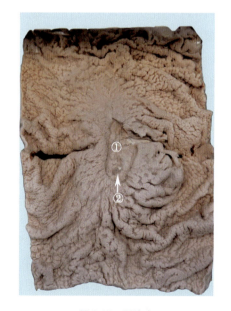

图1-17 胃溃疡
①胃壁黏膜缺失;②溃疡周围胃黏膜(→)血管破裂

3. 机化　坏死组织如果不能完全溶解吸收或分离排出时,则由新生的毛细血管和成纤维细胞构成的肉芽组织逐渐长入并将其取代,这个过程称为机化(organization),最后形成瘢痕组织。

4. 包裹、钙化　坏死组织范围较大,或坏死组织难以溶解吸收,或不能完全机化,则由新生的纤维结缔组织加以包绕,称为包裹(encapsulation)。其中的坏死组织可继发钙盐沉积,引起营养不良性钙化,如结核病灶内干酪样坏死的钙化。

（四）对机体的影响

坏死组织的代谢停止、功能丧失,对机体的影响与坏死组织发生的部位和范围及坏死器官的储备及代偿能力等因素有关:①一般组织器官的小范围坏死,对机体影响不明显;较大范围的组织坏死由于分解吸收毒素,可引起严重的全身中毒症状。②发生在重要脏器,如心、脑等器官的坏死,常导致严重的功能障碍,甚至危及患者的生命。③肺、肾等成对器官的储备代偿能力较强,即便一侧器官有较大范围的坏死时,可通过对侧器官进行功能代偿,一般不会明显影响其功能。

二、凋亡

凋亡(apoptosis)是指活体内单个细胞或小团细胞在发育过程中或某些致病因素的作用下,通过细胞内基因及其产物的调控而发生的一种主动而有序的自我死亡过程,故又称程序性细胞死亡(programmed cell death)。这种方式死亡的细胞一般质膜(细胞膜和细胞器膜)不破裂,也不会引起急性炎症反应。在发生机制及形态学特点上不同于细胞坏死。

凋亡多数为细胞的生理性死亡,是细胞衰老过程中功能逐渐减退的结果;也可见于病理过程中。凋亡在胚胎的发育、形态的发生、机体的防御、疾病的损伤及肿瘤的发生发展中起着重要作用。

细胞凋亡的形态学变化是多阶段的。电镜下可表现为胞质浓缩、细胞体积缩小,细胞器紧密;核固缩为均一的致密物,并逐渐断裂为大小不一的片段;胞膜不断出芽、包裹胞质、细胞器及细胞的核碎片,并脱落形成数个大小不等的凋亡小体(apoptotic body)(图1-18)。凋亡小体可被邻近的巨噬细胞或上皮细胞吞噬、降解而不引起炎症反应。

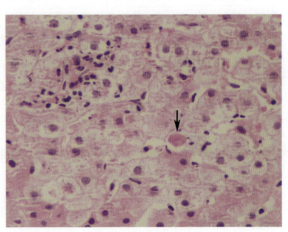

图1-18　凋亡小体(→)

理论与实践

脑死亡

脑死亡是指以脑干或脑干以上中枢神经系统永久性地功能丧失为参照系而宣布死亡的标准。世界卫生组织(WHO)医学科学国际委员会对脑死亡诊断提出了五项标准:①昏迷,对整个环境应答反应消失;②各种反射消失,瞳孔无对光反射,呈扩张状态;③自主呼吸消失,包括停止人工呼吸3分钟后仍无自主呼吸;④如果不以人工维持,血压急剧下降;⑤甚至给予刺激,脑电图呈直线。以上情况应除外低体温(小于23℃)患者和药物滥用者。24小时重复上述测试,结果不变。

脑死亡标准的确立对于现代医学有非常重要的指导意义:①指导医生正确地实施复苏与抢救。确定准确的死亡时间,减少法律纠纷。②合理有效地分配有限的医学资源。对于无任何生还希望的脑死亡患者继续救治,既是对医疗经费、医疗设备与人力资源的无效浪费,也是对"死"者尸体的不尊重,也不符合伦理道德。③有利于器官移植的开展。脑死亡者可以捐出体内活的器官救治更多的生命,这是死者对人类的最后奉献，也是爱心的最后奉献。④在伦理学上更体现了对人的尊重。对已无生还希望的脑死亡患者机械地维持呼吸与循环，是对尸体的侵犯。长期维持这种状态，是对家属及亲友身心的折磨和财富的消耗，也是对医疗资源的无效浪费。

第五节　细胞老化

人类的衰老在很大程度上受其遗传因素、饮食、社会条件和与年龄相关的疾病，如动脉粥样硬化、糖尿病和关节炎等的影响。此外，有充分的证据表明，细胞老化是机体衰老的一个重要组成部分。自20世纪60年代初发现细胞老化以来，关于细胞老化的研究有了长足的发展。"Hayflick极限（Hayflick limit）"概念的确立不仅在细胞水平揭示了细胞寿命的重要分子机制，而且拓展了人们对于衰老的认识。

细胞老化（cell aging）（也称"细胞衰老"）是细胞随生物体年龄增长而发生的退行性变化，是生物个体老化的基础。生物个体及其细胞均需经历生长、发育、老化及死亡等阶段，老化是生命发展的必然。应该说，任何细胞从诞生之时起，老化过程就已开始。机体成熟后，随着年龄的增长，几乎所有的器官系统均发生生理功能和组织结构的退行性改变。

一、细胞老化的特征和形态学改变

细胞老化具有以下四个特征：①普遍性：所有的细胞、组织、脏器和机体都会在不同程度上出现老化改变；②进行性或不可逆性：随着时间的推移，老化不断进行性地发展；③内因性：不是由于外伤、事故等外因的直接作用，而是细胞内在基因决定性的衰退；④有害性：细胞老化时，细胞代谢、适应、代偿等多种功能低下，且缺乏恢复能力，进而会引起组织器官老化，导致老年病的产生，机体的疾病患病率和死亡率也逐渐增加。

细胞老化在代谢和功能方面表现为线粒体氧化磷酸化的功能降低，核酸、转录因子、结构蛋白、酶蛋白和受体蛋白合成减少，摄取营养和修复染色体损伤的能力下降等。老化的细胞在形态学上表现为细胞体积缩小，水分减少，细胞及其核变形，胞核不规则、异常分叶，内质网减少，线粒体、高尔基复合体数量减少并扭曲或呈囊泡状，胞质色素（如脂褐素）沉着。此外，可伴有胞质中脂质体、异常折叠蛋白和糖基化终末产物沉积。由此导致器官重量减轻，间质增生硬化，功能代谢降低，储备功能不足。

二、细胞老化的机制

细胞老化的机制尚不十分清楚，其主要包括细胞老化的分子基础以及外部环境的损伤效应，涉及细胞增生、分化和防御功能的丧失等诸多环节。细胞老化可由多种诱导因素触发，如染色体端粒长度过短、外界刺激（如缺氧等）、DNA损伤和癌基因、抑癌基因的活性异常等。目前较重要的两个学说，一是遗传程序学说，二是错误积累学说。

（一）遗传程序学说

遗传程序学说认为，细胞的老化是由机体的遗传因素决定的，即细胞的生长、发育、成熟和老化都是细胞基因库中既定基因按既定程序，依次表达完成，最终的老化死亡是遗传信息耗竭的结果。实验证明，正常组织细胞在体外培养的条件下，其分裂能力是有限的，经过一定次数的传代培养后便会死亡，而培养的恶性肿瘤细胞是永生的；体外培养的人成纤维细胞经40~60次分裂后便自行停止分裂；同卵双胞胎寿命具有显著相关性（即"同生共死"现象），上述现象均支持遗传程序学说，并提示细胞的增殖次数是由基因组中的计时器（即"老化时钟"）所控制。有研究显示，控制细胞分裂次数的机制与细胞内染色体末端的端粒结构以及端粒酶密切相关。

端粒（telomere）为真核细胞染色体末端的特殊结构，由非转录短片段DNA（在人类为TTAGGG）的多次重复序列及一些结合蛋白组成。端粒除了具有通过本身的不断缩短来保护或缓冲复制的功能基因免受影响的功能外，还具有使染色体末端免于融合和退化的功能。因此，其在染色体的稳定、复制、保护和控制细胞生长及寿命等诸多方面均具有重要作用，并与细胞凋亡和细胞永生化密切相关。体细胞染色体末端的端粒会随着每次的细胞分裂而逐渐缩短，这是由于复制 DNA 的 DNA 聚合酶不能将线性染色体末端的 DNA 完全复制，也就是说线性染色体 DNA 复制时，DNA 聚合酶留下染色体末端一段 DNA（一段端粒）不被复制（端粒片段丢失）。通常体细胞每分裂一次，染色体的端粒将缩短约 50～200 个核苷酸，构成端粒的一部分基因序列中的遗传信息也因之丢失，直至细胞衰老不再分裂。因此，明显缩短的端粒是细胞老化的信号。也可以说，端粒的长短与细胞的"年龄"呈负相关，细胞越老，端粒越短，反之亦然。

端粒酶（telomerase）是一种能使已缩短的端粒再延长的 RNA 依赖的 DNA 聚合酶，是由 RNA 和蛋白质组成的核糖核蛋白复合物（RNP），具有反转录酶活性。它可以以自身 RNA 为模板合成端粒片段，并将其连接于染色体的端粒末端，恢复和稳定染色体末端的端粒长度。绝大多数分化成熟的体细胞，不表现有端粒酶活性。而在某些需要长期循环复制的细胞（如生殖细胞和干细胞）中，细胞分裂后缩短的端粒可被细胞内有活性的端粒酶所恢复并维持在一定长度，从而保证端粒长度的稳定。更有意义的发现是在永生化的恶性肿瘤细胞中，端粒酶也表现出明显的活性。恶性肿瘤发生的主要机制，正是由于其细胞端粒酶活性较强，使得其可以无休止的分裂繁殖，而这一发现就给以控制端粒酶活性为靶点的肿瘤治疗学研究带来新的希望。

端粒和端粒酶学说可以解释大多数分化成熟体细胞的老化过程，但对于那些分裂增殖能力低下的神经细胞和心肌细胞等，则可能还有其他的老化机制。此外在低等生物，退化基因 clk-1 和机械传感基因 daf-2 能改变细胞发育过程的生长速率和时间，也起着遗传控制老化的作用，但它们在哺乳类动物中的作用还有待证实。

（二）错误积累学说

除了细胞遗传的程序性机制外，细胞寿命的长短也取决于代谢作用损伤及损伤后分子反应间的平衡，即一个物种寿命的长短也受到其一生总的代谢消耗所限，影响细胞老化的速率与程度。细胞老化也可归因于蛋白质和 DNA 交联、体细胞基因突变、线粒体损伤、氧和营养物质利用障碍，特别是能量缺陷等所造成 DNA 和蛋白质损害的长期积累。

细胞分裂时，由于自由基等有害物质直接或间接地发挥强氧化剂作用，可诱导脂质过氧化反应，使线粒体等的细胞器膜流动性、通透性和完整性受损，过氧化损伤引起的蛋白质、脂质、核酸的共价修饰加快端粒缩短的速率，从而导致老化。如老化细胞中脂褐素增多正是因为自由基强氧化作用造成生物大分子和多种细胞成分损伤的结果。其分子机制为，DNA 断裂突变，其修复和复制过程因之发生错误，具有细胞周期 G_1 期检测纠错功能的 p53 基因被激活，其蛋白产物诱导细胞周期依赖性蛋白激酶抑制物（cyclin dependent kinase inhibitor，CDKI）p21 和 p16 等蛋白转录增强。p21 和 p16 等蛋白与相应的细胞周期依赖性蛋白激酶（cyclin dependent kinase，CDK）和细胞周期素（cyclin）复合物结合，可抑制 CDK 的活性，p16 增多还使成视网膜瘤细胞基因（Rb 基因）去磷酸化而被激活，从多个环节进一步阻碍细胞进入分裂状态。虽然大多数 DNA 损伤都可以被内源性 DNA 修复酶修复，但有证据表明，随着年龄增长，干细胞中 p16 等基因蛋白表达增加，干细胞自身逐渐丧失自我更新能力，同时，随着错误的积累，生成异常蛋白质，原有蛋白多肽和酶的功能丧尽，机体 DNA 修复能力下降，最终导致细胞老化。

此外，随个体年龄增长，T、B 淋巴细胞减少，NK 细胞活性下降，细胞因子活性减低，免疫识别功能紊乱，一方面导致不能清除外来病原体，另一方面导致自身免疫病发生。非酶促糖基化作用产生的终产物 AGES、DNA 甲基化调节物 5-MC 丢失、组织代谢率下降等，也都参与了细胞和组织的老化与寿命的调节。神经内分泌失调也是衰老的重要特征之一，下丘脑 - 垂体 - 肾上腺系统在衰老时起重要作用，衰老时神经元也不同程度丧失，儿茶酚胺等神经递质释放减少，性激素等产生减低，激素受体功能下降。

综上所述，细胞老化的机制既包括基因程序性因素的决定，也包括细胞内外环境中有害因素积累的影响。当机体细胞的老化能按照遗传规定的速度依序进行，便可达到应有的自然寿限（自然老化）。如果有害因素妨碍了细胞的代谢功能，则老化进程加快（早老）。因此可以说，在遗传安排的决定性背景下，细胞代谢障碍是细胞产生老化的促发因素。

细胞老化的发现，为从细胞水平上探讨"生物寿命"展现了广阔天地。由此，人们不仅发现了控制寿命的"分子钟"——端粒和端粒酶（端粒的程度决定了细胞的分裂潜能以及物种的理论寿命）；发现了拮抗肿瘤的"卫士"——细胞老化与细胞凋亡（它们共同构成了正常细胞抵抗自身发生恶性转变的两种主要屏障）；而且，还不断挖掘和诠释了"衰老"与"肿瘤"——这两个人类宿敌之间的分子联系。也正是由于这些发现的不断推动，使得细胞老化在近十年来成为生命科学研究领域的热点之一。

毋庸置疑，细胞老化领域的另一重要研究方向是：继续在细胞老化与恶性肿瘤发生的相互关系方面探幽解密。长久以来，普遍认为恶性肿瘤是一种典型的老年性疾病。然而，直至发现细胞老化，人们才真正开始从细胞和分子水平近距离审视肿瘤与衰老之间的关系。细胞老化犹如一把双刃剑，它既可以监视细胞内的 DNA 损伤和癌基因激活、有效阻遏正常细胞恶变从而阻止癌症发生；同时，又可以加速机体的衰老。例如，在 p53 活化的小鼠模型中，肿瘤发生比例明显下降，但是，他们出现衰老加速和整体寿命缩短现象。更有趣的是，老化细胞虽然可以防止自身恶变，但是，对它们的细胞邻居却未必如此。如发生老化的成纤维细胞可以通过分泌多种细胞因子诱导相邻的上皮细胞发生癌变。令人振奋不已的还有，最近有报道，应用雷帕霉素饲养小鼠，既可以延长寿命，又可以减少自发肿瘤的发生。

半个多世纪以来，细胞老化研究自单纯的自发性老化模型拓展至多种应激诱发细胞老化模型，细胞老化、衰老和肿瘤三者之间的奥秘正等待着我们继续深入的探索。

理论与实践

端粒和端粒酶与细胞老化

2009 年度诺贝尔生理学或医学奖授予因发现端粒和端粒酶如何保护染色体的三位美国科学家：三位伊丽莎白·布莱克本（Elizabeth H.Blackburn）、卡罗尔·格雷德（Carol W.Greider）和杰克·绍斯塔克（Jack W.Szostak），他们的研究主题是"染色体如何受到端粒和端粒酶的保护"。那么什么是端粒和端粒酶呢？

端粒是真核生物染色体线性 DNA 分子末端的结构，主要功能有：①保护染色体不被核酸酶降解；②防止染色体相互融合；③为端粒酶提供底物，解决 DNA 复制的末端隐缩，保证染色体的完全复制。可见端粒在维持染色体和 DNA 复制的完整性有重要作用。端粒也被科学家称作"生命时钟"，在新细胞中，细胞每分裂一次，端粒就缩短一次，当端粒不能再缩短时，细胞就无法继续分裂而死亡。因此，端粒与细胞老化及人体衰老有关。研究发现，细胞中存在一种特殊的反转录酶——端粒酶，它可以合成端粒。端粒酶（或端粒体酶）是一种能延长端粒末端的核糖蛋白酶，主要成分是 RNA 和蛋白质，其含有引物特异识别位点，能以自身 RNA 为模板，合成端粒 DNA 并加到染色体末端，使端粒延长，从而延长细胞的寿命甚至使其永生化。科学家认为至少细胞水平上的老化与端粒酶的活性下降有关。因此，有人希望能把端粒酶注入衰老细胞中，延长端粒长度，使细胞年轻化，或者是给老人注射类似端粒酶的制剂，延长老者的端粒长度，达到返老还童的目的。但生物整体的老化，是一个非常复杂的问题，端粒的长度只是决定衰老的一个因素，因此端粒酶抗衰老，目前只具理论价值，连动物实验都很少，尚没有应用于人。

（柳雅玲）

学习小结

机体在生命过程中当受到当轻度刺激因子作用或生理性负荷过重时,机体的细胞、组织及器官通过自身反应和调节机制对刺激因子进行非损伤性应答反应所引起的功能、代谢及形态学的改变称为适应;在形态学上表现萎缩、肥大、增生、化生。

细胞和组织当受到刺激因子的性质、强度或持续时间超过一定程度时,细胞则会发生损伤,在形态学上表现为变性和细胞死亡。

变性一般为可逆性损伤,指细胞物质代谢障碍引起的一类形态学变化。表现为细胞内或间质中出现异常物质或正常物质数量显著增多的现象。常见类型有:细胞水肿、脂肪变、玻璃样变、淀粉样变、黏液样变、病理性色素沉着及病理性钙化。

细胞死亡则为不可逆性损伤;是指各种严重损伤导致细胞代谢停止、结构破坏和功能丧失等不可逆性变化。形态学类型有两种:坏死和凋亡;凋亡主要见于细胞的生理性死亡;而坏死是细胞病理性死亡的表现形式。

复习思考题

1. 试述肝脂肪变的原因、发病机制、病理变化及后果。

2. 变性与坏死有何关系? 如何从形态学上区别变性与坏死?

3. 简述肥大和增生的异同点。

4. 坏死对机体的影响与哪些因素有关? 举例说明。

5. 简述玻璃样变的病变特点、常见类型及对机体的影响。

6. 简述长期卧床病人骶部易发生溃疡(压疮)的原因及预防。

第二章 损伤的修复

机体损伤后通过邻近的同种细胞再生和纤维结缔组织增生的方式,全部或部分恢复受损组织与细胞结构和功能的过程称为修复(repair)。修复的方式可以概括为再生和纤维性修复两种形式。因组织损伤常累及多种组织,上述两种修复过程一般同时存在。根据修复的结果可分为完全性修复和不完全性修复。受损组织中若基膜、肌膜或间质网状支架完好,邻近具有再生潜能的同种细胞迅速再生,完全恢复原有组织的结构和功能,称为完全性修复。受损组织由增生的肉芽组织填充,仅维持或恢复组织的完整性,但丧失原有组织的结构和功能,称为不完全性修复。

损伤修复的发生具有一定的前提和条件:①必须有局部组织与细胞的丧失或病理性死亡;②邻近的同种细胞或纤维结缔组织自身具有增生的潜能和必要的外部条件;③细胞增生旨在修补、恢复受损组织与细胞,并非参与免疫和炎症反应以清除坏死细胞碎屑、病原微生物或外源异物等。

第一节 再生

再生(regeneration)是指局部组织损伤后邻近的同种细胞通过分裂增生完成修复的过程。

一、再生的类型

根据发生原因和性质,再生可分为生理性再生和病理性再生。

(一)生理性再生

生理性再生是指在生理过程中某些细胞、组织不断老化、消亡,同种细胞不断增生、补充,而恢复原有组织结构和功能的再生。如经常脱落的皮肤表层角化细胞由表皮的基底细胞不断增生、分化补充;女性月经期周期性脱落的子宫内膜由基底部细胞增生加以恢复；红细胞平均寿命为 120 天，机体需不断从造血器官中产生大量新生红细胞进行补充。一般而言，生理性再生可实现完全性修复。

（二）病理性再生

病理性再生是指创伤、炎症、缺血、中毒等病理状态下，同种细胞为取代受损伤的细胞而发生的再生。如皮肤烫伤后形成水疱剥脱，表皮基底细胞再生、分化成新的鳞状上皮；病毒性肝炎时部分肝细胞发生坏死，周围正常肝细胞再生。

本节内容主要以病理性再生为背景进行介绍。

二、细胞周期和不同类型细胞的再生潜能

细胞周期是调节细胞再生修复的核心因素。细胞周期（cell cycle）指细胞分裂产生新细胞开始到下一次细胞分裂结束形成子细胞为止的过程，包括 G_1 期（DNA 合成前期）、S 期（DNA 合成期）、G_2 期（DNA 合成后期或称分裂前期）及 M 期（分裂期）；其中 G_1 期、S 期和 G_2 期合称为分裂间期。机体多数成熟组织细胞在 M 期后可离开细胞周期进入静止状态，称为 G_0 期（静止期）（图 2-1）。

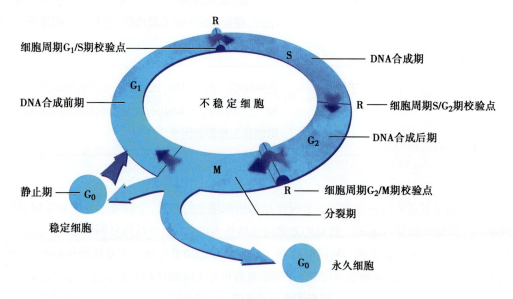

图 2-1　细胞周期与细胞再生潜能

G_1: DNA 合成前期；S: DNA 合成期；G_2: DNA 合成后期；M: 分裂期；G_0: 静止期；R: 细胞周期校验点（限制点）

根据人体细胞的再生潜能与细胞周期的关系可分为三类。

1. 不稳定细胞（labile cells）　又称持续分裂细胞（continuously dividing cell），是指再生能力非常强的细胞。不稳定细胞在生理情况下随时能从细胞周期 G_0 期进入 G_1 期和 S 期等，不断分裂增殖更替衰亡或破坏的细胞。如呼吸道、消化道和泌尿生殖道等自然管腔的黏膜被覆细胞以及表皮细胞、间皮细胞、淋巴及造血细胞等。由这些细胞组成的组织中，处于分裂期的细胞通常超过 1.5%。

2. 稳定细胞（stable cells）　又称静止细胞（quiescent cell），是指有较强潜在再生能力的细胞。稳定细胞在生理状态下通常处于 G_0 期，当同类细胞受损后，其可迅速由 G_0 期重新进入 G_1 期开始增殖。包括腺体或腺样器官的实质细胞，如肝、肾、胰、肾上腺、甲状腺、汗腺、皮脂腺、涎腺等；原始间叶细胞及其分化出来的成纤维细胞、成骨细胞、淋巴细胞和内皮细胞等。平滑肌细胞和成软骨细胞虽属稳定细胞，但再生能力通常较弱，实际修复意义不大。

3. 永久细胞（permanent cells）　又称非分裂细胞（nondividing cell），是指不具有再生能力的细胞。当永久细胞产生后，其将一直维持在 G_0 期静止状态。如神经细胞（包括中枢神经的神经元和周围神经的节细

胞）、心肌细胞和骨骼肌细胞，一旦受到损伤破坏则将永久性缺失而不能再生，只能纤维性修复。

不同类型细胞的再生潜能与细胞周期的关系及修复形式等，总结于表2-1。

表2-1 不同类型细胞的再生修复

细胞类型	再生潜能	与细胞周期关系	举例	修复形式
不稳定细胞	极强	在生理状态下频繁从 G_0 期进入 G_1 期	呼吸、消化、泌尿生殖道黏膜上皮，表皮、造血细胞等	完全性修复或不完全性修复
稳定细胞	较强	生理状态下处于 G_0 期，受损伤后即进入 G_1 期	肝、肾、胰、甲状腺、肾上腺、皮脂腺、汗腺、涎腺等腺体及腺样器官的腺细胞，内皮细胞、原始间叶细胞、成纤维细胞、骨母细胞、软骨细胞、平滑肌细胞等	完全性修复或不完全性修复
永久细胞	无或弱	一直处于 G_0 期	神经细胞、心肌细胞、骨骼肌细胞等	不完全性修复

三、各种组织的再生过程

凡具有不稳定细胞和稳定细胞的各种组织都可通过再生达到修复目的，再生的基本过程包括再生细胞的增殖、增殖细胞的迁徙以及原有组织结构的重建。

（一）上皮组织的再生

1. 被覆上皮的再生

（1）体表鳞状上皮：若表皮基底膜和毛球没有受到损伤，可由此处的干细胞再生，即由创缘或底部的基底层细胞分裂增生，逐渐向缺损中心迁移，先形成单层上皮覆盖缺损表面后增生分化为复层鳞状上皮。

（2）黏膜上皮：复层鳞状上皮和移行上皮的再生与上述表皮鳞状上皮相同；胃肠黏膜等单层柱状上皮缺损后可由残存细胞分裂增生修补，新生的上皮细胞起初为立方形，然后逐渐增高变为柱状细胞。受损的柱状上皮、立方上皮等被覆上皮通过邻近部位的基底部储备细胞及残存细胞的分裂完成再生。

2. 腺上皮的再生 各类腺上皮均具有较强再生能力，腺上皮再生取决于腺体基底膜和间质的状况。若基底膜或间质网状支架破坏，腺体结构则难以完全性修复。如肝脏被部分切除后，残存的肝细胞分裂增殖，可完全恢复至原有肝脏的体积，这就是异体移植部分肝脏可满足供体和受体两者肝脏功能需要的细胞学基础。无论肝细胞坏死范围大小，只要肝小叶网状支架完好，坏死周围区残存的肝细胞就会分裂增生沿支架延伸，恢复原有肝脏结构功能，达到完全性修复（图2-2）。但是，当肝小叶网状支架塌陷，网状纤维胶原化，或因肝细胞反复坏死，刺激肝小叶间隔纤维组织过度增生时，再生的肝细胞和增生的纤维结缔组织可形成结构紊乱的假小叶结构，这就是构成肝炎后肝硬化发生的组织学基础，其本质上是纤维性修复过程。

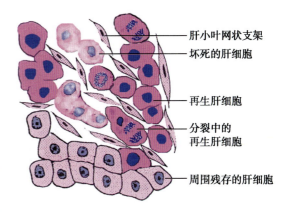

图2-2 肝细胞再生

坏死周围区残存肝细胞沿肝小叶网状支架再生，恢复原有的肝脏结构肝细胞的再生

（二）结缔组织的再生

纤维结缔组织损伤后 2～3 天，局部静止状态的纤维细胞活化或周围幼稚的未分化的原始间叶细胞分化而来的成纤维细胞开始分裂增生。幼稚的成纤维细胞体大，两端常有突起，突起可呈星状，胞质略呈嗜碱性。细胞核体积大，染色淡，有 1～2 个核仁。电镜下，胞质内有丰富的粗面内质网及核糖体，表明其蛋白质合成很活跃。当成纤维细胞停止分裂后，开始合成并分泌前胶原蛋白，在细胞周围形成胶原纤维，细胞逐渐成熟，变成长梭形，胞质逐渐减少，胞核越来越深染、变细长，转变为静止的纤维细胞。纤维结缔组织（如真皮、皮下及筋膜等）损伤后，增生的细胞成分仅以成纤维细胞为主，可以完全恢复纤维结缔组织

的原有结构和功能,实现完全性修复;而其他组织(如上皮、肌肉、软骨、内脏等实质细胞)受损后,由纤维结缔组织替代,同时伴有大量新生毛细血管内皮细胞,部分或完全丧失受损器官组织的原有结构和功能,属于纤维性修复,仅实现不完全性修复。两者的功能意义、结局影响和形态结构都不同。

案例 2-1

患者以"规律性上腹痛 2 年,加重 1 周"入院。入院检查:上腹部(剑突下)偏左有压痛,X 线钡餐检查胃窦部见黏膜龛影,胃镜检查胃窦部见一大小 0.8cm×0.4cm×0.4cm 溃疡灶。病理检查可见病灶区黏膜和黏膜下层细胞大量丧失,组织缺损深达肌层,底部见渗出物、坏死组织及较多的肉芽组织和瘢痕组织,幽门螺旋杆菌阳性。诊断为胃窦部慢性消化性溃疡。患者经制酸剂和胃黏膜保护剂治疗六周后,胃镜复查见溃疡已愈合。

思考:胃窦溃疡损伤修复涉及的组织类型以及修复形式。

(三) 血管组织的再生

1. **小血管的再生** 小血管再生的本质是血管新生。小血管再生主要以毛细血管再生为起点,而毛细血管主要以生芽(budding)方式再生。血管新生有两种形式(图 2-3):①血管生成(angiogenesis):在蛋白酶作用下血管基膜溶解,受损处原有血管内皮细胞分裂增殖,突起形成幼芽;随后增生的内皮细胞逐渐向前移行,形成实心细胞索,在血流冲击下细胞索在数小时后中间出现管腔结构,最终彼此吻合构筑新的毛细血管网。②血管形成(vasculogenesis):损伤后位于骨髓中的内皮前体细胞从成体骨髓中动员出来,经血流迁徙到达损伤部位并增殖分化,形成连接原有血管的毛细血管网。再生的血管内皮细胞可分泌Ⅳ型胶原、纤维粘连蛋白和层粘连蛋白等,构成毛细血管基膜的基板;周围增生的成纤维细胞分泌Ⅲ型胶原及基质,构成毛细血管基膜的网板,细胞本身则成为血管外膜细胞,完成血管的改造。为适应功能的需要,部分毛细血管可闭锁消失,部分毛细血管管壁增厚改建成小动脉、小静脉,其管壁平滑肌等成分可能由血管外未分化间叶细胞增生分化形成,从而完成各级小血管的再生。

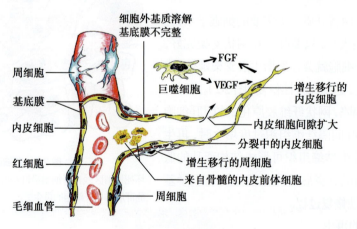

图 2-3 毛细血管的再生
毛细血管内皮细胞和内皮前体细胞增生、迁徙,形成新的毛细血管结构,细胞外基质和生长因子参与此过程

2. **大血管的再生** 较大的血管离断后需手术吻合断端,两侧内皮细胞分裂增生,逐渐弥补缺失的内膜结构。血管中膜平滑肌细胞受到损伤后,大多数由结缔组织增生实现纤维性修复,少数可由血管外原始间叶细胞分化而再生。

（四）肌组织的再生

骨骼肌细胞损伤较轻且肌膜完好时，虽然肌原纤维部分坏死，但残存肌细胞可产生新的肌浆和肌原纤维，恢复正常横纹肌的结构。骨骼肌纤维若有离断或肌膜破坏，断端虽也可有肌浆和肌原纤维的新生，形成花蕾状结构，但最终无法连接肌纤维断端，只能由纤维结缔组织填充修复。纤维瘢痕愈合后，骨骼肌纤维仍可有一定收缩能力，经过锻炼基本可恢复功能。

平滑肌细胞也有一定再生能力，损伤后可达到完全性修复，如小血管平滑肌；但是当肠管或较大血管离断时造成的平滑肌损害则多为纤维性修复。

心肌细胞几乎没有再生能力，只能完成纤维性修复。

（五）神经组织的再生

脑和脊髓内的神经细胞和周围神经节细胞损伤后不能再生，只能由胶质细胞及其纤维来填充。外周神经离断后，如神经细胞仍存活，则可由两端的神经膜细胞增生将断端连接。近端的神经轴突以每天1～3mm的速度向远端末梢延伸，多余的轴突和神经膜细胞可被吸收消失（图2-4）。这种由神经膜细胞和神经细胞轴突生长共同完成的过程，可以理解为神经纤维的再生。

神经纤维离断后是否再生成功，取决于神经元的存活、连接处瘢痕和断端对合的状况等，需满足以下几个条件：①相应的神经元仍然存活并可合成轴突增生所需的蛋白等物质；②断裂神经纤维的两端距离不远；③断裂处无增生纤维或瘢痕的阻隔。

若神经纤维断裂两端距离大于2.5cm或神经纤维断端间有肉芽组织长入，再生的神经纤维可与周围增生的结缔组织混杂成团，形成创伤性神经瘤（traumatic neuroma），可发生顽固性疼痛。

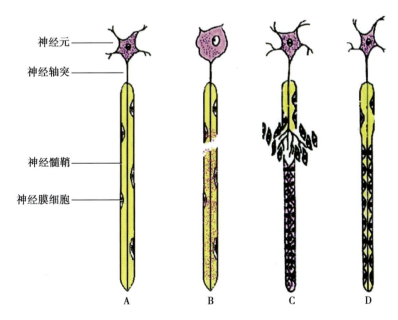

神经元
神经轴突
神经髓鞘
神经膜细胞

A　　　B　　　C　　　D

图2-4　神经组织再生

A. 正常神经细胞；B. 神经细胞离断，胞体肿胀，远端及近端部分髓鞘及轴突崩解；C. 神经细胞轴突生长，神经膜细胞增生；D. 神经轴突达末梢，多余神经轴突及神经膜细胞逐渐消失

（六）脂肪组织的再生

脂肪组织损伤较小时，周围的脂肪细胞和（或）原始间叶细胞增生、分化，胞质内出现较多细小的脂肪滴，逐渐融合成一个大脂滴，占据胞质并把细胞核压向一侧，从而形成富含脂肪的细胞，恢复原有脂肪组织结构和功能。如果脂肪组织损伤过大，则脂肪细胞不能再生，而由纤维瘢痕组织修复。

（七）骨组织的再生

详见本章第三节。

四、细胞再生的影响因素

影响细胞再生因素很多，归纳起来大致有下面两个方面：

（一）全身因素

1. 年龄　老年人再生能力弱于青少年，这可能与老年人血管硬化、血液供应减少、细胞老化和生长因子减少有关。

2. 营养　蛋白质、维生素、钙、磷等的严重缺乏可影响胶原合成而使组织再生能力降低。含硫氨基酸（如甲硫氨酸、胱氨酸）缺乏，可造成肉芽组织形成不良。维生素 C 缺乏时，催化脯氨酸、赖氨酸形成前胶原分子的功能受阻。微量元素，如锌参与细胞内一些氧化酶的功能，可促进胶原合成。

3. 内分泌因素及药物　肾上腺糖皮质激素抑制胶原合成，肾上腺盐皮质激素和甲状腺素可抑制或促进白细胞浸润，从而影响再生修复过程。5-羟色胺和血管紧张素有利于创缘收缩，可以促进细胞再生修复；平滑肌拮抗药物则通过抑制伤口肌成纤维细胞引起的创缘收缩，抑制细胞再生修复。

4. 合并其他疾病　溃疡、糖尿病、心力衰竭、尿毒症、肝硬化及某些免疫缺陷病时，细胞再生也会受到抑制。

（二）局部因素

1. 感染与异物　细菌感染、异物、组织坏死都会加重炎症反应和组织损伤，对细胞再生产生较大影响。如皮肤创伤时，细菌和坏死组织释放各种水解酶和毒素，不断降解创伤处细胞外基质和胶原纤维，使周围细胞再生受到抑制，伤口难以愈合。

2. 局部血液循环　局部血液循环通畅可提供再生修复所需的氧和营养，对促进坏死吸收和控制感染起重要作用。动脉粥样硬化或静脉曲张时，局部血液循环障碍，再生受到抑制。伤口包扎或缝合过紧，压迫局部血液循环，对局部细胞再生也会产生影响，使创伤愈合不利。

3. 神经支配　自主神经损伤使血管舒缩功能障碍，导致组织血供下降。如麻风患者神经受累引起局部神经性营养不良，不利于神经细胞的再生修复。

4. 电离辐射　能直接破坏细胞、损伤小血管、抑制组织再生，因此影响创伤的愈合，但也因此阻止瘢痕形成。

第二节　纤维性修复

纤维性修复（fibrous repair）是指受损组织细胞破坏严重或再生能力低下，无法完成同种细胞增殖修复时，通过肉芽组织增生填补组织缺损并逐渐转变为瘢痕组织的修复过程，又称瘢痕性修复。

一、肉芽组织的形态和作用

肉芽组织（granulation tissue）由富含增生的成纤维细胞和新生薄壁的毛细血管构成，大体呈红色颗粒样，柔软湿润，似鲜嫩的肉芽。

（一）肉芽组织的形态

镜下，肉芽组织典型的结构主要为：增生的成纤维细胞；与损伤表面垂直排列生长的新生毛细血管；数量不等的炎细胞如中性粒细胞、巨噬细胞、浆细胞等（图 2-5）。

肉芽组织中的成纤维细胞主要从局部静止的纤维细胞或未分化的间充质干细胞分化、增殖而来，可产生胶原蛋白、网状蛋白和弹力蛋白及其基质，为构建幼稚的纤维结缔组织奠定基础。同时，来自于局部或骨髓的新生毛细血管内皮细胞及其前体细胞增生，或向远处延伸呈芽状，或形成实心细胞团。在血流冲击下内皮细胞间产生裂隙，逐渐出现薄壁的毛细血管，长入成纤维细胞之间。由于毛细血管基膜发育不完整,通透性较强,血浆成分易进入基质形成渗出液,因此肉芽组织间质常水肿。若是感染性损伤,肉芽组织内中性粒细胞等炎细胞的数量则较多。炎细胞中的巨噬细胞和中性粒细胞能吞噬细菌及细胞碎屑,释放各种水解酶,分解坏死组织和血凝块。巨噬细胞分泌 PDGF、FGF 等生长因子,创伤处血小板释放的 PDGF 等,可进一步刺激成纤维细胞和毛细血管内皮细胞增生迁徙,促进胶原蛋白特别是Ⅲ型胶原等细胞外基质合成。浆细胞则分泌免疫球蛋白,参与机体内体液免疫过程。

部分成纤维细胞可发生转分化,成为肌成纤维细胞,其胞质中含有肌细丝,具有类似平滑肌细胞的收缩功能,是损伤后肉芽组织和瘢痕组织收缩的主要细胞学基础。镜下,肌成纤维细胞与分泌胶原的成纤维

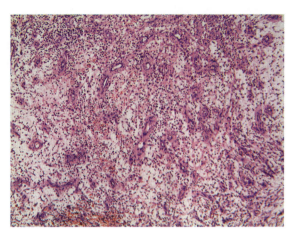

图 2-5　肉芽组织
由大量新生毛细血管(与创面垂直)和增生的成纤维细胞组成。间质疏松水肿,可见中性粒细胞、巨噬细胞、淋巴细胞和浆细胞等炎细胞浸润(本图由蚌埠医学院病理学教研室提供)

细胞无法区分,但肌成纤维细胞可表达 α-SMA、desmin、vimentin 等肌细胞免疫表型,并对引起平滑肌收缩或舒张的药理因素起反应,因此是同时具有纤维细胞和平滑肌细胞双向分化特征的成纤维细胞。

(二)肉芽组织的作用

肉芽组织在组织损伤修复过程中的主要作用:

1. 抗感染保护创面　通过巨噬细胞和中性粒细胞吞噬、水解、消化、清除感染与异物,以保持创口洁净。

2. 填补组织缺损　成纤维细胞通过产生胶原纤维及其他基质成分填充伤口缺损,同时为组织的再生修复提供支撑。

3. 机化或包裹坏死组织、炎性渗出物、血栓及异物　机化(organization)是指由新生的肉芽组织吸收并取代各种失活组织或异物的过程。肉芽组织成熟后转变为纤维瘢痕组织。包裹(encapsulation)是一种不完全的机化,即失活组织或异物不可完全被机化时,其周围增生的肉芽组织成熟为纤维结缔组织形成包膜,将其与周围正常组织分开。

肉芽组织在损伤修复过程中具有极其重要的作用,必须确保肉芽组织的健康生长。临床上将红色湿软、触之易出血的肉芽组织称为健康肉芽或红色肉芽。局部血液循环障碍或感染时,肉芽组织苍白水肿,称为不良肉芽或白色肉芽,需及时清除。

二、瘢痕组织的形态和作用

肉芽组织逐渐改建为成熟的纤维结缔组织,称为瘢痕(scar)组织。

(一)瘢痕组织的形态

大体,瘢痕组织呈干燥收缩状态,颜色苍白或灰白色半透明,缺乏弹性。

镜下,瘢痕组织主要由大量平行或交错分布的胶原纤维束组成,其间成纤维细胞和小血管的数量均很稀少(图 2-6)。成纤维细胞产生大量胶原纤维后,逐渐转变为纤维细胞,产生的胶原纤维往往发生玻璃样变。大部分毛细血管闭合,少数毛细血管存留,或发育分化为小动脉和小静脉。

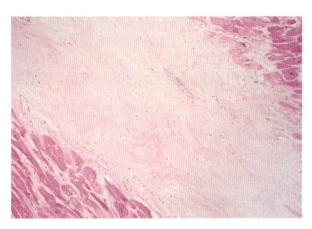

图 2-6　瘢痕组织
图中央部淡染处为瘢痕组织。图左下部和右上部见正常或肥大的心肌细胞

（二）瘢痕组织的作用

1. **对机体有利的方面** ①瘢痕组织可长期填补、连接组织缺损,恢复或保持组织、器官的完整性;②瘢痕组织中含有大量胶原纤维,具有较强的抗拉力,使损伤愈合并保持相对坚固性。

2. **对机体不利的方面** ①瘢痕收缩:瘢痕组织由于水分丧失和肌成纤维细胞收缩,可引起组织挛缩或腔道狭窄,导致关节挛缩或运动障碍、心瓣膜变形和胃肠道梗阻等(图2-7)。②瘢痕粘连:各器官间或器官与体腔壁间发生纤维性粘连,常不同程度地影响其功能。③器官硬化:器官内广泛损伤导致广泛纤维化玻璃样变性,可导致器官硬化。如肝脏贮脂细胞、肺泡隔间叶细胞等受到诱导,激活转分化为成纤维细胞或肌成纤维细胞,引起细胞外基质过度沉积,使肝、肺等器官发生纤维化和玻璃样变。④瘢痕疙瘩:损伤后成纤维细胞增生和胶原产生过度,使瘢痕组织肥大凸于皮肤表面,并向周围不规则生长扩延,称为瘢痕疙瘩,临床上称为蟹足肿。其发生机制可能与瘢痕体质、缺血、缺氧及肥大细胞分泌生长因子过多有关。⑤瘢痕膨出:胶原形成相对不足或承受较持久的过重压力,瘢痕部位易膨出形成腹壁疝或心脏室壁瘤等,可发生破裂。

肉芽组织和瘢痕组织中的胶原含量取决于胶原蛋白合成和分解间的相对速率。在中性粒细胞、巨噬细胞和成纤维细胞分泌的胶原酶的作用下,瘢痕组织中胶原纤维逐渐分解、吸收,可缩小、软化瘢痕组织。凡能减少胶原合成、促进胶原分解的方法都有助于缓解器官纤维化、瘢痕形成以及其后的组织收缩、粘连和硬化。

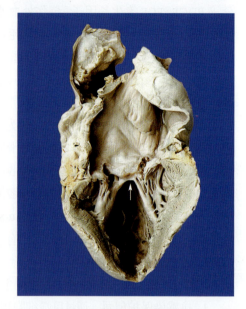

图 2-7　心脏瓣膜的瘢痕形成
心脏二尖瓣瓣膜瘢痕形成(↑),使瓣膜变形,引起二尖瓣狭窄或关闭不全

案例 2-2

患者男性,70岁,轻度偏瘫、失语两天入院。患者既往有脑动脉粥样硬化病史。头颅 CT 检查见左侧额叶、颞叶脑实质中出现数个低密度病灶,脑 MRI 示左侧大脑中动脉近端管腔狭窄,脑血流图示左侧大脑中动脉血流明显减少。临床诊断为左侧大脑中动脉血栓形成,左侧额叶、颞叶脑梗死。

思考:

1. 根据病情资料,受累脑组织可能发生哪些已学过的病理损伤?
2. 损伤组织进行的修复过程和结果是什么?

三、肉芽组织和瘢痕组织的形成过程及机制

组织损伤后 2~3 天内即开始形成肉芽组织,最初是成纤维细胞和毛细血管内皮细胞迁徙增殖,随后逐渐老化形成纤维性瘢痕组织。这一过程主要包括血管生成、成纤维细胞增殖和迁移、细胞外基质成分的积聚和纤维组织的重建。

（一）血管生成

血管生成的步骤包括:原有血管基底膜降解同时引起毛细血管芽的形成和细胞迁移;内皮细胞向刺激方向逐渐蔓延;位于迁移细胞后面的内皮细胞增殖;血管发育成熟,包括内皮细胞生长停止,毛细血管外出现周细胞,在较大血管外出现平滑肌细胞支撑管腔。

与其他组织的增殖再生一样,血管生成受到生长因子、生长因子受体及细胞和细胞外基质间相互作用

的调控。在生长因子及其受体中，血管内皮生长因子（VEGF）和血管生成素对血管生成的作用最为突出。在血管生成早期，VEGF与血管内皮细胞受体结合，诱导内皮细胞迁徙增殖和毛细血管管腔形成。随后血管生成素与内皮细胞膜相应受体结合，内皮细胞外侧逐渐出现新的周细胞，并维持内皮细胞处于静止状态，促进新生血管的稳定成熟。血小板源性生长因子、碱性成纤维细胞生长因子、转化生长因子β及它们的受体等也在血管新生、成熟和重建中发挥重要作用。构成性的细胞外基质蛋白质可通过与迁移的内皮细胞表面的整合素相互作用参与调控血管出芽。而非构成性细胞外基质蛋白成分可通过干扰细胞-细胞外基质的相互作用，促进内皮细胞的迁移，如血栓黏合素1（thrombospondin 1）和细胞黏合素C（tenascin C）。

（二）纤维化

肉芽组织和瘢痕组织逐渐纤维化（fibrosis）的过程，是损伤部位成纤维细胞迁徙增殖、成纤维细胞转变为纤维细胞、胶原蛋白等细胞外基质成分不断积聚的过程。

1. 成纤维细胞迁徙增殖　　多种生长因子（如血小板源性生长因子、碱性成纤维细胞生长因子、转化生长因子、白介素-1等）均可刺激成纤维细胞向损伤部位迁徙增殖，增加胶原蛋白和纤维连接蛋白的合成，抑制金属蛋白酶降解细胞外基质。巨噬细胞作为肉芽组织中的重要成分，不仅具有清除细胞碎片、纤维蛋白和其他外源性物质的作用，还对上述生长因子的表达具有正反馈作用，促进成纤维细胞的迁移和增殖。若有适当的趋化性刺激，肥大细胞、嗜酸性粒细胞和淋巴细胞也都可直接或间接地调节成纤维细胞的迁移和增殖。

2. 成纤维细胞转变为纤维细胞　　成纤维细胞和纤维细胞在一定条件下可以互相转变。当功能活跃的成纤维细胞大量合成并分泌胶原纤维、弹性纤维、网状纤维及细胞外基质后，便转变为功能静止的纤维细胞。在皮肤创伤愈合中，成纤维细胞一方面可以来自于成纤维细胞自身的分裂增殖，但更多的是另一方面由邻近的纤维细胞、原始间叶细胞甚至毛细血管外周细胞转变、分化或游走而来（图2-8）。内脏损伤修复时，成纤维细胞也多来自间质、包膜、黏膜下层或浆膜层的上述几种细胞。

3. 细胞外基质积聚修复部位　　结缔组织间细胞外基质的主要成分是成纤维细胞产生的胶原纤维，其对创伤修复中组织张力的形成极为重要，也是纤维化最本质的物质基础。许多生长因子如血小板源性生长因子、成纤维细胞生长因子、转化生长因子等，都能促进细胞外基质的合成和聚集。成纤维细胞的胶原合成在损伤后3～5天开始出现，并根据创口大小可持续数周。

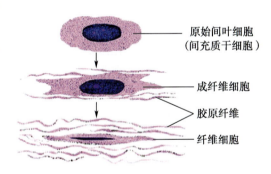

图2-8　原始间叶细胞、成纤维细胞、纤维细胞之间的分化、转变

（标注：原始间叶细胞（间充质干细胞）、成纤维细胞、胶原纤维、纤维细胞）

（三）组织重建

肉芽组织转变为瘢痕组织的过程称为纤维结缔组织重建，包括毛细血管结构重建和细胞外基质结构重建。由于创口处胶原的产生大致保持相对恒定，因此胶原酶降解胶原等细胞外基质的功能，对于清除损伤组织碎屑和调整结缔组织强度具有重要的意义。细胞外基质合成和降解的最终结果不仅导致了结缔组织的重构，也是慢性炎症和创伤愈合的重要特征。

引起胶原和其他细胞外基质成分降解的关键酶是锌离子依赖性基质金属蛋白酶（MMP）。MMP家族包括降解Ⅰ、Ⅱ、Ⅲ型胶原的间质胶原酶、降解明胶和纤维连接蛋白的明胶酶（Ⅳ型胶原酶）、降解蛋白多糖、层粘连蛋白、纤维连接蛋白等的基质溶素和膜型金属蛋白酶等。MMP在多种生长因子诱导下，由成纤维细胞、中性粒细胞、巨噬细胞和一些上皮细胞分泌而来。非金属蛋白酶，如中性粒细胞弹性蛋白酶、组织蛋白酶G、激肽酶、纤溶酶等，也对细胞外基质成分的降解起重要作用。组织内的MMP通常以无活性酶原的形式存在，需要次氯酸和纤溶酶等活化，并受到金属蛋白酶抑制剂（TIMP）的抑制。因此，创伤愈合过程中各种蛋白溶解酶及其抑制剂的精确调控，构成损伤部位清除坏死物质并完成纤维结缔组织重建的基础与条件。

第三节　创伤愈合

创伤愈合（wound healing）是机械性外力因素造成皮肤、骨骼等组织连续性中断后的愈合过程，表现为各种组织再生、肉芽组织和瘢痕组织形成等一系列复杂而有序的过程。

一、皮肤创伤愈合

（一）皮肤创伤愈合的基本过程

轻度皮肤创伤为表皮及皮下组织受损，可通过上皮再生愈合。重者累及肌肉、神经、肌腱等，并可出现与外界相通的伤口。以皮肤手术切口为例，创伤愈合的基本过程主要经历以下几个阶段：

1. 伤口的早期变化　创伤后组织变性坏死，血管断裂出血，数小时内局部出现充血、浆液渗出，随后中性粒细胞（创伤后 1 天）和巨噬细胞（创伤后 2～3 天）游出，局部表现出红肿。炎症有抗感染、去除坏死组织和血凝块的作用，利于日后的修复过程。渗出物中的血浆纤维蛋白和血细胞凝块结成痂皮，具有保护和连接伤口的作用，同时为各种受损细胞的再生、修复和迁徙提供支架。

2. 创口收缩　损伤后 2～3 天，创口边缘皮肤及皮下组织向创口中心收缩使创面减小，在损伤后 14 天左右终止创口收缩。创口收缩主要由伤口周边肌成纤维细胞的牵拉和创口处肉芽组织水分流失所致，与胶原纤维的形成无关，因为伤口收缩的时间与肌成纤维细胞增生的时间一致。5- 羟色胺、血管紧张素及去甲肾上腺素可促进伤口收缩；肾上腺皮质类固醇及平滑肌拮抗药物则可抑制伤口收缩。植皮也可使创口收缩停止，延缓创口愈合。

3. 肉芽组织和瘢痕形成　损伤后 2～3 天，肉芽组织开始从创口底部及边缘长出，向创口中心的纤维蛋白和血凝块内伸入，机化血凝块或坏死组织并填平伤口。新生毛细血管约每日延长 0.1～0.6mm，多垂直创面方向生长，并呈袢状弯曲。肉芽组织形成的大小和速度主要取决于组织所受创伤和发生炎症的程度。肉芽组织中没有神经，故触之无感觉。第 3～5 天起，成纤维细胞开始产生胶原，其后 1 周胶原纤维形成甚为活跃，以后逐渐缓慢下来，至创伤后 1 个月形成瘢痕组织。瘢痕中的胶原纤维因局部张力作用，最终与皮肤表面平行。

4. 表皮及其他组织再生　创口边缘基底细胞在创伤后第 2 天开始分裂增殖，向创口中心迁徙，形成单层上皮，覆盖于肉芽组织表面。增生的细胞彼此相遇时，则停止迁徙，并增生、分化为复层鳞状上皮。健康肉芽组织为表皮再生提供结构基础、营养和生长因子。当存在异物或感染时，肉芽组织生长不良，则不能填平创口，表皮再生会受到阻碍。若创口直径超过 20cm，需植皮才可覆盖创面。毛囊、汗腺、皮脂腺等皮肤附属器损伤后不易再生，多由瘢痕组织纤维性修复。皮肤创伤愈合的基本过程总结于表 2-2。

表 2-2　皮肤创伤愈合基本过程及病理变化

时间	病理变化
第 1 天	创伤边缘处出现中性粒细胞，并向由纤维蛋白和血细胞组成的凝血块中移动。创缘处表皮基底细胞分裂活性增加
第 2 天	创口两边上皮细胞开始迁徙增生。上皮细胞在表面痂皮下向中心部汇集，形成菲薄但延续的表皮层
第 3 天	肉芽组织逐渐长入创口部位，创缘处胶原纤维明显增多，但因其多垂直于创缘方向，故尚无法弥补、连接创口。上皮细胞持续增生，形成完整的表皮覆盖层，巨噬细胞开始取代中性粒细胞占优势
第 5 天	随着肉芽组织填充创口，血管新生达到高峰。胶原纤维逐渐丰富，将创口弥合连接。随着上皮细胞再生分化，表皮恢复正常厚度，形成表层角化的成熟表皮结构
第 2 周	肉芽组织水肿和血管新生逐渐减弱，胶原成分持续沉积，伴随血管的减少和胶原纤维的增多，创口开始变白
1 个月	瘢痕由大量纤维性结缔组织构成，其中毛细血管和炎性细胞很少，但损坏的皮肤附属器将永久性丧失，创口强度随时间推移逐渐增加

（二）皮肤创伤愈合的类型

根据创面的大小、深度及有无感染等，可将皮肤创伤愈合分为一期愈合、二期愈合和痂下愈合等（图2-9）。

1. 一期愈合（healing by first intention）　见于组织缺损小、出血和渗出物少、创缘整齐、对合严密且无感染的创口，如无菌手术的皮肤切口。创伤后血液及渗出物先将创口覆盖，2～3天后肉芽组织开始从创口两边向中心部位长入，随后表皮再生覆盖于肉芽组织之上，创口逐渐收缩减小。第5～6天创口处出现胶原纤维连接，故术后第5～7天可拆除手术缝线，但此时创口连接强度只有正常皮肤强度的10%。1～2个月后组织水肿吸收，血管减少，胶原纤维增多并可发生玻璃样变，创伤处逐渐形成白色线状瘢痕，其拉力强度仍仅达正常皮肤的80%。一期愈合时间短，形成瘢痕少，抗拉力强度大。

2. 二期愈合（healing by second intention）　二期愈合的基本过程与一期愈合相似，但因组织损伤范围较大，创面边缘不整齐，炎症渗出物较多，对合欠紧密齐整，故产生的瘢痕相对较大、伤口收缩明显、修复需时明显延长。对于有可能发生二期愈合的创伤，临床上应首先清除坏死物和异物，控制感染和炎症，加强创口对合（如修剪创口、手术缝线连接），使原本二期愈合的创口积极向一期愈合转化。

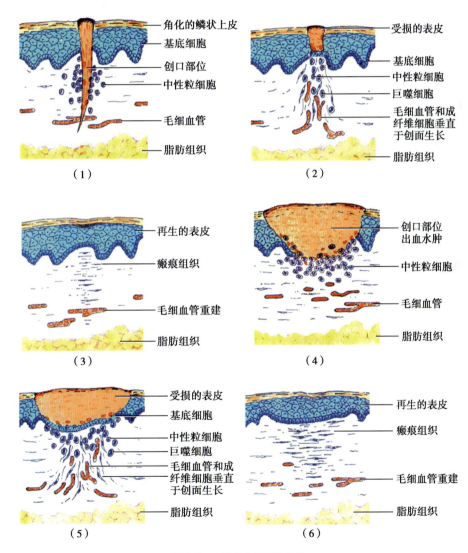

图2-9　一期愈合与二期愈合

一期愈合：（1）创伤处切缘整齐，组织破坏少，炎症反应轻；（2）肉芽组织从伤口边缘长入，表皮基底细胞再生；（3）创伤愈合后瘢痕较小，表皮再生完全

二期愈合：（4）创口大，边缘不整，组织破坏多，炎症反应重；（5）肉芽组织须从底部和边缘生长先将伤口填平，然后表皮才能再生；（6）创伤愈合后瘢痕较大，表皮再生较薄

3. 痂下愈合（healing under scar） 痂下愈合是伤口表面血液、渗出物及坏死组织干燥后形成硬痂下的愈合过程。在表皮开始再生前，须先将痂皮溶解才能覆盖创面，因此，痂下愈合所需时间较长。表皮再生完成后，痂皮即会脱落。由于痂皮干燥坚硬，对细菌生长不利，可遮盖受损部位组织，对伤口有一定的保护作用；但痂下渗出物较多或已有细菌感染时，痂皮影响渗出物的排出，反而不利于愈合。

二、骨折愈合

骨骼完整性或连续性的中断称为骨折（bone fracture），可分为外伤性骨折和病理性骨折两类，病理性骨折多基于之前存在骨病变部位。骨的再生能力较强，复位对合良好的骨折数月内可完全愈合，恢复骨的正常结构和功能。

（一）骨折愈合的基本过程

骨折的愈合大致可分以下四个阶段（图2-10）：

1. 血肿形成 骨组织和骨髓均血管丰富，骨折后断端及其周围组织常易出血形成血肿，数小时后凝固。1～2天后毛细血管内皮细胞和成纤维细胞开始长入血肿，同时伴有炎细胞浸润。若骨折导致滋养血管断裂，骨皮质和骨髓质可发生缺血性坏死。骨组织坏死范围较小时，可被周围的破骨细胞吸收，但骨组织损伤较大时，则形成游离死骨片。

2. 纤维性骨痂形成 骨折后2～3天，肉芽组织逐渐机化血肿，继而纤维化，形成纤维性骨痂（暂时性骨痂），骨折局部呈梭形肿胀。肉芽组织中的成纤维细胞主要来源于骨外膜及骨内膜的未分化细胞，一周后成纤维细胞逐渐分化为成软骨细胞和成骨细胞，约2～3周后可形成不规则的透明软骨小岛和骨小梁。纤维性骨痂内软骨形成过多会延缓骨折愈合。

3. 骨性骨痂形成 从纤维性骨痂中的成纤维细胞逐渐转分化形成的成骨细胞开始分泌胶原蛋白和骨基质，构成类骨组织，随后钙盐在类骨基质中沉积，类骨骨痂转变为骨性骨痂，称之为编织骨。纤维性骨痂中的软骨组织也可经软骨化骨形成骨性骨痂。此过程约需4～8周。

4. 骨痂改建重塑 由于编织骨结构致密度不够，骨小梁排列紊乱，达不到正常骨功能的需要。在成骨细胞形成骨质和破骨细胞吸收骨质的共同协调作用下，骨小梁排列和骨皮质、骨髓腔的关系得以重塑，将新生的编织骨改建为成熟的板层骨，逐渐恢复正常骨的外形和力学结构。

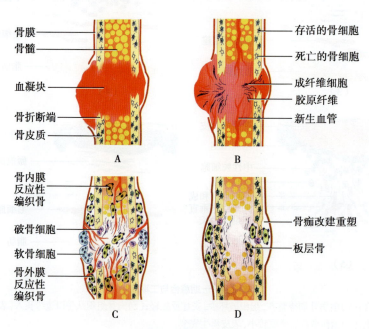

图2-10 骨折愈合过程

A. 血肿形成；B. 纤维性骨痂形成；C. 骨性骨痂形成；D. 骨痂改建重塑

（二）影响骨折愈合的因素

凡上述影响创伤愈合的全身和局部因素都会影响骨折愈合。此外还应注意影响骨折愈合的特殊因素。

1. 正确复位　及时、正确复位骨折断端，防止错位或有其他异物及软组织嵌塞入骨折处是骨折愈合的必要前提条件。

2. 妥当固定　骨折断端即使已经正确复位，由于肌肉活动仍可错位，应适时、牢靠、准确地固定骨折断端，如采用石膏、小夹板或髓腔钢针固定等。骨折两端的活动不仅会引起疼痛、形成骨不连接和假关节，还会因新骨形成过多而产生赘生骨痂，妨碍骨的重建。通常需固定至骨性骨痂形成后。

3. 功能恢复　尽早进行全身和局部的功能锻炼，保证良好的局部血液循环。长期制动会影响骨折愈合的速度与质量，甚至可能造成肌肉的失用性萎缩、关节强直等不利后果。在不影响局部固定的情况下，骨折患者应尽早离床活动。不可离床者则应进行局部功能锻炼。

第四节　修复的分子机制

各种促进和抑制损伤后修复因素之间的动态平衡，决定机体组织和细胞修复能力的强弱。首先，单个细胞再生受到自身基因程序化表达的制约，即不同的再生潜能（不稳定细胞、稳定细胞、永久细胞）是决定细胞损伤后修复能力的最根本因素。同时，即使是具有较强再生能力的不稳定细胞和稳定细胞，其细胞与组织的修复能力同时受到细胞周期、生长因子及其受体、抑素、接触抑制、细胞外基质、干细胞等诸多因素的影响。

一、细胞周期调节相关蛋白

细胞、组织损伤后的修复受到多种基因、多个环节、多种分子调控的复杂生物学过程的影响，这些因素共同决定再生细胞由静止期重新进入细胞周期的能力，其中细胞周期调节蛋白和校验点分子蛋白的作用最为重要。

（一）细胞周期调节蛋白

细胞有丝分裂周期的进程是由一系列调控因子有序的聚合和激活而调控。其中的核心是细胞周期蛋白（cyclin）、细胞周期依赖性激酶（cyclin dependent kinase，CDK）。细胞周期蛋白是一类相对分子量为45~60kDa的蛋白质家族，包括 cyclin A、B、C、D 等。在不同细胞周期时相，表达的细胞周期蛋白类型不同，并与不同类型 CDK 结合，形成 cyclin-CDK 蛋白复合物，调节不同 CDK 的活性。当 cyclin-CDK 复合物顺利形成时，细胞分裂增殖就得到促进；而当细胞周期依赖性蛋白激酶抑制蛋白（CDKI）通过竞争性结合周期素而抑制 CDK 活性时，细胞周期进展便停滞。CDK 活性还受到自身磷酸化状态影响，其主要的生物学作用是启动 DNA 的复制和诱发细胞有丝分裂（图 2-11）。

（二）校验点分子蛋白

细胞周期的正常运行还受到细胞周期检查点

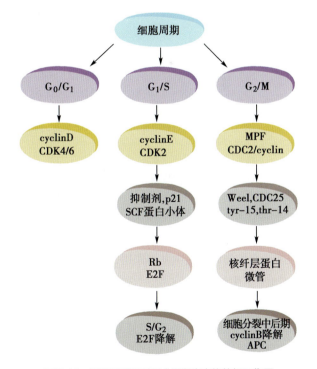

图 2-11　细胞周期各时相中周期素家族的相互作用

Cyclin：周期素；CDK：周期素依赖蛋白激酶；MPF：M 期促发因子；CDC2（P34 CDC2）（CDK1）；CDC25（蛋白磷酸酶 CDC25）；SCF：Skp1 cull F box 蛋白复合物；E2F：转录激活因子 E2F；APC：细胞分裂后期促进复合物；Rb：视网膜母细胞瘤基因编码的蛋白质

（checkpoint）的控制，保证 DNA 复制和染色体分配质量。当增殖细胞在 DNA 修复或染色体分离障碍时，校验点系统可通过促进或抑制激活通路，启动或中止细胞周期运行，修复或清除突变的不良细胞。

细胞周期校验点的两个关键时期分别是 G_1/S 期和 G_2/M 期，其中 G_1/S 期校验点尤为重要。常见的校验点分子有 Rb 和 P53 等，其蛋白产物具有负调控细胞增殖的作用。在 G_1/S 期校验点，DNA 损伤或缺氧等因素可刺激活化 P53，激活 CDKIP21 和 DNA 修复基因 *GADD45* 的转录，使细胞停滞在 G_1 期等待 DNA 修复。若 DNA 修复成功，细胞可进入 S 期继续分裂；若 DNA 修复失败，细胞则活化凋亡相关基因 *Bax*，促使细胞凋亡。另一个 G_1/S 期校验点分子为去磷酸化的 PRb 通过阻断细胞 S 期基因的转录，从而制止细胞从 G_1 期进入 S 期。当 cyclin-CDK 复合物形成后，可导致 PRb 磷酸化，推动细胞越过 G_1/S 期校验点，进而完成细胞分裂（图 2-12）。

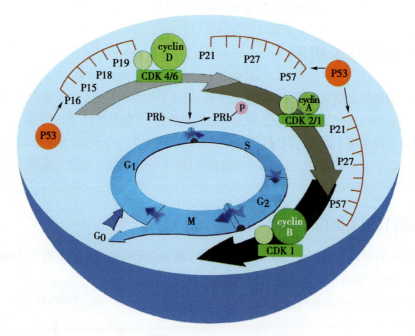

图 2-12　细胞周期与细胞分裂的分子调节

周期素与 CDK 结合形成复合物，使 CDK 活化。在 G_1/S 期校验点，这种复合物可将 PRb 磷酸化（图中为 PRb-p），推动细胞由 G_1 期进入 S 期，促进细胞分裂。P53 被 DNA 损伤等因素所激活，通过增加 P21 等 CDK I 的表达，抑制细胞周期进展

二、生长因子及其受体

细胞损伤后释放一系列生长因子，调节局部组织同类细胞或其他细胞的再生分化，完成修复过程。有的生长因子作用于多种靶细胞，有的生长因子只作用于特定的靶细胞。此外，有些生长因子及其受体还在细胞迁徙和伤口收缩中发挥作用，参与损伤组织结构的重建。

（一）生长因子

当细胞受到损伤因素刺激后，可释放或分泌多种生长因子（growth factors），刺激同类细胞或同一胚层发育来的细胞增生与分化，促进修复过程。与激素的内分泌方式不同，生长因子主要以自分泌和旁分泌的方式作用于邻近靶细胞，发挥局部化学介质的作用。

细胞的增殖和分化受到生长因子促进和抑制两类作用的双向调节，或促进细胞增殖、抑制细胞分化，有利于受损伤组织早期的结构填充和修补；或者抑制细胞增殖、促进细胞分化，有利于受损伤组织的结构重建和成熟。其中以多肽类生长因子最为关键，多肽类生长因子结合于细胞表面的酪氨酸蛋白激酶受体，引起自身的二聚体化和自磷酸化，它们除了刺激细胞的增殖，还参与损伤组织的重建；化学因子和其他细

胞因子则结合于细胞表面的 G 蛋白耦联受体, 刺激增殖和分化基因的表达。

本部分仅介绍几个较为重要的生长因子。

1. 血小板源性生长因子　血小板源性生长因子以 α 颗粒形式储存于血小板, 具有引起成纤维细胞、血管内皮细胞、平滑肌细胞和单核细胞增生和游走的作用, 并能诱导成纤维细胞分泌其他细胞因子, 促进细胞基质成分 (胶原、透明质酸等) 的合成、分泌, 加速伤口的愈合。

2. 成纤维细胞生长因子　成纤维细胞生长因子具有广泛的生物活性, 几乎可刺激所有间叶细胞, 但主要作用于内皮细胞。可刺激内皮细胞增殖、迁移和蛋白激酶产生, 促进新血管的形成和发育, 是重要的血管形成因子之一。其中, 碱性 FGF 存在于很多器官, 而酸性 FGF (aFGF) 仅存在于神经组织。

3. 表皮生长因子　表皮生长因子 (epidermal growth factor, EGF) 是从颌下腺分离出的一种由 53 个氨基酸残基构成的单链多肽。对多种组织来源的上皮细胞具有较强的促分裂活性, 可促进上皮细胞、成纤维细胞、内皮细胞的迁移, 也可促进胶原酶的分泌和胶原的降解。

4. 转化生长因子　转化生长因子来自血小板、内皮细胞、T 淋巴细胞、巨噬细胞等多种细胞。TGF-α 的氨基酸序列有 33% ~ 44% 与 EGF 同源, 可与 EGF 受体结合, 故与 EGF 有相同作用。TGF-β 由血小板、巨噬细胞、内皮细胞等产生, 不同浓度对成纤维细胞和平滑肌细胞增生的作用不同。低浓度是可诱导 PDGF 合成、分泌, 为间接有丝分裂原; 高浓度时可抑制 PDGF 受体表达, 而使细胞生长受到抑制。此外, TGF-β 的含量与胶原的合成、伤口愈合时间、伤口愈合组织的张力及瘢痕的密度有一定关联。

5. 血管内皮生长因子　血管内皮生长因子最初从肿瘤组织中分离提纯出来, 可促进血管增生及创伤愈合, 并明显增加血管通透性, 是成人早期新生血管形成的主要诱导因子。VEGF 提高局部血管通透性, 丰富的血运为成纤维细胞的增殖及胶原的合成提供充足的营养物质和其他生长因子, 进一步促进肉芽组织的生长。

6. 肝细胞生长因子 (HGF)　HGF 由成纤维细胞、间质细胞、血管内皮细胞等产生, 作用于肝、胆管、肺、乳腺、皮肤、肾小管等的上皮细胞, 可促进胚胎发育、形态发生、细胞迁移, 并提高细胞生存率。

7. 具有刺激生长作用的其他细胞因子　白细胞介素 -I (interleukin-1, IL-1)、肿瘤坏死因子 (tumor necrosis factor, TNF) 和干扰素 (interferon, IFN) 能刺激成纤维细胞增殖, TNF 还能刺激血管再生。

（二）生长因子受体及信号转导系统

1. 生长因子受体　生长因子受体大多是细胞表面受体。主要包括: ①内源性激酶活性受体, 其有完整的细胞外、跨膜和细胞质区段, 发挥酪氨酸激酶活性和丝氨酸 / 苏氨酸激酶活性, 如 PDGF、FGF、EGF 等绝大部分生长因子受体, 以及连接蛋白家族成员、src 家族成员、蛋白激酶 C 家族成员等。②无内源性激酶活性受体, 虽也有完整的细胞外、跨膜和细胞质三个区段结构, 但不具有酪氨酸激酶活性, 大多数细胞因子受体属于此类。③ G 蛋白耦联受体, 只有跨膜区段, 本身并没有激酶活性, 但可以激活细胞质内 G 蛋白复合物, 增加细胞内第二信使效应, 如神经递质、激素和肽类配体的受体等。

2. 涉及的信号转导系统　信号转导系统是一系列由细胞外信号转变为细胞内信号的信息转导网络。细胞生长和分化涉及多种信号转导之间的整合及相互作用。某些信号来自于多肽生长因子、细胞因子和生长抑制因子, 依赖酪氨酸蛋白激酶系统传递。另一些则来自于细胞外基质的组成成分, 通过整合素依赖性信号转导系统进行传递。虽然某一信号转导系统可被其特异受体所激活, 但其仍然存在信号转导系统之间的相互作用, 形成互相调控、级联放大的复杂网络, 从而调节细胞增殖及细胞的其他生物学行为。

对生长因子调节最重要的细胞内信号转导途径包括肌醇磷脂激酶 (PI3-K) 途径、磷脂肌醇 (PKC) 途径、Ras 途径、Janus 激酶 (JAK) 和丝裂原激活蛋白激酶 (MAPK) 信号途径等 (图 2-13)。这些信号转导系统分别通过激酶启动相应的激酶级联放大效应, 提高 G 蛋白耦联水平, 刺激静止细胞进入细胞周期, 促进细胞的增殖与分裂。

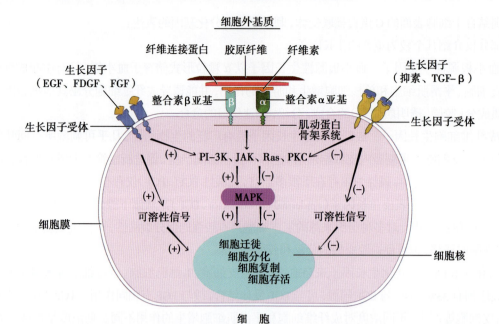

图 2-13 细胞外基质和生长因子对细胞增殖分化的调控模式图

图中 PI、JAK、Ras、PKC 和 MAPK 等分别为不同的细胞内信号转导通路。(+)表示促进细胞增殖作用，(−)表示抑制细胞增殖作用

三、抑素与接触抑制

机体具有促进细胞增殖分裂机制的同时，也具有抑制细胞增殖分裂的相应机制。

（一）抑素

抑素（chalone）是组织中细胞产生的小分子蛋白质或多肽，部分可含有糖或 RNA。具有组织特异性，似乎任何组织都可产生一种特异的抑素抑制本身的增殖。如对某些间叶细胞具有促进作用的 TGF-β，对上皮细胞则具有抑素样作用。α-干扰素（IFN-α）、前列腺素 E_2 和肝素在组织培养中对成纤维细胞及平滑肌细胞的增生都具有抑素样作用。此外，在对血管生成的研究中已发现多种抑制血管内皮细胞生长的因子，如血管抑素（angiostatin）、内皮抑素（endostatin）和血小板反应蛋白 1（thrombospondin1）等。

当抑素含量达到一定浓度时，可抑制同类细胞的增殖，若抑素浓度下降，则同类细胞增殖活跃。其作用机制为激活细胞膜腺苷环化酶可提高细胞内 cAMP 的浓度，降低细胞增殖所需的 ATP 供应；也可以通过 cAMP 依赖性蛋白激酶对蛋白质的磷酸化起作用。

（二）接触抑制

皮肤发生创伤时缺损局部周围上皮细胞分裂增生迁移将创面填充至相互接触时，细胞即停止生长，这种现象称为接触抑制（contact inhibition）（图 2-14）。肝脏部分切除后，肝细胞增生使肝脏体积达到原有大小时，肝细胞停止生长而不致堆积起来，也表现出接触抑制。接触抑制的调节机制尚不太清楚，可能细胞缝隙连接（以及桥粒）参与接触抑制的调控。

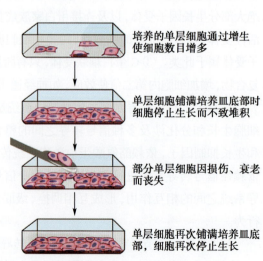

培养的单层细胞通过增生使细胞数目增多

单层细胞铺满培养皿底部时细胞停止生长而不致堆积

部分单层细胞因损伤、衰老而丧失

单层细胞再次铺满培养皿底部，细胞再次停止生长

图 2-14 体外细胞培养的接触抑制

四、细胞外基质及其相互作用

细胞外基质（extracellular matrix, ECM）在任何组织中都占有相当比例，它的主要作用是把细胞连接在一起，支撑和维持组织的生理结构和功能。近年来研究证明，尽管不稳定细胞和稳定细胞都具有完全的再生能力，但再生细胞可重新构建为正常组织结构依赖细胞外基质的调控，因此细胞外基质在调节细胞的生物学行为方面发挥着主动且复杂的作用。它可影响细胞的形态、分化、迁移、增殖和生物学功能。由其提供的信息可以调控胚胎发育、组织重建与修复、创伤愈合、纤维化及肿瘤的侵袭等。其主要成分如下：

1. 胶原蛋白　胶原蛋白（collagen）是构成ECM的骨架，起着支持作用。胶原蛋白对细胞的生长、分化、细胞黏附及迁移均有明显影响。已知的胶原蛋白至少有19种。Ⅰ、Ⅱ、Ⅲ型胶原为间质性或纤维性胶原蛋白，体内分布较为广泛。Ⅳ、Ⅴ、Ⅵ型胶原为非纤维性胶原蛋白（无定形胶原蛋白），存在于间质和基底膜内。

2. 弹力蛋白　弹力蛋白（elastin）是维持组织回缩力的主要成分，是弹力纤维的主要成分。分布于各种组织，如大血管、皮肤、子宫和肺等在结构上需要弹性以发挥特殊功能的部位。组织器官内的弹力纤维包括一个分子量为70kDa的弹力蛋白构成其中轴，周围由微丝形成的网状结构围绕。成熟的弹力蛋白还含有交联结构，可调节弹性。

3. 蛋白多糖和透明质酸　蛋白多糖（proteoglycan）和透明质酸（hyaluronan）是构成细胞外基质的另一重要成分。蛋白多糖是由氨基葡聚糖（glycosaminoglycan），包括硫酸肝素（heparan sulfate）、硫酸软骨素（chondroitin sulfate）和硫酸皮肤素（dermatan sulfate）等与蛋白质结合形成，其结构形态类似于试管刷上的猪鬃毛，在调控结缔组织的结构和通透性中具有重要的作用。透明质酸是一种酸性黏多糖，是大分子蛋白聚糖复合物的骨架，可结合大量的水分子形成高度水合的凝胶，使许多类型的结缔组织尤其是关节软骨，具有膨胀、抗压、反弹及润滑的能力。透明质酸亦存在于发生迁移和增殖细胞周围的细胞外基质中，抑制细胞间的黏附作用促进细胞迁移。

4. 黏附性糖蛋白和整合素　黏附性糖蛋白（adhesive glycoprotein）和整合素（integrin）两者结构并不相同，但共同特性为既能与其他细胞外基质结合，又能与特异性的细胞表面蛋白结合。这样，它们就把不同的细胞外基质与细胞联系起来。

（1）纤维粘连蛋白（fibronectin）：为分子量接近450kDa的大分子糖蛋白，是一种多功能的黏附蛋白，可由成纤维细胞、单核细胞、内皮细胞及其他细胞产生，其主要作用是能使细胞与各种基质成分发生粘连。纤维粘连蛋白与细胞黏附、细胞伸展和细胞迁移直接相关。另外，纤维粘连蛋白还可增强某些细胞如毛细血管内皮细胞对生长因子的敏感性，从而促进其增殖。

（2）层粘连蛋白（laminin）：是基底膜中含量最为丰富、分子质量约为820kDa的大分子糖蛋白，由三个不同的亚单位共价结合形成交叉结构跨越基底膜。层黏连蛋白既可与细胞表面的特异性受体结合，又可与基质成分如硫酸肝素和Ⅳ型胶原结合，还可介导细胞与结缔组织基质黏附。层黏连蛋白在调节细胞生长、增殖、分化及迁移中起重要作用。

（3）整合素：是细胞表面受体的主要家族，可介导细胞与细胞外基质的黏附。其某些类型在白细胞黏附过程中尚具有诱导细胞与细胞间相互作用的功能。整合素在体内表达广泛，多数细胞表面都可表达一种类型以上的整合素，可调节多种生命活动，如在白细胞游出、血小板凝集、发育过程和创伤愈合中发挥关键作用。此外，某些细胞仅通过黏附才发生增殖，若通过整合素介导的细胞与细胞外基质黏附发生障碍就可导致细胞凋亡。

5. 基质　细胞蛋白是一类能与基质蛋白、细胞表面受体、生长因子等相互作用的分泌蛋白家族，包括血小板反应蛋白、富含半胱氨酸的酸性分泌蛋白（又称骨连接蛋白，SPARC）、细胞黏合素等。基质细胞蛋白可抑制血管新生，促进损伤后组织重建，并在白细胞游出中发挥作用。

五、干细胞

干细胞(stem cell)是机体发育过程中产生的具有持续自我更新、多向分化潜能的一类细胞。大部分干细胞每次分裂后,子代细胞之一(子代干细胞)仍保持上述干细胞特性,另一子代细胞(定向祖细胞)则定向分化为某种成熟类型细胞(终末分化细胞,图2-15)。当机体受到损伤时,为更好地适应机体修复的需要,干细胞的分裂方式也会发生改变,如可以直接分裂为两个子代干细胞或者两个定向祖细胞。尽管组织中的干细胞仅占不到细胞总数的3%且散在分布,但干细胞是组织细胞更新修复的必要条件。

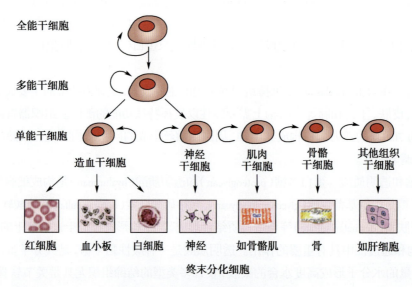

图2-15 干细胞的自我更新与多向分化

(一)干细胞的类型

根据分化潜能和分化方向,大致可将干细胞分为全能干细胞、多能干细胞和单能干细胞等(表2-3);根据发育时间和组织来源,可将干细胞分为胚胎干细胞和成体干细胞等。

表2-3 干细胞分类及分化潜能方向

类型	分化潜能和方向	举例
全能干细胞	内、中、外三个胚层各组织,甚至完整的生物个体	正常生殖细胞和胚胎干细胞
多能干细胞	产生正常生殖细胞和胚胎干细胞,可通过发育可塑性或转分化,跨越组织类型向其他组织类型细胞分化	表皮干细胞、骨髓造血干细胞和间充质干细胞等
单能干细胞	1~2种特定组织细胞	胰腺干细胞、肠上皮干细胞

胚胎干细胞起源于着床前期胚胎内细胞群,后来分化为成体组织器官中各种类型的细胞,体现全能干细胞特性。成体干细胞是存在于成体不同组织器官中的未成熟细胞,可以向自身胚层类型中的一类或几类细胞分化,有些也可多向分化为其他胚层类型的细胞,体现单能干细胞或多能干细胞特性。

目前认为,以往认识的储备细胞、未分化细胞、不成熟细胞、多向分化细胞等,可能都是干细胞在不同器官、不同组织中的表现形式,如表皮基底细胞、胃肠道隐窝细胞、肝脏卵圆细胞、间质皮上细胞等。因此损伤和衰老引起的细胞丧失,大多是通过不稳定细胞或稳定细胞群体中成体干细胞的增殖分裂来再生补充的。同时由于具有分化成为一种或多种不同胚层细胞的潜能,成体干细胞及其衍生物的临床应用为组织器官的生物再造奠定了基础,现已应用于器官修复、肿瘤、不孕、脱发、糖尿病等许多疾病的临床治疗。此外,转导了胚胎干细胞转录因子的成体干细胞可以重新编程转分化为胚胎干细胞样多潜能细胞,称为诱导多能干细胞。随着以促进组织再生和自我修复为目的的干细胞研究的兴起,现代医学将从切除、修补和替代进入再生的崭新阶段。

(二)干细胞的应用

由于成熟个体出生后,器官组织中只存在成体干细胞,因此干细胞的临床应用实际上是指成体干细胞的临床应用。成体干细胞主要包括造肝脏干细胞、造血干细胞、间充质干细胞、表皮干细胞、肌肉干细胞、神经干细胞等,它们可以在 EGF、FGF、IL 及其他诱导剂(如地塞米松)等人工干预因子作用下,分别分化为肝细胞、血细胞、脂肪细胞、骨细胞、软骨细胞、心肌细胞、甚至神经细胞等,实现损伤后不同细胞、组织的修复。

1. 肝脏干细胞　肝脏干细胞主要位于肝脏的赫令管(小胆管上皮卵圆细胞),可双向分化为肝细胞和胆管上皮细胞,对肝硬化、肝癌和慢性肝炎损伤后肝细胞的修复有益。

2. 造血干细胞　造血干细胞起源于胚胎时期卵黄囊血岛,随胚胎血液循环至肝脏,最后定居骨髓。造血干细胞可以增殖、分化和成熟,形成各种具有功能的血细胞,维持机体终生造血。造血干细胞是各种血细胞的共同来源,同时在一定诱导因素作用下,还可以分化为骨骼肌细胞、心肌细胞、肝细胞甚至神经细胞。造血干细胞是迄今为止研究最为深入的成体干细胞,通过从脐带血、外周血或骨髓中分离,造血干细胞移植已在白血病、贫血、淋巴瘤、先天性免疫缺陷症、小细胞性肺癌等疾病的治疗中发挥重要作用。

3. 间充质干细胞　间充质干细胞包括骨髓基质细胞和组织多能间质细胞等,是最具多向分化潜能的一种干细胞,存在于骨髓、脐带血、外周血、骨骼肌、脂肪及骨膜中,具有向骨、软骨、脂肪及肌腱组织分化的潜能,也可分化成为心肌、真皮和神经组织等,在创伤愈合、心肌梗死、烧伤治疗中发挥了重要作用。

造血干细胞和间充质干细胞是骨髓干细胞的主要成分。因骨髓取材方便,进行自体移植可避免免疫排斥反应,其目前是造血干细胞和间充质干细胞最为广泛的获取源。

4. 表皮干细胞　表皮干细胞多位于与真皮乳头顶部相连的表皮基底层、表皮滤泡间细胞区、皮脂腺及毛囊隆突部等,是皮肤发生、发育、修复和改建的重要细胞来源。

5. 肌肉干细胞　骨骼肌干细胞主要是位于骨骼肌肌膜的卫星细胞。当骨骼肌损伤后,骨骼肌干细胞可在 Dll 配体激活 Notch 信号刺激下增殖分化形成骨骼肌细胞。研究表明,体外培养的小鼠肌肉干细胞与骨髓间充质干细胞一起植入到接受致死辐射量的小鼠中,会分化为各种血细胞。

6. 神经干细胞　位于室管膜下区、海马齿状回、纹状体。在生长因子作用下,神经干细胞可分化为神经细胞、星形胶质细胞和少突胶质细胞。神经干细胞在隔区、脊髓及大脑皮层也有少量分布。此外,神经干细胞经诱导也可分化为平滑肌细胞和血细胞,对脑卒中、阿尔茨海默病、帕金森病和脊髓损伤等疾病有一定治疗作用。

7. 角膜干细胞　角膜缘基底部存在角膜缘干细胞,可以增殖分化为角膜上皮细胞,并阻止结膜细胞移行至角膜表面,对保持角膜透明性和角膜生理环境有重要意义,可用于角膜不透明症等退行性角膜疾病的治疗。

8. 肠上皮干细胞　小肠上皮干细胞主要定位在小肠隐窝基底部以及小肠潘氏细胞部位,已知 Wnt 和 BMP 信号途径对于调节小肠干细胞的增殖和分化具有重要作用。

综上所述,如果在适当微环境下激活不同类型成体干细胞的组织特异性基因表达程序,它们能够选择性地分化为不同类型的组织细胞,以维持人体发育和新陈代谢的平衡。干细胞经细胞因子、激素等人工干预,也可诱导分化为不同的组织细胞,其分化方向具有"环境依赖性",说明组织微环境对干细胞分化起着重要作用。

(王娅兰)

通过邻近同种细胞再生和纤维结缔组织增生，修补恢复受损组织细胞结构和功能的过程称为修复，可分为完全性修复和不完全性修复两类。根据再生潜能与细胞周期的关系，人体细胞可归为不稳定细胞、稳定细胞和永久细胞三大类。

肉芽组织由增生的成纤维细胞、新生的毛细血管和数量不等的炎症细胞构成。瘢痕组织是由肉芽组织改建而成的成熟纤维结缔组织。

皮肤创伤愈合分为一期愈合、二期愈合和痂下愈合。骨折愈合过程包括血肿形成、纤维性骨痂形成、骨性骨痂形成、骨痂改建重塑。

1. 不稳定细胞、稳定细胞、永久细胞各由哪些细胞构成?

2. 试述肉芽组织与瘢痕组织的异同。

3. 创伤的一期愈合与二期愈合有什么不同?

4. 简述骨折后骨组织愈合过程。

5. 什么叫干细胞? 试列举干细胞的种类。

6. 修复的分子机制可以从哪几方面去考虑?

第三章　局部血液循环障碍

学习目标

掌握	充血和淤血的概念；淤血的原因、病变及后果；血栓形成的概念、条件和机制；血栓形态特点、结局和对机体的影响；栓塞的概念、栓子运行的途径；梗死的概念。
熟悉	肺淤血、肝淤血常见原因和病变特点；血栓的形成过程；血栓栓塞的好发部位及后果；梗死的病因和形成的条件、类型、病理变化、对机体的影响及结局。
了解	充血的类型、病变及后果；出血的概念、病因、发病机制、基本病理变化及后果；脂肪栓塞、气体栓塞和羊水栓塞的原因及后果；水肿的概念、发病机制、基本病理变化和对机体的影响。

　　机体正常的新陈代谢和生命活动有赖于健全的血液循环，一旦血液循环发生障碍，即可引起相应的局部器官和组织的代谢、功能异常和形态结构变化，出现组织的萎缩、变性、坏死等改变，严重者甚至导致机体死亡。

　　血液循环障碍可分为全身性和局部性两类，两者既有区别又有联系。全身性血液循环障碍指整个心血管系统功能紊乱，如心功能不全、休克等，同时可引起局部血液循环障碍，如左心衰竭引起肺淤血；局部血液循环障碍是指某个器官或局部组织的循环异常，亦可以是全身血液循环障碍的局部表现，严重的局部血液循环障碍又可影响全身血液循环，如心肌梗死可导致心功能不全。

　　本章主要介绍局部血液及体液循环障碍，包括：①局部循环血量的异常（充血和缺血）；②血液性状和血管内容物的异常（血栓形成、栓塞，其后果可引起梗死）；③血管壁通透性和完整性的改变（水肿、积液和出血）。

第一节　充血和淤血

　　充血（hyperemia）指器官或局部组织血管内血液含量增多，可分为动脉性充血和静脉性充血两类，后者又称为淤血（congestion）（图 3-1）。

一、充血

　　动脉性充血（arterial hyperemia）又称主动性充血（active hyperemia），简称充血，是指器官或局部组织细动脉血液输入量增多。

（一）病因

各种原因通过神经体液作用,使血管舒张神经兴奋性增高或血管收缩神经兴奋性降低、舒血管活性物质如组胺、激肽类物质释放增加等,引起细动脉扩张、血流加快,使微循环的灌注量增多。

（二）类型

充血可分为生理性和病理性两种。

1. 生理性充血　如运动时的骨骼肌、进食后的胃肠道黏膜和妊娠时的子宫充血及情绪激动时的面部充血。

2. 病理性充血　包括:①炎症性充血,见于局部炎症反应的早期,由于致炎因子的作用引起轴突反射使血管舒张神经兴奋,以及组胺、缓激肽等血管活性物质作用,使细动脉扩张充血;②减压后充血,如局部器官或组织长期受压,见于绷带包扎

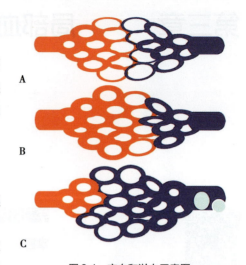

图 3-1　充血和淤血示意图
A. 正常血流;B. 充血,动脉血流入增加;C. 淤血,静脉回流受阻

的肢体或大量腹水压迫腹腔内器官后,组织内的血管壁张力及弹性降低,若突然解除压力,受压组织内的细动脉发生反射性扩张,导致局部充血;③侧支性充血,即缺血组织周围吻合支动脉开放充血。

（三）病变及后果

动脉性充血的器官和组织,镜下可见局部细动脉及毛细血管扩张,充满血细胞。由于微循环内血液灌注量增多,使体积轻度增大。充血若发生于体表时,由于局部微循环内氧合血红蛋白增多,局部组织色泽鲜红,因代谢增强局部温度增高,可有搏动感。动脉性充血是短暂的血管反应,原因消除后,局部血量恢复正常,通常对机体无不良后果。对改善局部代谢和功能状态,促进炎症发展和组织修复有积极意义。但减压后充血,如大量腹水或腹部巨大肿瘤因抽腹水过快或肿瘤摘除,腹腔内压力突然降低,腹腔内脏受压动脉突然发生扩张充血可导致脑缺血和昏厥。在原有高血压和动脉粥样硬化等血管病变情况下,情绪激动等可以导致脑血管充血破裂。

二、淤血

静脉性充血(venous hyperemia)又称被动性充血(passive hyperemia),简称淤血。指器官或局部组织由于静脉回流受阻使血液淤积于小静脉和毛细血管内。淤血多为病理性的,有急性与慢性、全身与局部之分。

（一）病因

1. 静脉受压　如肿瘤压迫局部静脉,妊娠子宫压迫髂总静脉,嵌顿性肠疝、肠套叠和肠扭转时压迫肠系膜静脉,绷带包扎过紧等。

2. 静脉腔阻塞　如静脉血栓形成和栓塞,且未能建立有效的侧支循环。

3. 心力衰竭　如二尖瓣狭窄和高血压病引起的左心衰竭,导致肺淤血;肺源性心脏病时发生的右心衰竭,导致体循环脏器淤血。

（二）病变

镜下见局部小静脉及毛细血管扩张淤血,亦可伴有组织的水肿和出血。淤血的局部组织和器官肿胀。发生于体表时,由于微循环的灌注量减少,血液内氧合血红蛋白减少,局部皮肤发绀,代谢低下,温度降低。

（三）后果

淤血在临床上更为常见,其对机体的影响,取决于淤血的范围、部位、程度、发生速度(急性或慢性)及侧支循环建立的状况。较长期的淤血使局部组织缺氧、营养物质供应不足和中间代谢产物堆积,损害毛细血管壁使通透性增高,以及淤血时小静脉和毛细血管流体静压升高,引起局部组织出现:①淤血性水肿和

漏出性出血（diapedesis）；②实质细胞萎缩、变性甚至坏死；③间质纤维组织增生形成淤血性硬化；④侧支循环建立。

（四）重要器官淤血举例

1. 肺淤血　急性左心衰竭时将引起急性肺淤血。镜下，肺泡壁毛细血管高度扩张淤血，肺泡腔内见大量红染的水肿液，患者可有粉红色泡沫痰（图 3-2A）。慢性肺淤血多因慢性左心衰竭引起。镜下，肺泡壁毛细血管及小静脉高度扩张淤血，肺泡腔内可见水肿液、红细胞和心力衰竭细胞（heart failure cell）。心力衰竭细胞是指左心衰竭时肺泡腔内的巨噬细胞，其吞噬了红细胞并将其分解，形成棕黄色含铁血黄素颗粒。随着肺淤血时间的延长，肺泡壁纤维组织增生及网状纤维胶原化使肺泡壁增厚（图 3-2B）。大体，肺体积增大，暗红色，质地较实，切面可流出泡沫状血性液体。长期慢性的肺淤血，可使肺泡壁增厚和纤维化，肺质地变硬，加上含铁血黄素（hemosiderin）沉积使肺呈棕褐色，称为肺褐色硬化（brown duration）。患者有明显的气促、缺氧、发绀、咳铁锈色痰等症状。

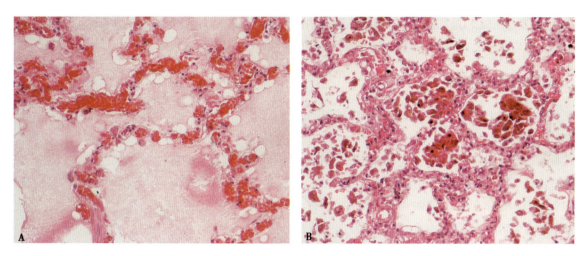

图 3-2　肺淤血组织学形态
A. 急性肺淤血；B. 慢性肺淤血

2. 肝淤血　常由右心衰竭引起。慢性肝淤血时，大体见肝体积增大，包膜紧张，淤血区呈暗红色，脂肪变的肝细胞索呈黄色，切面红黄相间似槟榔，称为槟榔肝（nutmeg liver）（图 3-3A）。镜下，肝小叶中央静脉及其附近肝窦高度扩张淤血；小叶中央肝细胞萎缩、坏死、崩解，小叶周边部肝细胞脂肪变（图 3-3B）。长期严重的肝淤血，间质纤维组织明显增生，可形成淤血性肝硬化（congestive liver cirrhosis）。

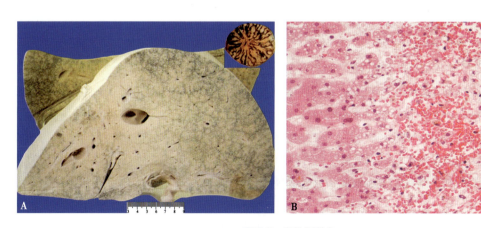

图 3-3　慢性肝淤血
A. 肝脏切面见花纹，与槟榔切面相似；B. 镜下见肝窦高度扩张淤血，邻近肝细胞脂肪变

案例 3-1

患者女性，41岁，因心慌、胸闷2年，咳嗽、气急30天入院。既往有风湿病史，二尖瓣狭窄。近1个月来症状加重，夜间不能平卧，起初痰中带血，现在痰呈铁锈色。体检：体温37℃，脉搏105次/分，呼吸31次/分，血压140/90mmHg，肝、脾未超肋缘，腹部无移动性浊音，双下肢无水肿。X线检查：双肺纹理增粗，心界扩大。

思考：

1. 该患者肺部可能有哪些病理变化？
2. 试分析肺部病变形成机制。

第二节 出血

出血(hemorrhage)是指血液从血管或心脏逸出。出血有生理性出血和病理性出血两类。前者如正常月经的子宫内膜出血，后者多由创伤、血管病变及出血性疾病等引起。

一、病因与发病机制

按血液逸出的机制可分为破裂性出血和漏出性出血。

（一）破裂性出血

破裂性出血指由心脏或血管壁破裂所发生的出血。原因有：①血管机械性损伤，如刀伤、枪伤等；②血管壁或心脏的病变；如心肌梗死室壁瘤、主动脉瘤、动脉粥样硬化等，管壁不能承受管内的压力导致破裂；③血管壁周围的病变侵蚀，如肿瘤侵及周围的血管、结核性病变侵蚀肺空洞壁的血管、消化性溃疡侵蚀溃疡底部的血管等；④肝硬化时食管下段静脉曲张破裂出血。

（二）漏出性出血

由于微循环内血管壁通透性增高，使血液漏出血管外，这种出血称为漏出性出血。由于其发生在毛细血管或小静脉，临床上称之为"渗血"。常见原因有：①血管壁的损害：是很常见的出血原因，常由于缺氧、感染、中毒、药物、维生素C缺乏等因素对毛细血管的损害引起。②血小板减少和功能障碍：如再生障碍性贫血、白血病、骨髓内广泛性肿瘤转移等均可使血小板生成减少；血小板减少性紫癜、弥散性血管内凝血(disseminated intravascular coagulation, DIC)、脾功能亢进、药物等使血小板破坏或消耗过多均能引起漏出性出血。③凝血因子缺乏：凝血因子 I、II、IV、V、VII、VIII、IX、X、XI、假血友病因子(von Willebrand factor, vWF)等的先天性缺乏或肝实质疾患时凝血因子VII、IX、X合成减少，以及DIC时凝血因子消耗过多等，均可造成凝血障碍和出血倾向。

二、基本病理变化

逸出的血液进入体腔和组织内为内出血，流出到体外为外出血。内出血如胸腔积血或血胸(hemothorax)、腹腔积血(hemoperitoneum)、心包积血(hemopericardium)、脑出血等。组织中血凝块直径大于1～2cm者称为血肿(hematoma)。皮肤、黏膜或浆膜面针尖大小的出血点称为瘀点(petechiae)；形成较大的出血斑块称为瘀斑(ecchymosis)；更大而密集的出血斑点呈紫红色者称为紫癜(purpura)。外出血常见的有：鼻出血也称鼻衄(epistaxis)；胃出血而呕出者称呕血(hematemesis)、随粪便排出者称黑便(melanorrhea)；肺出血而咳出者称为咯血(hemoptysis)。

组织新鲜的出血呈红色，以后随红细胞降解形成含铁血黄素而带棕黄色。镜下，组织的血管外见红细胞和巨噬细胞，巨噬细胞胞质内可见吞噬的红细胞及含铁血黄素，组织中亦见游离的含铁血黄素或橙色血质（hemofuscin）。较大的血肿吸收不全可发生机化或纤维包裹。

三、后果

出血的后果取决于出血的类型、量、速度和部位。人体具有止血功能，一般缓慢的小量出血，多可自行止血，主要由于局部受损血管发生反射性收缩，或血管受损处血小板黏集经凝血过程形成血凝块，阻止继续出血。破裂性出血若出血过程迅速，在短时间内丧失循环血量的 20%～25% 时，可发生出血性休克。出血量虽然不多，但如果发生在重要的器官，亦可引起严重的后果，如心脏破裂引起心包内积血，由于心包压塞，可导致急性心功能不全。脑出血尤其是脑干出血，因为重要的神经中枢受压可致死亡。局部组织或器官的出血，可导致相应的功能障碍，如脑内囊出血引起对侧肢体的偏瘫，视网膜出血可引起视力减退或失明。慢性出血可引起贫血。肝硬化因门静脉高压发生的广泛性胃肠道黏膜漏出性出血，亦可导致出血性休克。

第三节　血栓形成

在活体的心血管内，血液中某些成分析出、凝集或血液发生凝固，形成固体质块的过程，称为血栓形成（thrombosis），所形成的固体质块称为血栓（thrombus）。血液中存在凝血系统和抗凝血系统（纤维蛋白溶解系统）。在生理状态下，血液凝血系统和纤维蛋白溶解系统的动态平衡，既保证了血液潜在的可凝固性又保证了血液的流动状态。若在某些激发凝血过程因素的作用下，破坏了上述的动态平衡，触发了内源性或外源性凝血系统，便可形成血栓。

一、血栓形成的条件与机制

血栓形成是血液在流动状态中由于血小板的活化和凝血因子被激活而发生的异常凝固。血栓形成的条件目前公认是由 Virchow 提出的三个条件：

（一）心血管内皮细胞损伤

心血管内膜的内皮细胞具有抗凝和促凝两种特性，完整的内皮细胞主要起抑制血小板黏集和凝血作用，在内皮损伤或被激活时，则引起局部凝血。

1. 内皮细胞的抗凝作用　在生理情况下，其抗凝作用表现为以下几个方面：

（1）屏障作用：完整的单层内皮细胞起屏障作用，阻止血液中的血小板、凝血因子与内皮下有促凝作用的胶原纤维相接触，防止凝血过程启动。

（2）抗血小板黏集作用：内皮细胞合成前列环素（prostacyclin，PGI_2）、一氧化氮（nitric oxide，NO）和 ADP 酶，抑制血小板黏集。

（3）合成抗凝血酶或凝血因子的物质：内皮细胞产生凝血调节蛋白（thrombomodulin），它与凝血酶（thrombin）结合降低凝血酶的血浓度，还能激活血浆 C 蛋白，继而与由内皮细胞合成的蛋白 S 协同作用，灭活凝血因子 Ⅴa 和Ⅷa；产生肝素样分子，与抗凝血酶Ⅲ结合，灭活凝血酶、凝血因子 X、Ⅸ等。

（4）溶解纤维蛋白：内皮细胞合成组织型纤溶酶原活化因子（tissue type plasminogen activator，t-PA），促使纤维蛋白溶解，以清除沉着于内皮细胞表面的纤维蛋白（图 3-4）。

2. 内皮细胞的促凝作用　在内皮损伤或受肿瘤坏死因子、白介素 -1、内毒素刺激时，其将发挥促凝作用，主要表现为：

（1）合成组织因子：激活外源性的凝血过程。

（2）合成 vWF：该因子是血小板黏附于内皮下胶原和其他表面的主要辅助因子，能与血小板表面的黏附分子 GPIb 结合，作为血小板与胶原结合的中介物。

（3）分泌纤溶酶原激活物抑制因子（inhibitors of plasminogen activator，PAIs）：PAIs抑制纤维蛋白溶解（图3-4）。

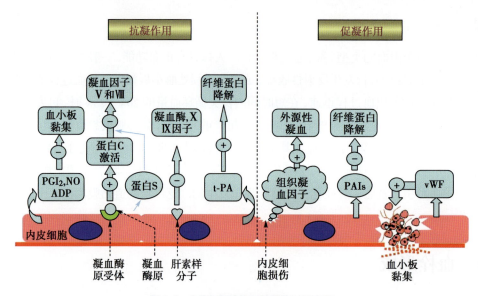

图3-4 内皮细胞抗凝和促凝作用示意图
⊕促进；⊖抑制

3. 心血管内皮损伤的原因　创伤、缺氧、感染、免疫反应、化学物质（如尼古丁）等皆能损伤内皮。临床上血栓形成多见于风湿性和细菌性心内膜炎的病变瓣膜、心肌梗死区的心内膜、静脉内膜炎、动脉粥样硬化斑块或其溃疡处、创伤性或炎症性的血管损伤部位。心血管内皮损伤，是血栓形成的最重要和最常见的原因。内皮细胞受损可导致：①内皮下胶原纤维暴露，激活血小板和凝血因子Ⅻ，启动了内源性凝血系统；②损伤的内皮细胞释放组织因子，激活凝血因子Ⅶ，启动外源性凝血系统；③屏障作用消失，有利于血小板的附壁和凝集；④产生纤溶酶原激活物抑制因子；⑤造成粗糙面，有利于血液涡流形成。

4. 血小板在凝血过程中的作用　血小板活化在触发凝血过程中起重要作用。血小板在vWF的介导下黏附于内皮损伤处的胶原纤维。电镜下见血小板内的微丝和微管收缩、变形，称黏性变态；黏附后不久，血小板内α颗粒和致密颗粒（δ颗粒）释放出ADP、血栓素A₂（thromboxane，TXA₂）、Ca²⁺、5-HT、血小板因子等，其中以ADP和TXA₂对血小板不断黏集起重要作用；血小板还可与纤维蛋白和纤维连接蛋白黏附，促使血小板彼此黏集成堆，称为血小板黏集堆。初时血小板黏集堆是可逆的，随着内源及外源性凝血系统的激活、凝血酶的形成，使血小板黏集堆变成不可逆性，成为血栓形成的起始点（图3-5）。

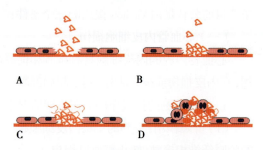

图3-5　血栓形成过程示意图
A. 血小板在vWF的介导下黏附于内皮损伤处的胶原纤维；B. 血小板不断黏集；C. 血小板与纤维蛋白黏附，形成血小板黏集堆；D. 纤维蛋白网罗红细胞、白细胞黏附于血小板堆表面

（二）血流状态的改变

血流缓慢、停滞或产生漩涡等血流状态改变，均有利于血栓形成。正常情况下红细胞和白细胞在血流的中轴流动构成轴流，外层是血小板，最外围由血浆带构成边流，将血液的有形成分与血管壁隔开，阻止血小板与内膜接触。当血流减慢或产生漩涡时可导致：①轴流散乱，血小板进入边流，增加了与内膜的接触机会和黏附于内膜的可能性；②被激活的凝血因子和凝血酶不易被冲走或稀释，在局部易达到凝血所需的浓度；③流入局部血液中的凝血物质在局部滞留促进血栓形成。

心力衰竭、久病卧床或静脉曲张患者的静脉血流缓慢易形成血栓；静脉内有静脉瓣，其内血流缓慢，而且出现漩涡，因而静脉血栓形成常以瓣膜囊为起始点；静脉不似动脉那样随心搏动而收缩或舒张，其血流有时甚至可出现短暂的停滞；静脉壁较薄，容易受压；血流通过毛细血管到静脉后，血液的黏性也会有所增加等因素都有利于血栓形成。因此，静脉血栓比动脉血栓多4倍，下肢静脉血栓比上肢静脉血栓多3倍。

心脏和动脉内血流快，不易形成血栓，但在二尖瓣狭窄时的左心房、动脉瘤内或血管分支处血流缓慢及出现旋涡时，涡流的冲力可使受损的内皮细胞脱落，并因离心力的作用使血小板靠边和聚集，则易并发血栓形成。

（三）血液凝固性增高

血液中血小板增多或黏性加大，凝血因子合成增多或灭活减少，或纤维蛋白溶解系统的活性降低，均可导致血液的高凝状态。此状态可见于遗传性和获得性疾病。在高凝血遗传性原因中，最常见为第Ⅴ因子和凝血因子Ⅱ的基因突变，有报告在患有复发性深静脉血栓形成患者中第Ⅴ因子基因的突变率高达60%。患有原发性高凝血状态的患者也可能与遗传性抗凝血酶Ⅲ、蛋白C或蛋白S先天性缺乏及纤维蛋白溶解系统的遗传性缺乏有关。在获得性高凝状态，如广泛转移的胰腺、胃肠道、肺和卵巢等脏器发生的黏液腺癌，由于癌细胞释放出促凝因子入血，引起弥散性血管内凝血（DIC）。在严重创伤、大面积烧伤、大手术后或产后导致大失血时血液浓缩、黏稠度增加，血中凝血因子Ⅰ、凝血因子Ⅱ及其他凝血因子（Ⅻ、Ⅶ）的含量增多，以及血中补充大量幼稚的血小板，其黏性增加，易于发生黏集形成血栓。此外，血小板增多以及黏性增加也可见于妊娠中毒症、高脂血症、冠状动脉粥样硬化、吸烟和肥胖症等。血栓形成有时见于组织大量坏死或细胞溶解时，如肿瘤坏死、溶血、胎盘早期剥离等，与组织因子释放入血有关。

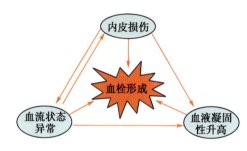

图 3-6　血栓形成的条件
三种因素常同时存在，而内皮损伤多起主导作用

以上血栓形成的条件往往是同时存在，并常以某一条件为主（图3-6）（表3-1）。如术后卧床、创伤时的血栓形成既有血管内皮和组织的损伤，又有长期卧床血流缓慢，大量幼稚血小板进入血流，血液凝固性增加等诸多因素的综合作用。

表 3-1　血栓形成的危险因素

形成条件	相关因素或疾病
心血管内皮损伤	创伤、缺氧、感染、免疫反应、吸烟等
血流状态改变	长期卧床或制动、心力衰竭、心肌梗死、心房颤动
血液凝固性升高	
原发（先天）	凝血酶原、Ⅴ因子、甲基四氢叶酸还原酶等基因突变，抗凝血酶Ⅲ、蛋白C、蛋白S等缺乏、纤维蛋白溶解缺陷
继发（后天）	促凝因子入血：组织坏死、癌症、溶血、胎盘早期剥离等
	黏滞度↑：严重创伤、大手术后、产后大失血、重度烧伤
	血小板↑：妊娠中毒症、高脂血症、冠状动脉粥样硬化、肥胖症等
	其他：口服避孕药、镰状细胞贫血、抗磷脂抗体综合征、心肌病、肾病综合征、高雌激素状态、人工心瓣膜等

二、血栓形成的过程与形态类型

血栓形成包括血小板凝集和血液凝固两个基本过程。无论心脏或血管内的血栓，其形成过程都是以血小板黏附于内膜裸露的胶原开始，所以血小板黏集堆形成是血栓形成的第一步，血小板黏集堆引起涡流又形成新的血小板小丘，它们相互吻合形成珊瑚状小梁，白细胞易黏附于血小板小梁表面。血小板和白细胞崩解，释放凝血因子，加速凝血过程，终使血小板小梁纤维蛋白网架形成，使流经其中的血流更趋缓慢，纤维蛋白网架中网罗大量红细胞，一旦血栓完全阻塞血管腔，局部血流停止，血液迅速凝固形成均一的红色血栓（图3-7）。血栓形成的过程及血栓的组成、形态、大小都取决于血栓发生的部位和局部血流速度。血栓类型可分为以下四种：

（一）白色血栓

白色血栓（pale thrombus）多发生于血流较快的心瓣膜、动脉或静脉延续性血栓的起始部。大体呈灰白色小结节，表面粗糙质实，与发生部位紧密黏着（图3-8）。镜下，主要由血小板及少量纤维素构成，又称血小板血栓或析出性血栓。

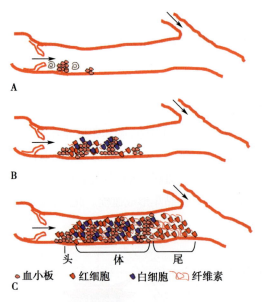

图3-7　静脉血栓形成过程示意图

A. 静脉瓣后血小板黏集堆形成；B. 珊瑚状血小板小梁形成，白细胞吸附其上，小梁间纤维素网形成并网罗红细胞；C. 血栓阻塞血管腔，其尾部形成红色血栓

●血小板　◆红细胞　◆白细胞　◯纤维素

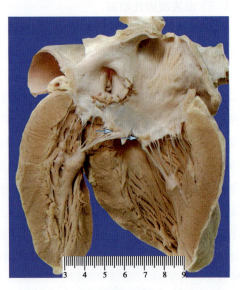

图3-8　二尖瓣闭锁缘白色血栓（箭头所示）

（二）混合血栓

混合血栓（mixed thrombus）是由红色血栓和白色血栓相间混合构成，常见于延续性血栓的体部、动脉瘤、室壁瘤内的附壁血栓（mural thrombus）及扩张的左心房内的球形血栓（图3-9A）。在血栓头部形成后，引起其下游血流减慢和血流漩涡，从而再形成一个血小板的凝集堆，血小板堆逐渐增高延长呈梁状，在血小板小梁之间，血液发生凝固，纤维素形成网状结构，其内充满大量的红细胞（图3-9B）。此过程交替进行，

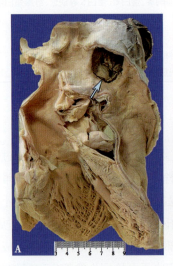

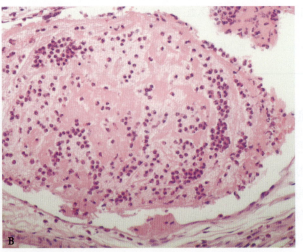

图3-9　混合血栓形态学

A. 主动脉瘤内球形混合血栓（箭头所示）；B. 静脉内混合血栓镜下形态，血小板小梁伊红染呈不规则珊瑚状

形成肉眼上灰白色与红褐色交替的层状结构，又称为层状血栓。大体：呈粗糙干燥的圆柱状，与血管壁粘连。镜下：主要由淡红色无结构的不规则珊瑚状的血小板小梁和小梁间由充满红细胞的纤维素网所构成，并见血小板小梁边缘有较多的中性粒细胞黏附。

（三）红色血栓

红色血栓（red thrombus）主要见于静脉，随着混合血栓逐渐增大阻塞血管腔，使下游局部血流停止致血液凝固，常构成延续性血栓的尾部。红色血栓形成过程与血管外凝血过程相同。大体呈暗红色、湿润、有弹性、与血管壁无粘连，与死后血凝块相似。经过一段时间，红色血栓由于水分被吸收，变得干燥、无弹性、质脆易碎，可脱落形成栓塞。

（四）透明血栓

透明血栓（hyaline thrombus）发生于微循环的毛细血管及微静脉内，主要由纤维素构成均质红染的血栓，因其只能在显微镜下才能见到，又称为微血栓（micro-thrombus）或纤维素性血栓（fibrinous thrombus），最常见于弥散性血管内凝血（DIC）（图3-10）。

上述血栓的特点见表3-2。此外，根据血栓与管腔的关系，还可将血栓分为：阻塞性血栓（occlusive thrombus）指引起血管管腔完全阻塞的血栓。附壁血栓指黏附于心脏房室和血管内膜面的血栓。球形血栓（globular thrombus）见于左心房，二尖瓣口上方呈球形的血栓，可因心动周期中血流的改变而上下移动，一旦阻塞二尖瓣口，可导致猝死。

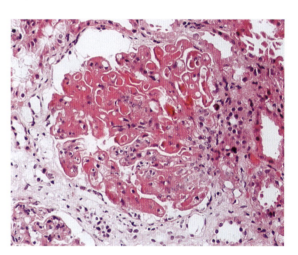

图3-10 肾小球毛细血管内透明血栓
血栓呈伊红染团块状

表3-2　各种血栓的常见部位及形态特点

血栓类型	常见部位	大体特点	镜下特点
白色血栓	心瓣膜、动脉内、延续性血栓头部	色灰白、粗糙、质坚实，与心血管壁紧密黏着	血小板小梁为主，小梁表面附有中性粒细胞及纤维蛋白
混合血栓	心腔内、动脉内、延续性血栓体部	质较实，干燥，呈红白相间条纹状，与血管壁粘连	附有中性粒细胞的血小板小梁与网罗红细胞的纤维蛋白交错排列
红色血栓	静脉内、延续性血栓尾部	新鲜时，暗红、湿润、有弹性，与血管壁无粘连；陈旧时，暗红、干燥、无弹性、易碎	纤维素网眼内充满如正常血液分布的血细胞
透明血栓	微循环小血管内	大体观察不到	主要由纤维蛋白构成，有少量血小板，呈均质红染状态

理论与实践

血栓与死后血凝块的区别

死后血液凝固的过程和在试管内的血液凝固相同，血液成分均匀地分布，血凝块呈一致暗红色。在慢性消耗性疾病，患者死亡过程较长时，以及在其他一些血液逐渐凝固的条件下，比重较大的红细胞沉积于底部，白细胞和纤维素在上层，则血块的下层为暗红色，上层为浅黄色略似鸡脂。血栓（图3-11）和死后血凝块的大体形态的区别可概括如表3-3。

在尸检工作中，红色血栓和死后血凝块有时很难甚至不能区别。在这种情况下，如果镜下见该血凝块表面有一层膜状的血小板黏集层，则为生前的红色血栓的有力证据。

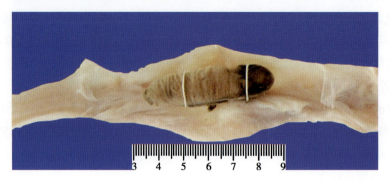

图 3-11　静脉延续性血栓

表 3-3　血栓和死后血凝块的区别

鉴别点	血栓	死后血凝块
质地	干燥、粗糙、质硬、易碎、无光泽	湿润、光滑、柔软而有弹性
与血管的关系	与心血管壁粘连，血管被胀大、饱满	与血管壁无粘连
色泽	色泽混杂、红白相间、波纹状（血栓尾为暗红色）	暗红色、均匀，血凝块的上层浅黄色、鸡脂样

三、血栓的结局

（一）溶解、吸收

血栓内纤溶酶原的激活和白细胞崩解释放的溶蛋白酶，可使血栓溶解。血栓溶解过程取决于血栓的大小及血栓的新旧程度。小的新鲜的血栓可被完全溶解吸收或被血流冲走，不留痕迹。较大的血栓，由于部分软化、脱落，形成栓子，可引起栓塞。

（二）机化与再通

由血管壁向血栓内长入肉芽组织，逐渐取代血栓，这一过程称为血栓机化。因纤溶酶系统的活力不足，血栓存在较久时则发生机化。较大的血栓约 2 周便可完全机化，此时血栓与血管壁紧密黏着不脱落。在血栓机化过程中，由于水分被吸收，血栓干燥收缩或部分溶解而出现裂隙，被新生的内皮细胞被覆于表面而形成新的血管，并相互吻合沟通，使被阻塞的血管部分地重建血流的过程，称为再通（recanalization）（图 3-12）。临床将各种合金支架和组织工程血管支架放置于阻塞处，亦可以使血管再通。

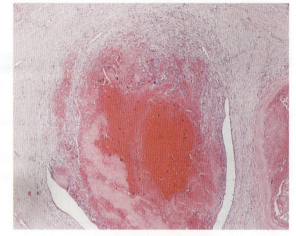

图 3-12　血栓机化再通

理论与实践

血管支架是指在管腔球囊扩张成形的基础上，在病变段置入内支架以达到支撑狭窄闭塞段血管，减少血管弹性回缩及再塑形，保持管腔血流通畅的目的。主要分为冠脉支架、脑血管支架、肾动脉支架、大动脉支架等。支架的类型按照在血管内展开的方式分可分为自展式和球囊扩张式两种。植入传统的金属支架后，由于支架受到血管的弹性回缩力、支架对血管壁的损伤、血管的长期牵拉作用以及异物的炎性反应等，将导致血管内膜增生进而引起血管平滑肌细胞的增殖和血栓形成，易导致支架内再狭窄。生物可降解支架的暂时存留性特点与血管再狭窄的时间相吻合，生物可降解支架在血管内皮化完成后开始降解保持了血管结构的完整、稳定了血管的内环境,支架如期降解则可克服支架自身的血栓源性及异物性,正受到材料学和医学界的广泛关注。

(三)钙化

血栓发生大量的钙盐沉着,称为血栓钙化,可形成静脉石(phlebolith)或动脉石(arteriolith)。

四、血栓对机体的影响

血栓形成对破裂的血管起堵塞裂口和止血的作用。这是对机体有利的一面。如慢性消化性溃疡底部和肺结核性空洞壁的血管,在病变侵蚀前已形成血栓,避免了大出血的危险。在炎症灶周围血管内血栓形成可防止病菌或毒素蔓延播散。但多数情况下血栓形成对机体则造成不利的影响,甚至是致命的危害。

(一)阻塞血管

血栓可阻塞血管,其后果取决于组织、器官内有无充分的侧支循环。动脉血管未完全阻塞管腔时,可引起局部器官或组织缺血导致实质细胞萎缩;若完全阻塞而又无有效的侧支循环时,可引起局部器官或组织的缺血性坏死(梗死)。如脑动脉血栓引起脑梗死;冠状动脉血栓引起心肌梗死;血栓性闭塞性脉管炎时引起患肢的坏疽等。静脉血栓形成,若未能建立有效的侧支循环,则引起局部淤血、水肿、出血,甚至坏死。如肠系膜静脉血栓可引起肠的出血性梗死。肢体浅表静脉血栓,由于有丰富的侧支循环,通常只在血管阻塞的远端引起淤血水肿。

(二)栓塞

血栓的整体或部分脱落成为栓子,随血流运行可引起栓塞。若栓子内含有细菌,可引起栓塞组织的败血性梗死或脓肿形成。

(三)心瓣膜病

心内膜炎患者,心瓣膜上反复发作的血栓形成及机化,可使瓣膜瓣叶粘连增厚变硬,腱索增粗缩短,引起瓣口狭窄或关闭不全,导致心瓣膜病。

(四)出血

出血见于DIC,微循环内广泛性透明血栓形成,可引起全身广泛性出血和休克。

第四节　栓塞

在循环血液中出现的不溶于血液的异常物质,随血流运行至远处阻塞血管腔的现象称为栓塞(embolism)。阻塞血管腔的异常物质称为栓子(embolus)。栓子可以是固体、液体或气体。以脱落的血栓栓子引起栓塞最常见。脂肪滴、气体、羊水、癌细胞团、寄生虫及其虫卵等亦可成为栓子引起栓塞。

一、栓子运行的途径

栓子一般随血流方向运行(图3-13),栓塞在血管变细的部位。

1. **静脉系统及右心栓子**　来自体静脉系统及右心的栓子随血流进入肺动脉主干及其分支,可引起肺栓塞。某些体积小而又富于弹性的栓子(如脂肪滴、气泡)可通过肺泡壁毛细血管经左心进入体循环系统,阻塞动脉小分支。

2. **左心及主动脉系统栓子**　来自左心及主动脉系统的栓子随动脉血流运行,阻塞于各器官的小动脉内。常见于脑、下肢、脾、肾、心等器官。

3. **门静脉系统栓子**　来自门静脉系统的栓子可引起肝内门静脉分支的栓塞。

4. **交叉性栓塞(crossed embolism)**　偶见来自右心或腔静脉系统的栓子,多在右心压力升高的情况下通过先天性房、室间隔缺损到左心，再进入体动脉系统引起栓塞。左心压力升高时，左心的栓子也可到右心引起肺动脉的栓塞。

5. 逆行性栓塞（retrograde embolism） 极罕见于下腔静脉内血栓，在胸、腹压突然升高（如咳嗽、屏气或深呼吸）时，使血栓一时性逆血流方向运行至肝、肾、髂静脉分支并引起栓塞。

二、栓塞类型及对机体的影响

（一）血栓栓塞

由血栓脱落引起的栓塞称为血栓栓塞（thrombo-embolism），是栓塞中最常见的一种。血栓脱落的原因常见于因身体活动、肢体受按摩、长期卧床后突然起身或治疗性纤维素溶解所致的血栓软化等。由于血栓栓子的来源、栓子的大小和栓塞的部位不同，其对机体的影响也不相同。

1. 肺动脉栓塞（pulmonary embolism） 肺动脉血栓栓塞的栓子 95% 来自下肢深部静脉，特别是腘静脉、股静脉和髂静脉，偶可来自盆腔静脉或右心附壁血栓。美国学者报道，肺动脉血栓栓塞比较常见，且死亡率高。其易发因素有：高龄、男性、吸烟、糖尿病、外伤、手术、恶性肿瘤、肢体麻痹、中心静脉置管、以前罹患有浅表静脉血栓和静脉曲张等。女性存在一些其他的风险因子如妊娠、激素替代治疗、口服避孕药等。根据栓子的大小和数量，其引起栓塞的后果也有不同：①中、小栓子多栓塞肺动脉

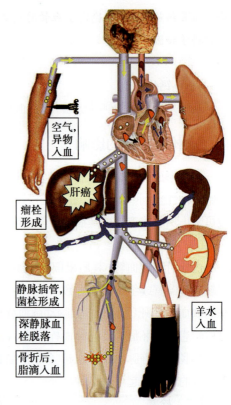

图 3-13 栓子运行途径及栓塞类型
黄箭头示体静脉血流方向；白箭头示门静脉血流方向；蓝箭头示动脉血流方向

的小分支，常见于肺下叶，一般不引起严重后果，因为肺有双重血液循环，肺动脉和支气管动脉间有丰富的吻合支，侧支循环可起代替作用，这些栓子可被溶解吸收或机化。若在栓塞前，肺已有严重的淤血，致微循环内压升高，使支气管动脉供血受阻，可引起肺组织的出血性梗死。②大的血栓栓子，栓塞肺动脉主干或大分支（见图 3-13），较长的栓子可栓塞左右肺动脉干，称肺动脉栓塞症或骑跨性栓塞，使肺循环血量减少 50% 以上，常引起严重后果。患者可突然出现呼吸困难、发绀、休克甚至猝死。③若栓子小但数目多，可广泛栓塞于肺动脉多数小分支，也可引起右心衰竭、猝死。

肺动脉栓塞引起猝死的原因尚未完全阐明。一般认为，较大栓子栓塞肺动脉主干或大分支时，肺动脉阻力急剧增加，造成急性右心衰竭；同时肺缺血缺氧，左心回心血量减少，冠状动脉灌流不足导致心肌缺血；血栓栓子刺激肺动脉管壁引起迷走神经反射，导致肺动脉、支气管动脉、冠状动脉广泛性痉挛和支气管平滑肌痉挛，进而导致急性右心衰竭和窒息；血栓栓子中的血小板释放出大量 5-HT 及 TXA$_2$ 亦可引起肺动脉的痉挛，故新鲜的血栓栓子比陈旧性血栓栓子危害性更大。

2. 体循环动脉栓塞 体循环动脉栓塞的栓子大多数来自左心（如亚急性细菌性心内膜炎时心瓣膜赘生物、二尖瓣狭窄时左心房附壁血栓、心肌梗死的附壁血栓），少数发生于动脉粥样硬化溃疡或主动脉瘤表面的血栓，极少数来自腔静脉的栓子，可通过房、室间隔缺损进入左心，发生交叉性栓塞。动脉栓塞的主要部位为下肢和脑（见图 3-13），亦可累及肠、肾和脾。栓塞的后果取决于栓塞的部位和局部的侧支循环情况以及组织对缺血的耐受性。当栓塞的动脉缺乏有效的侧支循环时，局部组织发生急性缺血，引起梗死。

案例 3-2

死者男性，16 岁，生前因外伤脾破裂、失血性休克入院。行脾切除及输血、输液治疗，术后恢复尚好。

入院后第3天发现左下肢轻度肿胀、疼痛，进行性加重，主治医生在检查后嘱抬高左下肢，溶栓治疗。第二天中午坐起吃饭时突然胸痛、呼吸急促，迅速死亡。尸检见一长条血栓骑跨阻塞于左、右肺动脉干。

思考：

1. 肺动脉内血栓最可能来自何处？
2. 患者猝死的机制是什么？

（二）脂肪栓塞

在循环血液中出现脂肪滴阻塞于小血管，称为脂肪栓塞（fat embolism）。栓子来源常见于长骨骨折、皮下脂肪组织重度挫伤、脂肪肝挤压伤或烧伤时，脂肪细胞破裂释出脂滴，由破裂的小静脉进入血液循环，引起脂肪栓塞（见图3-13）。

脂肪栓塞常见于肺、脑等器官。脂滴栓子随静脉入右心到肺，直径 >20μm 的脂滴栓子引起肺动脉分支、小动脉或毛细血管的栓塞；直径 <20μm 的脂滴栓子可通过肺泡壁毛细血管经肺静脉至左心达体循环的分支，可引起全身多器官的栓塞。最常见的为脑血管的栓塞，引起脑水肿和血管周围点状出血。在镜下血管内可找到脂滴。其临床表现，在损伤后 1~3 天内出现突然发作性的呼吸急促，呼吸困难和心动过速。从脂滴释出的游离脂肪酸可引起局部血管内皮细胞的损伤，出现特征性的瘀斑、瘀点及兴奋、烦躁不安、谵妄和昏迷等神经性症状。

脂肪栓塞的后果，取决于栓塞部位及脂滴的多少。如少量脂滴入血，可被巨噬细胞吞噬吸收并由血中脂酶分解清除，无不良后果；若大量（9~20g）、较大的脂滴（直径 >20μm）进入肺循环，肺部血管广泛栓塞或痉挛，使肺血循环面积可丧失 3/4，同时，由于血管壁通透性增加，肺泡腔内有大量水肿液，严重影响气体交换，可因窒息和急性右心衰竭死亡。

（三）气体栓塞

大量空气迅速进入血液循环或原溶于血液内的气体迅速游离，形成气泡阻塞血管或心腔，称为气体栓塞（air embolism）（见图3-13）。空气栓塞多由于静脉破裂，外界空气由静脉缺损处进入血流所致。如头颈手术、胸壁和肺创伤时，损伤接近心脏的静脉（如锁骨下静脉、颈静脉），空气可被吸气时因静脉腔内的负压吸引，由损伤的破口处进入静脉。使用正压静脉输液、人工气胸或气腹、输卵管通气、意外事故误伤静脉时均可发生。亦可见于分娩或流产时，子宫强烈收缩，将空气挤入子宫壁破裂的静脉窦内。

空气进入血液循环的后果取决于进入的速度和气体量。小量气体入血，可溶解入血液内，不会发生气体栓塞。若大量气体（>100ml）迅速进入静脉，随血流到右心后，因心脏搏动将空气与血液搅拌形成大量气泡，使血液变成可压缩的泡沫充满心腔，当心脏收缩时气泡不被排出而阻塞肺动脉出口，血液不能有效地搏出，心脏舒张时气泡又变大阻碍了静脉血回流入右心，造成严重的循环障碍。患者可出现呼吸困难、发绀和猝死。进入右心的部分气泡可进入肺动脉，阻塞小的肺动脉分支，引起肺小动脉气体栓塞。小气泡亦可经过肺动脉小分支和毛细血管到左心，引起体循环一些器官的栓塞。空气栓塞动物实验时，发现在肺动脉终末分支内有纤维素凝块，可能是气泡激活血小板第Ⅲ因子启动凝血系统，致纤维素析出，引起弥散性血管内凝血，从而加重栓塞症状导致死亡。

氮气栓塞即减压病（decompression sickness），又称沉箱病（caisson disease）和潜水员病（divers disease），是气体栓塞的一种。主要见于潜水员从深海迅速浮出水面或飞行员从地面快速升空而机舱又未密封时，人体从高气压环境迅速进入常压或低气压的环境，使原来溶于血液、组织液和脂肪组织的气体迅速游离形成气泡，但其中氧和二氧化碳可再溶于体液内被吸收，氮气在体液内溶解缓慢，可在血液和组织内形成很多微气泡或融合成大气泡，引起广泛栓塞。因气泡所在部位不同，其临床表现不同，可引起皮下气肿、骨、四肢、肠道等末梢血管阻塞出现痉挛性疼痛，如阻塞冠状动脉时常引起迅速死亡。

（四）羊水栓塞

羊水栓塞（amniotic fluid embolism）是羊水进入母体血液循环造成的栓塞，为分娩过程中一种罕见的严重合并症（1/5000 人），死亡率极高（70%～80%）。在分娩过程中，羊膜破裂或早破、胎盘早期剥离、胎儿阻塞产道时，由于子宫强烈收缩，宫内压增高，可将羊水压入子宫壁破裂的静脉窦内进入母体，经血液循环流入肺动脉分支及毛细血管内引起栓塞（见图 3-13）。少量羊水可通过肺的毛细血管经肺静脉达左心，引起体循环器官的小血管栓塞。镜下观察在肺的小动脉和毛细血管内见到角化鳞状上皮、胎毛、皮脂、胎粪和黏液等羊水成分。本病发病急，患者常突然出现呼吸困难、发绀、休克及死亡。

羊水栓塞引起急死的原因：①肺循环的机械性阻塞；②肺羊水栓塞和迷走神经反射引起血管反射性痉挛，造成肺动脉高压右心衰竭；③羊水成分作为抗原入血引起过敏性休克；④羊水具有凝血激活酶样作用引起弥散性血管内凝血。

（五）其他栓塞

1. 恶性肿瘤细胞侵入血管，瘤栓可随血流运行至其他部位形成转移瘤。

2. 细菌或真菌团、寄生虫及虫卵侵入血管，不仅阻塞管腔引起栓塞，而且可引起病原体的扩散蔓延。

3. 其他异物，如子弹偶可进入血液循环引起栓塞。

第五节　梗死

机体局部组织器官因血流中断而引起的缺血性坏死，称为梗死（infarct）。梗死一般是由动脉阻塞引起局部组织的缺血缺氧而坏死，但静脉阻塞使局部血流停滞导致缺氧，亦可引起梗死。

一、病因与条件

（一）血管阻塞

动脉阻塞是造成梗死的基本原因。绝大多数是由血栓形成和动脉栓塞引起。如冠状动脉或脑动脉粥样硬化继发血栓形成，可引起心肌梗死或脑梗死；趾、指的血栓闭塞性脉管炎引起趾、指梗死（坏疽）；动脉血栓栓塞可引起脾、肾、肺和脑的梗死。

（二）血管受压闭塞

其见于血管外肿瘤的压迫，肠扭转、肠套叠和嵌顿疝时肠系膜静脉和动脉受压，卵巢囊肿蒂扭转及睾丸扭转致血管受压等使血流阻断而引起梗死。

（三）动脉痉挛

在动脉病变的基础上，如冠状动脉粥样硬化时，血管发生持续性痉挛，加重阻塞，亦可引起心肌梗死。

（四）未能建立有效侧支循环

供血中断后，能否形成梗死主要取决于局部组织内有无及时建立有效的侧支循环。有双重血液循环的肝、肺及有丰富吻合支的肠和皮肤，血管阻塞后，通过侧支循环的代偿，不易发生梗死。有些器官动脉吻合支少，如肾、脾及脑，动脉迅速发生阻塞时，其侧支循环不能及时建立，常易发生梗死。

（五）局部组织对缺血的耐受性和全身血液循环状态

如心肌与脑组织对缺氧比较敏感，短暂的缺血也可引起梗死。全身血液循环在贫血或心功能不全状态下，组织器官有效循环血量不足，均可促进梗死的发生。

二、形态与病变

（一）梗死的一般形态特征

梗死是局限性组织坏死。梗死灶的形状取决于该器官的血管分布方式。多数器官的血管呈锥形分支,如脾、肾、肺等,故梗死灶也呈锥形,切面呈锲形或三角形,其尖端位于血管阻塞处,底部为器官的表面(图 3-14)。心冠状动脉分支不规则,故梗死灶呈地图状。肠系膜血管呈扇形分支,故肠梗死灶呈节段形。心、肾、脾和肝等器官梗死为凝固性坏死。脑梗死为液化性坏死,新鲜时质软疏松,日久后可液化成囊。梗死的颜色取决于病灶内的含血量,含血量少时颜色灰白,称为贫血性梗死(anemic infarct)。含血量多时,颜色暗红,称为出血性梗死(hemorrhagic infarct)。

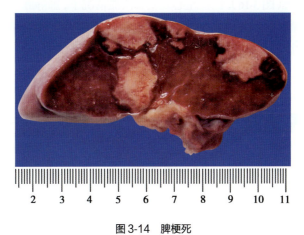

图 3-14　脾梗死
梗死灶灰白色,与正常组织分界清楚

(二)梗死类型

根据梗死灶内含血量的多少,将梗死分为以下两种类型:

1. **贫血性梗死**　发生于组织结构较致密、侧支循环不丰富的实质器官,如脾、肾、心肌和脑组织。当动脉血流阻断后,供血区及其邻近的动脉分支发生反射性痉挛,再加上组织坏死,蛋白分解,渗透压升高,将血液从该区挤压出来,梗死灶缺血呈灰白色,故称为贫血性梗死(又称为白色梗死)。梗死的早期,梗死灶与正常组织交界处因炎症反应常见一暗红色的充血出血带(图 3-15A),数日后因红细胞被巨噬细胞吞噬后转变为含铁血黄素而变成黄褐色。晚期病灶表面下陷,质地变坚实,黄褐色出血带消失,由肉芽组织和瘢痕组织取代。镜下呈缺血性凝固性坏死改变,早期梗死灶内尚可见核固缩、核碎裂和核溶解等改变,细胞质呈均匀一致的红色,组织结构轮廓保存,如肾梗死(图 3-15B)。晚期病灶呈红染的均质性结构,边缘有肉芽组织和瘢痕组织形成。此外,脑梗死一般为贫血性梗死,坏死组织常变软液化,无结构。

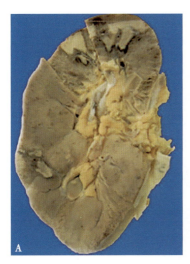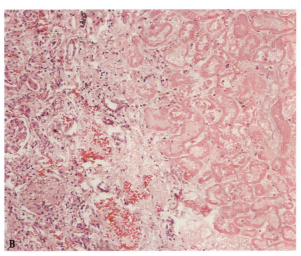

图 3-15　肾贫血性梗死
A. 肾切面灰白色区域为梗死灶;B. 镜下观右半部为梗死区

2. 出血性梗死　常见于肺、肠等具有双重血液循环、组织结构疏松伴严重淤血的情况下，因梗死灶内有大量的出血，故称为出血性梗死，又称为红色梗死（red infarct）。

（1）发生条件

1）动脉阻塞伴严重静脉淤血：如肺淤血，是肺梗死形成的重要先决条件。因为肺有肺动脉和支气管动脉双重血液供应，两者之间有丰富的吻合支，单纯肺动脉分支阻塞可借助支气管动脉的吻合支供血于该区肺组织，因此不会引起梗死（图3-16），但在左心衰竭肺淤血情况下，肺静脉和毛细血管内压增高，阻碍了肺动脉和支气管动脉侧支循环的有效建立，引起肺出血性梗死；卵巢囊肿或肿瘤在卵巢蒂部扭转时，使静脉回流受阻，动脉供血也逐渐减少甚至停止，致卵巢囊肿或肿瘤梗死。

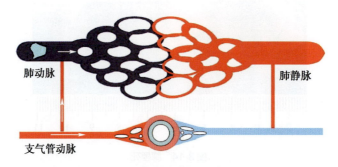

图3-16　肺动脉分支栓塞时血流方向示意图

2）器官组织结构疏松：如肠和肺的组织较疏松，由于严重淤血及组织疏松，梗死发生后血液不能被挤出梗死区，因而梗死灶为出血性。

（2）常见类型

1）肺出血性梗死：梗死灶常位于肺下叶外周部，好发于肋膈缘。病灶大小不等，呈锥形、楔形，尖端朝向肺门，底部紧靠肺膜，肺膜面有纤维素性渗出物（图3-17A）。梗死灶质实，因弥漫性出血呈暗红色，略向表面隆起，日久后因红细胞崩解，肉芽组织长入，梗死灶机化变成灰白色，病灶表面瘢痕收缩使局部下陷。镜下见梗死灶呈凝固性坏死，可见肺泡轮廓，肺泡腔、小支气管腔及肺间质充满红细胞（图3-17B）。早期红细胞轮廓尚保存，以后崩解。梗死灶边缘与正常肺组织交界处的肺组织充血、水肿及出血。临床上可出现胸痛、咳嗽及咯血、发热及白细胞总数升高等症状。

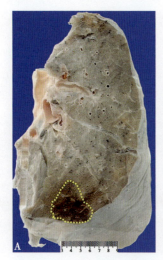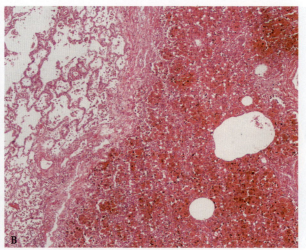

图3-17　肺出血性梗死

A. 肺切面棕黄色区域为梗死灶；B. 镜下观右半深部深红区域为梗死灶

某尸检病例，双肺色暗红、饱满，切面有较多粉红色血性液体流出，并见几处小灶性深红色病灶。镜下见肺泡壁毛细血管高度扩张，充满红细胞，肺泡腔内有粉红色液体；深红色病灶内肺泡壁结构清晰，毛细血管轻度充血，肺泡腔内充满红细胞。

本例肺部急性淤血、水肿是容易判定的；但深红色病灶究竟是肺出血还是出血性梗死则需要仔细观察；如果病灶内肺泡壁结构完整、细胞核清晰可见，只是肺泡腔内有红细胞，则为肺出血；如果肺泡壁结构破坏或细胞核溶解、消失，肺泡腔内有红细胞，应诊为肺出血性梗死。

上述病变多见于各种心脏病急性左心衰竭时，如高血压病、冠心病、风湿病等。患者呼吸困难、咳粉红色泡沫样痰，肺部听诊有湿性啰音，若心衰纠正，症状将明显减轻。

2）肠出血性梗死：多见于肠系膜动脉栓塞、肠套叠、肠扭转、嵌顿疝、肿瘤压迫等情况下，肠梗死灶呈节段性暗红色或紫黑色，肠壁因淤血、水肿和出血而明显增厚，随之肠壁坏死易破裂，肠浆膜面可有纤维素性渗出物被覆（图 3-18）。临床上可有剧烈腹痛、呕吐、出现麻痹性肠梗阻、肠穿孔及腹膜炎，引起严重后果。

严重的静脉阻塞所致的梗死，无论发生在任何器官，都是出血性梗死。此外，带细菌的栓子引起的梗死可形成败血性梗死（septic infarct），梗死灶内有细菌感染，引起急性炎症反应，梗死区有大量炎性细胞浸润，甚至形成脓肿。败血性梗死也见于梗死继发感染或已有感染的组织发生梗死时，如肺炎后并发肺梗死。贫血性梗死和出血性梗死的区别见表3-4。

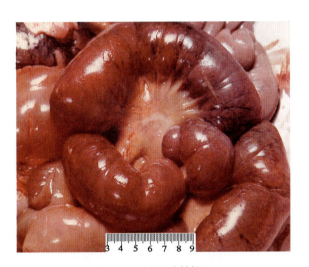

图3-18　小肠出血性梗死

表3-4　贫血性梗死和出血性梗死的区别

鉴别点	贫血性梗死	出血性梗死
病因	动脉阻塞	高度淤血基础上的动脉阻塞
好发器官	肾、脾、心脏等	肺、肠等
血供情况	吻合支少	双重血供或吻合支丰富
肉眼形态	色灰白，梗死灶内无出血	暗红色，梗死灶内明显出血
组织结构	质实、致密，组织轮廓可见；周围充血出血带明显	较疏松，血管外大量红细胞；周围充血出血带不明显

三、对机体的影响与结局

梗死对机体的影响取决于梗死灶的大小、部位及有无细菌感染。肾、脾的梗死一般影响较小，肾梗死通常出现腰痛和血尿，不影响肾功能；肺梗死有胸痛和咯血；肠梗死常出现剧烈腹痛、血便和腹膜炎的症状；心肌梗死影响心脏功能，严重者可导致心力衰竭甚至死亡；脑梗死出现其相应部位的功能障碍，梗死灶大者可致死。四肢、肺、肠梗死等可继发腐败菌的感染而造成坏疽，如合并化脓菌感染，亦可引起脓肿。

梗死的结局：在梗死灶形成时，引起病灶周围的炎症反应，血管扩张充血，有中性粒细胞及巨噬细胞渗出，在梗死发生24～48小时后，肉芽组织已开始从梗死灶周围长入病灶内，小的梗死灶可被肉芽组织完全取代机化,日久变为纤维瘢痕。大的梗死灶不能完全机化时,则由肉芽组织和日后转变成的瘢痕组织加以包裹,病灶内部可发生钙化。脑梗死则可液化成囊腔,周围由增生的胶质瘢痕包裹。

第六节　水肿

组织间隙或体腔内过量的体液积聚称为水肿(edema)。水肿不是一种独立的疾病,而是许多疾病时的一种重要病理过程。

一、发病机制

正常人体组织液总量是相对恒定的,主要依赖于血管内外液体交换的平衡和体内外液体交换的平衡,当这种平衡失调时就可发生水肿。按发病原因可分为肾性水肿、肝性水肿、心性水肿、营养不良性水肿、淋巴性水肿、炎性水肿等。

水肿的发生主要与毛细血管流体静压升高、血浆胶体渗透压下降、体内水钠潴留以及淋巴管阻塞有关。

二、基本病理变化与对机体的影响

通常所称的水肿是指组织间隙内的体液增多,体腔内体液的增多则称为积水(hydrops),如心包积水(hydropericardium)、胸腔积水(hydrothorax)、腹腔积水(hydroperitoneum)、脑积水(hydrocephalus)等。按水肿波及的范围可分为全身性水肿(anasarca)和局部性水肿(local edema)。

(一)基本病理变化

水肿的组织体积增大,颜色苍白而质软(如皮下组织,胃肠的黏膜下层等),有时可软如胶冻样(如喉头黏膜水肿)。镜下可见水肿液积聚于细胞和纤维结缔组织之间或腔隙内。若水肿液内蛋白质含量多时,如炎症性水肿,可呈同质性微粒状深红染;反之,蛋白质含量小者,如心性或肾性水肿,则呈淡红染。皮肤水肿时肿胀苍白,尤以组织疏松的眼睑及阴囊的水肿更明显,皮肤表面紧张发亮,压之有凹陷或压痕(即凹陷性水肿)(图3-19),切开时有不等量的水肿液溢出。肺水肿时,水肿液积聚于肺泡腔内,使肺肿胀,重量增加,质变实,切面有泡沫状液体流出。脑水肿时,脑肿胀,脑回变扁平,脑沟变浅,重量增加。严重时可出现脑疝,如小脑扁桃体疝,镜下见脑组织疏松,脑的血管周围空隙加宽。

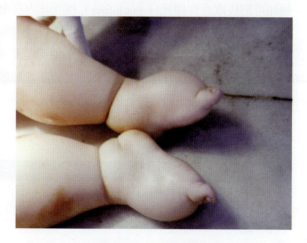

图 3-19　婴儿下肢水肿

(二)对机体的影响

有利方面:炎症性水肿液具有稀释毒素和有害物质,运送抗体等作用;水肿对循环系统也可起"安全阀"的作用,当血容量迅速增加时,大量液体进入组织间隙可防止循环系统压力急剧上升,避免血管破裂或急性心力衰竭。

不利方面:水肿对机体的不利影响取决于水肿的部位、程度、发生速度及持续时间。水肿可引起组织细胞不同程度的营养障碍及功能障碍。若发生于生命重要器官,可引起严重后果,如喉头水肿可引起气管阻塞,甚至窒息死亡;严重脑水肿可引起颅内压增高,脑疝致死。

(陈平圣)

血液循环障碍是机体疾病发生的常见原因或后果。

充血指局部组织血管内血液含量增加。有动脉性充血和淤血(静脉性充血)之分,其中淤血更具有病理意义。受累器官可出现淤血性水肿、出血、实质细胞萎缩、变性,晚期可发生纤维化。临床常见的重要器官淤血主要为肺和肝脏。

血栓形成是指在活体的心血管内,血液发生凝固或血液中的有形成分凝集形成固体质块的过程,所形成的固体质块称为血栓。血栓形成的条件为心血管内皮细胞损伤、血流状态改变及血液凝固性增高。根据其形态特点可分为白色血栓、混合血栓、红色血栓和透明血栓。血栓可以软化、溶解、吸收、机化、再通及钙化。血栓可阻塞血管,引起栓塞、心瓣膜变形及广泛性出血。

栓塞是指在循环血液中出现不溶于血液的异常物质,随血流运行阻塞血管腔的现象。阻塞血管的异常物质称为栓子。血栓、脂肪滴、空气、羊水等均可引起栓塞,其中血栓栓塞最常见。

梗死是指器官或局部组织因血管阻塞、血流停止导致缺氧而发生的坏死。梗死的原因有血栓形成、动脉栓塞、动脉痉挛和血管受压闭塞。根据梗死灶含血量的多少分为贫血性梗死和出血性梗死。梗死对机体的影响取决于梗死的器官、梗死灶的大小和部位等。

1. 简述慢性肺淤血及肝淤血的病变特点。

2. 血栓形成的条件有哪些?

3. 试述血小板在凝血过程的作用。

4. 血栓有哪些类型? 各种血栓有什么区别?

5. 如何区分死后形成的凝血块和静脉血栓?

6. 试述血栓可能引起的后果,请举例。

7. 股静脉内血栓脱落后栓子如何运行? 可能栓塞的部位有哪些?

8. 比较贫血性梗死与出血性梗死。

9. 分析淤血、缺血、出血以及血栓形成、栓塞、梗死之间的相互关系。

10. 解释下列名词:淤血、血栓形成、栓塞、梗死、槟榔肝、心衰细胞、减压病。

第四章　炎　症

学习目标

掌握	炎症的概念;基本病变及炎症的临床局部表现与全身反应;变质性炎、浆液性炎、纤维素性炎、化脓性炎、出血性炎、增生性炎和一般慢性炎症及肉芽肿性炎等上述炎症的类型及病变特点;败血症、脓毒血症的概念。
熟悉	急性炎症的血管反应、液体渗出和白细胞渗出与吞噬等变化;渗出液的意义;常见炎症细胞的种类及功能;炎症结局。
了解	炎症的病因;炎症介质的概念和主要炎症介质种类、来源及作用。

炎症是极为常见且十分重要的病理过程,是机体组织和细胞在受到内、外环境各种损伤因子刺激后,对产生的各种各样的损伤,所做出的机体局部和全身的一系列复杂的防御反应,以局限和消除损伤因子,清除和吸收坏死组织和细胞,并修复损伤。如果缺乏炎症反应,机体将不能长期生存于这个充满致病因子的自然环境中。但炎症反应对机体也有潜在的危害性,甚至危及生命。

第一节　炎症的概述

一、炎症的概念与原因

(一) 概念

具有血管系统的活体组织对各种损伤因子刺激及局部损伤所发生的以防御为主的反应称为炎症(inflammation)。并非所有活体动物都能发生炎症反应,只有当生物进化到具有血管时,才能发生以血管反应为中心环节的炎症反应。

在炎症过程中,一方面,损伤因子可直接或间接损伤机体的组织和细胞;另一方面,机体通过一系列血管反应、液体渗出、白细胞渗出及活化,稀释、中和、杀伤和包围损伤因子;同时,通过实质和间质细胞的再生使损伤得以修复和愈合。机体这种损伤和抗损伤的反应过程就形成了炎症现象。深入了解炎症的发生、发展规律及其特点,对于防治炎症性疾病具有重要意义。

(二) 原因

凡是能引起组织和细胞损伤的因素都可成为炎症的原因,即致炎因子。根据其性质可分为以下几类:

1. 生物性因子　是引起炎症最常见也是最重要原因，如细菌、病毒、立克次体、原虫、真菌、螺旋体和寄生虫等。由生物性病原体所引起的炎症又称为感染（infection）。细菌主要通过释放内毒素、外毒素或分泌的酶激发炎症；病毒可通过在细胞内复制导致感染细胞坏死引发炎症；寄生虫及结核病则是通过其抗原性而诱发变态反应性炎症。

2. 变态反应　是由变态原引起的某些机体的异常免疫反应，形成变态反应性炎症。常见于各种类型的超敏反应，如过敏性鼻炎、肾小球肾炎等。某些自身免疫性疾病如系统性红斑狼疮、溃疡性结肠炎等也是变态反应性炎症。

3. 物理性因子　高温（烫伤）、低温（冻伤）、机械性创伤、紫外线和放射线等均能引起组织损伤及炎症性病变。

4. 化学性因子　化学性因子包括外源性和内源性化学物质。

（1）外源性化学物质：如强酸、强碱和强氧化剂等，此外某些药物也可引起炎症。

（2）内源性化学物质：如坏死组织的分解产物、体内的代谢产物的堆积均可引起炎症。如肾衰竭时，尿素在体内的堆积可引起肺炎；胆汁淤积肝内可引起肝脏损伤和炎症等。

5. 坏死组织　坏死组织的崩解产物可引起炎症反应。如新鲜梗死灶的边缘所出现的出血充血带和炎症细胞浸润，便是炎症的表现。

6. 异物　如手术缝线、弹片、污物和二氧化硅晶体等残留在机体组织内可导致炎症。

致炎因子作用于机体是否会引起炎症，以及炎症反应的性质与强弱程度不仅与致炎因子有关，还与机体的内因即抵抗力、免疫力、耐受性、组织特性等有关。例如，老年人免疫功能低下，易患肺炎，病情也较为严重；对结核菌的免疫力和变态反应的强弱影响着结核病的基本病变和发展过程等。因此，炎症反应的发生和发展应综合考虑致炎因子和机体两方面的因素。

二、炎症的基本病理变化与分类

（一）基本病理变化

各种炎症性疾病无论何种原因或发生在何种组织，其局部病理变化均包括变质、渗出和增生这三种基本的病理变化。炎症的早期一般以变质及渗出为主，病变的后期以增生为主。但变质、渗出和增生是相互联系的。一般而言，变质是损伤性过程，渗出和增生是抗损伤和修复过程。

1. 变质（alteration）　炎症反应过程中局部组织细胞发生的变性和坏死称为变质。变质是致炎因子引起的组织损伤现象，既可以发生在实质细胞，也可发生在间质细胞。实质细胞常出现的变质性变化包括细胞水肿、脂肪变、细胞凝固性坏死和液化性坏死等。间质细胞常出现的变质性变化包括黏液变性和纤维素样坏死等。变质可以由致病因子直接作用所致，也可以由血液循环障碍和炎症反应产物的间接作用引起。当组织细胞发生变性坏死后，受损的细胞释放出多种水解酶等物质，如蛋白酶、脂酶和磷酸酯酶等，这些水解酶可引起受损组织和细胞自溶、液化，也使局部更多的组织细胞发生变质变化。因此，变质反应的轻重不但取决于致病因子的性质和强度，还取决于机体的反应状态。

2. 渗出（exudation）　炎症反应过程中局部组织血管内液体成分、纤维素等蛋白质和白细胞（即各种炎细胞）经血管壁进入组织间隙、体腔、体表或黏膜表面的过程称之渗出。所渗出的液体、蛋白和细胞成分称为渗出液或渗出物（exudate）。渗出液进入组织间隙可引起炎性水肿，进入体腔可造成积液。

渗出是炎症最具特征性的变化，其在急性炎症更为突出。渗出过程包含了炎症局部出现血流动力学的改变、血管壁通透性增高和白细胞的渗出、聚集及吞噬等过程。渗出在局部中和、稀释、吞噬、清除致炎因子和坏死组织发挥着重要的防御作用。

3. 增生（hyperplasia）　在致炎因子、组织分解产物或某些理化因子的刺激下，炎症局部组织具有再生能力的实质细胞和间质细胞发生增生。增生是一种防御反应，可限制炎症的蔓延，使受损组织得以修复。

但过度的增生又会使原组织遭受破坏,如急性肾小球肾炎及慢性活动性肝炎,均因为炎症的增生反应严重地影响了器官功能。

任何炎症的局部都具有上述变质、渗出和增生三种病理变化,但在不同的炎症性疾病、炎症过程中的不同阶段或机体的反应差异性不同,三者的表现有所不同,又有互相影响,构成一个复杂的损伤与抗损伤的炎症反应过程。

(二)分类

其分类方法多种多样,可以根据炎症累及的器官、病变的程度、炎症的基本病理变化和临床病程的时间等进行分类。

1. 依据炎症的病因和累及的器官分类　如肾盂肾炎、肾小球肾炎、病毒性心肌炎、细菌性心肌炎。

2. 依据炎症病变的程度分类　可分为轻度炎症、中度炎症、重度炎症。

3. 依据炎症的基本病理变化分类　以变质为主时称为变质性炎,以渗出为主时称为渗出性炎,以增生为主时称为增生性炎。渗出性炎还可以根据渗出物的主要成分和病变特点,进一步分为浆液性炎、纤维素性炎、化脓性炎、出血性炎等。详见本章第二节。

4. 依据炎症的临床病程分类　可分为超急性炎症、急性炎症、慢性炎症和亚急性炎症。

(1)超急性炎症:呈爆发性经过,炎症反应非常急剧,整个病程数小时至数天,短期内引起组织、器官的严重损害,甚至导致机体死亡,局部病变以变质和渗出性改变为重。

(2)急性炎症:一般病程不超过1个月,起病急,症状明显,局部病变常以变质、渗出过程为主,病灶中的炎细胞主要为中性粒细胞浸润。

(3)慢性炎症:病程持续时间较长,为数月到数年,以增生性病变为主,其浸润的炎症细胞主要为淋巴细胞和单核细胞。慢性炎症可急性发作,这常是机体抵抗力低下,病原体繁殖和活动的结果。

(4)亚急性炎症:病程介于急性与慢性之间,病变特点是坏死和增生改变均较明显。

三、炎症的局部临床表现和全身反应

(一)炎症的局部临床表现

炎症的局部临床表现,以体表炎症时最为明显,主要表现为红、肿、热、痛及局部功能障碍。

1. 红　炎症局部血管扩张充血所致。炎症早期由于动脉性充血,局部血流中氧合血红蛋白含量增多,故呈鲜红色。以后随炎症的发展,转变为静脉性淤血,血流缓慢,甚至血流停滞,氧合血红蛋白含量减少,还原血红蛋白含量增多,渐呈暗红色。

2. 肿　急性炎症时,局部充血或液体渗出,形成局部组织炎性水肿,使局部组织肿胀。另外在某些慢性炎症中,局部组织和细胞增生也可引起局部肿胀。

3. 热　在急性炎症时,局部组织动脉性充血,血流量增多以及血流速度加快,加上炎症区代谢旺盛,产热增多,使病变局部体表温度明显高于周围组织呈发热表现。但内脏器官炎症病变时,病变组织的温度与正常组织的温度相比,则无明显差异。

4. 痛　与多种因素有关。炎症局部肿胀牵拉、压迫神经末梢,以及局部组织损伤、细胞坏死使局部钾离子、氢离子集聚,尤其是炎症介质释放,如前列腺素、5-羟色胺、缓激肽刺激神经末梢均可引起局部疼痛。

5. 功能障碍　炎症局部组织细胞变质及代谢异常,炎性渗出物的阻塞、压迫或局部疼痛(可引发保护性反射),均可引起局部组织和器官的功能障碍。

(二)炎症的全身反应

炎症病变主要出现在局部,但局部病变与整个机体又互为影响。较严重的炎症性病变或疾病,常会引起全身反应。主要包括:发热和外周血白细胞数目改变(常增多),有的也会引起单核巨噬细胞系统增生,甚至出现部分器官的实质细胞发生变性、坏死。也可伴有心率加快、血压升高、寒战、厌食等。

1. 发热　多见于病原微生物引起的炎症。引起发热的化学物质主要是内、外源性致热原,外源性致热原有革兰阴性菌的内毒素以及革兰阳性菌、流感病毒、真菌、螺旋体和抗原抗体复合物等;内源性致热原主要是白细胞包括中性粒细胞、单核细胞及嗜酸性粒细胞所释放的细胞因子,如IL-1、TNF-α和干扰素等。外源性致热原不直接致热,而是通过激活白细胞释放内源性致热原作用于体温调节中枢引起发热的。此外,在变态反应性发热、肿瘤性发热中,致敏淋巴细胞与抗原发生反应时释放的某些淋巴因子,也可刺激中性粒细胞或巨噬细胞形成并释放内源性致热原。

一定程度的发热,能使机体代谢增强,有利于抗体形成和促进吞噬细胞的吞噬作用,并使肝细胞解毒功能增强,促进骨髓及淋巴组织增生,从而提高机体的防御功能。然而,高热可使中枢神经、血液循环、消化和排泄等多个器官的代谢和功能发生障碍,特别是中枢神经系统的功能障碍,可给机体带来不良后果,甚至危及患者的生命。

2. 外周血白细胞增多　外周血白细胞增多是机体防御反应的表现。化脓菌感染者,以中性粒细胞显著升高为主;病毒感染或慢性炎症,则表现淋巴细胞升高;血中嗜酸性粒细胞增多,常见于寄生虫感染和过敏反应。

外周血白细胞增多,主要是由于IL-1和TNF等细胞因子促进了白细胞从骨髓储存库释放,以提高机体防御功能。在严重感染时,中性粒细胞从骨髓储存库中过度释放,使外周血液中幼稚的杆状核中性粒细胞增多,这种现象在临床上称为"核左移",提示机体抗感染能力较强和感染的程度较重。如果患者感染很严重,而抵抗力差时,中性粒细胞的数量反而减少。另外,在某些感染如伤寒病或病毒感染时,血中中性粒细胞也有减少的趋势。

3. 单核巨噬细胞系统增生　单核巨噬细胞系统是机体重要的防御系统,包括骨髓、肝、脾、淋巴结中的巨噬细胞。在炎症特别是病原微生物引起的感染性炎症时,单核巨噬细胞系统常有不同程度的增生,其吞噬功能增强,临床上主要表现为局部淋巴结肿大或和肝、脾大。同时淋巴组织中的T淋巴细胞或B淋巴细胞也增生,从而增强了机体的免疫能力。因此单核巨噬细胞系统增生,是机体防御反应的表现。

4. 实质器官病变　较严重的炎症,因病原微生物及其毒素、发热和血液循环障碍等因素的作用,患者的心、脑、肝、肾等器官可出现不同程度的实质细胞发生变性、甚至坏死等变化,造成不同程度的器官功能障碍。

第二节　急性炎症

急性炎症时,炎症局部表现出血流动力学改变、血管通透性增加和白细胞渗出与吞噬三方面改变。这些改变是机体将抗炎症因子,如抗体、中性粒细胞和巨噬细胞等白细胞送达炎症局部,诠释了具有血管系统的活体组织对各种损伤因子刺激及局部损伤所发生的以防御为主的反应这一炎症概念。

一、血流动力学改变

急性炎症过程中组织发生损伤后,很快发生血流动力学改变,即血管口径和血流量改变,其按如下顺序发生(图4-1)。

1. 细动脉短暂收缩　通常在损伤发生后即刻出现细动脉短暂收缩,仅持续几秒钟,是由神经调节和化学介质引起。

2. 血管扩张和血流加速　细动脉在短暂收缩后,接下来细动脉扩张,然后毛细血管床开放,导致局部血流加快和血流量增加,即动脉性充血。血管扩张的发生机制与神经和体液因素有关,神经因素即轴突反射,体液因素主要是由于组胺、一氧化氮(NO)、缓激肽和前列腺素类等化学介质作用于血管平滑肌而引起血管扩张。血管扩张持续时间取决于致炎因子损伤的时间长短、损伤的类型和程度。

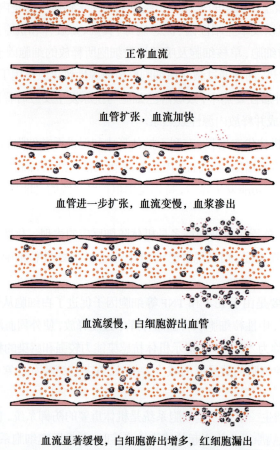

正常血流

血管扩张，血流加快

血管进一步扩张，血流变慢，血浆渗出

血流缓慢，白细胞游出血管

血流显著缓慢，白细胞游出增多，红细胞漏出

图4-1 炎症血流动力学变化模式图

3. 血流速度减慢 细动脉及动脉端毛细血管扩张后，静脉端毛细血管和小静脉也发生扩张，血流速度减慢，引起静脉性充血（淤血）。淤血使得小静脉和毛细血管的通透性升高，血管内富含蛋白质的液体向血管外渗出，导致血管内血液浓缩、黏稠度增加，血流变缓甚至血流处于停滞（stasis）状态。血流淤滞有利于白细胞靠近管壁，黏附于血管内皮细胞表面并渗出到血管外。

血流动力学改变所经历的时间，与致炎因子的种类和刺激的严重程度有关。轻度刺激引起血流加快可持续几小时，随后血流速度减慢，并可发生血流停滞；较重刺激经 15～30 分钟可见到血流停滞，而严重损伤仅需几分钟就可出现。此外在炎症灶的不同部位，其血流动力学改变也是不同的，例如皮肤烧伤病灶的中心已发生了血流停滞，但病灶周边部血管可能仍处于扩张状态。

二、血管通透性增加

正常的微循环血管通透性的维持主要依赖于血管内皮细胞的完整性。在炎症过程中，可通过下列机制引起血管通透性增加（图4-2）。

1. 内皮细胞收缩 组胺、缓激肽、白细胞三烯等炎症介质作用于内皮细胞受体，内皮细胞迅速发生收缩，在内皮细胞间出现 0.5～1.0μm 的缝隙，导致血管通透性增加。该过程持续时间较短，仅为 15～30 分钟，抗组胺药物可抑制此反应。肿瘤坏死因子和白细胞介素 1 等细胞因子通过内皮细胞的细胞骨架重构，使内皮细胞收缩，血管通透性增高。该反应出现较晚，发生于损伤后 4～6 小时，但可持续 24 小时或更长。

2. 内皮细胞损伤 烧伤和化脓菌感染等严重损伤刺激可直接损伤内皮细胞，使之坏死脱落，这种损伤引起的血管通透性增加明显并且发生迅速，可持续几小时到几天，直至损伤血管形成血栓或内皮细胞再生修复为止。轻度和中度热损伤、X 线和紫外线照射、某些细菌毒素等引起的血管内皮损伤，血管通透性

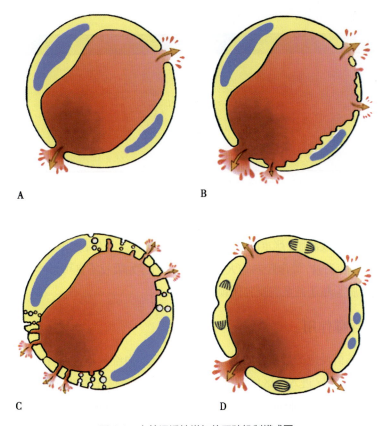

图 4-2 血管通透性增加的四种机制模式图

A. 内皮细胞收缩，累及细静脉；B. 内皮细胞损伤，累及全部微循环；C. 内皮细胞
穿胞作用增强，累及细静脉；D. 新生毛细血管壁高通透性

增加则发生较晚，常在 2~12 小时之后发生，但可持续几小时到几天，累及毛细血管和细静脉。另外，白细胞黏附于内皮细胞被激活，释放具有毒性的氧代谢产物和蛋白水解酶，也可造成内皮细胞的损伤和脱落。

3. 内皮细胞　穿胞作用增强在内皮细胞靠近连接处的胞质内，存在着由相互连接的囊泡所构成的囊泡体，这些囊泡体形成穿胞通道。富含蛋白质的液体通过穿胞通道穿越内皮细胞的现象称为穿胞作用（transcytosis），这是血管通透性增加的另一机制。血管内皮生长因子（VEGF）可引起内皮细胞穿胞通道数量增加和口径增大。

4. 新生毛细血管壁的高通透性　在炎症修复过程中，以出芽方式形成新生毛细血管，其内皮细胞连接不健全，因而新生毛细血管具有高通透性。

应当指出，上述引起血管通透性增加的机制可同时或先后起作用。例如，烧伤可通过炎症介质介导的内皮细胞收缩、直接损伤内皮细胞和白细胞介导的内皮细胞损伤等机制，引起液体外渗。

渗出液的量及成分主要取决于管壁通透性升高的程度。一般而言，急性炎症的渗出液比重大，蛋白含量高，除有小分子白蛋白外，还可含有分子量较大的球蛋白，甚至纤维蛋白（纤维素）；同时，渗出液中还有各种白细胞；当管壁损伤严重时伴有红细胞的漏出。这些有别于单纯血流动力学因素（如右心衰竭所致静脉流受阻、血液循环障碍）所形成的漏出液（transudate）。渗出液和漏出液均可到组织间隙，引起水肿，或在体腔内积聚造成积液。渗出液和漏出液两者区别（表 4-1）有着重要的临床指导意义。

渗出液对机体具有积极意义：①稀释和中和毒素，减轻毒素对局部组织的损伤作用；②为局部浸润的白细胞带来营养物质和运走代谢产物；③渗出物中所含的抗体和补体有利于消灭病原体；④渗出物中的纤维素交织成网，不仅可限制病原微生物的扩散，还有利于白细胞吞噬消灭病原体，在炎症后期的纤维素网架可成为修复的支架，并有利于成纤维细胞产生胶原纤维；⑤渗出物中的病原微生物和毒素随淋巴液而到达局部淋巴结，刺激细胞免疫和体液免疫的产生。

表 4-1　渗出液与漏出液的区别

区别点	渗出液	漏出液
比重	>1.018	<1.018
蛋白量	>30g/L	<30g/L
白细胞	>1000×10^6/L	<300×10^6/L
Rivalta 试验 *	阳性	阴性
凝固性	能自凝	不自凝
透明度	混浊	澄清

*Rivalta 试验为醋酸沉淀试验，渗出液因含大量黏蛋白，为 0.1% 醋酸所沉淀，呈阳性反应。

但渗出液过多时，可造成压迫和阻塞等不良后果，例如肺泡内渗出液堆积可影响换气功能，过多的心包或胸膜腔积液可压迫心脏或肺脏，严重的喉头水肿可引起窒息。另外，渗出物中的纤维素过多吸收不良可发生机化，例如大叶性肺炎时，肺泡腔内的大量纤维素渗出，如吸收不良可发生机化，引起肺肉质变；胸膜炎纤维素渗出可引起胸膜粘连甚至胸膜腔闭锁。

三、白细胞渗出与吞噬作用

白细胞渗出是炎症防御反应的最重要的基本特征。血液的白细胞通过血管壁游出到血管外参与炎症反应的过程，称为白细胞渗出；进入炎区组织内的白细胞称为炎细胞；炎细胞集聚到炎区组织中的现象，称为炎细胞浸润（inflammatory cell infiltration）。在急性炎症时渗出的炎细胞中，中性粒细胞和巨噬细胞，能够吞噬和降解各种病原微生物、免疫复合物和坏死组织碎片等。

白细胞从血管内渗出到血管外的过程是复杂的连续过程（图 4-3），可概括为白细胞边集与附壁、游出和趋化、吞噬与杀伤降解等阶段。

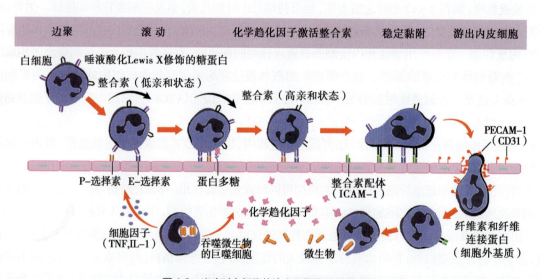

图 4-3　炎症时白细胞的渗出和聚集过程模式图

1. 白细胞边集与附壁　由于炎症时血管的扩张，通透性升高，血浆渗出，使炎区血流缓慢或发生淤滞，这时血液轴流变宽或消失，白细胞进入血流边流，向管壁集聚靠近，这种现象称为白细胞边集（margination）。然后，靠边的白细胞随着缓慢的血流沿内皮细胞表面滚动，之后附着停留在管壁的内膜上并牢固黏附内皮细胞表面的现象称为白细胞附壁或黏着。白细胞附壁的过程，除受钙离子以及细胞表面电荷的影响外，现认为主要与细胞表面的黏附分子有关。

在细胞与细胞、细胞与基质间有一些促进两者互相结合的物质称为细胞黏附分子（cell adhesion molecule）。

黏附分子包括四大类：即选择素（selectins）、免疫球蛋白（immunoglobulins）、整合素（integrins）和黏液样糖蛋白（mucin-like glycoproteins）。这些黏附因子部分存在于内皮细胞，部分存在于白细胞，它们以受体与配体相对应的形式相互结合，从而实现白细胞与内皮细胞之间的黏附。

炎症过程中，受炎症因子或炎症介质刺激，可促进内皮细胞和白细胞增强黏附因子的表达和增强黏附分子之间的亲和性以及增加新的黏附因子表达等多方面的作用来增强内皮细胞与白细胞之间的黏附。炎症早期内皮细胞的 P-选择蛋白，在组胺、凝血酶和血小板激活因子等化学介质的刺激下，P-选择蛋白很快由内皮细胞内再分布至细胞表面，并能和血管内的白细胞表面相应受体黏附。同时炎症过程中产生的 IL-1 和 TNF 等细胞因子可促使内皮细胞的细胞间黏附分子 1（ICAM-1）和血管黏附分子 1（VCAM-1）表达水平增加，这两种黏附分子都可与白细胞上的整合蛋白相互起作用。另一方面，炎症中细胞释放的趋化因子可激活白细胞如中性粒细胞、单核细胞、淋巴细胞上的整合蛋白 LFA-1，使 LFA-1 由低亲合性转换成高亲合性，使这些白细胞易与内皮细胞上的黏附分子相黏着。

白细胞附壁和黏着的过程需要 2 价阳离子如 Ca^{2+}、Mg^{2+} 的存在。它们可能在白细胞与内皮细胞负电荷之间起桥联作用。体外实验用 EDTA 螯合钙离子可抑制白细胞附壁。此外，大剂量肾上腺皮质激素也可减少或完全抑制其附壁现象，乃至抑制炎症反应。因此，长期应用肾上腺皮质激素的患者容易发生细菌性感染，后果也较严重。

2. 白细胞游出和趋化作用　白细胞穿过血管壁进入组织内的过程称为白细胞游出。黏附于内皮细胞表面的白细胞沿内皮细胞表面缓慢移动，在内皮细胞连接处伸出伪足，白细胞以阿米巴运动的方式从内皮细胞缝隙中经基膜（白细胞可分泌胶原酶，降解血管基膜）整个细胞游出到血管周围组织间隙。白细胞游出是一个主动耗能过程，常需 2～12 分钟才能完全通过血管壁。

炎症的不同阶段游出的白细胞的种类有所不同。在急性炎症的早期（24 小时内）中性粒细胞首先游出。中性粒细胞在血液中数量最多，它们迅速对细胞因子发生反应，并与黏附分子结合，最先游出。24～48 小时则以单核细胞浸润为主。其原因在于：①中性粒细胞寿命短，经过 24～48 小时后，中性粒细胞由于凋亡和崩解而消失，而单核细胞在组织中寿命长；②中性粒细胞停止游出后，单核细胞可继续游出；③炎症的不同阶段所激活的化学趋化因子可不同，中性粒细胞能释放单核细胞趋化因子，可趋化单核细胞的游出。另外，致炎因子的不同，渗出的白细胞也不同，葡萄球菌和链球菌感染以中性粒细胞浸润为主，结核分枝杆菌和伤寒杆菌等则以单核细胞为主，病毒感染以淋巴细胞浸润为主，一些过敏反应中则以嗜酸性粒细胞浸润为主。

白细胞向着化学刺激物所在的炎症部位做定向游走的现象称趋化作用（chemotaxis）。具有吸引白细胞作用的物质称阳性趋化物或趋化因子。趋化因子是通过与白细胞表面的特异性 G 蛋白偶联受体相结合而发挥作用的，两者结合后，激活 Rac/Rho/cdc42 家族的 GTP 酶和一系列激酶。这些信号导致肌动蛋白聚合并分布在细胞运动的前缘，而肌球蛋白纤维则分布在细胞后缘，白细胞通过延伸丝状伪足而拉动细胞向前运动，引起细胞的移位。

趋化因子可以是外源性的，也可以是内源性的。最常见的外源性化学趋化因子是细菌产物，特别是含有 N-甲酰甲硫氨酸的多肽。内源性趋化因子包括：补体成分（特别是 C5a）、白细胞三烯（主要是 LTB_4）、细胞因子（特别是 IL-8）等。趋化因子具有特异性，有些趋化因子只吸引中性白细胞，而另一些趋化因子则吸引单核细胞或嗜酸性粒细胞。不同的炎症细胞对趋化因子的反应不同，中性粒细胞和单核细胞对趋化因子的反应较明显，而淋巴细胞对趋化因子的反应则较弱。

3. 白细胞的吞噬与杀伤降解　吞噬作用（phagocytosis）是指白细胞游走集中到炎症灶后，进行吞噬异物、微生物，杀灭病原微生物和分解组织碎片的过程，这是机体最直接最重要的防御过程。具有吞噬功能的细胞主要为中性粒细胞和巨噬细胞。吞噬过程包括识别和附着、吞入、杀伤和降解三个阶段（图4-4）。

（1）识别及附着（recognition and attachment）：白细胞聚集到感染和组织坏死部位后，通过多种受体来识别及附着感染的微生物和坏死组织。①识别微生物产物的受体：白细胞 TLRs（toll-like receptors）表达于细胞膜以及胞质的内体小泡，可以识别细胞外和吞入细胞内的微生物产物。② G 蛋白偶联受体：其表达于中性粒细胞和巨噬细胞等多种白细胞，主要识别含有 N- 甲酰甲硫氨酸的细菌短肽。③调理素受体：调理素（opsonins）是指一类通过包裹微生物而增强吞噬细胞吞噬功能的血清蛋白质，包括抗体 IgG 的 Fc 段、补体 C3b 和凝集素（lectins）。调理素包裹微生物而提高吞噬作用的过程，称为调理素化（opsonization）。调理素化的微生物与白细胞的调理素受体（Fc 受体、C3 受体）结合后，明显提高白细胞的吞噬作用。④细胞因子受体：感染微生物后，机体产生多种细胞因子，例如干扰素 -γ（IFN-γ）。这些细胞因子可与白细胞表面的受体结合。

（2）吞入（engulfment）：吞噬细胞附着于调理素化的细菌等颗粒状物体后，便伸出伪足，随着伪足的延伸和相互融合，吞噬细胞的细胞膜包围吞噬物形成泡状小体，即吞噬体（phagosome）。然后，吞噬体与初级溶酶体融合，形成吞噬溶酶体（phagolysosome），溶酶体酶倾注其中，细菌在溶酶体酶的作用下被杀伤和降解。

（3）杀伤和降解（killing and degradation）：杀伤微生物的物质主要有活性氧和活性氮。活性氧由激活的白细胞还原型辅酶Ⅱ（NADPH）氧化酶产生，后者使 NADPH 氧化而产生超氧负离子（O_2^-）。大多数超氧负离子经自发性歧化作用转变为 H_2O_2，H_2O_2 进一步被还原成高度活跃的羟自由基。H_2O_2 不足以杀灭细菌，中性粒细胞胞质内的嗜天青颗粒中含有髓过氧化物酶（MPO），MPO 可催化 H_2O_2 和 Cl^- 产生 HOCl·。HOCl· 是强氧化剂和杀菌因子。H_2O_2-MPO- 卤素是中性粒细胞最有效的杀菌系统，它不仅能够杀灭细菌，而且对真菌、病毒、支原体等其他致病微生物也有良好的抑制和杀灭作用。活性氮，主要是 NO，也参与微生物杀伤。

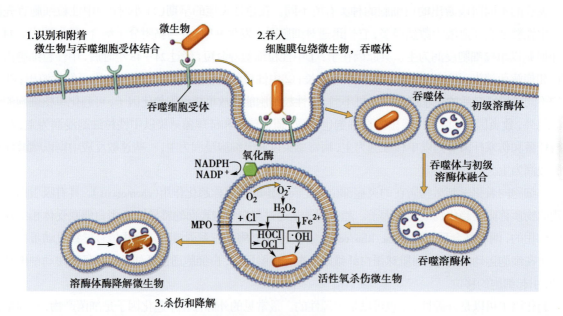

图 4-4　白细胞吞噬作用模式图

白细胞溶酶体中的一些物质可不依赖氧的作用杀灭微生物，它们包括杀菌增强通透性的蛋白、溶菌酶、乳铁蛋白等。杀菌膜通透性增加蛋白，可激活磷脂酶而降解磷脂，造成微生物的外膜通透性增加和微生物的损伤，导致细菌死亡；溶菌酶及乳铁蛋白能溶解细菌细胞壁中的乙酰氨基葡糖与乙酰胞壁酸分子间的连接，引起细菌崩解；乳铁蛋白还可以夺取细菌生长所必需的铁来抑制细菌的生长；阳离子蛋白能与细菌内某些酸基结合，干扰细菌生长。另外，由于葡萄糖酵解增强，乳酸堆积，吞噬体中的酸性环境（pH 4～5）也有助于杀菌。一般认为溶酶体酶对已被杀死的菌体消化降解作用比直接杀菌作用更为重要。

4. 常见白细胞的种类及其功能

（1）白细胞类型：血液中具有吞噬、杀灭各种致病因子的细胞统称白细胞。包括中性粒细胞、单核巨噬细胞、淋巴细胞、浆细胞、嗜酸性粒细胞和嗜碱性粒细胞等（图4-5）。

1）中性粒细胞：又称为小吞噬细胞，具有活跃的运动能力和较强的吞噬作用，主要能吞噬细菌、坏死组织碎片以及抗原抗体复合物。中性粒细胞核呈分叶状，胞质内有丰富的中性颗粒，内富含酸性水解酶、中性蛋白酶、髓过氧化物酶（MPO）、溶菌酶、乳铁蛋白及碱性磷酸酶等。中性粒细胞通过这些酶及其氧化代谢产物的作用对病原微生物进行直接的或间接的杀灭、降解。在非酸性环境中，中性粒细胞能吞噬绝大多数病原微生物和组织崩解产物。中性粒细胞数量多，是机体清除和杀灭病原微生物的最主要成分，它是机体重要的防御组成部分。

2）单核巨噬细胞：又称大吞噬细胞，主要来源于血液的单核细胞及单核巨噬细胞系统。单核巨噬细胞体积较大，胞质丰富，核呈肾型或椭圆形，胞质内含有丰富的溶酶体。在不同的炎症中，单核巨噬细胞形成多核巨细胞，如郎格汉斯巨细胞、异物巨细胞。单核巨噬细胞的功能主要有三个方面：一是吞噬、杀灭消化病原菌和异物或组织碎片，甚至肿瘤细胞；二是分泌参与炎症反应的生物活性介质，如溶酶体酶、干扰素、前列腺素、IL-1 等；三是摄取并处理抗原，并把抗原信息传递给免疫活性细胞，参与特异性免疫反应。

3）淋巴细胞和浆细胞：淋巴细胞来自血液及局部淋巴组织。淋巴细胞体积较小，核呈圆形，浓染，胞质极少，淋巴细胞游走能力较弱，无吞噬作用。淋巴细胞参与免疫反应。B 淋巴细胞在抗原刺激下，可转化为浆细胞；浆细胞的形态特殊，核呈卵圆形、圆形，位于胞质的一侧，染色质呈车轮状排列，胞质丰富，略呈嗜碱性；它能合成相应的免疫球蛋白，参与体液免疫反应过程。淋巴细胞和浆细胞常见于慢性炎症或病毒性感染。

4）嗜酸性粒细胞：嗜酸性粒细胞核也呈分叶状，胞质内含有许多较大的嗜酸性颗粒，颗粒中有多种酶（蛋白酶、过氧化物酶）。嗜酸性粒细胞的运动能力较弱，具有一定的吞噬能力，能吞噬抗原抗体复合物。现在认为抗原抗体复合物、补体（C_{3a} 和 C_{5a}）、组织胺和变态反应性嗜酸性粒细胞趋化因子等，对嗜酸性粒细胞都有趋化作用。嗜酸性粒细胞主要见于某些变态反应性疾病或寄生虫感染。

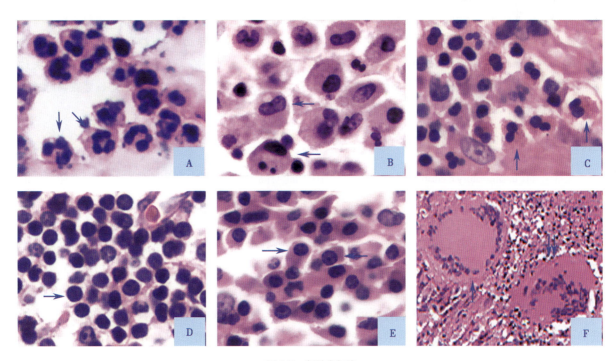

图4-5　各种白细胞

A. 中性粒细胞（↑）；B. 单核巨噬细胞，有吞噬现象（↑）；C. 嗜酸性粒细胞（↑）；D. 淋巴细胞（↑）；E. 浆细胞（↑）；F. 多核巨细胞（↑）

5）嗜碱性粒细胞和肥大细胞：嗜碱性粒细胞胞质中含有嗜碱性异染颗粒。嗜碱性粒细胞主要来自血液，肥大细胞主要分布在全身结缔组织和血管周围。两种细胞的嗜碱性颗粒均含有肝素及组织胺，肥大细胞胞质内还含有 5- 羟色胺。当这些细胞脱颗粒时便释放出上述物质，作为炎症介质介导炎症反应，多见于变态反应性炎症。

（2）白细胞的免疫作用：在不同炎症中，巨噬细胞、淋巴细胞和浆细胞等白细胞还发挥抗原递呈和免疫作用。抗原进入机体后，首先巨噬细胞将其吞噬处理，再把抗原信息递给 T 和（或）B 细胞，使其致敏。而后者这些免疫活性细胞再遇到相应的抗原时，T 或 B 淋巴细胞就可分别产生淋巴因子或抗体，发挥其特异的免疫作用，有效地杀伤病原微生物。另一个自然杀伤细胞（NK 细胞）又称大颗粒淋巴细胞，约占外周血液循环中淋巴细胞的 10% ~ 15%，它胞质内含有丰富的嗜天青颗粒，无需先致敏就可溶解病毒感染的细胞，因而 NK 细胞是抗病毒感染的第一道防线。

（3）白细胞介导的组织损伤作用：白细胞在激活和吞噬过程中不仅可向吞噬溶酶体内释放产物，还可将产物（例如溶酶体酶、活性氧自由基）释放到细胞外间质中，损伤正常细胞和血管内皮，加重原始致炎因子的损伤作用。白细胞介导的组织损伤见于多种炎症性疾病，例如肾小球肾炎、哮喘、移植排斥反应、肺纤维化等。

白细胞向细胞外间质释放产物的机制包括：①吞噬溶酶体在完全封闭之前仍与细胞外相通，溶酶体酶可外溢；②某些不容易被吞噬的物质（如沉积在肾小球基底膜的免疫复合物）可以引发白细胞高度激活，溶酶体酶被释放到细胞外间质中；③白细胞吞噬了能损伤溶酶体膜的物质（如尿酸盐、二氧化硅），使溶酶体酶释放出来。

理论与实践

白细胞反应是炎症防御的重要环节。但白细胞也会因先天性或后天性因素而出现各种功能缺陷。①黏附缺陷：在白细胞黏附缺陷（leukocyte adhesion deficiency, LAD）患者，白细胞整合素 CD18 的 β2 缺陷而致黏着缺陷，引起患者反复细菌感染和创伤愈合不良。②吞噬溶酶体形成障碍：Chediak-Higashi 综合征患者，是常染色体隐性遗传性疾病，表现为吞噬体与溶酶体融合发生障碍，以及细胞毒性 T 淋巴细胞不能正常分泌具有溶解作用的颗粒，造成严重的免疫缺陷和患者反复细菌感染。③杀菌活性障碍：先天性儿童慢性肉芽肿患者的白细胞因缺少 NADPH 氧化酶，导致依赖活性氧杀伤机制缺陷。④白细胞生成障碍或损失过多：在再生障碍性贫血、肿瘤化疗和肿瘤广泛骨转移等疾病时，造成白细胞数目下降；又如艾滋病时造成淋巴组织的破坏，尤其是 CD4[+] T 淋巴细胞的破坏，引起获得性免疫功能缺陷。

四、炎症介质

炎症介质（inflammatory mediator）是指炎症过程中由细胞释放或在体液中产生的参与和介导炎症反应的化学物质。炎症介质在急性炎症的发生发展过程中发挥着极其重要的作用。

炎症介质有以下特点：①炎症介质可来自细胞和血浆。来自细胞的炎症介质，有些以细胞内颗粒的形式储存于细胞内，有些炎症介质是在致炎因子的刺激下即刻合成的，届时释放到细胞外。细胞可来源于血细胞和炎症局部的组织细胞（如内皮细胞、平滑肌细胞、成纤维细胞及某些上皮细胞等）。②多种刺激物可以导致炎症介质的产生，这些刺激物包括微生物产物和坏死组织释放的物质，以及被它们激活的补体、激肽和凝血系统而产生的物质。③炎症介质可以刺激其他炎症介质的释放，使初级炎症介质的作用放大或抵消。④一种炎症介质可作用于一种或多种靶细胞，可对不同的细胞和组织产生不同的作用。⑤炎症介质的效应受到精细调节，然而其半衰期十分短暂，很快衰变、被酶降解灭活、或被拮抗分子抑制或清除。

炎症介质种类繁多，以下仅介绍几种主要的炎症介质。

（一）细胞释放的炎症介质

1. 血管活性胺　包括组胺和 5- 羟色胺（5-HT），在急性炎症反应时，其主要作用是迅速使细动脉扩张和细静脉通透性增加。组胺主要存在于肥大细胞和嗜碱性粒细胞的颗粒中，也存在于血小板内。肥大细胞释放组胺称为脱颗粒，引起肥大细胞脱颗粒的刺激因子可有：①引起损伤的冷、热等物理因子；②免疫反应，IgE 抗体结合到肥大细胞表面的 Fc 受体；③ C3a 和 C5a 补体片段，又称过敏毒素蛋白；④白细胞来源的组胺释放蛋白；⑤某些神经肽，如 P 物质；⑥细胞因子，如 IL-1 和 IL-8。

5-HT 主要存在于血小板和肠嗜铬细胞。当血小板与胶原纤维、凝血酶、ADP、免疫复合物、血小板活化因子（PAF）等接触后，引起血小板聚集，促进血小板释放 5-HT。

2. 花生四烯酸代谢产物　包括前列腺素（PG）、白细胞三烯（LT）和脂质素（LX），参与炎症和凝血反应。花生四烯酸（AA）是二十碳不饱和脂肪酸，来源于饮食或由亚油酸转换产生，在人体内存在于细胞膜磷脂分子中，在磷脂酶 A_2 的作用下释放出来。花生四烯酸通过环氧化酶途径产生前列腺素和凝血素，并通过脂质氧化酶途径产生白细胞三烯和脂质素（图 4-6）。

AA 通过环氧化酶途径生成的代谢产物包括 PGE_2、PGD_2、PGF_2、PGI_2 和凝血素 A_2（TXA_2）等，分别由特异性酶作用于中间产物而产生。由于不同细胞含有不同的酶，所以不同细胞产生的 AA 代谢产物不同。TXA_2 主要由血小板产生，因为血小板含有 TXA_2 合成酶。TXA_2 主要作用是使血小板聚集和血管收缩。PGI_2 主要由血管内皮细胞产生，其可抑制血小板聚集和使血管扩张。PGD_2 主要由肥大细胞产生，而产生 PGE_2 和 PGF_{2a} 的细胞种类则比较多。PGD_2、PGE_2 和 PGF_{2a} 协同作用，可以引起血管扩张并促进水肿发生。PG 还可引起炎症发热和疼痛，PGE_2 使机体对疼痛的刺激更为敏感，并在感染过程中与细胞因子相互作用引起发热。

白细胞三烯是 AA 通过脂质氧化酶途径产生的，AA 首先转化为 5 氢过氧花生四烯酸（5HPETE），然后再转化为白细胞三烯 LTA_4、LTB_4、LTC_4、LTD_4、LTE_4 以及 5 羟基花生四烯酸（5HETE）等。5HETE 是中性粒细胞的化学趋化因子。LTB_4 是中性粒细胞的趋化因子和白细胞功能反应（黏附于内皮细胞、产生氧自由基和释放溶酶体酶）的激活因子。LTC_4、LTD_4、LTE_4 主要由肥大细胞产生，可引起明显支气管痉挛和静脉血管通透性增加。

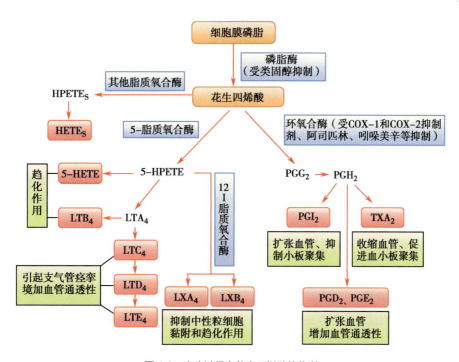

图 4-6　炎症过程中花生四烯酸的代谢

脂质素也是 AA 通过脂质氧化酶途径产生的,是白细胞三烯的内源性拮抗剂。主要功能是抑制中性粒细胞的趋化反应及黏附于内皮细胞,可能与炎症的消散有关。

理论与实践

许多抗炎药物是通过抑制花生四烯酸的代谢而发挥作用的。非甾体类抗炎药物(例如阿司匹林和吲哚美辛)可抑制环氧化酶活性,抑制 PG 的产生,起到解热镇痛的作用。齐留通(zileuton)可抑制脂质氧化酶,抑制白三烯 LTB_4 的产生,对各种类型细胞中白三烯的产生都有抑制作用,用于哮喘的治疗。糖皮质类固醇可抑制磷脂酶 A_2、环氧化酶 2 和细胞因子 IL-1 和 TNFa 等的基因转录,从而抑制花生四烯酸代谢产物的产生,发挥抗炎作用。

3. 血小板激活因子(platelet activating factor,PAF) PAF 是磷脂类炎症介质,具有激活血小板、扩张血管、增加血管通透性以及引起支气管收缩等作用。PAF 在极低浓度下可使血管扩张和小静脉通透性增加,比组胺作用强 100~1000 倍。PAF 还可促进白细胞黏附、化学趋化和脱颗粒反应。PAF 由嗜碱性粒细胞、血小板、中性粒细胞、单核巨噬细胞和血管内皮细胞产生。人工合成的 PAF 受体的拮抗剂可抑制炎症反应。

4. 细胞因子 细胞因子(cytokines)由激活的淋巴细胞、巨噬细胞、内皮细胞、上皮细胞和结缔组织细胞等产生,可以调节其他细胞的功能,参与炎症反应和免疫反应。TNF 和 IL-1 是介导炎症反应的两个重要细胞因子,主要由激活的巨噬细胞、肥大细胞和内皮细胞等产生。内毒素、免疫复合物和物理性因子等可以刺激 TNF 和 IL-1 的分泌,两者均可促进内皮黏附分子的表达以及其他细胞因子的分泌,并可引起发热、嗜睡、促进肝脏合成各种急性期蛋白、促进骨髓向末梢血液循环释放中性粒细胞,还可引起患者血压降低、心率加快等。

5. 活性氧和一氧化氮 中性粒细胞和巨噬细胞受到微生物、免疫复合物、细胞因子或其他炎症因子刺激后,合成和释放活性氧,杀死和破坏吞噬的微生物及坏死细胞。活性氧的少量释放可促进趋化因子、细胞因子、内皮细胞-白细胞间黏附分子的表达,增强和放大炎症反应。但是,活性氧的大量释放可引发组织损伤,血清和组织中有抗氧化保护机制,是否引起损伤取决于两者的平衡。

一氧化氮(NO)可由内皮细胞、巨噬细胞和脑内某些神经细胞产生,在 NO 合成酶的作用下,这些细胞利用精氨酸合成 NO。NO 及其衍生物可杀伤病原微生物,是宿主抗感染的炎症介质。NO 在炎症过程中有双重作用,一方面,NO 可导致平滑肌细胞松弛,引起小血管扩张;另一方面,NO 可抑制炎症过程中的细胞反应,抑制血小板黏附、聚集和脱颗粒,抑制肥大细胞引起的炎症反应,并且抑制白细胞聚集。因此,NO 被认为是调控炎症反应的内源性因子。

6. 溶酶体酶 存在于中性粒细胞和单核细胞溶酶体颗粒内的酶可以降解吞噬的微生物,并引起组织损伤。溶酶体颗粒含有多种酶,如酸性水解酶、中性蛋白酶、溶菌酶等。酸性水解酶在吞噬溶酶体内降解细菌及其碎片。中性蛋白酶包括弹力蛋白酶、胶原酶和组织蛋白酶,可降解各种细胞外成分,包括胶原纤维、基底膜、纤维素、弹力蛋白和软骨基质等,在化脓性炎症的组织破坏中起重要作用。中性蛋白酶还能直接降解 C3 和 C5 而产生血管活性介质 C3a 和 C5a,并促进激肽原产生缓激肽样多肽。

7. 神经肽 神经肽(例如 P 物质)是小分子蛋白,可传导疼痛,引起血管扩张和血管通透性增加。肺和胃肠道的神经纤维分泌较多的神经肽。

(二)血浆中的炎症介质

血浆中存在着三种相互关联的系统,即激肽、补体和凝血系统/纤维蛋白溶解系统,是重要的炎症介质(图 4-7)。

1. 激肽系统 缓激肽(bradykinin)是一种血管活性肽,由激肽原酶作用于血浆中激肽原而产生。缓激

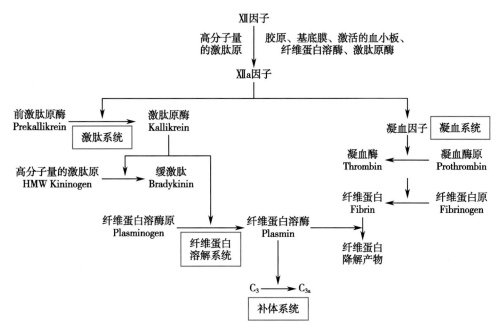

图 4-7　激肽、凝血、纤维蛋白溶解系统以及补体系统的相互作用

肽可以使细动脉扩张,血管通透性增加,支气管平滑肌收缩,并可引起疼痛。缓激肽形成的中心环节是Ⅻ因子的激活。当组织损伤处暴露的胶原、基底膜等激活Ⅻ因子,后者的激活使前激肽原酶转变成激肽原酶,激肽原酶作用于高分子量激肽原使其转化为缓激肽。同时激肽原酶又是Ⅻ因子的强有力的激活因子,这样便使原始的刺激得以放大。激肽原酶本身还具有化学趋化活性,并能使 C5 转变成 C5a。

2. 补体系统　补体系统由 20 多种血浆蛋白质组成,是抵抗病原微生物的天然和过继免疫的重要因子,具有使血管通透性增加、化学趋化作用和调理素化作用。补体可通过经典途径(抗原抗体复合物)、替代途径(病原微生物表面分子,例如内毒素或脂多糖)和凝集素途径激活。三种途径均可激活 C3,使其转化为 C3a 和 C3b,进一步激活 C5,使其转化为 C5a 和 C5b。

补体系统在炎症过程中,参与如下反应:①血管反应:C3a 和 C5a 通过刺激肥大细胞释放组胺,使血管扩张和血管通透性增加。由于它们的作用类似于过敏反应中肥大细胞释放的介质,又被称为过敏毒素。C5a 还可以激活中性粒细胞和单核细胞中花生四烯酸的脂质氧化酶途径,进一步引起炎症介质的释放。②白细胞激活、黏附、趋化作用:C5a 可使白细胞激活和增加白细胞表面整合素的亲和力,促进白细胞黏附。C5a 是中性粒细胞、嗜酸性粒细胞、嗜碱性粒细胞和单核细胞的趋化因子。③吞噬作用:C3b 和 iC3b 可与细菌细胞壁结合,通过其调理素化作用增加具有 C3b 和 iC3b 受体的中性粒细胞和单核细胞的吞噬作用。④细菌杀伤作用:补体激活可以产生膜攻击复合物,在入侵微生物的细胞膜上打孔,杀死微生物。

3. 凝血系统 / 纤维蛋白溶解系统　凝血系统的激活可以启动一系列炎症反应。凝血系统Ⅻ因子激活可以启动如下与炎症有关的系统:①凝血系统,激活凝血酶(thrombin)、纤维蛋白多肽和 X 因子。凝血酶通过结合于血小板、血管内皮细胞等的蛋白酶激活受体,激活血管内皮细胞,促进白细胞黏附。纤维蛋白多肽可以提高血管通透性,参与白细胞趋化作用。凝血酶还可以降解 C5 产生 C5a,把凝血和补体激活联系起来。②纤维蛋白溶解系统,产生纤维蛋白溶酶(plasmin)和灭活凝血酶;③激肽系统,产生血管活性激肽。④补体系统,产生过敏毒素 C3a 和 C5a。

需要指出的是炎症介质作用在不同介质系统之间有着密切的相互联系,如补体、激肽、凝血和纤维素溶解系统炎症介质的产生及其作用是相互交织、互为影响的。无论在细胞内处于严密隔离状态的介质,还是血浆内处于前体状态的介质,都必须经过许多步骤才被激活。而且炎症介质一旦被激活和释放,又将迅速被破坏或灭活。因此,所有炎症介质均处于灵敏的调控和动态平衡体系中。主要炎症介质及作用见表 4-2。

表 4-2　主要炎症介质的作用

功能	炎症介质
血管扩张	组胺、缓激肽、NO、PGL_2、PGE_2、PGD_2、PGF_2
增加血管通透性	组胺、缓激肽、C3a、C5a、白三烯 C_4、D_4、E_4、PAF、P 物质、血小板激活因子
趋化作用	C5a、LTB_4、细菌产物、IL-8
发热	细胞因子（IL-1、IL-6、TNF）、PGE_2
致痛	缓激肽、PGE_2
致组织损伤	氧自由基、溶酶体酶、NO

五、急性炎症的病理类型与基本病理变化

根据炎症过程中的变质、渗出和增生三大基本病理变化,将急性炎症分为变质性炎、渗出性炎和增生性炎。但因病因、发病部位及机体的功能状态不同,急性炎症有时以其一种或两种病变为主。而且在不同的条件下,炎症的主要病变也可发生转化。

（一）变质性炎

变质性炎是指炎症局部组织细胞出现变性、坏死为主要改变的炎症,常由于某些重症感染和中毒等病因引起。常发生在心、脑、肝、肾等实质脏器,由于病变脏器中大量实质细胞广泛的变性、坏死,使受累脏器功能严重障碍。如流行性乙型脑炎时,病变主要是大脑神经细胞变性坏死,脑组织液化性坏死可形成筛状软化灶(图 4-8),并引起严重的中枢神经系统功能障碍。再如急性重型病毒性肝炎,肝细胞发生广泛的变性坏死,而渗出和增生改变轻微,导致肝功能严重障碍。

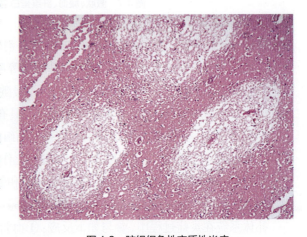

图 4-8　脑组织急性变质性炎症
乙型脑炎大脑神经细胞变性坏死,脑组织液化性坏死形成许多筛状软化灶

（二）渗出性炎

渗出性炎是指炎症病灶中以渗出为主要病变的炎症。根据渗出物的主要成分及病理特点,渗出性炎又分为浆液性炎、纤维素性炎、化脓性炎、出血性炎等类型。

1. 浆液性炎　浆液性炎(serous inflammation)以浆液渗出为主,常形成大量渗出液。浆液性炎好发于浆膜(如胸膜、腹膜及心包膜)、滑膜、皮肤及黏膜和疏松结缔组织。可引起相应部位的炎性积液、炎性水肿、水泡等改变,如胸膜的浆液性炎可引起胸腔积液;毒蛇咬伤可引起局部组织炎性水肿;皮肤Ⅱ°烧伤时渗出液在表皮内和表皮下形成水疱。黏膜的浆液性炎又称浆液性卡他性炎,卡他(catarrh)是指渗出物和分泌物沿黏膜表面顺势下流的意思,常见于感冒早期的鼻炎。

渗出的浆液易被吸收,若有大量浆液渗出可以引起局部压迫和水肿,给机体带来不利影响。如喉头浆液性炎造成的喉头水肿可引起呼吸困难或窒息,胸膜和心包腔大量积液可压迫心、肺,影响其功能。

2. 纤维素性炎　纤维素性炎(fibrinous inflammation)以纤维蛋白原渗出为主,继而形成纤维蛋白(即纤维素)。在 HE 切片中,病变中的纤维素呈红染相互交织的网状、条状或颗粒状,常混有中性粒细胞和坏死细胞的碎片。大量纤维素渗出时,说明血管壁损伤严重,其通透性明显增加,常由某些细菌毒素(如白喉杆菌、痢疾杆菌和肺炎球菌的毒素)或内源性和外源性各种毒物(如尿毒症的尿素和汞中毒)引起。纤维素性炎易发生于黏膜、浆膜和肺组织。发生于黏膜的纤维素性炎,渗出的纤维素、坏死组织和中性粒细胞共

同形成一层灰白色膜状物（假膜），故称假膜性炎。白喉时（图4-9），咽部的假膜不易脱落称为固膜性炎；气管的假膜则较易脱落，称为浮膜性炎，脱落可引起窒息；发生于心包浆膜的纤维素性炎时，渗出的大量纤维素，在心脏的搏动下心包脏、壁两层呈绒毛状，形成"绒毛心"；大叶性肺炎时（图4-10），肺泡腔内除了大量纤维素渗出外，还可见大量中性粒细胞渗出，当渗出的纤维素较多，纤维素不能被溶解吸收时可引起机化，造成心包粘连和肺实变。

3. 化脓性炎 化脓性炎（purulent inflammation）以中性粒细胞渗出为主，伴有不同程度的组织坏死和脓液形成。化脓性炎多由化脓菌（如葡萄球菌、链球菌、脑膜炎双球菌、大肠埃希菌）感染所致，当大量组织坏死继发感染时亦可产生。炎症区的坏死组织被中性粒细胞及坏死组织崩解所释放的蛋白酶溶解、液化成液状物的过程，称为化脓。所形成的脓性渗出物称为脓液，脓液呈凝乳状，灰黄色或黄绿色，含有大量变性、坏死和少量存有活力的中性粒细胞，以及病原菌、坏死组织碎片和少量浆液。变性、坏死的中性粒细胞又称为脓细胞。脓液的性状因感染的病原菌不同而有差异，如葡萄球菌引起的脓液较为浓稠，而由链球菌引起的脓液较为稀薄。化脓性炎根据病因和发生部位的不同，可分为表面化脓和积脓、蜂窝织炎和脓肿。

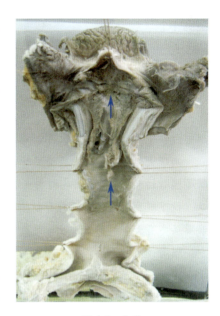

图4-9 白喉
在咽喉及气管黏膜表面可见灰白色的膜样结构附着(↑)

（1）表面化脓和积脓：表面化脓是指发生在黏膜和浆膜表面的化脓性炎。如化脓性扁桃体炎，扁桃体表面常覆有一层脓液；化脓性尿道炎，渗出的脓液可沿尿道排出体外，量大时可形成脓性卡他性炎。积脓是指脓液在浆膜腔或管腔内积聚，如浆膜、胆囊和输卵管黏膜的化脓性炎，可引起浆膜腔、胆囊和输卵管腔内积脓。

（2）蜂窝织炎（phlegmonous inflammation）：是指疏松结缔组织的弥漫性化脓性炎，常发生于皮肤、肌肉和阑尾。蜂窝织炎主要由溶血性链球菌引起，链球菌分泌的透明质酸酶能降解疏松结缔组织中的透明质酸，分泌的链激酶能溶解纤维素，因此，细菌容易在组织间隙内扩散。炎症病变呈组织高度水肿和大量中性粒细胞弥漫性浸润，与周围组织界限不清（图4-11），但炎症病变组织的坏死和溶解较轻微，故单纯的蜂窝织炎痊愈后一般不留痕迹。

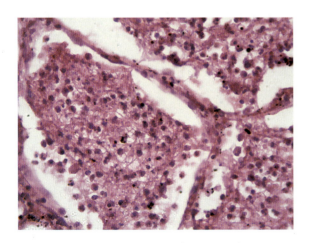

图4-10 肺纤维素性炎（大叶性肺炎）
肺泡腔内见大量红染的纤维素渗出，呈线网状，其网中有大量中性粒细胞浸润

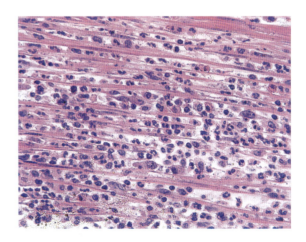

图4-11 蜂窝织炎性阑尾炎
大量中性粒细胞弥漫浸润于阑尾的肌层

案例 4-1

患者男性，26岁，平时体健。与朋友午餐后，下午自感中上腹不适，开始发热，乏力，自服消食片；晚间体温升高，食欲不振，右下腹隐痛；带病工作两天后右下腹疼痛加重，伴恶心、呕吐及全身不适，急诊入院。查体：体温39.5℃，心率90次/分，两肺听诊正常，右下腹麦氏点处明显压痛和反跳痛。实验室检查：血中白细胞总数 $14×10^9/L$，中性粒细胞占93%。临床诊断为急性阑尾炎，行阑尾切除术。

病理大体观察：见阑尾明显肿大增粗，色暗红，浆膜面血管扩张充血，覆有灰黄色片状和丝状渗出物；阑尾横断切面上，可见阑尾腔内充满黄红色脓液。

镜下观察：见阑尾腔内有积脓，部分黏膜损伤，阑尾各层（尤其是肌层）见大量中性粒细胞弥漫浸润，浆膜层亦有大量纤维素渗出。

思考：

1. 写出病理学诊断及诊断的依据。

2. 解释阑尾各层（尤其是肌层）为何出现大量中性粒细胞弥漫浸润。

3. 为何实验室检查出现异常？

（3）脓肿（abscess）：是指器官或组织内的局限性化脓性炎症，其主要特征是组织发生溶解坏死，形成充满脓液的腔，即脓腔（图4-12）。脓肿主要由金黄色葡萄球菌引起，这些细菌可产生毒素使局部组织坏死，继而大量中性粒细胞浸润，之后中性粒细胞崩解形成脓细胞，并释放出蛋白溶解酶使坏死组织液化形成含有脓液的空腔。金黄色葡萄球菌可产生血浆凝固酶，使渗出的纤维蛋白原转变成纤维素，因而病变较局限。金黄色葡萄球菌具有层粘连蛋白受体，使其容易通过血管壁而在远部其他组织器官产生迁徙性脓肿。在脓肿早期，脓肿周围有充血、水肿和大量炎细胞浸润；随着病变的发展，脓肿周围长入肉芽组织，形成脓肿膜，脓肿膜具有吸收脓液，限制炎症扩散的作用（图4-13）。小脓肿可以吸收消散。较大脓肿由于脓液过多，吸收困难，常需要穿刺或切开清除脓液，脓腔常被肉芽组织修复，最后形成瘢痕。

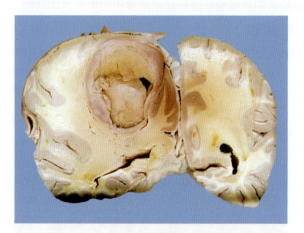

图4-12 脑脓肿
脑实质可见一大脓肿，其腔内有浓稠的脓汁

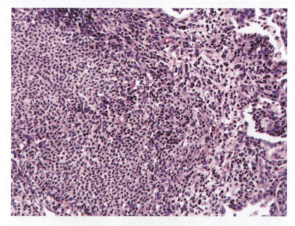

图4-13 肺脓肿
左下侧有一脓肿病灶，为大量中性粒细胞浸润，肺组织结构被破坏

疖是毛囊、皮脂腺及其周围组织的脓肿。疖中心部分液化变软后，脓液便可破出。痈是多个疖的融合，在皮下脂肪和筋膜组织中形成许多相互沟通的脓肿，必须及时切开排脓。

4. 出血性炎 出血性炎（hemorrhagic inflammation）是指炎症病灶的血管损伤严重，大量红细胞漏出到局部炎症组织中。常见于流行性出血热、钩端螺旋体病和鼠疫等急性传染病。

值得指出的是上述各型炎症可以单独发生，亦可以合并存在，如浆液性纤维素性炎、纤维素性出血性炎、化脓性出血性炎等。另外，在炎症的发展过程中，炎症类型可以发生转化，如浆液性炎可以转变成纤维素性炎或化脓性炎等。

（三）增生性炎

增生性炎是指炎症局部组织细胞发生增生为主的改变。常见于慢性炎症，但在少数急性炎症时，也会出现增生性炎。例如，肠伤寒时，病变的回肠黏膜下淋巴组织中大量单核巨噬细胞增生、聚集，使肠黏膜肿胀；在急性弥漫增生性肾小球肾炎时，病变的肾小球系膜细胞和内皮细胞大量增生，肾小球体积增大，造成肾小球滤过率降低及肾功能障碍。

第三节　慢性炎症

慢性炎症通常由急性炎症转变而来，亦可一开始即呈慢性经过。病程长，可持续数月至数年，临床症状不明显。病理变化多以局部组织细胞增生修复过程为主，也有变质、渗出等改变，组织损伤和修复反应相伴发生，形成连绵不断的炎症反应。局部浸润的炎细胞主要为淋巴细胞、浆细胞和巨噬细胞，称为慢性炎细胞。少数慢性炎症可转变为急性炎症称为慢性炎症急性发作。

慢性炎症发生于如下情况：①病原微生物很难清除，持续存在。例如结核菌、梅毒螺旋体、某些真菌等，这些病原微生物常可激发免疫反应，特别是迟发性过敏反应，有时可表现为特异性肉芽肿性炎；②长期暴露于内源性或外源性毒性因子，例如长期暴露于二氧化硅引发硅沉着病；③对自身组织产生免疫反应，如类风湿关节炎和系统性红斑狼疮等。

慢性炎症根据其病变特点，分为一般慢性炎症（又称非特异性慢性炎）和肉芽肿性炎两大类。

一、一般慢性炎症的病变特点

一般慢性炎症常以增生性改变为主。病变主要是成纤维细胞、血管内皮细胞和组织细胞增生，同时局部被覆上皮、腺上皮和实质细胞也可增生，并伴有慢性炎细胞浸润。慢性炎症常形成炎性肉芽组织，随着炎症的发展，肉芽组织中成纤维细胞转变为纤维细胞，并产生大量胶原纤维，导致病变组织硬化。如慢性肝炎可导致肝硬化；慢性节段性肠炎因纤维组织增生，瘢痕形成，可导致肠腔狭窄。发生在局部黏膜（如鼻、子宫颈）的炎症，局部的黏膜上皮、腺上皮增生及炎性渗出可形成向表面突起的息肉状肿物称炎性息肉。炎性息肉大小不等，基底部变细呈蒂，增生的黏膜下及腺体间可见结缔组织炎性水肿及慢性炎症细胞浸润（图4-14）。有时炎性增生的组织形成一个境界清楚的肿瘤样团块称为炎性假瘤。它实质上是一种以淋巴细胞增生为主，伴有多种细胞成分增生及纤维化的炎性肿块，多见于肺和眼眶。

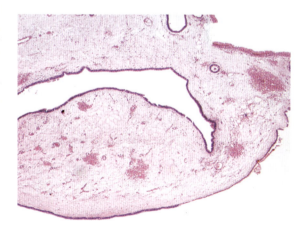

图4-14　炎性息肉（鼻息肉）

单核巨噬细胞系统的激活是慢性炎症的一个重要特征。急性炎症开始48小时后，单核巨噬细胞逐渐成为最主要的炎症细胞，这主要是由于炎症灶不断产生吸引单核细胞的趋化因子，如C5a、纤维素多肽、某些生长因子、阳离子蛋白质、胶原和纤连蛋白的分解产物，因此从血液循环渗出的单核细胞源源不断地来到局部，这是巨噬细胞最重要的来源。另外局部巨噬细胞的增殖以及受某些细胞因子如移动抑制因子的作用也促进单核细胞在局部聚集，并能长期停留在局部而不游走。同时炎症灶里的巨噬细胞寿命较长，使巨噬细胞在慢性炎症病灶中发挥重要抗炎作用。

淋巴细胞是慢性炎症中浸润的另一种炎症细胞。淋巴细胞在黏附分子和化学趋化因子介导下，从血液中渗出并迁移到炎症病灶处。淋巴细胞接触到抗原后可被激活，发挥细胞和体液免疫作用，同时亦可产生针对自身抗原的自身抗体。另外，淋巴细胞和巨噬细胞在慢性炎症过程中相互作用，巨噬细胞吞噬并处理抗原后，把抗原呈递给 T 淋巴细胞，产生 IL-12 刺激 T 淋巴细胞；激活的淋巴细胞可产生淋巴因子（如 IFN-γ 因子），反过来又可激活巨噬细胞。因此，慢性炎症反应周而复始，呈慢性经过。

肥大细胞在结缔组织中广泛分布，其表面存在免疫球蛋白 IgE 的 Fc 受体，在对食物、昆虫叮咬、药物过敏反应及对寄生虫的炎症反应中起重要作用。在 IgE 介导的炎症反应和寄生虫引起的炎症中，嗜酸性粒细胞浸润也是其特点。嗜酸性粒细胞的化学趋化因子介导其运动到靶器官。嗜酸性颗粒中含有的主要嗜碱性蛋白（major basic protein）是一种阳离子蛋白，对寄生虫有独特的毒性，也能引起哺乳类上皮细胞的溶解，在免疫反应中损伤组织。

二、慢性肉芽肿性炎

肉芽肿（granuloma）是指炎症局部病变中以大量巨噬细胞局限性浸润和增生及其衍生的细胞所形成的境界清楚的结节状病灶。多为慢性炎症，故称慢性肉芽肿性炎。不同的病因可引起形态不同的肉芽肿。一般将肉芽肿分为感染性肉芽肿和异物性肉芽肿。

1. 感染性肉芽肿　由各种不同的感染因子引起，如结核分枝杆菌、麻风杆菌、伤寒杆菌、真菌、日本血吸虫等。其形态多具有一定的特异性，对病理诊断有一定的鉴别意义。最常见的是结核性肉芽肿（图 4-15），又称结核结节。是由结核分枝杆菌引起的特异性增生性炎，其组成主要有：①局部组织内巨噬细胞增生，以后活化的巨噬细胞又衍生为类上皮细胞，后者镜下核呈椭圆形，核膜清楚，胞质多而淡，细胞边界不清，常相聚成片，形似上皮细胞。电镜下相邻细胞间的微绒毛突起镶嵌，可出现连接结构，细胞器丰富，显示有分泌功能，但吞噬功能低。②巨噬细胞也可相互融合形成多核巨细胞，此时细胞体积增大，含多个细胞核，核整齐地排列于细胞周边，呈马蹄形或环形，称为郎格汉斯（Langhans）巨细胞。有的多核巨细胞，其细胞核散在或堆积于胞质中（此种细胞异物性肉芽肿多见）。③周围还有许多淋巴细胞浸润和增生的纤维结缔组织，结节中心部可有干酪样坏死。肉芽肿能围歼病原菌，限制病变扩散，具有重要的防御作用。

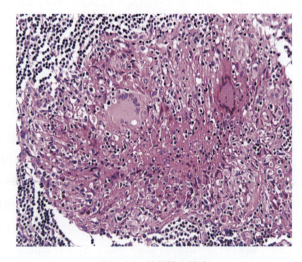

图 4-15　结核性肉芽肿

2. 异物肉芽肿　主要由进入组织内的异物（如滑石粉、矽尘、手术缝线、石棉小体等）引起的以巨噬细胞增生为主的局灶病变。在巨噬细胞结节中，也常有数量不等的多核巨细胞分布，此时的多核巨细胞内细胞核杂乱无章地分布或集中于细胞内一侧，胞质内还可有被吞噬的异物、缝线或胆固醇结晶等存在，这种多核巨细胞则称为异物巨细胞（图 4-16）。

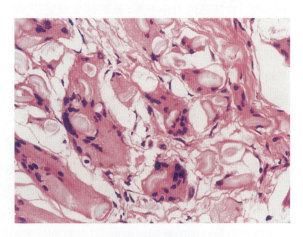

图 4-16　异物性肉芽肿
主要由异物巨细胞构成

第四节　炎症的结局

炎症发展的结果与致炎因子的性质和强弱程度，以及机体的抵抗力、组织特性等多种因素有关。大多数急性炎症能够痊愈，少数迁延为慢性炎症，极少数可蔓延扩散到全身。

一、痊愈

多数炎症性疾病，通过机体本身的抗损伤反应和适当治疗，使病因消除，炎性渗出物及坏死组织被炎症区内蛋白溶解酶溶解消化，或通过血管和淋巴管吸收或经体内自然管道或体表排出体外，使炎症消散，周围健康的细胞再生修复。如炎症局部组织损伤范围较小，通过再生修复，可以完全恢复原来组织的结构和功能，称为完全愈复。若坏死范围较大，则由肉芽组织增生机化，称为不完全愈复。

二、迁延不愈

当机体抵抗力低下或治疗不彻底时，致炎因子未能在短期清除，在机体内持续起作用，不断地损伤组织，造成炎症迁延不愈。有时急性炎症可转变成慢性炎症，如急性肝炎转为慢性肝炎等。而当机体抵抗力增强，病原逐渐被消灭后，慢性炎症也可逐渐痊愈；但当机体抵抗力降低时，慢性炎症也可呈急性发作。如慢性支气管炎患者，炎症反应有时轻缓，有时加重，病程长期迁延，甚至多年不愈。

三、蔓延播散

在机体抵抗力低下，或病原微生物毒力强、数量多的情况下，病原微生物可不断繁殖，并向周围蔓延或经血管、淋巴管向全身组织和器官播散。

1. 局部蔓延　炎症局部的病原微生物，可通过组织间隙或自然管道向周围组织和器官扩散蔓延，使病灶扩大。如急性膀胱炎可向上蔓延到输尿管和肾盂，引起肾盂肾炎。不同部位的脓肿发生局部蔓延时，可引发相应的溃疡、窦道、瘘管和空洞等并发症。

2. 淋巴道播散　病原微生物经组织间隙侵入淋巴管，随淋巴液进入局部淋巴结，引起局部淋巴管炎和淋巴结炎。如足部的感染灶沿淋巴道播散时，可引起腹股沟淋巴结肿大，有时在足部感染灶和肿大的腹股沟淋巴结之间形成淋巴管炎。

3. 血道播散　炎症灶中的病原微生物可直接或通过淋巴道侵入血液循环，病原微生物的毒性产物也可回流入血，引起菌血症、毒血症，若病原微生物仍未消灭，则可进一步引起败血症和脓毒血症。

（1）菌血症（bacteremia）：细菌由局部病灶或经淋巴道、血管入血，血内的细菌通常为一过性，菌量少、没有大量繁殖并很快被单核细胞等吞噬清除，患者无明显病变和临床症状，称为菌血症。如拔牙后短暂的菌血症，一些炎症性疾患的早期也有菌血症，如大叶性肺炎和流行性脑脊髓膜炎等。在菌血症阶段，肝、脾和骨髓的吞噬细胞可组成一道防线，以清除细菌。

（2）毒血症（toxemia）：细菌的毒性产物或毒素被吸收入血，引起全身中毒症状，称为毒血症。临床上出现寒颤、发热，甚至中毒性休克，同时伴有心、肝、肾等实质细胞的变性或坏死，但血培养找不到细菌。

（3）败血症（septicemia）：细菌由局部病灶入血后，不仅没有被清除，而且还大量繁殖，并产生毒素，引起全身中毒症状和病理变化，称为败血症。败血症除有高热、寒战等毒血症的临床表现外，还常出现皮肤和黏膜的多发性瘀点、瘀斑，以及脾脏和淋巴结肿大等。严重者还可出现休克和弥散性血管内凝血等表现。此时行血培养或瘀点涂片，可找到病原菌。

（4）脓毒血症（pyemia）：由化脓菌入血繁殖所引起的败血症可进一步发展成为脓毒败血症。此时除了有败血症的表现外，还可在全身多脏器如肺、肝、肾、脑等处出现多发性细菌栓塞性脓肿，又称迁徙性脓肿

（metastatic abscess）。脓肿灶通常较小，且多接近器官表面，周围有出血充血带。镜下，小脓肿中央的小血管或毛细血管中可见细菌菌落，并有大量中性粒细胞局灶性浸润和局部组织的化脓性溶解破坏。

（王　旭）

学习小结

炎症是具有血管系统的活体组织对各种损伤因子刺激及局部损伤所发生的以防御为主的反应。各种损伤因子即为致炎因子。任何炎症其病变部位均可出现变质、渗出、增生三大基本病理变化，不同的炎症及炎症的不同阶段可以某一种或两种为主；根据病程，炎症常分为急性炎症和慢性炎症两大类。炎症的临床表现局部可有红、肿、热、痛及功能障碍，全身可出现发热、外周血白细胞数目增多和单核巨噬细胞系统的增生。

急性炎症的血流动力学改变、血管通透性增加引起的液体渗出以及白细胞渗出与吞噬和炎症介质的作用诠释了炎症是以防御为主的反应。急性炎症根据病变特点可分为变质性炎、渗出性炎和增生性炎，而渗出性炎又可分为浆液性炎、纤维素性炎、化脓性炎和出血性炎等类型。并可出现炎性水肿、体腔积液、水疱、假膜性炎、绒毛心、肺纤维素性炎的肺实变以及表面化脓、积脓、蜂窝织炎和脓肿等一系列病理改变。

慢性炎症常从急性炎症转变而来，病变以增生修复为主；既有间质结缔组织增生与纤维性修复，又可有实质细胞的增生。慢性炎症可分为一般慢性炎症（非特异性慢性炎）和慢性肉芽肿性炎；肉芽肿性炎又有感染性肉芽肿和异物性肉芽肿两种类型。

炎症经过积极的治疗是能够痊愈的，少数在诸多因素的影响下可呈慢性经过而迁延不愈，但也有极少数因病情恶化而出现蔓延及淋巴道和血道的播散。

复习思考题

1. 以病理变化解释炎症局部表现。
2. 简述炎症时纤维素渗出的利弊。
3. 简述炎细胞的吞噬过程及其意义。
4. 简述急性炎症后期以单核细胞浸润为主的机制。
5. 概述纤维素性炎的基本病理变化及其特点。
6. 比较积脓、脓肿与蜂窝织炎的异同点。
7. 叙述肉芽肿性炎的概念、类型及病理特点。
8. 如何区别炎症血道播散各种症状？
9. 如何理解炎症是一种防御为主的反应？
10. 解释下列名词：变质、渗出、增生、炎细胞浸润、炎症介质、浆液性炎、假膜性炎、绒毛心、化脓、蜂窝织炎、炎性息肉、迁徙性脓肿。

第五章 　肿　瘤

学习目标

掌握	肿瘤的概念；肿瘤性增生与反应性增生的区别；肿瘤的异型性、分化的概念及异型性的形态特征；肿瘤的生长方式及影响肿瘤生长速度的关键因素；肿瘤直接蔓延、转移的概念及转移途径；肿瘤的命名原则；癌前病变、非典型增生和原位癌的概念；良、恶性肿瘤的区别及对机体的影响。
熟悉	肿瘤的大体形态与组织结构；肿瘤的分类、分级及常见肿瘤的形态特点。
了解	肿瘤病因和发生机制；肿瘤的分期。

肿瘤(tumor, neoplasm)是一大类常见病、多发病，常在机体局部增生形成团块(mass)。根据其生物学特性和临床表现，可以分为良性肿瘤(benign tumor)和恶性肿瘤(malignant tumor)。癌症(cancer)是所有恶性肿瘤的统称，现已严重危害人类健康。

近年统计资料显示，我国城市居民疾病死因第一位的是恶性肿瘤。2005年我国城市居民的恶性肿瘤死亡率约为124.86/10万，按照肿瘤致死率排序依次为：肺癌、肝癌、胃癌、食管癌、结直肠癌、乳腺癌、白血病、子宫颈癌、膀胱癌和鼻咽癌。在农村恶性肿瘤也高居疾病死因的第三位，约105.99/10万。在欧美一些国家恶性肿瘤的死亡率仅次于心血管系统疾病。全世界每年约有700万人死于恶性肿瘤。

恶性肿瘤对人类的危害，不仅在于威胁患者的生命，还在于它给患者带来的躯体痛苦、精神压力和经济负担。尽管世界各国每年都投入大量人力、物力对肿瘤进行研究并取得了一些成就，但迄今为止肿瘤发生的本质及治疗方法仍未取得突破性进展。因此，进一步加强对肿瘤的防治研究，乃是当今生物医学领域的重大研究课题和紧迫战略任务。本章主要从病理学的角度介绍关于肿瘤的基本概念、一般特点、生物学特点、病因学和发病机制等内容。

第一节　肿瘤的概念

肿瘤是机体在各种致瘤因素作用下，局部组织的细胞在基因水平上失去对其生长的正常调控，导致其异常增生而形成的新生物，这种新生物常形成局部肿块。与肿瘤发生有关的细胞增生称为肿瘤性增生。与机体在生理状态下及在炎症、损伤修复等病理状态下的非肿瘤性增生或反应性增生存在本质的区别，下表为肿瘤性增生与非肿瘤性增生的异同点(表5-1)。

表 5-1 肿瘤性增生与非肿瘤性增生的异同

	肿瘤性增生	非肿瘤性增生
增生性质	单克隆性:过度增生	多克隆性:炎症性,修复性,代偿性
分化程度	不同程度失去分化成熟能力	分化成熟,与正常组织相似
与机体协调	自主性,失去控制,不相协调	增生受到控制,与机体协调
消除原因后	仍继续生长	可停止增生

第二节 肿瘤的形态、分化和异型性

一、肿瘤的形态

(一)肿瘤的大体形态

大体观察时,应注意肿瘤的形状、数目、大小、颜色、硬度和包膜等。肿瘤的大体形态多种多样,有时可在一定程度上反映肿瘤的良、恶性。

1. 肿瘤的形状 肿瘤的形状多种多样,与其发生部位、组织来源、生长方式及肿瘤的良、恶性有关。皮肤、黏膜表面的肿瘤,常呈息肉状(polypoid)、乳头状(papillary)、溃疡状(ulcerative)和浸润状(infiltration);组织深部及实质器官内的肿瘤,多呈结节状(nodular)、分叶状(lobular)、囊状(cystic)和溃疡状(ulcerated)等(图 5-1)。

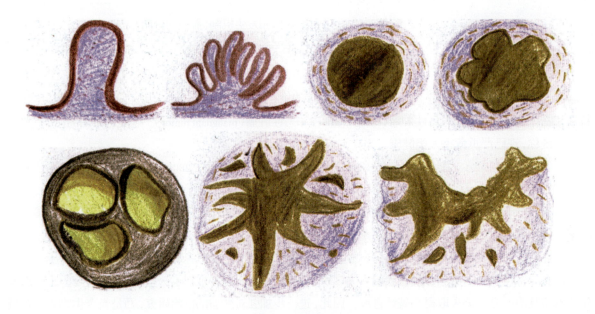

图 5-1 肿瘤的形状

左至右分别为:息肉状、乳头状、结节状、分叶状、囊状、浸润状和溃疡状

2. 肿瘤的数目 肿瘤的数目通常为单个,有时可为多个。有些类型的肿瘤,例如癌,单发的比较多;有些类型的肿瘤常常表现为多发性,例如结、直肠的多发性家族性息肉病和神经纤维瘤病等,患者可以有数十个甚至数百个肿瘤。多个肿瘤可发生于同一器官(如子宫多发性平滑肌瘤),也可先后在不同器官发生不同性质的肿瘤(如多原发癌)。

3. 肿瘤的大小 肿瘤的大小可以差别很大。小的肿瘤,例如甲状腺的微小癌,有时仅凭肉眼很难发现,需借助显微镜才能观察到。某些巨大肿瘤,重量可达数公斤甚至数十公斤,例如卵巢的浆液性囊腺瘤。

一般说来,肿瘤的大小与肿瘤的性质(良、恶性)、生长时间和发生部位等有关。生长于体表或大的体腔(如腹腔、盆腔)内的肿瘤,有时可长得很大;生长于密闭的狭小腔道(如颅腔、椎管)内的肿瘤,由于生长受限,体积通常较小。体积极大的肿瘤生长时间通常较长,生长缓慢,且大多为良性。在某些肿瘤类型(如胃肠道间质肿瘤),体积是预测肿瘤生物学行为的重要指标。恶性肿瘤一般生长比较迅速,肿瘤体积越大,发生转移的机会也越大,因此,恶性肿瘤的体积是肿瘤分期(早期或晚期)的一项重要指标。

理论与实践

胃肠道间质肿瘤(gastrointestinal stromal tumors,GISTs)是胃肠道最常见的间叶源性肿瘤,占胃肠道恶性肿瘤的 1%~3%,多发于中老年人。胃(50%~70%)和小肠(20%~30%)多见,结直肠约占 10%~20%,食管占 0%~6%。小肠 GISTs 恶性程度和淋巴结转移率最高,而食管 GISTs 恶性程度低。典型的免疫组化表型为 CD117 和 CD34 阳性,近 30% 病例中 SMA 阳性。GISTs 以手术治疗为主,胃的 GISTs 直径 <3cm 的可行局部切除或行楔形切除,切缘距肿瘤至少 3cm;3~5cm 宜行楔形切除或胃大部切除术,切缘距肿瘤至少 5cm;直径 >5cm 的应按胃癌行清扫范围手术。小肠 GISTs 常规行淋巴清扫,肠段切除至少距肿瘤 10cm。

4. 肿瘤的颜色　肿瘤的颜色依据肿瘤的组织来源、血供状况、有无分泌物、继发改变及特殊色素存在而有显著差异。一般癌切面多为灰白色,肉瘤多为灰红色,脂肪源性肿瘤多为黄色,肌源性肿瘤多为灰红色,血管瘤多为红色。有些肿瘤可产生色素,如黑色素瘤呈黑褐色。当肿瘤发生出血、坏死等继发性改变时,肿瘤的颜色会发生改变,如肾癌切面可呈五彩状。

5. 肿瘤的硬度　肿瘤的硬度常取决于肿瘤的组织起源、实质与间质的比例以及有无坏死、钙化、骨化等因素。如骨瘤质硬,脂肪瘤质软;实质多而间质少的肿瘤(如髓样癌)多较软,而实质少间质多的肿瘤则较硬(如硬癌);肿瘤发生坏死时变软,有钙化或骨化时变硬。

6. 包膜　良性肿瘤常有完整的包膜,与周围组织分界清楚,手术时易于完整切除;而恶性肿瘤一般无包膜或包膜不完整,常与周围组织粘连,手术不易完整切除。

案例 5-1

患者男性,71 岁,因 20 天前出现咳嗽,不剧烈,咳少量白痰,痰中带血丝入院。胸部 CT 示:右肺上叶近支气管处见一个结节,直径约 6.0cm,内为厚壁空洞影,内侧壁较厚,洞壁欠光滑,周围大片密度增高影,边缘欠佳,纵隔未见肿大淋巴结。行 B 超引导下肿瘤穿刺活检术,术后病理示:右肺非小细胞癌,伴坏死。随后,在全麻下行右全肺根治性切除,加肺门淋巴结清扫,标本送病理检查。

病理大体观察:送检一叶肺组织体积约 11.0cm×10.0cm×8.0cm,距支气管切缘 2.0cm 处见中央型肿块,体积约 5.0cm×4.0cm×3.0cm,切面灰白、灰褐,质地较硬,未见明显包膜,中间大片出血、坏死。支气管旁触及 5 枚淋巴结,直径 0.5~1.5cm,切面红、灰白色,质软。周围肺组织切面灰褐、质软,支气管腔内有脓液及分泌物。

光镜观察:肿瘤组织内有大小不等的实性癌巢,癌巢内可见角化珠,癌细胞显著异型,核分裂象较多见,癌巢周围细胞呈栅栏状排列,肿瘤中央大片坏死。支气管旁淋巴结 5 枚全部取材,其中 1 枚淋巴结边缘窦内全部查见上述类似的病变(淋巴结+,1/5)。

思考:

1. 该患者肺组织病变的病理诊断是什么?

2. 从肿瘤的形状、数目、大小、颜色、硬度和包膜描述该患者肿瘤的大体形态。

3. 该病的鉴别诊断是什么?

肿瘤的组织结构基本可分为实质（parenchyma）和间质（stroma）两部分。肿瘤的病理诊断主要是通过观察肿瘤的组织结构，尤其是肿瘤的实质来决定的。

1. 实质　是肿瘤细胞的总称，是肿瘤最具有特征性的部分，它决定了肿瘤的生物学特性以及各种肿瘤的特殊性。无论是排列方式还是功能（产生分泌物、色素等），肿瘤细胞往往都不同程度地保留其来源细胞的特点。因此，通常根据肿瘤实质的形态来判断肿瘤的组织来源和分化表型，进行肿瘤的分类、命名和组织学诊断，并根据其分化程度和异型性大小来确定肿瘤的良、恶性及恶性肿瘤的恶性程度等。

肿瘤的实质通常只有一种成分，但少数肿瘤可以含有两种甚至多种实质成分。如乳腺纤维腺瘤含有纤维瘤细胞和腺瘤细胞两种实质成分，而畸胎瘤可含有两个以上胚层来源的多种实质成分。

2. 间质　肿瘤的间质一般由血管和结缔组织等构成，起着支持、连接及营养肿瘤细胞的作用。另一方面，间质中往往还有数量不等的炎细胞，如浆细胞、淋巴细胞、巨噬细胞等。一般来说，间质中有较多淋巴细胞时，常反映机体的免疫反应较好，患者预后较好。此外，间质中除成纤维细胞外，还有肌成纤维细胞，具有成纤维细胞和平滑肌细胞的特点，可产生胶原纤维，限制瘤细胞播散；同时又可以引起组织收缩，乳腺癌时所致乳头下陷、消化道肿瘤所致的管壁僵硬和狭窄等均与之有关。

二、肿瘤的分化和异型性

肿瘤组织在细胞形态和组织结构上都与其来源的正常组织有着不同程度的差异，这种差异称为异型性（atypia）。胚胎学中的分化（differentiation）是指相同的原始细胞发育为在形态与功能上截然不同的成熟细胞的过程，而肿瘤的分化是指肿瘤组织与其来源组织的相似程度。肿瘤异型性的大小反映了肿瘤组织的成熟程度，即分化程度，分化程度的高低决定了异型性的大小。异型性小，说明肿瘤与其来源的正常组织相似程度高，肿瘤分化程度高（好）；反之，肿瘤异型性大，分化程度低（差）。肿瘤异型性的大小是确定其良、恶性的主要组织学依据。一般情况下，恶性肿瘤异型性显著。

肿瘤一般均有不同程度的分化。当肿瘤细胞形态和（或）组织结构缺乏与其来源的正常组织的相似之处时，则称为未分化（undifferentiation）或间变（anaplasia），细胞间变性肿瘤几乎都是高度恶性的。

（一）肿瘤组织结构的异型性

肿瘤组织结构的异型性是指肿瘤组织在空间排列方式上（细胞的极向、排列结构以及与间质的关系）与其来源的正常组织的差异。良性肿瘤组织结构的异型性不明显，一般都与其来源组织相似。恶性肿瘤的组织结构异型性明显，失去正常的排列结构、层次或极向，瘤细胞排列更为紊乱（图5-2）。

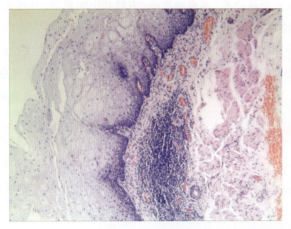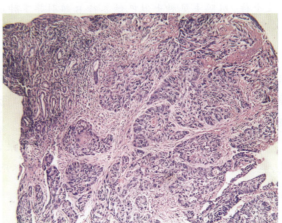

图5-2　肿瘤组织结构的异型性
左图为正常的食管黏膜组织；右图为食管鳞状细胞癌，肿瘤组织结构紊乱、侵及肌层

（二）肿瘤细胞的异型性

良性肿瘤一般分化较好，瘤细胞与起源组织很相似。恶性肿瘤细胞一般异型性较高，主要表现为以下四个方面。

1. 肿瘤细胞的多形性　指恶性肿瘤细胞形态、大小的不一致。恶性肿瘤细胞一般比其起源的正常细胞大，且呈明显的大小不一，形态各异，常可见瘤巨细胞，显示明显的异型性（图5-3）。但也有少数分化较差的肿瘤，其瘤细胞较正常细胞小，大小也较一致，多为圆形或短梭形，如胚胎性横纹肌肉瘤和小细胞癌等。

2. 细胞核的多形性　恶性肿瘤细胞核明显增大，细胞核与细胞质的比例增大。正常细胞的核／质比一般为1:4～1:6，而恶性肿瘤细胞则接近1:1。核大小、形态很不一致，可出现双核、多核、分叶核、巨核、奇异形核等。核染色质呈粗颗粒状，核染色明显加深，核膜增厚，核仁增大，数目增多。核分裂象增多，特别是病理性核分裂象（不对称性核分裂、多极性核分裂、顿挫性核分裂等）的出现是恶性肿瘤诊断的重要依据（见图5-3）。

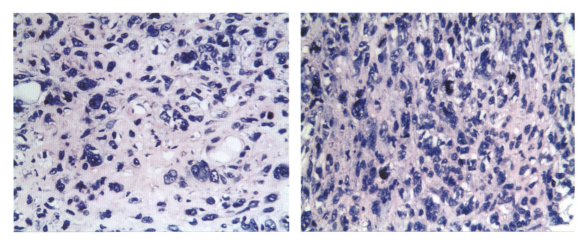

图5-3　肿瘤细胞的异型性
左图中央多核瘤巨细胞；右图中央可见病理性核分裂象

3. 细胞质的改变　恶性肿瘤细胞胞质内由于核糖体的增多而多呈嗜碱性。有些肿瘤细胞可产生异常分泌物或代谢产物而具有不同特点，如激素、黏液、糖原、脂质和色素等，有助于肿瘤来源的鉴别诊断。

上述肿瘤细胞的异型性，特别是细胞核的多形性常为恶性肿瘤的重要形态特征，对区别良性、恶性肿瘤具有重要意义，而细胞质内的特异性产物有助于判断肿瘤的组织来源。

4. 超微结构改变　超微结构水平上，肿瘤细胞质内可以观察到各种提示肿瘤来源或分化方向的细胞器。如神经内分泌颗粒提示为神经内分泌肿瘤；张力原纤维和细胞间桥粒提示为鳞状细胞来源；而肌微丝和密体则提示平滑肌源性肿瘤等。超微结构观察对鉴别肿瘤的起源有一定帮助，但对鉴别良、恶性肿瘤一般无意义。

第三节　肿瘤的生长和扩散

一、肿瘤的生长

肿瘤的生长包括生长方式与生长速度，与肿瘤的良、恶性密切相关。

（一）肿瘤的生长方式

肿瘤的生长方式多种多样，常与肿瘤的性质、生长部位及生长速度等因素有关，可分为膨胀性、外生性和浸润性生长三类。

1. 膨胀性生长（expansive growth） 膨胀性生长是大多数良性肿瘤的生长方式。发生于器官或组织内的肿瘤，由于瘤细胞生长缓慢，不侵袭周围正常组织，但随着肿瘤增大，可推挤或阻塞周围组织。因此，肿瘤往往呈结节状，有完整的包膜，与周围组织分界清楚（图 5-4）。临床触诊时通常可以推动，手术容易摘除，不易复发。但是，个别血管来源的良性肿瘤，如血管瘤，既没有完整的包膜，与周围的组织也分界不清。这种生长方式的肿瘤对局部组织器官的影响主要是挤压或阻塞。

2. 外生性生长（exophytic growth） 发生在体表、体腔或有腔器官表面的肿瘤，常向表面生长形成突起，可呈乳头状、息肉状、蕈状或菜花状（图 5-5）。良、恶性肿瘤均可呈现外生性生长，但恶性肿瘤常同时伴有浸润性生长，且常由于其生长迅速，血液供应不足，表面易坏死脱落形成溃疡。

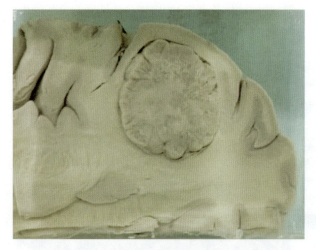

图 5-4　膨胀性生长
肿瘤呈结节状，有完整的包膜，与周围组织分界清楚

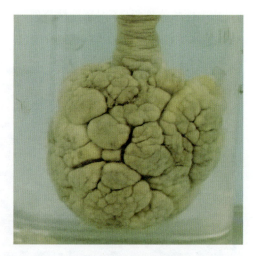

图 5-5　外生性生长
肿瘤呈菜花状外生性生长

3. 浸润性生长（infiltrating growth） 大多数恶性肿瘤的生长方式。肿瘤无包膜，呈树根样或蟹足样浸润至周围组织内，与邻近组织紧密连接而无明显界限（图 5-6），临床检查时移动性差，外科手术很难切除干净，术后常常复发。镜下可见肿瘤细胞增生，侵入周围组织间隙、淋巴管和血管内，并呈条索状、巢状或单个细胞浸润并破坏周围组织。

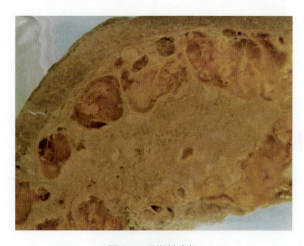

图 5-6　浸润性生长
肿瘤呈蟹足状浸润周围组织

（二）肿瘤的生长速度

一般来说，良性肿瘤通常生长较缓慢，不同的肿瘤生长速度差别可以很大，主要取决于肿瘤的性质与分化程度。良性肿瘤一般生长比较缓慢，可生长数年甚至数十年。值得注意的是，如果一个生长缓慢的良性肿瘤短期内生长突然加快，应考虑有转变为恶性肿瘤（恶变）的可能。恶性肿瘤尤其是分化较差的肿瘤，生长速度较快，短期内即可形成明显肿块，容易发生出血、坏死和囊性变等继发改变。

肿瘤的生长速度主要取决于下列因素：

1. 生长分数　肿瘤细胞的生长周期与正常细胞一样分为 G_0、G_1、S、G_2 和 M 期。生长分数（growth fraction）指肿瘤细胞群体中处于增殖阶段（S 期 + G_2 期）的细胞所占的比例，又称作增殖指数（proliferating index，PI）。在细胞恶性转化的初期，绝大多数细胞处于增殖期，所以生长分数很高。但是随着肿瘤的持续生长，离开增殖阶段的细胞越来越多，大多数肿瘤细胞处于 G_0 期。因此，即使是生长迅速的肿瘤其生长分数也仅为20% 左右。

理论与实践

降低恶性肿瘤手术后复发的风险，目前多采用新辅助化疗，即在手术前应用化疗，以使肿瘤缩小，边界清楚，减少及消灭肿瘤周围亚临床癌细胞，增加手术切除的机会和缩小手术切除范围，同时还可以消灭远处可能存在的微小转移病灶，最大限度地减少复发和转移的机会。已知几乎所有肿瘤化疗药物均是针对处于增殖期的细胞，因此高生长分数的肿瘤（如高度恶性的淋巴瘤）对于化疗特别敏感；而某些生长分数低的肿瘤，由于处于增殖阶段的细胞少，对化疗不够敏感。临床上治疗这些肿瘤的策略是先用放射或手术治疗将肿瘤缩小或去除，让残存的瘤细胞从 G_0 期进入增殖期后再用化学治疗，以增加肿瘤对化疗的敏感性。目前多项研究已显示出新辅助化疗的优越性，尤其是在提高患者肿瘤切除率、无瘤生存率及总生存率方面具有重要的意义。

2. 瘤细胞的生成与丢失　肿瘤是否能进行性生长及其生长速度取决于瘤细胞的生成与丢失比例。一方面，肿瘤细胞常具有相对较高的生长分数，肿瘤细胞不断生成；另一方面，由于营养供应及机体抗肿瘤免疫反应等因素的影响，有相当一部分瘤细胞发生坏死及凋亡。生长分数高、瘤细胞的生成明显大于丢失的肿瘤（如急性白血病和小细胞肺癌）生长较快，而瘤细胞生成大于丢失不明显的肿瘤（如结肠癌）则其生长相对较慢。

另外，肿瘤的血管生成也是影响肿瘤生长的重要因素。肿瘤的生长与其诱导血管形成的能力密切相关，如果缺少新生血管提供营养，实体瘤在直径达 $1 \sim 2mm$ 后（约 10^7 个细胞），其生长将减慢或停止。因此，血管的多少对肿瘤的生长快慢起着决定性的作用。而且，诱导血管生成也是恶性肿瘤浸润与转移的重要前提。由于血管形成是肿瘤生长和扩散的重要依赖，所以针对肿瘤血管形成的分子机制设计的抗血管生成治疗策略已成为肿瘤治疗的重要选择。

二、肿瘤的扩散

扩散是恶性肿瘤的重要生物学特性。直接蔓延和转移是恶性肿瘤主要的扩散方式，也是导致患者死亡的最主要原因。

（一）直接蔓延

随着恶性肿瘤细胞的不断增生，瘤细胞常常连续地沿着组织间隙、淋巴管、血管的外周间隙或神经束衣浸润，破坏临近正常器官和组织并继续生长。例如食管癌可蔓延到气管、纵隔，造成食管气管瘘；乳腺癌可穿过胸肌和胸腔蔓延至肺脏。

（二）转移

恶性肿瘤细胞从原发部位侵入淋巴管、血管或体腔，迁徙到他处继续生长，形成与原发瘤相同类型的肿瘤，这个过程称为转移（metastasis）。所形成的肿瘤称为转移瘤（metastatic tumors）或继发瘤。转移是恶性肿瘤最重要的特征，约有近50%恶性实体肿瘤患者在确诊时已经存在临床转移或隐匿性转移。

肿瘤的转移主要经淋巴道、血道和种植性转移三条途径（图5-7）。

1. 淋巴道转移（lymphatic metastasis） 癌多经淋巴道转移，癌细胞侵入淋巴管后，随淋巴回流首先到达局部淋巴结，聚集于边缘窦（图5-8），以后继续生长增殖而累及整个淋巴结。例如，乳腺癌常先转移到同侧腋窝淋巴结，肺癌首先转移到肺门淋巴结。受累及的淋巴结逐渐肿大、质地变硬固定，切面呈灰白色。有时瘤组织侵及被膜而使多个淋巴结相互融合成块。局部淋巴结转移后，可继续按淋巴引流方向转移至下一站的其他淋巴结，最后可经胸导管进入血流发生血道转移。

2. 血道转移（hematogenous metastasis） 肉瘤和一些晚期癌多经血道转移，恶性瘤细胞侵入血管后可随血流到达远隔器官继续生长，形成转移瘤。转移瘤的形态学特点是边界清楚，常多发，多位于器官表层，散在分布，由于瘤结节中央出血、坏死而下陷，可形成"癌脐"（图5-9）。

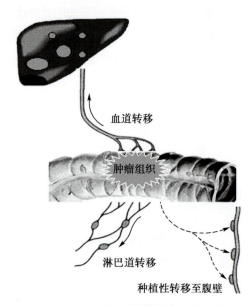

图5-7 肿瘤的转移途径

血道转移

肿瘤组织

淋巴道转移

种植性转移至腹壁

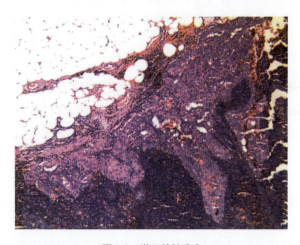

图5-8 淋巴结转移癌

肿瘤首先聚集于淋巴结边缘窦，然后继续生长累及大部分淋巴结

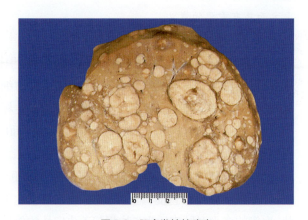

图5-9 肝多发性转移瘤

肿瘤细胞多经毛细血管或小静脉直接入血，亦可经淋巴管入血。血道转移的途径与栓子运行途径相似，即侵入体循环静脉的肿瘤细胞经右心到肺，在肺内形成转移瘤，例如绒癌的肺转移；侵入门静脉系统的肿瘤细胞，首先发生肝转移，例如胃、肠癌的肝转移等；进入肺静脉的肿瘤细胞或肺内转移瘤通过肺毛细血管而进入肺静脉，可经左心随主动脉血流到达全身各器官，常见转移到脑、骨、肾及肾上腺等处；侵入与椎静脉丛有吻合支的静脉内的瘤细胞，可引起脊椎及脑内转移，例如前列腺癌的脊椎转移。血道转移会导致治疗上的困难并加速病程的进展。

3. 种植性转移（transcoelomic metastasis） 当肿瘤细胞侵及体腔器官表面时，瘤细胞可以脱落、种植在体腔内各器官表面，继续生长并形成多个转移瘤，此过程称为种植性转移。如胃癌破坏胃壁侵及浆膜后，可在腹腔和盆腔脏器表面形成广泛的种植性转移；卵巢 Krukenberg 瘤多为胃肠的黏液癌经腹腔种植到卵巢所形成；肺癌常在胸腔形成广泛的种植性转移；脑部恶性肿瘤，如小脑的髓母细胞瘤亦可经过脑脊液转移到脑的其他部位，形成种植性转移。经体腔种植性转移常伴有脏器间的癌性粘连和体腔积液，给手术切除肿瘤带来困难；体腔积液多为血性，其内含有脱落的肿瘤细胞，可供细胞学检查。手术、穿刺等操作不当也可造成肿瘤的医源性种植（iatrogenic implantation），值得注意。

（三）恶性肿瘤的侵袭和转移机制

恶性肿瘤侵袭和转移涉及肿瘤细胞与宿主两方面，是由一系列步骤组成的复杂过程，包括肿瘤在原位生长、侵犯周围组织、与小血管壁接触、瘤细胞进入血液循环、穿出血管进入远处器官继续生长等。下面以癌血道转移为例，来说明侵袭与转移的步骤。

1. 癌细胞间的黏附力减弱　正常上皮细胞之间通过各种结构相互连接在一起，而在肿瘤细胞中这些结构会发生相应的变化，从而导致细胞间黏附力降低。其中一些细胞黏附分子表达的改变有着重要作用。

细胞黏附分子（CAMs）是细胞膜上一类跨膜糖蛋白，包括整合素家族、选择素家族、免疫球蛋白超家族、钙黏素家族以及一些未归类的分子如 CD44。例如钙黏素家族中的 E- 钙黏素（E-cadherin）能保持正常细胞间的黏附，而其在癌组织中有不同程度的表达减弱，尤其在分化较差的癌中 E-cad 表达明显降低甚至完全消失，从而使癌细胞彼此分离并脱离原发癌主体。

2. 癌细胞与基底膜附着　癌细胞脱离原发瘤体后，与上皮细胞基底膜发生黏附。此过程与细胞黏附分子中整合素家族的作用有关。整合素（Integrin）是一类位于细胞表面的异二聚体糖蛋白，由 α 和 β 两个亚单位构成，依据 β 亚单位的不同可将整合素分为若干亚族，如 β1、β2 和 β3 等。其中 β1 整合素可与基底膜成分如纤维连接蛋白、层粘连蛋白和胶原等结合，使细胞定向附着。研究证明，与对应的正常细胞相比，癌细胞表面整合素表达增加，而与基底膜附着更紧密。

3. 基底膜降解　癌细胞可直接分泌或诱导宿主细胞（如成纤维细胞、巨噬细胞）产生胶原酶、尿激酶型纤溶酶原激活物、组织蛋白酶 D 以及基质金属蛋白酶等蛋白酶，使上皮细胞基底膜溶解，为癌细胞进一步浸润间质、出入血管或淋巴管创造了条件。

4. 癌细胞游出　癌细胞可借助于自身的阿米巴样运动，通过被降解的上皮细胞基底膜处游出。癌细胞的运动受许多因素影响，如来自宿主的扩散因子、生长因子以及来自肿瘤自身的分泌因子等。近年发现癌细胞可产生自分泌移动因子（AMF），能促使癌细胞伸出伪足定向移动。

上述步骤重复发生，进一步降解细胞外基质，细胞在间质中移动，其降解产物还可促进血管形成和肿瘤生长，到达并附着于血管壁时，癌细胞以同样的方式穿过血管内皮基底膜进入血管。

5. 血道播散　恶性肿瘤的侵袭和转移与机体的免疫状态密切相关，大多数进入循环系统的瘤细胞在转运过程中被自然杀伤细胞杀灭。少数存活下来的瘤细胞相互聚集，在血流中形成微小肿瘤栓，之后必须牢固地与血管内皮细胞黏附，才能以前述机制穿过血管内皮细胞间隙及其基底膜进入远隔部位组织，形成新的转移灶。淋巴道转移机制与血道转移机制相类似（图 5-10）。

有关肿瘤侵袭和转移的过程可简单概括为：转移性癌细胞亚克隆→脱离原发灶→黏附并溶解上皮和血管基底膜与间质→侵入血管→形成癌细胞栓子随血流运行→穿出血管→形成转移灶→肿瘤血管生成→转移灶继续生长。

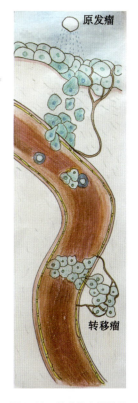

图 5-10　肿瘤的血道转移

肿瘤转移的器官选择性

肿瘤转移时并不总循着血流或淋巴引流方向到达相应脏器，即使脱落入体腔的肿瘤细胞也不总是遵循自由沉淀规律生长，而是表现出对某些器官的亲和性，这种亲和性称为肿瘤转移的器官选择性。如胃肠道肿瘤有向双侧卵巢转移的倾向；恶性黑色素瘤多转移至肺脏；乳腺癌常转移至骨、脑和肾上腺；前列腺癌多转移至骨；眼脉络膜黑色素瘤一般转移至肝；甲状腺癌常转移至骨。即总体上看，恶性肿瘤的转移多发生于肺、骨、肝、脑等脏器，较少发生于心脏、脾脏、肌肉部位。肿瘤转移器官选择性的产生可能与下列因素有关：①肿瘤细胞表型的差异；②转移靶脏器的解剖结构，侵袭和转移的最常见部位常发生在循环过程中与肿瘤相遇的第一站毛细血管和淋巴管网络，因为肺和肝有双重血供，所以是肿瘤最常见的转移部位；③转移靶脏器微环境差异，如心脏和肌肉经常收缩使肿瘤细胞不易停留，且肌肉内乳酸含量过高不利于肿瘤生长，因此很少有肿瘤转移，脾脏是免疫器官也很少发生癌转移；④影响肿瘤细胞与转移靶脏器脉管内皮细胞的细胞外基质结合的因素（如 IL-1 和 TNF-α）；⑤靶脏器释放的某些吸引癌细胞的化学趋化物质（如 IGF-Ⅰ和Ⅱ）。

第四节　肿瘤的命名和分类

一、肿瘤的命名

肿瘤的正确命名对于医疗实践活动中信息的交流、医疗文件的书写及治疗方案的制订等十分重要。肿瘤命名一般根据其组织来源以及生物学行为，同时结合其发生部位和形态特点。

（一）良性肿瘤命名原则

良性肿瘤一般按"部位 + 组织来源 + 瘤"来命名。例如来自脂肪组织的良性肿瘤称为脂肪瘤；来源于腺体和导管上皮的良性肿瘤称为腺瘤，如甲状腺腺瘤；来源于子宫平滑肌的良性肿瘤称子宫平滑肌瘤；含有腺体和纤维两种成分的良性肿瘤则称为纤维腺瘤，如乳腺的纤维腺瘤。有时还结合肿瘤形态特点命名，如来源于皮肤鳞状上皮的良性肿瘤，外观呈乳头状，称为鳞状上皮乳头状瘤或简称乳头状瘤；腺瘤呈乳头状生长并有囊腔形成，称为乳头状囊腺瘤。

（二）恶性肿瘤的命名原则

恶性肿瘤的命名依据其来源组织的不同各异，癌症泛指所有恶性肿瘤。

1. 癌（carcinoma）　癌是来源于上皮组织的恶性肿瘤的统称，命名一般按"部位 + 组织来源 + 癌"。如来源于鳞状上皮的恶性肿瘤称为鳞状细胞癌，来源于腺体和导管上皮的恶性肿瘤称为腺癌。有时可结合肿瘤的形态学特点进行命名，如形成乳头状及囊状结构的腺癌，称为乳头状囊腺癌。

2. 肉瘤（sarcoma）　来源于间叶组织（纤维结缔组织、脂肪、肌肉、脉管、淋巴造血组织、骨与软骨及滑膜组织）的恶性肿瘤统称为肉瘤，命名一般按"部位 + 组织来源 + 肉瘤"。若一个肿瘤中既有癌的成分又有肉瘤的成分，则称为癌肉瘤（carcinosarcoma）。

（三）肿瘤的特殊命名

有少数肿瘤不按上述原则命名，主要有如下几种情况：

1. 以"人名"或"病"命名的恶性肿瘤　霍奇金淋巴瘤（Hodgkin lymphoma）、白血病、尤因肉瘤（Ewing sarcoma）等。

2. 母细胞瘤（-blastoma）　来源于幼稚组织的肿瘤称为母细胞瘤，母细胞瘤大多数为恶性，如恶性肝母细胞瘤、肾母细胞瘤及神经母细胞瘤等；也有良性的，如骨母细胞瘤、软骨母细胞瘤、脂肪母细胞瘤等。

3. 在肿瘤名称前冠以"恶性"二字　恶性淋巴瘤、恶性畸胎瘤、恶性纤维组织细胞瘤、恶性神经鞘瘤等。
4. 延用习惯的恶性肿瘤　精原细胞瘤、黑色素瘤、骨髓瘤。
5. "瘤病"多用于多发性或局部弥漫的状态，如神经纤维瘤病、纤维瘤病、血管瘤病及脂肪瘤病等。

二、肿瘤的分类

肿瘤通常依据其组织来源进行分类，再根据生物学行为将每一大类肿瘤分为良性和恶性两组。一些常见肿瘤的简单分类见表5-2。

表5-2　常见肿瘤的分类

组织来源	良性肿瘤	恶性肿瘤
上皮组织		
鳞状细胞	鳞状细胞乳头状瘤	鳞状细胞癌
基底细胞		基底细胞癌
腺上皮	腺瘤	腺癌
	乳头状瘤	乳头状癌
	囊腺瘤	囊腺癌
	多形性腺瘤	恶性多形性腺瘤
尿路上皮	乳头状瘤	尿路上皮癌
间叶组织		
结缔组织	纤维瘤	纤维肉瘤
脂肪组织	脂肪瘤	脂肪肉瘤
横纹肌组织	横纹肌瘤	横纹肌肉瘤
平滑肌组织	平滑肌瘤	平滑肌肉瘤
血管组织	血管瘤	血管肉瘤
淋巴管组织	淋巴管瘤	淋巴管肉瘤
骨组织	骨瘤	骨肉瘤
软骨组织	软骨瘤	软骨肉瘤
间皮组织	间皮瘤	恶性间皮瘤
滑膜组织	滑膜瘤	滑膜肉瘤
淋巴造血组织		
淋巴组织		淋巴瘤
造血组织		白血病
神经组织		
胶质细胞	胶质瘤	恶性胶质瘤
交感神经节	节细胞神经瘤	神经母细胞瘤
原始神经细胞		髓母细胞瘤
脑脊膜组织	脑膜瘤	恶性脑膜瘤
神经鞘细胞	神经鞘瘤	恶性神经鞘瘤
神经鞘组织	神经纤维瘤	神经纤维肉瘤
其他肿瘤		
黑色素细胞	色素痣	黑色素瘤
生殖细胞		精原细胞瘤
		无性细胞瘤
		胚胎性癌
胎盘滋养叶细胞	葡萄胎	恶性葡萄胎
		绒毛膜上皮癌
性腺或胚胎剩件中的全能细胞	畸胎瘤	未成熟性畸胎瘤

第五节　肿瘤的分级和分期

肿瘤的分级（grading）和分期（staging）常用于恶性肿瘤，主要用来表达肿瘤的恶性程度和进展状况，对确定治疗方案以及评估患者的预后有重要参考价值。

一、肿瘤的分级

病理学上根据肿瘤分化程度的高低、异型性的大小及核分裂象的多少，来确定其恶性程度的级别。一般采用三级分级系统，Ⅰ级为高分化、异型性小、核分裂象少，属低度恶性；Ⅱ级为中分化、异型性和核分裂象介于高分化和低分化之间，属中度恶性；Ⅲ级为低分化、异型性大、核分裂象多，属高度恶性。这种分级法对临床治疗和判断预后有一定参考意义。

二、肿瘤的分期

肿瘤分期主要根据原发肿瘤的大小、浸润的深度和范围、邻近器官受累情况、有无局部和远处淋巴结转移、有无血源性或其他远处脏器的转移等来确定。目前国际上广泛使用的是 TNM 分期系统，该系统在每一种恶性肿瘤的含义不完全相同。总的来说，Tis（tumor in situ）代表原位癌。T 指肿瘤的原发病灶（tumor），随着肿瘤的增大，依次用 $T_1 \sim T_4$ 来表示。N 指局部淋巴结（regional lymph node）受累情况，无淋巴结转移时用 N_0 表示，随着淋巴结受累及程度和范围的扩大，依次用 $N_1 \sim N_3$ 表示；M 指血道转移，无血道转移者用 M_0 表示，有血道转移者用 M_1 或 M_2 表示。

TNM 分期中如果 T、N、M 确定，那么就可以得出相应的恶性肿瘤总的分期，即通常所说的Ⅰ期、Ⅱ期、Ⅲ期和Ⅳ期等，有时也可细分为ⅡA 或ⅢB 等期。Ⅰ期肿瘤通常处于相对早期，预后较好。Ⅳ期肿瘤意味着肿瘤处于晚期，预后较差。但不同恶性肿瘤的生物学特点以及患者的全身情况等因素也必须综合加以考虑。

理论与实践

国际抗癌联盟（the Union for International Cancer Control，UICC）和美国肿瘤联合会（the American Joint Committee on Cancer，AJCC）2017 年制定的最新胃癌的病理学 TNM 分期（pTNM）（表 5-3）。

表 5-3　UICC 及 AJCC 胃癌病理学 TNM 分期（pTNM）（2017）

	N_0	N_1	N_2	N_{3a}	N_{3b}	任何 N，M_1
Tis	0					Ⅳ
T_1	ⅠA	ⅠB	ⅡA	ⅡB	ⅢB	Ⅳ
T_2	ⅠB	ⅡA	ⅡB	ⅢA	ⅢB	Ⅳ
T_3	ⅡA	ⅡB	ⅢA	ⅢB	ⅢC	Ⅳ
T_{4a}	ⅡB	ⅢA	ⅢA	ⅢB	ⅢC	Ⅳ
T_{4b}	ⅢA	ⅢB	ⅢB	ⅢC	ⅢC	Ⅳ
任何 T，M_1	Ⅳ	Ⅳ	Ⅳ	Ⅳ	Ⅳ	Ⅳ

第六节　良性肿瘤和恶性肿瘤的区别

根据肿瘤的生物学特点及其对机体危害的不同，可将肿瘤分为良性和恶性。良性肿瘤一般分化好、异型性小、易治疗、疗效好，对机体影响小；恶性肿瘤一般分化差、异型性大、难治疗、疗效差，对机体危害大。如果把恶性肿瘤误诊为良性肿瘤,就会延误治疗,造成复发、转移,使患者错失最佳治疗时机。相反,如将良性肿瘤误诊为恶性肿瘤,则会过度治疗,给患者带来身心伤害并造成经济损失。因此,正确区分肿瘤的良、恶性具有重要的临床意义,下面将良性肿瘤与恶性肿瘤的主要区别归纳于表5-4。

表5-4 良性肿瘤和恶性肿瘤的区别

	良性肿瘤	恶性肿瘤
分化和异型性	分化好,异型性小,接近正常组织形态	分化差,异型性大,与来源组织形态差别大
核分裂象	无或稀少,无病理性核分裂象	多,可见病理性核分裂象
生长速度	缓慢	较快
生长方式	膨胀性或外生性,前者有包膜,可推动,与周围组织分界清楚	浸润性或外生性,前者无包膜,不可推动,与周围组织分界不清
继发改变	很少发生	常发生出血、坏死、溃疡等
复发和转移	很少复发,不转移	常复发和转移
对机体的影响	较小,主要为局部压迫和阻塞,但发生在重要脏器和有腔器官时可引起严重后果	较大,除压迫和阻塞外,还可破坏组织,引起出血、坏死、感染,晚期常出现恶病质

表5-4中各项指标,单就哪一项来说都是相对的或都可能有例外,必须综合考虑才能正确诊断。另外,有些肿瘤在组织形态学和生物学行为上介于良性和恶性之间,称之为交界性肿瘤(borderline tumor),包括WHO肿瘤分类中的低度恶性潜能肿瘤、未确定恶性潜能肿瘤以及中间型软组织肿瘤等,常见的有卵巢交界性浆液性乳头状囊腺瘤和黏液性囊腺瘤等。

此外,肿瘤的良、恶性质也并非一成不变。某些良性肿瘤如不及时治疗,可转变为恶性肿瘤,称为恶变,如乳头状腺瘤可恶变为腺癌。而极个别的恶性肿瘤(如黑色素瘤)由于机体免疫增强等原因,可以停止生长甚至完全自然消退;儿童的神经母细胞瘤细胞有时能发育成为成熟的神经细胞,甚至转移灶的瘤细胞也能继续分化成熟,使其停止生长和自愈。但这种情况毕竟是极少数,绝大多数恶性肿瘤不能自然逆转为良性。

问题与思考

肿瘤细胞是由正常细胞转变而来,在其转化过程中,既有多个癌基因、抑癌基因的参与,又牵涉到细胞分化的作用。肿瘤细胞逆转是指肿瘤细胞转化为正常基因型或表现型的细胞。研究表明,肿瘤细胞在一定条件下确能逆转为正常细胞,其转化机制是细胞在正常发育、分化过程中,调节细胞基因活性的胞质因子起到了关键作用,如果将这些胞质因子提取出来,对癌基因表现异常进行调控和纠正,将可能成为癌细胞逆转的关键途径之一,这将是最理想的肿瘤治疗方法。

思考:恶性肿瘤能够逆转吗?对于肿瘤的治疗有何意义?

第七节 常见肿瘤举例

一、上皮组织来源肿瘤

上皮组织包括覆盖上皮、腺上皮和导管上皮,人体的恶性肿瘤大部分来源于上皮组织的癌,对人体危害也最大。

(一)上皮组织良性肿瘤

1. 乳头状瘤(papilloma) 是由覆盖上皮如鳞状上皮或尿路上皮发生的良性肿瘤。肿瘤细胞向表面呈外生性生长,形成许多手指样或分支的乳头状突起,并可呈菜花状或绒毛状外观,肿瘤根部常有细蒂与正常组织相连。镜下,每一乳头表面覆盖增生的鳞状上皮或者尿路上皮,乳头轴心由具有血管的分支状结缔组织间质构成(图5-11)。鳞状上皮乳头状瘤常见于外阴、表皮、鼻腔、喉等处,常和人类乳头瘤病毒(human papilloma virus,HPV)感染有关;外耳道、阴茎等处的鳞状上皮乳头状瘤较易发生恶变而形成鳞状细胞癌。尿路上皮乳头状瘤(又称移行上皮乳头状瘤)见于膀胱、输尿管和肾盂,膀胱的移行上皮乳头状瘤更容易恶变。

2. 腺瘤(adenoma) 是最常见的良性肿瘤之一,由腺体、导管或分泌上皮发生,多见于甲状腺、垂体、卵巢、乳腺、涎腺和大肠等处。黏膜腺的腺瘤多呈息肉状,腺器官内的腺瘤则多呈结节状且常有包膜,与周围正常组织分界清楚。腺瘤的腺体常分化较好,与其起源的腺体结构很相似,且常具有一定的分泌功能,但是前者腺体大小、形态较不规则,排列也较密集。根据腺瘤的组成成分或形态特点,将其分为囊腺瘤、纤维腺瘤、多形性腺瘤、息肉状腺瘤等类型。

(1)囊腺瘤:是由于腺瘤中的腺体分泌物淤积,腺腔逐渐扩大并互相融合的结果,肉眼可见到大小不等的囊腔。囊腺瘤常发生于卵巢,也见于甲状腺及胰腺。卵巢囊腺瘤主要有两种类型:一种为腺上皮向囊腔内呈乳头状生长,囊呈单房或多房状,并分泌浆液,称为浆液性乳头状囊腺瘤,易恶变为浆液性囊腺癌;另一种分泌黏液,常为多房性,囊壁光滑,少有乳头状增生,称为黏液性囊腺瘤,此型较少见。

(2)纤维腺瘤:是女性乳腺最常见的良性肿瘤,肿瘤有完整包膜,切面有一定光泽,呈分叶状、有裂隙。镜下,有两种实质成分:增生的腺上皮细胞和大量增生的纤维结缔组织(图5-12)。

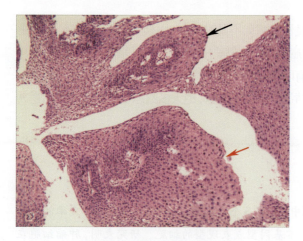

图5-11 鳞状上皮乳头状瘤
每个突起的乳头中央可见有血管结缔组织(黑箭头示乳头纵切面,红箭头示乳头横切面),表面被覆鳞状上皮瘤细胞

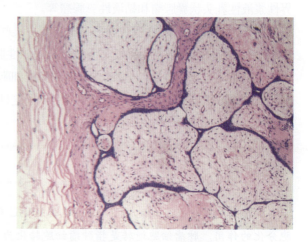

图5-12 乳腺纤维腺瘤
增生的腺体组织被增生的纤维结缔组织挤压成裂隙状

(3)多形性腺瘤:是涎腺最常见的良性肿瘤,又称混合瘤。肿瘤由上皮和间质成分混合组成,大部分上皮呈腺样分化,但常见鳞状化生;间质成分可呈纤维黏液样改变,有时可含大量弹性纤维,呈软骨样分化的区域很常见(图5-13)。目前一般认为此瘤由腮腺闰管上皮细胞和肌上皮细胞发生,增生的上皮细胞之间可出现黏液样基质,并可化生为软骨样组织,从而构成多形性特点。本瘤呈结节状,分界清楚,生长缓慢,但切除后可多次复发,并可以发生恶变。

(4)息肉状腺瘤:又称腺瘤性息肉,好发生于消化道黏膜,尤其是结、直肠黏膜。大体呈息肉状,也可呈乳头状或绒毛状,又称绒毛状腺瘤,后者恶变率较高。息肉状腺瘤可单发或多发,其中大肠多发性腺瘤性息肉病常有家族遗传性,并易早期发生癌变(图5-14)。

(二)上皮组织恶性肿瘤

上皮组织来源的恶性肿瘤最为常见。发生在皮肤、黏膜表面者,外观上多呈蕈伞状或菜花状,表面常

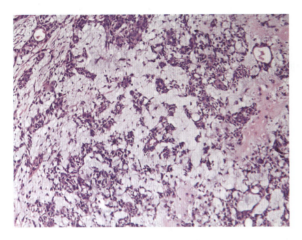

图 5-13　多形性腺瘤

瘤组织由腺体、角化上皮巢及纤维黏液样成分等构成

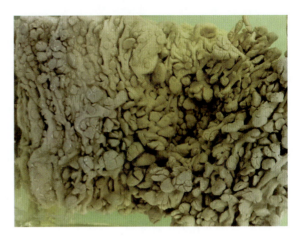

图 5-14　大肠多发性腺瘤性息肉

大肠黏膜面布满 0.5～1cm 大小不等的腺瘤性息肉

有坏死及溃疡形成；发生在器官内的常呈不规则的结节状、树根状或蟹足状向周围组织浸润。切面常为灰白色，质地较硬，较干燥，与周围组织分界不清。镜下观，癌细胞可呈腺状、巢状或条索状排列，与间质分界清楚；低分化或未分化癌的癌细胞在间质内呈弥漫浸润性生长，与间质分界不清。免疫组化染色，癌细胞表达上皮性标记如细胞角蛋白（CK）、上皮膜抗原（EMA）等，网状纤维染色可见网状纤维出现在癌巢的周围，而不见于癌细胞之间。常见类型有以下几种。

1. 鳞状细胞癌（squamous cell carcinoma）　简称鳞癌，常发生在身体原有鳞状上皮覆盖的部位，如皮肤、口腔、唇、子宫颈、阴道、食管、喉、阴茎等处，也可发生在有鳞状上皮化生的其他部位，如支气管、胆囊、肾盂等处。大体察常呈菜花状，也可因坏死脱落而形成溃疡状，同时也向深层浸润性生长。镜下，癌细胞呈巢状分布，与间质界限清楚。分化好的鳞癌癌巢中，细胞间可见到细胞间桥，在癌巢的中央可出现层状角化，称为角化珠或癌珠（图 5-15）；分化较差的鳞癌无角化珠形成，甚至也无细胞间桥，细胞异型性明显，并见较多的核分裂象。通常皮肤、口唇、阴茎等部位的鳞癌分化程度多较高，而子宫颈鳞癌分化程度多较低。

2. 基底细胞癌（basal cell carcinoma）　基底细胞癌是皮肤癌中最常见的类型，多见于老年人面部如眼睑、颊及鼻翼等处。基底细胞癌生长缓慢，表面常形成溃疡，并可浸润、破坏深层组织，但几乎不发生转移。对放射治疗很敏感，临床上呈低度恶性经过。癌巢由基底细胞样癌细胞构成，来源于表皮以及毛囊、皮脂腺表皮的基底细胞层，常排列成特殊的栅栏状外周结构（图 5-16）。

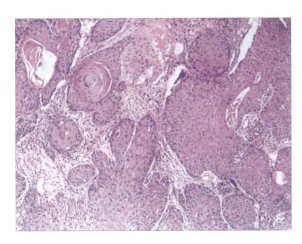

图 5-15　高分化鳞状细胞癌

癌巢与间质分界清楚，癌巢内可见角化珠，癌细胞间可见间桥

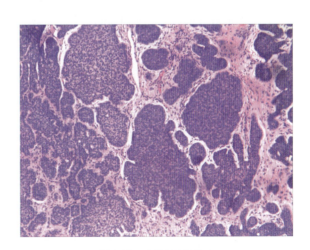

图 5-16　皮肤基底细胞癌

癌巢周围癌细胞排成特殊的栅栏样结构

3. 尿路上皮癌（urothelial carcinoma） 尿路上皮癌是泌尿系统最常见的肿瘤类型，传统上称作移行细胞癌（transitional cell carcinoma），来自膀胱或肾盂等处的尿路上皮。肿瘤常多发，呈乳头状、菜花状、溃疡状，或广泛浸润深层组织，临床上常有无痛性血尿。镜下，癌细胞似移行上皮，呈多层排列（图5-17），按细胞异型性和浸润情况分浸润性和非浸润性尿路上皮癌。

4. 腺癌（adenocarcinoma） 腺癌是从腺体、导管或分泌上皮发生的恶性肿瘤。根据其形态结构和分化程度，分为管状腺癌、实性癌和黏液癌等。

（1）管状腺癌：是分化程度比较高的腺癌，多见于胃肠道、甲状腺、胆囊、子宫体和卵巢等处。癌细胞呈大小不等、形状不一的腺样或管状排列，癌细胞有不同程度异型性，核大小不一，核分裂象多见（图5-18）。当腺癌伴有大量乳头状结构时，称为乳头状腺癌；腺腔高度扩张呈囊状的腺癌称为囊腺癌；伴乳头状生长的囊腺癌，称为乳头状囊腺癌。

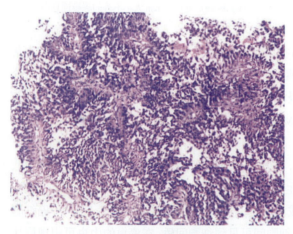

图 5-17 尿路上皮癌
癌细胞似移行上皮，呈多层乳头状排列，中央可见轴心

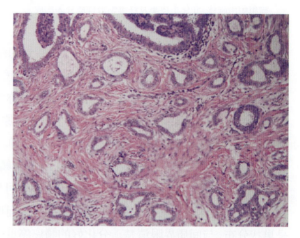

图 5-18 管状腺癌
癌细胞形成腺管样结构，管腔不规则，排列密集

（2）实性癌：属低分化腺癌，恶性程度较高。多发生于乳腺，少数可发生于胃及甲状腺。癌巢呈实体团块状，无腺样或乳头状结构，癌细胞异型性明显，核分裂象多见。有的癌巢小而少，间质结缔组织多，质地硬，称为硬癌（scirrhous carcinoma）（图5-19）；有的则癌巢较大而多，间质结缔组织相对较少，并可伴有较丰富的淋巴细胞浸润，质软如脑髓，称为髓样癌（medullary carcinoma）（图5-20）。

（3）黏液癌：常见于胃和大肠。大体，癌组织呈现灰白色半透明如胶冻样，又称为胶样癌。镜下，黏液可堆积在腺腔内，并可由于腺体的崩解而形成黏液湖。当癌组织中黏液成分超过50%时，称为黏液腺癌；黏液也可聚积在癌细胞内，将核挤向一侧，使癌细胞呈印戒状，以这种细胞为主要成分者，则称为印戒细胞癌（图5-21），早期就可有广泛浸润和转移，预后不佳。

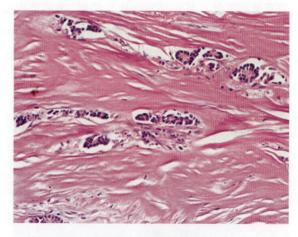

图 5-19 实性癌（硬癌）
致密的胶原纤维间质，其内可见少量条索状、小腺样结构的癌细胞浸润

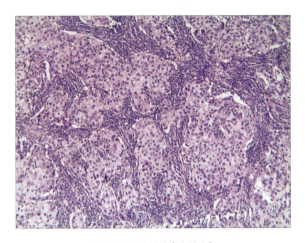

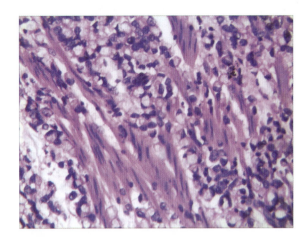

图 5-20　实性癌（髓样癌）
癌细胞丰富，间质很少，并见少量淋巴细胞浸润

图 5-21　印戒细胞癌
黏液聚积在癌细胞内，将核挤向一侧，使癌细胞呈印戒状

二、间叶组织来源肿瘤

（一）间叶组织良性肿瘤

绝大多数间叶组织肿瘤为良性，肿瘤分化程度高，其组织结构、细胞形态、质地和颜色等均与其来源的正常组织相似。肿瘤多呈膨胀性生长，生长缓慢，常有包膜。常见类型如下：

1. **纤维瘤（fibroma）**　外观呈结节状，多有包膜，切面灰白色，可见编织状的条纹，质地韧硬，常见于四肢及躯干的皮下及卵巢。瘤细胞由分化良好的纤维细胞构成，瘤细胞间有丰富的胶原纤维，呈编织状排列。此瘤生长缓慢，手术切除后不再复发。

2. **脂肪瘤（lipoma）**　是最常见的间叶组织肿瘤，常见于背、肩、颈及四肢近端的皮下组织。外观为扁圆形或分叶状，有薄层包膜，质地柔软，切面色淡黄，有油腻感。肿瘤大小不一，常为单发，也可多发。镜下，与正常脂肪组织的主要区别在于有包膜和纤维间隔。脂肪瘤一般无症状，极少恶变，手术易切除。

3. **脉管瘤**　来源于脉管的良性肿瘤包括血管瘤及淋巴管瘤两类，其中血管瘤最常见，多为先天性，常见于儿童的头面部皮肤。内脏血管瘤以肝脏最多见。镜下血管瘤分为毛细血管瘤（图 5-22）、海绵状血管瘤（图 5-23）及混合型血管瘤三种。大体，血管瘤呈浸润性生长，没有包膜。在皮肤或黏膜可呈突起的鲜红斑块，或呈暗红色、紫红色；内脏血管瘤多呈结节状。血管瘤一般随身体发育而长大，成年后停止发展，较小者可自然消退。

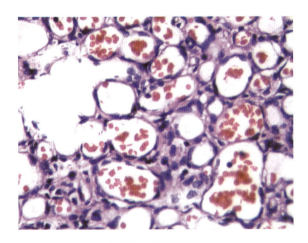

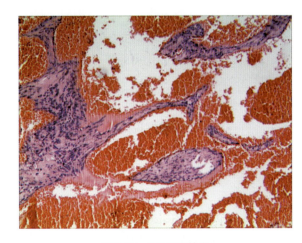

图 5-22　毛细血管瘤
大量增生的毛细血管，细小管腔内可见红细胞

图 5-23　海绵状血管瘤
大量扩张的不规则血窦，似海绵状，含大量血液

淋巴管瘤为海绵状囊性良性淋巴管病变，由扩张的淋巴管构成，内含淋巴液（图 5-24）。淋巴管可呈囊状扩大并相互融合，充满大量淋巴液，称为囊状水瘤，多见于小儿颈部。手术不易完整切除，可局部复发，但不发生恶变。

4. 平滑肌瘤（leiomyoma） 最多见于子宫。肿瘤呈结节状，常为多个，切面灰红，有编织状结构，边界清楚（图 5-25）。镜下，瘤组织由形态比较一致的梭形平滑肌细胞构成。瘤细胞互相编织呈束状或栅状排列，核呈长杆状，核分裂象少见。

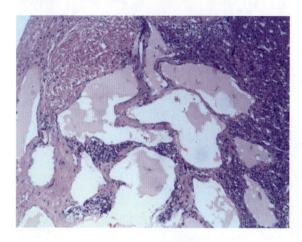

图 5-24　淋巴管瘤
大量扩张的淋巴管，内含淋巴液

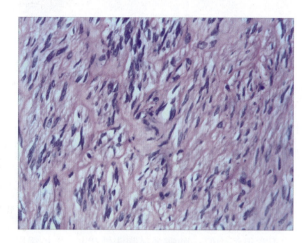

图 5-25　平滑肌瘤
瘤组织由形态比较一致的梭形平滑肌细胞构成，互相编织呈束状或栅状，核呈长杆状

5. 骨瘤（osteoma） 好发于头面骨和颌骨，也可累及四肢骨，表现为局部隆起。镜下，肿瘤由成熟骨质组成，但失去正常骨质的结构和排列方向。

6. 软骨瘤（chondroma） 自骨膜发生并向外突起者称为外生性软骨瘤；发生于手足短骨和四肢长骨等的骨髓腔内者称为内生性软骨瘤。大体，切面呈淡蓝色或银白色，半透明，可有钙化或囊性变。镜下，瘤组织由成熟透明软骨组成，呈不规则分叶状。位于盆骨、胸骨、肋骨、四肢长骨或椎骨的软骨瘤易恶变，发生在指（趾）骨的软骨瘤极少恶变。

（二）间叶组织恶性肿瘤

间叶组织源性恶性肿瘤多发于青少年，发生率明显低于癌。大体，一般体积较大，质软，呈结节状或分叶状，可挤压周围组织形成假包膜。切面多呈灰红色或灰白色，质地细腻、湿润，呈鱼肉状；易发生出血、坏死、囊性变等继发改变。镜下，肉瘤细胞弥漫分布，不形成细胞巢，与间质分界不清；间质结缔组织少，但血管丰富，故肉瘤易发生血道转移。免疫组织化学染色，肉瘤细胞表达波形蛋白（Vim）等间叶组织标记，网状纤维染色显示肉瘤细胞间有纤细的网状纤维，可与癌进行鉴别（表 5-5）。

常见的肉瘤有以下几种：

1. 纤维肉瘤（fibrosarcoma） 来自纤维结缔组织的肉瘤，其发生部位与纤维瘤相似，以四肢皮下组织为多见。肿瘤呈结节状或不规则形，与周围组织分界尚清，切面粉红色，均质如鱼肉状。镜下，肿瘤细胞常呈鱼骨状（人字形）排列，伴有不同程度的核多形性与病理性核分裂；分化好的纤维肉瘤，细胞异型性小，与纤维瘤相似，生长缓慢，转移及复发少见；分化差者有明显异型性，生长快，易发生转移，切除后易复发。

2. 脂肪肉瘤（liposarcoma） 脂肪肉瘤是常见的成人软组织肉瘤，常发生于下肢腘窝和大腿内侧及腹膜后、肾周围、肠系膜等深部软组织。大体，肿瘤呈结节状或分叶状，表面常有一层假包膜，黄红色有油腻感，有时可呈鱼肉状或黏液样外观。镜下，肿瘤细胞大小、形态各异，可见分化差的星形、梭形、小圆形或

表5-5 癌与肉瘤的区别

	癌	肉瘤
组织来源	上皮组织	间叶组织
发病率	较高,约为肉瘤的9倍	较低
发病年龄	多见于40岁以上成年人	多见于青少年
大体特点	灰白色,质地较硬,干燥	灰红色,质较软,湿润,鱼肉状
组织学特点	癌细胞呈巢状分布,实质与间质分界清楚,间质纤维组织增生	肉瘤细胞常弥散分布,实质与间质分界不清,间质纤维组织少,血管丰富
网状纤维	多位于癌巢周围,单个癌细胞之间无网状纤维	多位于肉瘤细胞之间,单个肉瘤细胞之间有网状纤维
免疫组织化学	常表达上皮组织源性标记,如CK,EMA	常表达间叶组织源性标记,如vimentin
转移	多经淋巴道转移	多经血道转移

呈明显异型性和多形性的脂肪母细胞,胞质内含有大小不等的脂肪空泡。免疫组织化学染色显示S-100蛋白阳性。以分化成熟的脂肪细胞为主时称为高分化脂肪肉瘤;间质有明显黏液变性和大量血管网形成者称为黏液样脂肪肉瘤;当以分化差的小圆形脂肪母细胞为主时,称为圆形细胞脂肪肉瘤;以多形性脂肪母细胞为主时,称为多形性脂肪肉瘤。后两者恶性程度高,易有复发和转移。

3. 横纹肌肉瘤(rhabdomyosarcoma) 主要见于10岁以下的婴幼儿和儿童,少见于青少年和成人。儿童好发于鼻腔、眼眶、泌尿生殖道等,成人见于下肢踝部、头颈部及腹膜后。肿瘤由不同分化阶段的横纹肌母细胞组成。三种主要病理类型为:①多形性横纹肌肉瘤:瘤细胞形态多样;②胚胎性横纹肌肉瘤:瘤细胞较小,分化很低;③腺泡状横纹肌肉瘤:瘤细胞排列呈腺泡状。免疫组织化学染色显示结蛋白和肌红蛋白阳性。横纹肌肉瘤恶性程度很高,生长迅速,易早期发生血道转移,约90%以上患者5年内死亡。

4. 平滑肌肉瘤(leiomyosarcoma) 较多见于子宫,偶可见于腹膜后。患者多为中老年人。大体,肿瘤呈结节状,界限清楚,质较软,易出现坏死、出血或囊性变等。镜下,肉瘤细胞多呈束状交织排列,瘤细胞多呈梭形,有不同程度的异型性,可见瘤巨细胞,细胞核有一定异型性,可见核分裂象及病理性核分裂象(见图5-3)。免疫组织化学染色可见瘤细胞结蛋白(desmin)和平滑肌性肌动蛋白(SMA)阳性。核分裂象的多少对判定其恶性程度有重要意义。恶性程度高者手术后易局部复发,可经血道转移至肺、肝及其他器官。

5. 血管肉瘤(angiosarcoma) 又称恶性血管内皮瘤,起源于血管内皮细胞,是一种以被覆非典型内皮细胞并呈不规则性互相吻合的血管为特征的肉瘤。常见于成人,最常见的发生部位是皮肤、软组织、乳腺、骨、肝和脾。肿瘤多隆起于皮肤,呈结节状或丘疹状,暗红色或灰白色,极易坏死、出血。镜下,血管肉瘤随细胞分化程度的不同而表现出明显差异,分化程度高者肿瘤细胞有不同程度的异型性,可形成大小不一、形状不规则的管腔,类似良性血管瘤的形态;分化差者瘤细胞常呈团片状,血管腔可不明显,瘤细胞异型性明显,核分裂象多见。免疫组织化学染色显示CD31和CD34阳性。血管肉瘤一般恶性程度较高,常见的转移部位是肺,其次为淋巴结、骨和软组织。

6. 骨肉瘤(osteosarcoma) 骨肉瘤是最常见的恶性骨肿瘤,多见于10～20岁之间,男性多于女性。长骨干骺端,尤其是股骨下端、胫骨上端和肱骨上端是好发部位。肿瘤形态依据细胞成分不同和有无出血、坏死及囊性变差别很大。多数肿瘤切面为实性,可质软如鱼肉样,也可质硬如石。肿瘤上、下两端骨外膜常被瘤组织掀起形成三角形隆起,在X线片上称为Codman三角。此外,在被掀起的骨外膜和骨皮质之间可形成与骨表面垂直的放射状反应性新生骨小梁,在X线片上表现为日光放射状阴影,Codman三角与日光放射状阴影对骨肉瘤的诊断具有特异性。镜下,骨肉瘤主要由向成骨、成软骨和成纤维三个方向分化的高度间变、多形性和异型性的肿瘤细胞构成,肉瘤细胞分泌骨样基质呈花边样、蕾丝样结构(图5-26)。骨肉瘤呈高度恶性,生长迅速,常在发现时已经有血道转移至肺,预后较差。

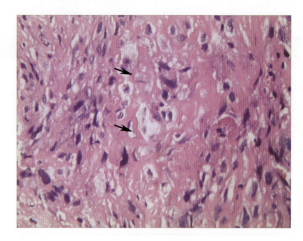

图 5-26　骨肉瘤
肿瘤性骨样组织呈花边样围绕在肉瘤细胞周边

三、神经外胚层源性肿瘤

神经外胚层起源的肿瘤种类繁多,包括神经系统(中枢和周围)肿瘤、胺前体摄取和脱羧(amine precursor uptake and decarboxylation,APUD)系统来源肿瘤,以及视网膜母细胞瘤、色素痣和黑色素瘤等。

(一)视网膜母细胞瘤

视网膜母细胞瘤(retinoblastoma)是儿童眼内最常见的肿瘤,是一种常染色体显性遗传性疾病,来源于向视网膜分化的原始神经外胚层细胞,系具有抑癌作用的视网膜母细胞基因纯合性缺失所致。患者常为16个月到2岁的婴幼儿,6岁以上罕见。60%为散发性,40%的患者具有家族性。大多数发生在一侧眼内,约30%双侧发生。大体,肿瘤为灰白色或黄色的结节状物,切面有明显的出血及坏死,并可见钙化。肿瘤最初在视网膜上生长,以后向周围浸润。镜下,肿瘤由致密的小圆形细胞构成,瘤细胞核圆形、深染,胞质稀少,核分裂象多见。有的瘤细胞围绕一空腔呈放射状排列,形成菊形团。视网膜母细胞瘤易侵犯视神经,转移一般不常见。视网膜母细胞瘤预后不良,但若治疗适当,单侧视网膜母细胞瘤患者的5年生存率可超过90%,偶见自发性消退。

(二)色素痣与黑色素瘤

1. 色素痣(pigmented nevus)　来源于表皮基底层的黑色素细胞(痣细胞),是一种介乎于畸形和肿瘤之间的病变,可恶变成为黑色素瘤。绝大多数色素痣发生于皮肤,也可见于鳞状上皮被覆的黏膜。常见的皮肤色素痣有交界痣、皮内痣、混合痣等类型。交界痣痣细胞在表皮和真皮的交界处,形成多个细胞巢,较易恶变;皮内痣最常见,痣细胞在真皮内呈巢状或条索状排列;混合痣同时有交界痣和皮内痣的改变。如色素痣色素加深、体积增大、生长加快或破溃等,可能提示恶变。

2. 黑色素瘤(melanoma)　又称恶性黑色素瘤,是一种能产生黑色素的高度恶性肿瘤。其发生多与日光照射有关,大多见于30岁以上成人,以白种人多见。发生部位多为皮肤,也可发生于黏膜和内脏器官。皮肤黑色素瘤尤以足底、外阴及肛门周围多见,常由交界痣恶变而来。大体,肿瘤突出于皮肤表面,多呈黑色,与周围组织界限不清。镜下,黑色素瘤组织结构呈多样性,瘤细胞可呈巢状、条索状或腺泡样排列。瘤细胞可呈多边形或梭形,核大,常有粗大的嗜酸性核仁,胞质内可有黑色素颗粒(见图5-27)。免疫组织化学染色黑色素瘤蛋白和S-100蛋白阳性有助于诊断无黑色素的黑色素瘤。局部淋巴结转移比较常见,晚期可有淋巴道及血道转移。黑色素瘤患者的预后多数较差,5年生存率约60%,因此早期诊断和及时治疗十分重要。

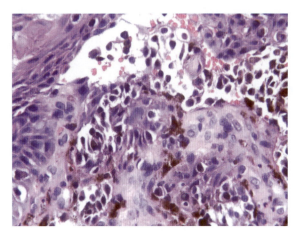

图 5-27 恶性黑色素瘤

瘤细胞呈多边形或梭形,核大,有粗大的嗜酸性核仁,胞质内
可有黑色素颗粒

四、多种组织构成的肿瘤

有的肿瘤实质由两种以上不同类型组织构成,常见的有畸胎瘤、癌肉瘤、肾胚胎瘤、多形性腺瘤(混合瘤)等。

(一)畸胎瘤

畸胎瘤(teratoma)是由两个或三个原始胚层的衍生物构成的肿瘤,来源于性腺或胚胎剩件中全能细胞。根据其组织分化成熟程度不同,可分为未成熟型畸胎瘤(恶性畸胎瘤)和成熟型畸胎瘤(良性畸胎瘤)两类。未成熟型畸胎瘤含有数量不等的未成熟胚胎性成分,而成熟型畸胎瘤完全由成熟组织构成。大体,成熟型畸胎瘤绝大多数为囊性,其内多见皮脂、毛发、牙齿等成分;未成熟型畸胎瘤多为实性,可有出血、坏死和囊性变。镜下,成熟型畸胎瘤可见分化成熟的来源于两个或两个以上胚层的多种组织成分;而未成熟型畸胎瘤可见数量不等的未成熟胚胎组织,多为原始神经管和神经外胚层菊形团样结构,同时混有多种不同的成熟组织。畸胎瘤最常发生于卵巢和睾丸,偶可见于纵隔、骶尾部、腹膜后、松果体等中线部位。

(二)癌肉瘤

同一肿瘤中既有癌又有肉瘤成分者称为癌肉瘤(carcinosarcoma)。癌的成分可为鳞状细胞癌、尿路上皮癌、腺癌、未分化癌等,肉瘤成分可为纤维肉瘤、平滑肌肉瘤、横纹肌肉瘤、骨肉瘤、软骨肉瘤等。癌和肉瘤的成分可按不同比例混合,通常含癌和肉瘤成分各一种,偶尔不止一种,如腺癌与平滑肌肉瘤和骨肉瘤混合。

第八节 肿瘤对机体的影响

肿瘤因其良恶性、大小及发生部位不同,对机体的影响也有所不同。早期或微小肿瘤常无明显临床表现,有时在对死者进行尸体解剖时才被发现,如微小子宫平滑肌瘤和甲状腺隐匿癌。

一、良性肿瘤对机体的影响

良性肿瘤由于分化较成熟、生长缓慢、无浸润和转移,一般对机体影响较小。但因其发生部位或有相应的继发改变,有时也可引起较为严重的后果。主要表现如下。

(一)局部压迫和阻塞

局部压迫和阻塞是良性肿瘤对机体的主要影响,影响的大小与肿瘤发生的部位密切相关。例如,发生于肾动脉壁内的 0.5cm 平滑肌瘤即可引起肾缺血以及严重高血压；呼吸道良性肿瘤（如支气管壁的平滑肌瘤）可引起严重的呼吸困难；颅内良性肿瘤压迫脑组织可引起相应的神经系统症状。

（二）继发性改变

良性肿瘤也可以发生继发性改变，并对机体造成不同程度的影响。如膀胱的乳头状瘤和子宫黏膜下肌瘤等肿瘤，表面可发生溃疡而引起出血和感染；支气管壁的良性肿瘤阻塞气道后引起分泌物潴留，可导致肺内感染。

（三）全身影响

发生于内分泌腺的良性肿瘤，由于某种激素分泌过多而对全身产生影响。如腺垂体腺瘤可分泌大量生长激素，引起巨人症或肢端肥大症；胰岛细胞瘤可分泌过多的胰岛素，引起阵发性低血糖；甲状旁腺瘤可产生过多的甲状旁腺激素，导致纤维囊性骨病等。

二、恶性肿瘤对机体的影响

恶性肿瘤由于分化不成熟，生长快，浸润破坏器官的组织结构，引起功能障碍，并可发生转移，因而对机体的影响严重。

（一）局部压迫和阻塞

恶性肿瘤对局部组织压迫和阻塞影响的大小与肿瘤发生的部位同样密切相关。例如，胰头癌常压迫胆总管引起阻塞性黄疸；食管癌可致吞咽困难；胆总管里发生很小的肿瘤可导致严重的胆道阻塞。

（二）破坏器官的结构和功能

恶性肿瘤的侵袭可破坏正常的组织结构和功能，出现相应的并发症，侵及重要结构时可引起严重后果。如肝癌可广泛破坏肝细胞导致肝功能障碍；骨肉瘤可破坏正常骨质导致病理性骨折。

（三）继发性改变

由于肿瘤细胞浸润、坏死而并发出血、穿孔、病理性骨折及感染等继发性改变，对机体产生明显影响，并出现相应的临床症状和体征。出血是恶性肿瘤继发性改变的常见表现，也是促使患者就诊的重要原因之一，如鼻咽癌出现血涕、肺癌出现痰中带血、大肠癌出现血便、膀胱癌出现无痛性血尿等。坏死可导致自然管道之间的瘘管形成（如食管癌的食管气管瘘）。胃肠道癌的穿孔可导致急性腹膜炎。恶性肿瘤晚期患者因机体免疫力低下，常并发严重肺内感染而致死。

（四）顽固性疼痛

恶性肿瘤晚期可因癌细胞侵袭或压迫神经引起顽固性疼痛，非哌替啶等毒麻类药物不能控制，如肝细胞癌、鼻咽癌、骨肉瘤等，此外患者的不良心理状态、精神因素和社会、经济因素可使疼痛加剧。

（五）恶病质

恶性肿瘤晚期，机体出现严重消瘦、无力、贫血和全身衰竭的状态，称为恶病质（cachexia），可导致患者死亡。其机制尚未完全阐明，发生机制可能是：①营养缺乏：这虽与肿瘤的不断生长导致营养进行性消耗有关，但更重要的是由于进食困难和营养物质消化吸收障碍或丢失所致；②肿瘤分解产物的毒性作用：肿瘤持续增生、浸润，引起体内糖、蛋白质、脂肪代谢异常，导致生化平衡极度紊乱，生成某些毒性代谢产物所致；③精神负担、疼痛：此可严重影响患者情绪、进食和睡眠，与恶病质的发生也有一定关系。近年来发现巨噬细胞产生的 TNF 可降低食欲和增强分解代谢，对恶病质的发生也有一定促进作用。

（六）异位内分泌综合征

有些非内分泌腺发生的肿瘤能产生或分泌激素类物质，引起内分泌紊乱，出现相应的临床症状，称为异位内分泌综合征（ectopic endocrine syndrome）。此类肿瘤称为异位内分泌肿瘤（ectopic endocrine tumor），大多数为恶性肿瘤，其中以癌为多，如肺癌、胃癌、肝癌、胰腺癌、结肠癌，也可见于纤维肉瘤、平滑肌肉瘤、横纹肌肉瘤和未分化肉瘤等。这类肿瘤可产生促肾上腺皮质激素（ACTH）、甲状旁腺素（PTH）、胰岛素、抗利尿激素(ADH)、人绒毛膜促性腺激素(HCG)、促甲状腺素(TSH)、生长激素(GH)、降钙素等十多种激素,引起相应激素过多的临床症状。

此外,APUD系统或称弥散神经内分泌系统的肿瘤,也可产生活性胺或多肽激素,如类癌、神经内分泌癌、嗜铬细胞瘤和副神经节瘤等,有时也可引起内分泌紊乱。

(七)副肿瘤综合征

由于肿瘤的代谢产物、异常免疫反应以及其他不明的原因,可引起内分泌、神经、消化、造血、骨关节、肾脏及皮肤等系统发生病变,出现相应的临床表现,这些表现不是由原发肿瘤或转移灶所在部位直接引起的,而是通过上述途径间接引起,故称为副肿瘤综合征(paraneoplastic syndrome)。有时这些综合征可以表现得非常明显而造成严重后果,认识此种综合征的意义在于它可能是一些隐匿肿瘤的早期表现,由此可发现早期肿瘤。

案例 5-2

男,51岁,记忆力障碍1个月,四肢无力6天,间断抽搐1天入院。既往体格健康。入院前1个月患者无原因出现记忆力障碍,以近期记忆力差为主,四肢动作迟缓,间断恶心、呕吐。入院检查:神志清楚,四肢肌张力减弱,直线行走及闭目站立困难,双侧病理征可疑。颅压及脑脊液正常,头颅CT无异常,胸部CT考虑左肺中央型肺癌,纤支镜活检,病理诊断为肺小细胞癌。

思考:

1. 本例患者出现的神经系统改变有哪些?

2. 这些神经系统症状的临床病理联系是什么?

第九节 癌前病变与疾病、非典型增生和原位癌

肿瘤的发生是涉及多种因素、多个步骤的逐渐发展过程。从致瘤因素作用于细胞到形成临床上可以检测到的肿瘤往往经历从增生、异型增生到癌变多个阶段。癌前病变与疾病、非典型增生及原位癌均是与肿瘤发生发展密切相关的病理改变,是肿瘤预防、肿瘤早期诊断和早期治疗的重要环节。

一、癌前病变与疾病

癌前病变(precancerous lesion)和癌前疾病(precancerous disease)是指某些具有癌变潜在可能性的良性病变或疾病,如长期存在即有可能转变为癌。常常是肿瘤形成过程中的一个阶段,如能及时治愈,便可恢复正常;反之,即有可能转变为癌。因此,早期发现与及时治愈癌前病变对肿瘤的预防具有重要的实际意义。临床常见的癌前病变或疾病有以下几种。

(一)黏膜白斑

黏膜白斑常发生在口腔、外阴和阴茎等处。病变处黏膜呈白色斑块状,故称黏膜白斑。组织学改变为黏膜鳞状上皮过度增生和过度角化,并可出现一定的异型性。长期不愈有发展成为鳞状细胞癌的可能。

(二)子宫颈糜烂伴上皮非典型增生

在慢性子宫颈炎的基础上,子宫颈鳞状上皮被来自子宫颈管内膜的单层柱状上皮所取代,使该处呈粉红色或鲜红色,好像发生了黏膜上皮的缺损,临床上称为子宫颈糜烂。随后,局部又可被再生的鳞状上皮所替代,称为糜烂愈复。如果上述过程反复进行,则少数病例发生子宫颈鳞状上皮非典型增生(上皮内瘤变Ⅲ级),最终可演变为子宫颈鳞状细胞癌。

（三）乳腺纤维性囊性增生症

常见于 40 岁左右的妇女，主要表现为乳腺导管和小叶上皮细胞的增生、囊肿形成、大汗腺化生、间质纤维组织增生等。导管和小叶上皮细胞重度增生及异型增生可发生癌变。

（四）结肠、直肠腺瘤

腺瘤的病理类型有管状腺瘤、绒毛状腺瘤及管状绒毛状腺瘤等，均可发生癌变，尤其是绒毛状腺瘤。家族性腺瘤性息肉病（FAP）发生癌变的危险性极高。

（五）慢性萎缩性胃炎及胃溃疡伴肠上皮化生

慢性萎缩性胃炎时，胃黏膜腺体可有肠上皮化生，这种肠上皮化生与胃癌的发生有一定关系，如久治不愈可发生癌变。慢性胃溃疡时溃疡边缘的黏膜因受刺激而不断增生，可能转变为癌，其癌变率大约为1%。另外，近年发现胃的慢性幽门螺杆菌感染可能引发胃黏膜相关淋巴组织来源的 B 细胞型淋巴瘤。

（六）慢性溃疡性结肠炎

在反复溃疡、溃疡周围黏膜上皮出现息肉状增生、异型增生的基础上可发生结肠腺癌。

（七）皮肤慢性溃疡伴上皮非典型增生

经久不愈的皮肤溃疡和瘘管，特别是小腿的慢性溃疡，由于长期慢性刺激，鳞状上皮过度增生，有的可发生癌变。正常细胞从增生到癌变要经过一个缓慢而渐进的演变过程，平均为 15～20 年。

（八）肝硬化

由慢性病毒性肝炎所致的肝硬化患者，假小叶内的肝细胞反复变性坏死、增生，再由非典型性增生进一步发展为肝细胞性肝癌。

必须指出，并非所有的癌前疾病或癌前病变都必然发展为癌，也并非所有的癌都可见到明确的癌前病变阶段。

二、非典型增生

非典型增生（atypical hyperplasia）又称不典型增生或异型增生（dysplasia），指增生的上皮细胞形态和结构出现一定程度的异型性，但还不足以诊断为癌。表现为增生的细胞大小不一，核大深染，核浆比例增大，核分裂象增多，但一般不见病理性核分裂；细胞层次增多、排列较乱，极性消失，有时可以累及腺体。

非典型增生多发生于鳞状上皮，也可发生于腺上皮。鳞状上皮的非典型增生，根据其异型性程度和（或）累及范围可分为轻、中、重度三级。轻、中度非典型增生（分别累及上皮层下部的 1/3 和 2/3）在病因消除后可恢复正常；而重度非典型增生（累及上皮层下部超过 2/3，尚未达全层）则很难逆转（见图 11-1），常转变为原位癌。

非典型增生是癌前病变的形态学表现。常见的鳞状上皮非典型增生多发生于食管、宫颈、口腔、外阴的黏膜白斑等；腺上皮非典型增生多见于胃、肠、子宫内膜、乳腺导管上皮等；尿路上皮非典型增生多见于膀胱、肾盂、输尿管。

三、原位癌

（一）原位癌

原位癌（carcinoma in situ）指异型性增生的细胞已累及上皮的全层，但尚未突破基底膜者。例如食管、子宫颈及皮肤的原位癌。鳞状上皮原位癌有时可累及黏膜腺体，尚未突破腺体基底膜，称为原位癌累及腺体（图 5-28）。此外，当乳腺小叶腺泡发生癌变而尚未突破基底膜时，可称为小叶原位癌（图 5-29）。原位癌是一种早期癌，如果早期发现和积极治疗，可防止其发展为浸润性癌，从而提高癌瘤的治愈率。

（二）上皮内瘤变

上皮内瘤变（intraepithelial neoplasia，IN）是指包括前述上皮非典型增生和原位癌在内的一组病理学现象。

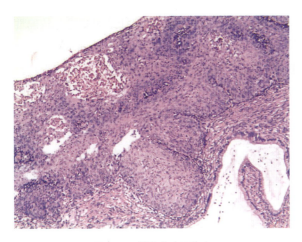

图 5-28　鳞状上皮原位癌
非典型增生的细胞达上皮全层,尚未突破基底膜

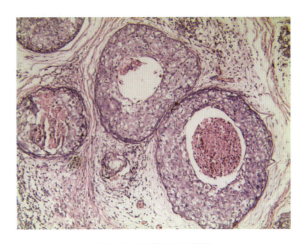

图 5-29　乳腺小叶原位癌
乳腺小叶腺泡发生癌变但尚未突破基底膜

一般将上皮内瘤变分为Ⅰ、Ⅱ、Ⅲ三级,分别相当于轻度非典型增生、中度非典型增生、重度非典型增生和原位癌。Ⅰ级为低级别上皮内瘤变,而Ⅱ、Ⅲ级为高级别上皮内瘤变。目前,使用上皮内瘤变概念较多的有宫颈鳞状上皮内瘤变、外阴鳞状上皮内瘤变、结直肠上皮内瘤变等。

第十节　肿瘤的病因学与发病学

肿瘤的病因学主要研究与肿瘤发生发展相关的因素;发病学则主要研究肿瘤的发生条件与发病机制。肿瘤在本质是一种基因病,是机体的细胞异常增生的结果。肿瘤的发生是涉及多种因素、多个步骤的病理过程,与肿瘤发生相关的因素可以分为外源性和内源性两大类,前者是来自外界的环境,包括化学因素、物理因素、生物因素等。后者则包括机体的免疫状态、遗传因素、细胞生长与调控异常等。

下面分别从外源性和内源性因素两方面简单介绍肿瘤的病因学和发病学。

一、环境致癌因素

(一)化学致癌因素

肿瘤流行病学与病因学研究表明,对动物有致癌作用的化学物质有 2000 余种,其中有些可能与人类肿瘤的形成有关。

根据作用方式的不同可将其分为直接致癌物、间接致癌物和促癌物三大类。直接致癌物是指化学物质进入机体后能与体内细胞直接作用,不需要代谢就能诱导正常细胞癌变的化学致癌物。这类化学致癌物的致癌力强、作用快,常用于体外细胞的恶性转化研究,如烷化剂等。而绝大多数化学致癌物则需在体内进行代谢,活化后才能起到致癌作用,称为间接致癌物或前致癌物,其代谢活化的产物称为终末致癌物。如 3,4- 苯并芘是间接致癌物,其终末致癌物是环氧化物。促癌物又称为肿瘤促进剂,单独作用无致癌作用,但能促进其他致癌物诱发肿瘤形成,常见的促癌物有巴豆油(佛波醇二酯)、糖精及苯巴比妥等。所有的化学致癌物在化学上都具有亲电子结构的基团,如环氧化物、硫酸酯基团等。它们可与细胞的生物大分子(如 DNA 分子中鸟嘌呤的 N-7、C-8,腺嘌呤的 N-1、N-3,胞嘧啶的 N-3 等)共价结合,形成加合物,导致 DNA 突变。

主要的化学致癌物质有以下几类。

1. 间接作用的化学致癌物

(1)多环芳烃类:又名多环碳氢化合物。这类化合物可形成三环、四环或五环的结构,致癌作用强,小剂量时即能引起实验动物的恶性肿瘤。如涂抹皮肤可引起皮肤癌,皮下注射可引起纤维肉瘤等。致癌性特别强的有 3,4- 苯并芘、1,2,5,6- 双苯并蒽、3- 甲基胆蒽及 9,10- 二甲基苯蒽等。这些化学物质广泛存在于外环境中,是煤焦油、烟草燃烧的烟雾、煤烟、工业废气中的主要致癌成分。近几十年肺癌发病率日益增加,与吸烟和城市大气污染有密切关系。此外,烟熏烧烤食品也含有较多的多环芳烃,其在肝脏经细胞色素氧化酶 P450 系统氧化成环氧化物,后者以其亲电子基团不饱和 C—C 键与核酸分子以共价键方式结合而引起 DNA 突变。

(2)芳香胺类与氨基偶氮染料:芳香胺与氨基偶氮染料是一类含有苯环与氮原子的化学致癌物,主要存在于各种着色剂、除草剂、防氧化剂、人工合成染料中。芳香胺类如乙萘胺、联苯胺、4- 氨基联苯等,可致从事染料工业的工人易发膀胱癌。机制是芳香胺可在肝通过细胞色素氧化酶 P450 系统形成羟胺衍生物,然后与葡糖醛酸结合从泌尿道排出,在膀胱水解释放出活化的羟胺而致膀胱癌。氨基偶氮染料如食用奶油黄(二甲基氨基偶氮苯)和猩红可引起大白鼠的肝细胞性肝癌。

(3)亚硝胺类:亚硝胺类物质具有较强烈的、广谱致癌作用,能引起人体胃肠道癌或其他动物肿瘤。亚硝酸盐作为食品保存剂与着色剂进入人体;也可由细菌分解硝酸盐产生。在胃内的酸性环境下,亚硝酸盐与来自食物的各种二级胺合成亚硝胺,在体内活化,后形成强反应性的烷化碳离子而致癌。

2. 直接作用的化学致癌物

(1)烷化剂与酰化剂:抗癌药中的环磷酰胺、氮芥、苯丁酸氮芥、亚硝基脲药物应用后可诱发第二种肿瘤,包括肿瘤患者和使用烷化剂的非肿瘤患者,如类风湿关节炎和 Wegener 肉芽肿的患者,他们发生恶性肿瘤的概率大大高于正常人。

(2)其他直接致癌物:某些金属元素对人类也有致癌的作用,如镍、铬、镉、铍等,可致肺癌、前列腺癌、肾癌等,其原因可能是金属二价阳离子具有亲电子性,与 DNA 结合而致癌。一些非金属元素和有机化合物也有致癌性,如砷可诱发皮肤癌;氯乙烯可致塑料冶炼工人的肝血管肉瘤;苯可致白血病等。

化学致癌物大多与环境污染和职业因素有关,因此彻底治理环境污染,防治职业病,对于减少恶性肿瘤的发生率极其重要。

(二)物理性致癌因素

电离辐射是最主要的物理性致癌因素,包括 X 射线、γ 射线和 β 粒子等,其机制主要是染色体断裂、易位和发生点突变,从而激活癌基因或者使抑癌基因失活。由于与辐射有关的肿瘤潜伏期较长,DNA 损伤后可能再受到后来促癌因素的作用,引起附加突变才形成肿瘤。

此外,紫外线长期过度照射引起外露皮肤的鳞状细胞癌、基底细胞癌和恶性黑色素瘤,其作用机制可能是 DNA 吸收光子,使其中相邻的两个嘧啶连接形成二聚体,造成 DNA 分子异常复制。正常人这种损伤可被 DNA 切除修复而不诱发肿瘤,而一种罕见的常染色体隐性遗传病——着色性干皮病(XP)患者,由于先天性缺乏修复 DNA 所需的酶,不能将紫外线所致的 DNA 损伤修复,皮肤癌的发病率很高。热辐射(如烧伤后)、慢性炎性刺激(如慢性皮肤溃疡)、创伤(如骨折后)或异物(如石棉)等也与肿瘤的发生有关。

(三)生物学因素

生物性致癌因素包括病毒、细菌、寄生虫以及它们的毒性代谢产物,其中病毒与肿瘤发生的关系研究比较深入。

1. 病毒 已有大量的证据表明,感染某些病毒的确与人类某些恶性肿瘤发生有关。凡能引起人或动物肿瘤或体外能使细胞转化为恶性的病毒称为致瘤病毒。致瘤病毒分为 DNA 致瘤病毒和 RNA 致瘤病毒两大类。

(1)RNA 致瘤病毒:这类病毒通过转导或插入突变将其遗传物质整合到宿主细胞 DNA 中,使宿主细胞发生转化。①急性转化病毒:这类病毒含有病毒癌基因,如 *v-src*、*v-abl*、*v-myb* 等,感染细胞后以其 RNA 为模板通过反转录酶合成 DNA 片段,并整合到宿主 DNA 链中进行表达,使细胞发生转化。②慢性转化病毒:

这类病毒（如鼠乳腺癌病毒）本身不含有癌基因，其病毒基因可经反转录酶作用合成 DNA 并插入到宿主细胞 DNA 中原癌基因附近，引起原癌基因激活，使宿主细胞转化。如人类 T 细胞白血病 / 淋巴瘤病毒 1（HTLV-1）是一种 RNA 病毒，本身不携带癌基因，但编码两个反式调节蛋白 Tax 和 Rex。Tax 蛋白可激活 c-fos、c-sis、IL-2 及其受体的基因等几种宿主基因的转录，它们可使 T 细胞发生转化而形成肿瘤。

（2）DNA 致瘤病毒：DNA 病毒感染细胞后，病毒基因整合到宿主的 DNA 中，其基因表达产物可引起细胞发生恶性转化。与人类肿瘤发生密切相关的 DNA 病毒主要有以下 3 种：

1）人乳头瘤病毒（HPV）：HPV 有 80 多个亚型，其中与人宫颈癌发病相关的两个主要是 HPV 16 和 HPV 18 亚型，其基因表达产物 E6 和 E7 蛋白可分别与 Rb 和 P53 蛋白结合，从而导致后两者的抑癌作用失活而发生癌变。

2）EB 病毒（EBV）：EB 病毒与伯基特淋巴瘤、鼻咽癌、某些霍奇金淋巴瘤等的发生有关。在我国南方和东南亚，鼻咽癌患者的血清中有高滴度的 EBV 抗体，肿瘤组织中也可查出 EBV 基因组的存在。EBV 可促使 B 淋巴细胞发生多克隆增殖，引起 N-ras 突变形成单克隆增生而形成淋巴瘤。

3）乙型肝炎病毒（hepatitis B virus, HBV）：研究表明，多数肝癌组织中可检测到 HBV 病毒 DNA 及其编码的 HBX 蛋白，可使肝细胞的几种原癌基因激活而发生癌变。

2. 真菌毒素　目前已知有数十种真菌毒素具有致癌性，研究最多的是黄曲霉毒素。黄曲霉毒素广泛存在于高温潮湿地区的霉变食品中，尤以霉变的花生、玉米及谷类含量最多。其化学结构为异环芳烃，通过肝细胞混合功能氧化酶氧化成环氧化物而致癌。

3. 细菌　细菌一般不直接致癌，但近年研究发现幽门螺杆菌感染可能与胃癌及胃黏膜相关淋巴瘤的发生有关。此外，肠道厌氧菌增多可能对大肠癌的发生有一定间接作用。

4. 寄生虫　在埃及，膀胱癌同时伴有曼氏血吸虫病者几乎达 90% 以上，在我国，日本血吸虫病流行地区有 10% ~ 17% 的结肠癌病例同时伴有结肠血吸虫感染，提示曼氏血吸虫与日本血吸虫感染分别与膀胱癌和结肠癌的发生有关。另外，华支睾吸虫病患者肝脏胆管细胞癌发生率高于一般人群。

二、遗传与肿瘤

肿瘤的发生除了受外界因素的作用外，遗传因素在某些肿瘤的发生中也起着重要作用。

视网膜母细胞瘤、肾母细胞瘤、神经母细胞瘤、结肠多发性腺瘤性息肉病及神经纤维瘤病等，均以常染色体单基因显性遗传的方式出现。这类肿瘤主要表现为肿瘤抑制基因（如 Rb、p53、APC 等）的遗传性突变或缺失，其发生需要两个等位基因的丢失（二次突变）。如家族性视网膜母细胞瘤患儿从亲代遗传了一个异常的 Rb 等位基因，当另一个 Rb 等位基因再受到致癌因素作用而第二次突变时，即可形成肿瘤。

有些肿瘤呈常染色体隐性遗传综合征，表现为遗传性 DNA 修复基因缺陷。如 Bloom 综合征（先天性毛细血管扩张性红斑及生长发育障碍）时易发生白血病及其他恶性肿瘤；毛细血管扩张性共济失调症患者多发生急性白血病和淋巴瘤；着色性干皮病患者经紫外线照射易患皮肤癌等。

在大多数肿瘤的发生中，遗传因素的作用仅表现为对致癌因素的易感性或倾向性，真正直接遗传的只是少数不常见的肿瘤。需要指出的是，遗传因素与环境因素在肿瘤发生中起协同作用，但环境因素更为重要。

三、免疫与肿瘤

机体的免疫功能及对肿瘤的免疫反应是影响肿瘤发生、发展的重要因素。一般来说，机体免疫系统可监视肿瘤的发生并通过细胞免疫机制杀灭肿瘤。肿瘤细胞所表达的抗原可激发机体产生以细胞免疫为主的肿瘤免疫反应，若机体免疫机能低下则可能发生肿瘤。

1. 肿瘤抗原　是指细胞在癌变过程中所出现的新抗原物质的总称。肿瘤抗原依据其特异性可分为两类：肿瘤特异性抗原（tumor specific antigen，TSA）和肿瘤相关抗原（tumor-associated antigen，TAA）。

肿瘤特异性抗原是指只存在于肿瘤细胞而不存在于相应正常细胞的抗原，主要包括化学致癌剂或物理因素诱发的肿瘤抗原、病毒抗原和突变抗原三类，但实际上真正的肿瘤特异性抗原并不常见且很不稳定。肿瘤相关抗原在肿瘤细胞和正常细胞上均有表达，只是在肿瘤细胞表达明显增高。肿瘤相关抗原又可分为两类：过表达抗原和分化抗原。过表达抗原中最常见的为癌胚抗原（carcinoembryonic antigen，CEA），它是在胚胎发育阶段由胚胎组织产生的抗原成分，出生后逐渐消失或仅有微量表达，但当细胞发生恶变或肿瘤生长时，此抗原可重新合成或表达量明显增高。其他过表达抗原还见于肝细胞性肝癌时血清甲胎蛋白（α-fetoprotein，AFP）、结肠癌血清癌胚抗原升高等。此外，过表达抗原还包括癌基因过表达抗原（如乳腺癌等恶性肿瘤 Her2/neu 基因的过表达）和过表达糖脂或糖蛋白抗原（如卵巢癌 CA-125 的过表达）等。分化抗原是指肿瘤细胞具有的与特定分化方向有关的抗原。例如前列腺特异性抗原见于正常前列腺上皮和前列腺癌细胞，其表达可提示肿瘤细胞的前列腺分化倾向。

2. 抗肿瘤免疫效应　肿瘤免疫反应以细胞免疫为主，对病毒诱发的肿瘤，体液免疫因素也发挥重要作用。参与抗肿瘤效应的免疫细胞主要有 T 细胞、NK 细胞、巨噬细胞等，它们在抗肿瘤反应中具有协同作用。

（1）T 细胞介导的抗肿瘤效应：是机体抗肿瘤作用的重要组成部分，参与抗肿瘤效应的 T 细胞主要为细胞毒性 T 细胞（CTL）。激活的 CTL（CD8$^+$）可识别与主要组织相容性复合体（major histocompatibility complex，MHC）分子组成复合物的肿瘤特异性抗原，然后释放杀伤肿瘤细胞的酶类。此外，γδT 细胞也是参与机体抗肿瘤效应的重要 T 细胞亚群。

（2）NK 细胞介导的抗肿瘤效应：NK 细胞不需要抗原致敏即可直接杀伤肿瘤细胞，且 NK 细胞的杀伤作用不受 MHC 的限制，是机体抗肿瘤的第一道防线。

（3）巨噬细胞介导的抗肿瘤效应：T 细胞和 NK 细胞所产生的 γ- 干扰素可激活巨噬细胞，它们激活后产生肿瘤坏死因子（TNF-α）和活性氧类物质，杀伤肿瘤细胞。

3. 免疫监视　机体在各种内、外环境因素的影响下，每天都可能有很多细胞发生突变，产生具有异常表型的转化细胞。正常机体免疫系统可随时识别并清除这些转化细胞，从而防止肿瘤形成，这就是免疫监视作用。当机体免疫功能缺陷、受到抑制，或突变细胞逃避免疫监视时，就易形成肿瘤。逃避机体免疫监视的因素很多，主要包括肿瘤细胞抗原表达减少、诱发免疫细胞死亡和免疫耐受等。

四、肿瘤发生的分子生物学基础

肿瘤从本质上来说是一种基因病，其发生的分子生物学基础非常复杂。各种环境和遗传性致癌因素是引起基因改变的始动环节，两者可能以协同或序贯的方式引起细胞非致死性 DNA 损伤，激活原癌基因和（或）灭活抑癌基因；伴随凋亡调节基因和（或）DNA 修复基因的改变以及微小 RNA 的调节异常等，从而导致肿瘤的发生。

（一）癌基因和抑癌基因

所谓的癌基因、抑癌基因并不是肿瘤特有的基因，是指对细胞生长、分化有正向或负向调节作用的一类基因，它们在保持机体的正常功能方面发挥着重要作用，如果发生异常改变，有可能导致细胞的恶性转化和肿瘤发生。

1. 原癌基因和癌基因　大量实验证实，一些病毒在动物体内诱发肿瘤的能力与其某些核苷酸片段有关，此后将这些能够转化细胞的核苷酸片段称为病毒癌基因（viral oncogene，v-onc）。后来发现，在正常细胞的 DNA 中也存在与病毒癌基因相似的 DNA 序列，实际上是生物进化遗传下来的固有正常功能基因片段，称为细胞癌基因（cellular oncogene，c-onc）。在机体生长发育程序化调控下，细胞癌基因在正常状态的体细胞中通常以非激活的形式存在，故又称为原癌基因（pro-oncogene）。现已知原癌基因编码的蛋白质大多数是对正常细胞生长十分重要的细胞生长因子及其受体例如血小板衍生生长因子（PDGF）、成纤维细胞生长因子（FGF）、表皮细胞生长因子受体（EGFR）、某些重要的信号转导蛋白（如酪氨酸激酶、丝氨酶 - 苏氨酸激酶等）以及核调节蛋白（如转录激活蛋白）等。

原癌基因在各种环境或遗传因素作用下可被激活称为癌基因（oncogene），其激活方式有：①点突变，如 ras 原癌基因第 1 外显子的第 12 号密码子从 GGC 突变为 GTC，相应编码的氨基酸从甘氨酸变为缬氨酸，转录产生异常蛋白；②染色体重排，包括易位和倒转，如伯基特淋巴瘤的 t（8；14）易位，使得 c-myc 基因和 IgH 基因拼接，造成 c-myc 基因的过度表达；③基因扩增，如神经母细胞瘤的 N-myc 原癌基因的重复拷贝，乳腺癌中 HER2 基因的扩增；④启动子插入，使原癌基因过度表达，产生过量的结构正常的促进细胞生长蛋白。以上基因水平的改变可继而导致细胞生长刺激信号的过度或持续出现，使细胞发生转化（表 5-6）。

表 5-6　原癌基因、激活机制和相关的人类肿瘤举例

原癌基因	激活机制	相关人类肿瘤
sis	过度表达	星形细胞瘤，骨肉瘤
hst-1，int-2	过度表达	胃癌，膀胱癌，乳腺癌
erb-B1	扩增	胶质瘤
neu/erb-B2	扩增	乳腺癌，卵巢癌，肾癌
abl	易位	慢性粒细胞性、急性淋巴细胞性白血病
c-myc	易位	伯基特淋巴瘤和多种实体瘤
N-myc	扩增	神经母细胞瘤，小细胞肺癌
bcl-2	易位	滤泡性 B 细胞淋巴瘤、白血病
H-ras	点突变	甲状腺癌、肾癌
K-ras	点突变、扩增	胰腺癌、肺癌、大肠癌、卵巢癌等
N-ras	点突变、扩增	甲状腺癌、肝癌、精原细胞瘤
cyclin D1	乳腺癌	扩增
cyclin E	胃癌	扩增

癌基因编码的蛋白质称为癌蛋白，与原癌基因的正常蛋白产物有量或结构上的不同，主要通过以下方式影响靶细胞：①生长因子增加；②生长因子受体增加；③产生突变的信号转导蛋白；④产生与 DNA 结合的转录因子等。癌蛋白主要通过上述机制调节其靶细胞的代谢，促使细胞逐步转化成为肿瘤细胞。

2. 肿瘤抑制基因（tumor suppressor gene）　与原癌基因功能相反，肿瘤抑制基因是正常细胞分裂、生长的负性调节基因，其编码的蛋白质能抑制细胞的生长，其功能的丧失则可能促进细胞的转化（表 5-7）。肿瘤抑制基因的失活主要是通过等位基因的二次突变、缺失（纯合子）和甲基化的方式实现的。目前了解最多的两种肿瘤抑制基因是 Rb 基因和 p53 基因。它们的产物都是以转录调节因子的方式控制细胞生长的核蛋白。

（1）Rb 基因：视网膜母细胞瘤基因（Rb）是第一个被发现的肿瘤抑制基因。Rb 基因的纯合子性丢失见于所有的视网膜母细胞瘤及部分骨肉瘤、乳腺癌和小细胞肺癌等。Rb 基因定位于染色体 13q14，所编码蛋白质是 105kDa 的磷酸化核结合蛋白，称为 pRb。pRb 主要通过影响细胞周期来发挥作用，它在细胞核中以去磷酸化（活化）或磷酸化（失活）形式存在。pRb 活化时能够结合 E2F，抑制转录，从而抑制细胞从 G_0/G_1 期进入 S 期；而在细胞受到激活后，pRb 即被磷酸化失活并与 E2F 解离，细胞失去对 G_1/S 转换的控制而进入 S 期，此时 E2F 可以激活多个下游基因的转录，如 cyclinE 等。当细胞分裂成两个子细胞后，失活的 pRb 去磷酸化复活使子细胞处于 G_1 期或 G_0 期。如果因点突变或 13q14 丢失使 Rb 基因失活，Rb 蛋白就会出现异常表达，则细胞就可能处于持续增殖状态，并可能由此恶变。pRb 非活化状态时，Rb 蛋白失活使细胞进入 S 期。如果由于点突变或 13q14 的丢失使 Rb 基因失活，则 Rb 蛋白的表达就会出现异常，细胞就可能持续地处于增殖期，并可能由此恶变。

表 5-7　主要的肿瘤抑制基因功能和相关的人类肿瘤

基因	功能	散发肿瘤	遗传肿瘤
APC	与 β-cantenin 结合促进其泛素化降解	结直肠癌、胃癌、胰腺癌	FAP，结肠癌
p53	与 DNA 特异性结合调节靶基因	大多数人类肿瘤	Li-Fraumeni 综合征
p16^{INK4A}	负性调控 CDK4	约 50% 的人类恶性肿瘤	家族性黑色素瘤
p14^{ARF}	稳定 p53	所有肿瘤	
Rb	调节细胞周期	视网膜母细胞瘤、骨肉瘤、乳腺癌、小细胞肺癌	视网膜母细胞瘤、骨肉瘤
WT-1	调控转录	Wilms 瘤	Wilms 瘤
BRCA-1	细胞周期蛋白和 CDK	乳腺癌、卵巢癌	家族性乳腺癌综合征
BRCA-2	细胞周期蛋白和 CDK	乳腺癌、卵巢癌	家族性乳腺癌综合征
PTEN	去磷酸化参与细胞调控	胶质母细胞瘤、前列腺癌、乳腺癌、甲状腺癌	Cowde 病、乳腺和胃肠癌
NF1	负性调控 Ras 蛋白	结直肠癌、星形细胞瘤	I 型神经纤维瘤
VHL	负性调节 HIF 和 VEGF	肾细胞癌、小脑血管母细胞瘤	VHL 综合征
DPC4	TGF-β 转录因子	胰腺、结肠癌	幼年性息肉病
DCC	细胞间黏附力	结直肠癌、食管鳞状细胞癌、肺癌	

（2）p53 基因：p53 基因定位于人类染色体 17p13.1，编码 53kDa 的核内磷酸化蛋白，称为 P53。P53 蛋白主要集中于核仁区，由 393 个氨基酸组成。野生型 P53 半衰期大约 20 分钟，以四聚体形式与 DNA 特异性结合，诱导靶基因直接参与调控细胞周期和修复受损的 DNA，被称为"基因组卫士"（guardian of genome），在机体 DNA 受损时，P53 蛋白表达增加，在 G_1 期检查 DNA 损伤点，监视基因组的完整性：①当 DNA 损伤较轻时，P53 可以通过不同的机制避免把这种损伤传给子细胞 DNA；②当 DNA 损伤较重时，P53 常通过启动细胞凋亡的信号途径，促使损伤细胞凋亡；同时参与调控细胞的衰老、分化及凋亡。

P53 蛋白活性受磷酸化调控，去磷酸化时活化，阻碍细胞进入细胞周期。研究证实 p53 基因的突变或缺失是许多肿瘤发生的原因之一。如在结肠癌、肺癌、乳腺癌和胰腺癌等均发现有 p53 基因的点突变或丢失，从而引起异常的 P53 蛋白表达，丧失其生长抑制功能，导致细胞增生和恶变。近来还发现某些 DNA 病毒，例如，HPV 和 SV-40 的致癌作用是通过它们的癌蛋白与活化的 pRb 蛋白或 P53 蛋白结合并中和其生长抑制功能而实现的。

（二）凋亡调节基因和 DNA 修复调节基因

1. 凋亡调节基因　细胞凋亡异常在恶性肿瘤的发生发展中具有重要作用。Bcl 家族是迄今研究最多的凋亡调节基因。正常情况下 Bcl-2 和 Bax 在细胞内保持平衡，如 Bcl-2 蛋白高表达，则细胞长期存活；如 Bax 蛋白高表达，则细胞进入凋亡。许多人类肿瘤，如淋巴瘤、乳腺癌、肝癌、肺癌等中存在 Bcl-2 蛋白高表达。此外，野生型的 P53 蛋白可以诱导 Bax 蛋白合成，促使 DNA 受损的细胞进入凋亡。因此，抑癌基因与凋亡调节基因的协同作用对于防止体细胞癌变起重要作用。

2. DNA 修复基因　正常细胞内存在 DNA 修复基因，包括切除修复和错配修复基因。当辐射等损伤因素引起轻微 DNA 损伤时，DNA 切除修复基因将对其进行修复；当 DNA 复制过程中出现错误或碱基自发改变导致碱基错配时，则由 DNA 错配修复基因将其修复。因此，DNA 修复基因在维持机体基因组的遗传稳定中起着非常重要的作用，在有遗传性 DNA 修复基因突变或缺失的人群中，肿瘤的发生率较高且较早。

（三）微小 RNA（microRNA，miRNA）

微小 RNA（microRNA，miRNA）是一组广泛存在于真核生物中的内源性非编码 RNA，长度 20～25 个核苷酸，主要与编码蛋白质的靶 mRNA 特异性结合，抑制其翻译或诱导其降解，在蛋白质水平负性调控真核细胞的基因表达、发育、分化和个体发育等。近年研究发现，肿瘤组织中 miRNA 的表达谱发生明显变化，miRNA 既可下调抑癌基因的水平，从而加速肿瘤的增殖、浸润和转移；也可抑制癌基因的表达，促使肿瘤的凋亡与分化。而 miRNA 在基因表达负性调控方面的深入研究，对于揭示肿瘤发生的分子机制以及肿瘤的治疗具有重要意义。

（四）端粒和端粒酶

端粒（telomere）是真核细胞线性染色体末端 DNA- 蛋白质构成的一种特殊结构，是富含 GC 的高度保守的重复核苷酸序列，与端粒结合蛋白一起构成了特殊的"帽子"结构。在正常情况下，随着细胞分裂，端粒会进行性缩短并诱发一系列分子事件，最终导致细胞发生凋亡。因此，端粒可以称为细胞的生命计时器。

端粒酶是一种能延长端粒末端的核糖蛋白酶，可以将端粒 DNA 添加到真核细胞染色体的末端使端粒延长，从而延长细胞的寿命。绝大多数细胞没有端粒酶活性，仅能复制 60～70 次，生殖细胞具有端粒酶活性，可使缩短的端粒恢复长度。研究发现，大约 85% 的恶性肿瘤细胞都具有端粒酶活性，可使其端粒不会缩短，导致肿瘤细胞的永生化。因此认为端粒酶的激活与恶性肿瘤的发生发展密切相关。

（五）肿瘤发生的多步骤过程

肿瘤的发生是一个长期的多因素参与的分阶段过程，这已由流行病学、化学致癌动物模型以及分子遗传学研究所证明。要使细胞完全恶性转化，一般需要多个基因的参与，包括癌基因的激活、肿瘤抑制基因的失活、凋亡调节基因、DNA 修复基因、微小 RNA 以及其他重要调控基因的改变。转化的细胞可先呈多克隆性增生，经过漫长多阶段的演进过程，其中某一个克隆相对无止境地增生，然后再通过附加突变，选择性地形成具有不同特性的亚克隆（异质性），从而获得浸润和转移能力，形成恶性肿瘤。

（陶仪声）

学习小结

肿瘤性增生与反应性增生最主要的区别是前者为单克隆性和失控性。

肿瘤由实质和间质构成，实质决定肿瘤的性质和临床特点。

肿瘤的异型性是指肿瘤在组织结构和细胞形态上均与其起源组织的差异，反映了肿瘤的成熟程度（分化）。

肿瘤有良、恶性两大类。良性肿瘤呈膨胀性生长，恶性肿瘤呈浸润性生长，两者均可呈外生性生长。肿瘤生长分数的高低、肿瘤细胞生成与丢失的比例和肿瘤内血管形成的多少是决定肿瘤生长速度的关键因素。肿瘤的生长、浸润及远处转移与肿瘤的异质性有关。恶性肿瘤通过直接浸润周围组织、通过脉管与体腔向全身扩散是其最主要的特征，也是导致患者死亡的最重要原因。

肿瘤的命名：上皮源性良性肿瘤为组织起源部位 +"瘤"，恶性肿瘤为部位 +"癌"；间叶源性恶性肿瘤为部位 +"肉瘤"。少数恶性肿瘤以人名、习惯及形态来命名。

良性肿瘤对机体的影响主要是压迫与阻塞，恶性肿瘤除此之外，还有侵蚀破坏组织结构、出血、感染、疼痛、恶病质及分泌激素样物质导致代谢紊乱等。

肿瘤的形成是一个长期的多因素、分阶段积累过程，涉及原癌基因、肿瘤抑制基因、细胞凋亡调节基因和 DNA 修复基因等关键基因的异常。

复习思考题

1. 肿瘤的基本概念涵盖了哪些内容？

2. 肿瘤性增生与机体反应性增生有何区别？

3. 肿瘤的异型性与分化程度之间是什么关系？

4. 恶性肿瘤对机体的危害包括哪些方面？

5. 恶性肿瘤浸润、转移的机制有哪些？

6. 要想阻断肿瘤转移，我们可以从哪些方面着手？

7. 肿瘤对机体的影响包括哪些方面？

8. 哪些因素参与肿瘤的形成过程？

9. 解释下列名词：肿瘤、癌症、肉瘤、癌、异型性、肿瘤分化、肿瘤转移、副肿瘤综合征、癌基因、抑癌基因。

第六章　环境和营养病理学

学习目标

掌握	室内、外空气污染的主要污染源；职业暴露、职业病的概念；酒精对器官和组织的损伤机制；治疗性药物损伤的概念、分类；戒断综合征、药物滥用的概念；肥胖的概念及相关疾病。
熟悉	氟中毒的病理变化；吸烟对人体的影响；肥胖症能量调节相关分子及其机制；肥胖症对机体的影响；营养不良的分类。
了解	铅中毒的机制及对人体的损害；水俣病、痛痛病、地方性砷中毒的临床表现和发病机制。

　　暴露于外源性化学或物理因素所致的损伤和疾病称为环境和职业性疾病。环境污染、工作环境的某些特殊条件、特定的自然环境或不良个人习惯(如吸烟、酗酒、滥用药物及异常营养状态)等均可造成机体发生病理变化，如大气污染或吸烟可致慢性支气管炎和肺气肿，工作环境的特殊条件引起的各种职业病，自然条件异常造成的地方病及摄取过多营养物质而导致的营养过剩等。目前，在我国随着工业化和城市化进程不断加速，各种内、外源性的化学物质对环境中人体所需的空气、水和食物的污染逐渐严重，对人体的危害也逐渐增大；随着物质生活条件的不断改善，摄取过多食物或某种营养物质超过机体的需要而导致的营养过剩病例也逐渐增多。对于环境和职业危害所致疾病的诊断、治疗和预防不仅是预防医学的重要内容，而且是临床医学的组成部分。本章将简述全球普遍关注及我国特殊发生的相关环境和营养性疾病。

第一节　环境污染和职业暴露

　　在人们生活和居住的生态系统中，许多有害化学物存在于食物、食物链、水及空气中，造成大气、水、噪声及放射性污染，对人类的生态系统、生存与发展带来不利的影响。随着现代科学技术发展和人类生活水平提高，环境污染的程度和危害日益增加；特别是在发展中国家，环境污染是社会发展中面临的一个重大问题。

一、空气污染

空气污染是指有害的化学、物理或生物性因素存在于空气中所造成的污染。

(一)室外空气污染

工业和交通运输是室外空气污染的主要来源。火力发电厂、炼钢炉、民用炉灶等使用矿物燃料燃烧和汽车、火车、飞机、轮船燃烧石油或煤炭燃烧所产生的废气等是室外空气污染的重要来源。机动车排出的氧化氮和挥发烃在大气中相互作用产生臭氧，形成二次污染。大量的二氧化硫进入大气后可形成硫酸雾和酸雨。下面主要讨论几种常见污染物。

1. 臭氧　臭氧(ozone)是汽车的排放物(二氧化氮)在含有碳氢化合物的空气中经阳光照射后而产生的一种强力氧化剂，也被称为光化学反应。0.08ppm 浓度的臭氧就可引起咳嗽、胸部不适和肺部的炎症。大量吸入臭氧可引起呼吸系统改变，如咳嗽、胸部不适、肺部炎症、短暂或长期支气管过敏；哮喘病患者对臭氧尤其敏感。臭氧化学性质高度不稳定，容易与细胞膜表面的不饱和脂肪酸发生反应，生成过多的自由基而发挥毒性作用，导致炎性介质的释放。

2. 微粒　微粒(particulates)又称烟尘(soot)，主要在煤、汽油和柴油燃烧的过程中产生。微粒吸入后易于停留在肺泡，被单核巨噬细胞和中性粒细胞吞噬后释放出某些炎性介质，如巨噬细胞炎性蛋白 -1α(macrophage inflammatory protein 1α, MIP-1α)。直径小于 10μm 的微粒最有害，可大量沉积在肺部(如含硅的粉尘)，对人体造成永久伤害，导致肺硅沉着病(矽肺)。急性暴露在燃油燃烧后产生的细小微粒中时可刺激眼、喉和肺，引发哮喘，促进心肌缺血的出现。

3. 酸性气溶胶　排放到大气中的硫和二氧化氮被氧化后生成硫酸和硝酸，可溶解于水或者吸附在微粒表面，形成酸性气溶胶(acid aerosols)。后者可刺激呼吸道黏膜，改变纤毛上皮细胞的自净功能，进一步加重哮喘病患者的呼吸困难。

4. 一氧化碳　室外一氧化碳主要来自汽车发动机运转时产生的尾气、某些工业制造过程中化石燃料的燃烧、森林火灾中释放出的萜烯化合物及其他生物体的燃烧。一氧化碳是一种无色无味的气体，低浓度吸入时可使人的活动能力降低；高浓度则引起全身缺氧，导致头痛、眼花、运动失调和昏迷，甚至死亡。一氧化碳能与血液中血红蛋白结合形成碳氧血红蛋白(carboxyhemoglobin)，其亲和力较氧高 200～300 倍，影响血红蛋白的携氧能力，造成心肌、脑组织的缺氧、脑水肿、神经元变性和坏死以及胶质细胞增生。

慢性一氧化碳中毒：一氧化碳与血红蛋白一旦结合形成 COHb 即可得以稳定的维持，故长期接触低浓度一氧化碳可使血中 COHb 逐步蓄积，导致慢性一氧化碳中毒。由此而缓慢发生的低氧血症可损伤中枢神经系统，发生囊性变或疤痕形成；肝、肾、心等脏器由于低氧损伤出现功能障碍。可留有中枢神经后遗症，临床表现为震颤麻痹、神经衰弱、中毒性精神病等。

案例 6-1

赵某，男性，40 岁，某公司炉岗工人，工作时不慎手机掉入环形加料仓，给同事说要打开仓盖，进去捡手机，同事劝告未遂，只能让其进去，5 分钟后见赵某还未回来，急忙跑进去寻找。见赵某已经躺在地上，没有呼吸。立即送往医院抢救，经诊断，确认已经死亡。尸体检验发现死者尸斑樱桃红色，存在于身体背侧未受压部位。眼结膜充血，角膜轻度混浊，双眼瞳孔等圆等大，瞳孔直径 0.5cm。下唇正中唇黏膜出血 0.3cm×0.2cm，口腔及右侧鼻腔有暗红色液，外耳道无溢液。

思考：

赵某死亡原因，并分析其可能机制。

(二)室内空气污染

在密闭空间中含有影响人体健康的有害物质，如来自烟草燃烧的烟雾、煤气炉和煤炉燃烧产生的废气、建材和家具释放的甲醛、宠物的过敏原、灰尘、真菌孢子和细菌等，特别是室内装饰材料及家具是目前造成室内空气污染的主要原因。室内装饰材料中具有毒气污染的材料会挥发出 300 多种有机化合物，包含甲醛、氨、苯、甲苯、二甲苯以及放射性气体氡等。现代城市中空调和暖气的使用导致室内通风减少，进一步增高了室内空气污染物水平。室内空气污染可诱发人体发生肿瘤、咽喉部刺激症状、慢性呼吸道疾病、心血管疾病、发育及生殖功能障碍等。

1. 一氧化碳 室内一氧化碳的来源主要是人群吸烟、取暖设备和厨房。取暖设施和天然气热水器使用不当可造成急性一氧化碳中毒(即煤气中毒),这是我国冬季一氧化碳中毒的主要原因。急性一氧化碳中毒时,大量碳氧血红蛋白形成使全身皮肤和黏膜呈特殊的樱桃红色,其他器官出现水肿、出血和变性等缺氧改变。

2. 甲醛 甲醛(formaldehyde)是高度可溶性和挥发性的化学物,被广泛地运用于木制品、家具、纺织品和绝缘等方面。甲醛可演变为丙烯醛和乙醛,加重刺激性,是我国新装修房屋中的主要污染物,儿童是室内环境污染的高危人群。甲醛浓度在 1mg/L 时即可引起急性眼和上呼吸道的刺激感或加重已有的哮喘症状。

3. 木材烟雾 用燃木炉子取暖是木材烟雾(wood smoke)造成室内空气污染的原因,木材燃烧的烟雾中含有各种氧化氮、含碳微粒和多环芳烃。木材烟雾可刺激呼吸道,是肺部感染的前因,所含的多环碳氢化合物是危险的致癌物。

4. 氡(radon) 是放射性气体,由铀衰变时来,广泛地分布在土壤中。居室中的氡气污染十分普遍,尤其是地下室。吸入氡气后,其在肺部继续衰变产生 α- 射线,可致肺癌。

其他的室内污染还有石棉和生物气溶胶等。

所有的室内空气污染均与通风不良有关,因此及时采用足够的通风是减少和避免室内空气污染的主要方法。

二、职业及环境暴露性污染

职业暴露(occupational exposure)是指人类由于职业原因而暴露在危险因素中,从而有可能损害自身健康或危及生命的一种情况。劳动者在职业活动中因接触粉尘、放射性物质和其他有毒有害物质而引起的疾病称为职业病(occupational disease)。包括肺尘埃沉着病(尘肺)、职业性放射病和职业中毒等。职业及环境暴露性污染因素包含有机溶剂、高分子聚合物、金属和非金属离子等。

(一)有机溶剂

常见的有机溶剂有氯仿、四氯化碳、苯、三氯乙烯和甲醇等。急性吸入高浓度有机溶剂可引起头痛、眩晕、中枢神经系统抑制、昏迷、肝肾损害、骨髓造血功能改变等;长期低剂量吸入有机溶剂可使肿瘤发生的危险性增加,对生殖能力也有一定影响。职业暴露人群多发生在生产有机溶剂的企业、建筑装潢业、橡胶制作业和制鞋业等。

(二)塑料、橡胶和高分子聚合物

合成塑料、橡胶和高分子聚合物广泛用于制造地板、家用品、乳胶制品、管道、电缆和容器等。在合成聚氯乙烯过程中使用的氯乙烯单体为无色易燃气体,可通过呼吸道和皮肤进入体内。氯乙烯可致血管肉瘤;橡胶工人接触的 1,3- 丁二烯可导致白血病的发病危险性增加。

(三)金属元素

从远古时期某些金属或其化合物就被用作毒药使用,如砷(砒霜)和汞。铅、锰、砷、汞、镉等是最常见的对人体有毒性作用的重金属。

1. 铅 从事铅矿开采、铅冶炼、铅加工、电池制造、含铅涂料的粉刷等的人,服用含铅中药(如黑锡丹、樟乃、红丹等)、含铅汽油、老式楼房中使用的铅水管和含铅油漆等均可造成铅中毒。环境中的铅可通过污染空气、食物和水等方式经呼吸道或消化道进入人体,少部分经皮肤吸收。铅吸收入血后,95%~99% 与红细胞中的血红蛋白结合,随血流进入器官和组织中。血中的铅可经肾排出,进入消化道的铅 90% 以上经肠道排出。进入脑、肾、肝和骨髓的铅才引起毒性作用。

铅中毒性脑病可出现脑水肿甚至脑疝形成,镜下可见脑组织充血、点片状出血、神经细胞灶性坏死,病灶附近伴有星形细胞弥漫性增生、血管扩张及毛细血管增生。成人铅中毒还表现为周围运动神经损害，由于累及桡神经和腓神经而引起特征性的腕下垂（wrist drop）（图6-1）和脚下垂（foot drop）。铅中毒时可引起胃肠道周围神经病变而导致胃肠道疼痛。肾脏的损害主要是近曲小管上皮细胞线粒体和细胞核的改变，肾纤维化和肾小管重吸收障碍；临床上可出现氨基酸尿、糖尿和高磷酸盐尿。儿童慢性铅中毒时可表现有异食癖，重者情绪易怒和共济失调，甚至发生抽搐或意识改变，嗜睡或昏迷。铅中毒儿童长骨的干骺端由于铅和钙的沉积可造成骨密度增加，形成X线照片上的特殊改变——"铅线"（lead line）。过量的铅还可刺激牙龈使近齿龈处的色素沉着，形成另一种"铅线"。

铅可抑制多种酶活性，如红细胞内 δ- 氨基乙酰丙酸脱氢酶、亚铁螯合酶、谷胱甘肽还原酶、碳酸酐酶、Na^+-K^+-ATP 酶等，使相应的代谢过程障碍。铅可抑制神经突触的传导，使大脑皮质兴奋和抑制功能紊乱。铅作为二价离子，与钙离子竞争，影响骨的钙代谢，干扰神经传递和脑的发育。铅还可抑制 1, 25- 二羟维生素 D 的生成。

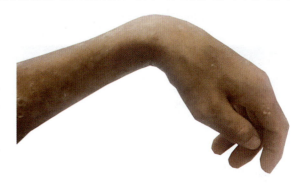

图6-1 腕下垂
成人铅中毒时周围运动神经损害累及桡神经引起特征性的腕下垂

铅中毒的实验室诊断依据为血铅浓度和游离的红细胞原卟啉浓度增高、红细胞的 δ- 氨基乙酰丙酸脱氢酶活性减低、尿中 δ- 氨基乙酰丙酸排出增多等。铅导致的肾和造血系统的损害是可逆的，但神经系统的损害一般不可逆。

2. 汞　汞在汞矿开采、汞合金冶炼、金和银提取、日光照明灯、温度计、补牙汞合金等的生产过程中易于接触，可通过汞蒸气的形式吸入体内。无机汞（如氯化汞）和有机汞（如甲基汞），可通过食物摄入。汞可通过肾脏、胆汁、消化道、呼吸道等途径排出。20 世纪 50 年代日本熊本县水俣湾地区化肥厂和塑料厂排放甲基汞进入海湾，当地居民食入被汞污染的鱼类后发生大批慢性汞中毒事件。

金属汞容易通过血脑屏障进入脑组织，并在脑组织中氧化为汞离子，与脑内的蛋白质结合而造成脑的损害；有机汞亦首先表现出对脑组织的损害。神经系统的改变即水俣病，临床表现有视觉受限、瘫痪、共济失调、发声困难和听力障碍等；形态改变主要为小脑萎缩和视皮质海绵状软化。无机汞进入体内后容易在肾蓄积而造成损害，表现为肾近曲小管上皮细胞坏死，临床表现为无尿性的肾衰竭。慢性汞中毒者出现蛋白尿，甚至肾病综合征，可见膜性肾小球肾炎的病理学改变。

3. 砷　砷（arsenic）是一种类金属元素，主要以硫化物的形式存在，如雄黄（As_2S）、雌黄（As_2S_3）等。砷在潮湿的空气中易被氧化生成三氧化二砷（As_2O_3），又名亚砷酐，俗称砒霜、砒石、白信石等。中医常用雄黄、三氧化二砷为外用药治疗皮肤病，砷剂也用作抗癌药。砷及其化合物广泛地用作杀虫剂、除草剂和木材防腐剂等。

砷中毒（arsenic poisoning）常称砒霜中毒，受害者一般死于砷对神经系统的毒性作用。最近几年陆续有报道服用牛黄解毒片（含有雄黄）而引起慢性砷中毒的案例。

在特定地理环境下的居民长期通过饮水、空气、食物等途径摄入过多的砷可发生地方性砷中毒（endemic arsenic poisoning）。由于饮水中砷含量超过 WHO 规定的 0.01mg/L 标准而发生饮水型地方性砷中毒。我国新疆维吾尔自治区、云南省、湖南省、内蒙古自治区、台湾地区等地发现了大面积的砷中毒病区，饮用水砷含量高达 0.88mg/L。另外，在贵州省和山西省还发现了燃煤污染型地方性砷中毒病区。急性砷中毒的症状有中枢神经麻痹，出现四肢疼痛性痉挛、意识模糊、谵妄、昏迷、血压下降及呼吸困难，数小时内因毒物抑制中枢神经系统而死亡。砷中毒呈胃肠型症状者在服毒 1~2 小时内可发生剧烈的恶心、呕吐、腹痛和腹泻，酷似霍乱或重症胃肠炎，大便呈水样并带血，可伴脱水和休克。砷中毒患者可伴有肝脏及心肌损害。地方性砷中毒的临床表现主要有皮肤损害（皮肤角化、色素沉着或色素脱失）；心血管、呼吸、消化和神经系统改变；以及肺癌、肝癌和皮肤癌，后者以鳞状细胞癌最常见（图6-2）。

4. 镉 镉可通过呼吸道和消化道吸收，一次大量吸入可引起急性肺炎和肺水肿；慢性镉中毒主要引起肺纤维化、肺气肿、肾小管损害（可致蛋白尿）等。日本发生的镉污染所致"痛痛病"，就是因长期摄入被硫酸铬污染的水源而引起的一种慢性镉中毒。

镉可与含巯基、氨基或羧基的蛋白质分子结合形成镉结合蛋白（cd-binding protein），抑制多种酶的活性。镉能损伤肾小管和肝细胞，诱发低色素贫血和肺气肿。

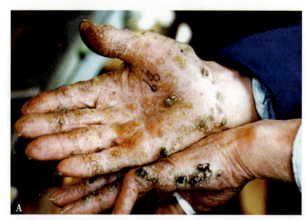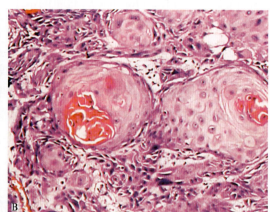

图6-2 砷中毒的皮肤损害

（四）非金属元素

1. 氟 氟中毒分为工业性氟中毒和地方性氟中毒。前者是由于工业生产过程中产生过多的氟而造成污染，如铝厂在电解铝生产过程中产生大量的含氟废气造成集体中毒；后者则是在特定地区的外环境中氟元素含量过多，导致生活在该环境中的人群长期摄入过量氟而引起慢性全身中毒性改变。我国和印度是世界上受氟中毒危害最重的国家。据统计，我国除上海市和海南省外，其他各省、自治区和直辖市均有不同程度的地方性氟中毒流行病区，主要存在饮水型、燃煤污染型和饮茶型三种类型。其中，饮水型氟中毒主要分布在北方地区，由于饮水中氟含量大大高于国家标准（1mg/L）所致；燃煤污染型氟中毒主要分布在贵州、四川、云南和重庆等省市，由于燃煤中氟含量高，人体经敞炉燃煤取暖和食用燃煤烘烤过而造成氟污染的粮食、蔬菜后通过吸入和摄入造成的慢性中毒；而饮茶型主要是指藏族地区居民长期大量饮用富含氟的奶茶而引起慢性中毒。

长期摄入的氟可大量沉积在骨性组织和多种非骨性器官。慢性氟中毒的典型表现是氟斑牙（图6-3A）和氟骨症（图6-3B）；同时也会有其他非骨性器官和组织的病理损害，其中神经系统、肝脏和肾脏的病理改变尤为明显。氟在预防和控制龋病的发生中起着一定的作用，但是，摄氟过多时可抑制碱性磷酸酶的活力，造成牙釉质发育不良和矿化不全，易于吸附外来色素而产生氟斑牙。氟骨症表现为骨硬化、骨软化和骨质疏松等，其机制可能与钙代谢紊乱、骨转换障碍等因素有关。

2. 碘 碘（iodine）是人体必需的元素，是合成甲状腺素的重要原料。长期碘摄入不足可引起以脑发育障碍及弥散性非毒性甲状腺肿为主要特征的碘缺乏病。我国约有7亿多人居住在缺碘地区，我国实施全民食盐加碘政策，已经有效控制了碘缺乏病。但是，碘摄入过量也会引起甲状腺肿，水源性高碘是造成高碘性甲状腺肿流行的主要原因。我国高水碘地区主要集中在山东、河南、河北、江苏、安徽和山西等省。

（五）农药及灭鼠药污染

杀虫剂（如敌百虫、滴滴涕、蛾螨灵等）、除草剂（如甲草胺、乙草胺、百草枯等）和灭鼠药（如溴敌隆、杀鼠灵、杀它仗等）不仅在农业中广泛大量使用，而且在家庭中也常常使用。农药污染环境，如土壤和水，并通过食物链危害人们。急性农药中毒（如自杀和投毒）也是许多医院急诊科的常见病。

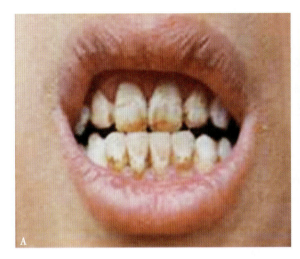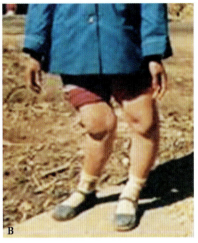

图6-3 慢性氟中毒患者
A. 氟斑牙:牙釉质出现着色的斑块和缺损; B. 氟骨症:骨关节变形,由于骨质改变而形成X型腿

有机磷农药(如敌百虫和对硫磷)的急性中毒机制为其抑制乙酰胆碱酯酶活性,使组织中神经递质——乙酰胆碱过量蓄积,神经系统处于兴奋状态,临床上出现瞳孔缩小、肌肉震颤、出汗、唾液分泌增加和血压升高等,最后可因呼吸衰竭而死亡。除草剂(如百草枯)可促进细胞的氧化还原反应、产生大量氧自由基,造成多个系统的损害。灭鼠药中较常使用的是溴敌隆,通过抑制维生素K和环氧化物还原酶而阻止肝脏产生凝血酶原,破坏血液的凝固功能。

第二节 个人暴露——成瘾及其相关疾病

个人不良嗜好包括吸烟、酗酒及药物滥用等均可造成成瘾(addiction),可导致机体发生病理改变和心理伤害,已成为国内外不可忽视的社会问题和卫生问题。

一、吸烟

吸烟(tobacco use)是一种可以通过预防控制人类死亡的原因,全世界每年约有500万人死于吸烟引起的心血管疾病、癌症及慢性呼吸系统疾病。我国15岁及以上人口男性吸烟率为48.0%,女性吸烟率为2.6%,以此推算我国现时吸烟人口约有2.7亿。我国每年死于吸烟相关疾病的人数已高达120万。

香烟中潜在的有害化学物质非常多,如含多环芳烃的苯并芘、苯并蒽,亚硝胺、^{210}钋、镉、β-萘胺、邻甲酚及苯酚等。烟叶中所含的尼古丁(nicotine)是一种生物碱,虽不是引起疾病的直接原因,但却是成瘾性因素。尼古丁与脑内相应的尼古丁受体结合后间接引起脑组织中多巴胺释放增加,尼古丁实际上制造了大脑空虚感,通过吸烟等方式提高浓度后,缓解了尼古丁快速代谢所带来的空虚,给人造成由此产生幸福感和放松感的虚假幻觉,这就是吸烟后产生成瘾的原因。烟草燃烧产生的烟雾中包含了单胺氧化酶抑制剂(monoamine oxidase inhibitor),可抑制单胺氧化酶分解单胺类神经递质(多巴胺、去甲肾上腺素和5-羟色胺)的作用,这些物质是引起血管收缩、心跳加快、血压上升、呼吸变快及精神状况改变(如变得情绪稳定或精神兴奋)的原因。

(一)吸烟与心血管疾病

吸烟是造成心肌梗死的主要独立因子,而且与高血压、高胆固醇血症有协同作用。吸烟引起心血管疾病的机制可能有:促进血小板聚集,促进血栓形成;使一氧化氮生物合成减少,引起血管内皮功能紊乱;促进体内脂质的过氧化反应,增强氧化应激水平;增强炎症反应;引起心肌能量代谢障碍等。

（二）吸烟与肺癌

香烟成分中多环碳氢化合物和亚硝胺是潜在的致癌剂，能直接引起肺癌发生。肺癌死亡者中 85% 以上为吸烟者，吸烟量与肺癌发生具有量效关系。

吸烟可增加职业性致癌危害的概率，如铀矿工人可因吸入氡气而发生肺癌，而铀矿工人中的吸烟者较非吸烟者发生肺癌的可能性更大；石棉开采和加工工人中重度吸烟者和有肺纤维化者发生肺癌的概率较非吸烟者大 60 倍。

（三）吸烟与其他疾病

香烟中许多物质对支气管黏膜有直接的刺激作用，引起炎症反应，导致慢性气管炎和肺气肿；吸烟可导致妇女的骨质疏松症加重和绝经期提前，可能与吸烟减少雌二醇的生成有关；怀孕期女性吸烟将会影响到胎儿的发育，吸烟母亲发生胎盘早剥、前置胎盘、子宫出血和羊膜早破的危险也增加。与吸烟有关的肿瘤还包括唇癌、舌癌、口腔癌、喉癌、食管癌、膀胱癌等。

（四）被动吸烟

不吸烟者非自愿地暴露于烟雾环境中而不自觉地吸进烟雾尘粒和各种有毒物质称为被动吸烟。被动吸烟者发生肺癌、冠状动脉粥样硬化和致死性心肌梗死的危险性极大增加。被动吸烟还导致哮喘、肺炎和生殖系统发育不良等改变。

二、酒精中毒

酒精中毒（alcoholism）是由于对乙醇的嗜好所引起的急性或慢性机体中毒。饮入的酒精 80% 经十二指肠及空肠吸收，进入体内后 90% 由肝脏进行代谢。主要经乙醇脱氢酶（alcohol dehydrogenase）将乙醇转化为乙醛，然后经乙醛脱氢酶（aldehyde dehydrogenase）转化为乙酸，最后经枸橼酸循环氧化为水和 CO_2。少部分由微粒体中细胞色素 P450 系统和过氧化物酶体中过氧化氢酶代谢。进入脑内的酒精与脑组织中卵磷脂结合而沉积在脑组织内，可对中枢神经系统产生较持久的毒性作用。

（一）酒精中毒类型

1. **急性酒精中毒**　指饮入过量含乙醇的饮料后所引起的中枢神经系统兴奋及随后的抑制状态，重度中毒可造成呼吸、心跳抑制而死亡。急性酒精中毒发病急，变化快，病因一般较明确，在节假日尤为多见，是内科急诊常见疾病之一。急性酒精中毒造成的后果十分严重，交通事故死亡人数中约 40% 是因为酒后驾驶所致。家庭事故中醉酒后引起的失火和自杀也占相当大的比例。

酒精作为一种作用较小的神经性麻醉剂，饮入较大剂量时可引起中枢神经系统抑制。血中乙醇浓度大于 50mg/dl 时，饮酒者可出现行为和语言的异常；大于 300mg/dl 时，多数人进入昏睡状态；大于 400mg/dl 时，饮酒者可能会死于呼吸衰竭。乙醇对人的半数致死量为 5g/kg。

2. **慢性酒精中毒**　指长期摄入一定量的乙醇引起的社会、心理和身体损伤，也会导致中枢神经系统严重中毒。其特征是性格改变、智能衰退和心理障碍。慢性酒精中毒的每天摄入量一般以大于 45g/d 为标准（10g 乙醇约等于 25ml 浓度为 52% 的高度酒）。慢性酒精中毒可造成肝脏损害、营养不良（如维生素 B_1 缺乏症和叶酸缺乏症）以及神经系统损害等。

（二）酒精对器官和组织的作用

1. **肝脏**　酒精对肝脏的损害非常严重，慢性酒精中毒时主要表现为脂肪肝和肝硬化。具体机制见"细胞和组织的适应与损伤"等章节的相关内容。在西方国家，酗酒是造成肝硬化的主要原因；而在我国尽管肝硬化的主要原因是病毒性肝炎，但慢性酒精中毒的作用也不可忽视。长期大量饮酒可引起谷氨酰转肽酶、丙氨酸氨基转移酶和天冬氨酸转移酶活性异常，加速肝纤维化的形成，肝癌的发生危险亦增加。

2. **胃肠道**　酒精刺激引起胃腺体分泌胃酸过多，可造成胃和食管黏膜损伤，引起消化性溃疡和反流性食管炎；过量饮酒后剧烈的呕吐还引起食管 - 胃结合部的撕裂（Mallory-Weiss syndrome），甚至造成大出血；

小肠黏膜也可被酒精损伤，引起氨基酸、维生素 B_1 和维生素 B_{12} 等物质吸收不良。

3. 胰腺　酗酒可导致急性胰腺炎，其机制与酒精直接刺激胰液和胰酶分泌过量有关；慢性胰腺炎多为长期酒精刺激胃泌素分泌增多，引起胃酸分泌量增加，进而引起胰腺和胰酶分泌亢进。

4. 神经系统　慢性酒精中毒者可出现大脑皮质萎缩，重量减轻，脑室扩大。酒精引起的维生素 B_1 缺乏可造成 Wernicke-Korsakoff 脑病；引起的烟酸缺乏可造成糙皮性脑病。临床症状有精神错乱、运动性共济失调、眼球运动异常和多发性神经病等。

5. 心血管系统　酒精对外周血管的影响表现为血管运动中枢受抑制，使外周毛细血管扩张，并产生一种特殊的温暖感觉。酒精中毒引起扩张型心肌病，又称为酒精性心肌病（alcoholic cardiomyopathy），病理形态改变有心肌变性、纤维化及心腔扩张。临床表现为心悸、气急、胸闷、胸疼、心律失常、心力衰竭等，可发生晕厥和猝死。突然的致死性的心律失常是许多酗酒者猝死的原因。

6. 血液　酒精中毒引起叶酸和维生素 B_{12} 吸收不良而导致巨幼细胞贫血（megaloblastic anemia）。急性酒精中毒还可引起暂时性的血小板减少症，造成出血。

7. 酗酒　可造成肌肉萎缩，发生酒精中毒性急性或慢性肌病（alcoholic myopathy），病理检查可见肌肉坏死、肌纤维萎缩，临床表现有肌无力和肌萎缩。

8. 生殖内分泌系统　男性慢性酒精中毒者常可发生不育、性欲下降、男性乳腺发育（gynecomastia），其机制与酒精性肝病引起的雌激素灭活减少有关；慢性酒精中毒妇女，常出现骨质疏松症，可能与酒精在体内可抑制骨母细胞的功能有关。酗酒者中，口腔癌、喉癌和食管癌的发病率高于非酗酒者。饮酒可加重慢性肝炎患者肝细胞的损害，促进肝癌的发生。

9. 胎儿酒精综合征　胎儿酒精综合征是母亲在妊娠期间酗酒对胎儿造成的永久出生缺陷。表现为独特的脸部小斑，体质、心智或行为异常，包括有记忆力变弱、注意力不足、冲动的行为及较弱的理解力等。其机制与酒精通过母体进入胎盘后，阻碍胎儿神经细胞及脑部结构的发育或造成畸形从而破坏神经元及脑部结构有关。

10. 多器官功能衰竭　急性酒精中毒可引起多器官功能衰竭（multiple system organ failure），饮酒量与器官损害的程度成正比。机体各系统发生损伤的顺序为神经系统、消化系统、肺、心、肾，有时甚至引起代谢紊乱、休克和 DIC。

三、治疗性药物损伤

治疗性药物损伤（injury by therapeutic drugs）或称医源性药物损伤（iatrogenic drug injury），指的是使用某种药物治疗疾病时产生的与治疗无关、并对患者健康不利的作用。药物不良反应的发生率，占住院人数的 2%～5%，其中约有 10% 的不良反应是致命的。药物不良反应发生的原因可能有剂量过大、生理反应过度、遗传倾向、过敏、不同药物之间的交叉反应以及其他不明原因等。

（一）激素替代疗法

激素替代疗法（hormonal replacement therapy，HRT）最常见的形式是用含有雌激素和孕酮的药物来治疗绝经期和绝经后妇女，意义在于缓解更年期的症状（如潮红、外阴干燥和睡眠失调等）、减少骨质疏松和骨折、降低心肌梗死发生的可能性等。但是，近年来的研究发现采用激素替代疗法 5 年以上的患者，其乳腺癌发生的危险性和血栓形成率均增加。

（二）口服避孕药

口服避孕药通常含有合成的雌激素和具有孕酮样作用的类固醇。在月经中期，它们可抑制促性腺激素的释放，从而防止排卵，或者阻止着床。口服避孕药可减低子宫内膜癌和卵巢癌的发病率，降低盆腔炎发生的危险性。但是，口服避孕药会增加静脉和肺动脉血栓形成的危险性，其机制可能与该药引起血栓形成的急性时相反应、C 反应蛋白和凝血因子（Ⅶ、Ⅸ、Ⅻ及ⅩⅢ）增加、抗凝血蛋白 S 和抗血栓素Ⅲ减少等因素有关；使女性患肝良性腺瘤和肝细胞性肝癌的可能性明显加大，危险性随服用时间而增加，尤其是在服用 5 年以后。

四、药物滥用

药物滥用（drug abuse）或称非治疗性因素损伤。是指违背了公认的医疗用途和社会准则而使用的任何一种药物。这些药物可产生欣快感，但常常引起生理、情感、精神或感官上的损害。尤其是静脉内注射已经成为 HIV 感染的重要传播途径。本节重点介绍几种常见的滥用药物。

（一）海洛因

阿片类物质包括海洛因（heroin）、吗啡、氢化吗啡、可待因及氧可酮等。海洛因俗称白粉，化学名为二乙酰吗啡，是最常见的阿片类毒品，一般使用方法为皮下或静脉注射。海洛因可产生欣快感和睡意，使使用者沉浸在半麻醉状态。心醉神迷过后便是对毒品的容忍、依赖和习惯。成瘾后的戒断症状十分剧烈，痛苦难忍。海洛因滥用者常常由于大剂量使用造成呼吸抑制、心律不齐、心跳停止及严重肺水肿等，也可发生突然死亡。

（二）可卡因

可卡因（cocaine）别名古柯碱，可用鼻吸入或通过静脉注射。快克（crack）是一种经高度化学提纯的可卡因药丸，通过玻璃烟管吸取，很容易使人上瘾。小剂量时能兴奋大脑皮层，引起使用者高度的欣快感和对各种刺激的高度敏感，然后出现狂妄和明显的情感易变。可卡因最明显的影响是对心血管系统的作用，能在肾上腺神经末梢阻止肾上腺素和去甲肾上腺素的再摄取，引起心动过速、高血压、外周血管收缩、心肌缺血、致死性心律不齐，长期使用者可有致死性扩张型心肌病。大剂量使用可出现中枢性呼吸抑制、心力衰竭或猝死。

（三）甲基苯丙胺

甲基苯丙胺（methamphetamine）又称为安非他明或"冰毒"。甲基苯丙胺最早是作为血管收缩药用于鼻腔充血的治疗，后来其掩饰疲劳和减少食欲的作用使其得到广泛使用。甲基苯丙胺使使用者产生一种欢快的感觉，随后出现严重抑郁、疲劳和易激怒。甲基苯丙胺最严重的并发症为惊厥、心律不齐和体温升高。其他副作用还有中枢神经系统的血管炎、蛛网膜下腔出血和颅内出血等。长期使用可引起激烈行动、精神异常，包括妄想狂和幻觉。

（四）摇头丸

摇头丸化学名为 3,4-亚甲基二氧甲基苯丙胺（3,4-methylenedioxymethylam phetamine，MDMA），有甲基苯丙胺样作用，并具有迷幻作用，在城市娱乐场所常常被年轻人使用。摇头丸使用副作用轻者出现头昏、头痛、心悸、易激动，重者出现呕吐、精神错乱、心律不齐、心绞痛、惊厥、脑出血、昏迷乃至死亡。

（五）大麻

大麻（marijuana）是荨麻目大麻科草本植物，其主要有效化学成分为四氢大麻酚（$\triangle^9$-tetrahydrocannabinol），经常被用来辅助某些晚期绝症（癌症、艾滋病）的治疗，可减轻疼痛、增进食欲，缓解神经症状。人吸食后能产生致幻作用，过量使用会导致精神与行为障碍、心率增快、血压升高、心绞痛、咽喉炎、气管炎和哮喘等。

（六）苯环己哌啶

苯环己哌啶（phencyclidine）俗称天使粉（angel dust），为一种麻醉药和致幻剂，可口服、鼻腔内给药或从纸烟中吸入。苯环己哌啶具有麻醉、止痛和致幻多种作用；可导致感觉障碍、幻觉、偏执狂、敌对心理和暴力行为等；可发生惊厥、昏迷、甚至死亡等急性中毒症状。

（七）静脉内药物滥用并发症

药物滥用除了药物本身的毒性作用外，最常见的并发症是静脉内药物滥用后因静脉注射引起的感染，如在注射部位的皮肤脓肿、毛囊炎和溃疡、血栓性静脉炎等。自己注射毒品可引起破伤风和败血症等并发症。

静脉内药物滥用最为严重的后果是病毒的传播，吸毒者常共用注射器，因此造成 HIV、HBV 和 HCV 等病毒在吸毒者中传播，艾滋病、病毒性肝炎、坏死性血管炎和肾小球肾炎等常常发生。

五、戒断综合征

戒断综合征（abstinence syndrome）指在戒烟、戒酒、戒毒等情况下出现的一系列瘾癖症候群，临床表现为精神症状、躯体症状或社会功能受损。多数吸烟者知道吸烟的危害，但由于尼古丁的成瘾性而不易戒断。戒烟的戒断症状有焦躁、忧郁、注意力不易集中、渴望香烟、肠胃不适、心跳减慢、体重增加等。戒烟的第1、2天戒断症状最为明显，直到第2、3周这些症状才慢慢消失。

戒酒戒断症状通常停饮 4～8 小时后可出现坐立不安、出汗、心动过速、震颤、恶心、呕吐、易激动、癫痫样发作、严重者可有听幻觉和视幻觉、定向障碍等表现。

戒毒综合征是指吸毒者因长期吸食毒品成瘾，戒断时出现的渴求使用毒品、恶心或呕吐、肌肉疼痛、流泪流涕、瞳孔扩大、毛发竖立或出汗、腹泻、呵欠、发热、失眠等瘾癖综合征。

第三节　营养性疾病

营养性疾病（nutritional diseases）是指因营养素供给过多、不足或比例失调而引起的一系列疾病的总称，可由不平衡膳食引起，或与遗传、体质及其他疾病引起的代谢功能异常有关。

一、肥胖症

肥胖症（obesity）是最常见的过营养性疾病，是指人体脂肪过度储存，与其他组织失去正常比例的一种状态。随着我国社会和经济的快速发展，我国城市居民，尤其是儿童的肥胖问题越来越严重。一般来说，超过正常体重的20%即为肥胖。一般根据 WHO 亚太地区标准体重指数（body mass index，BMI）来计算肥胖程度和估计危险度（表6-1），即 BMI ＝ 体重（kg）/ 身高 ^{2}（m^2），正常 BMI 值为 18.5～24.9。脂肪在肥胖者体内的分布方式与激素（尤其是性激素）关系密切，如女性肥胖者的脂肪主要集中在臀部，男性主要集中在腹部，而 Cushing 综合征患者集中在背部。

表6-1　体重指数与肥胖程度和危险度的关系

体重指数（kg/m^2）	肥胖程度	危险度
<18.5	体重不足	增加
18.5～24.9	正常	正常
25.0～29.9	超重	增加
30.0～34.9	肥胖 I	高
35.0～39.9	肥胖 II	非常高
≥40.0	极度肥胖 III	极度高

（一）肥胖的病因与发病机制

热量摄入多于热量消耗使脂肪合成增加是肥胖发生的物质基础；活动过少、体育锻炼不足、产后休养等导致热量消耗不足也是肥胖的原因。环境、遗传以及精神因素等在肥胖的发病机制中起着重要作用。肥胖可分为单纯性、继发性及遗传性三种：单纯性肥胖是指无明显内分泌及代谢性病因的肥胖，属于非病理性肥胖；继发性肥胖是有明确病因的肥胖，如继发于肾上腺皮质功能亢进（Cushing 综合征）、甲状腺功能减退等；遗传性肥胖主要是指遗传物质发生改变而引起的肥胖，罕见，有家族性肥胖倾向。

参与体内能量平衡调节的因素很多，有瘦素（leptin）、胰岛素、胃促生长激素（ghrelin）、脂联素（adiponectin）、神经多肽 Y（neuropeptide Y, NPY）、胰高血糖素样多肽 I（glucagon-like peptide l, GLP 1）等，本节主要介绍瘦素、胰岛素和胃促生长激素。

瘦素是人体内脂肪细胞分泌的一种激素，通过与瘦素受体结合而发出向中枢传递体内脂肪存储的负性反馈信号。当机体以脂肪形式储备的能量充足时，脂肪细胞分泌瘦素增多，通过血脑屏障进入下丘脑与弓形核神经元与瘦素受体结合后，产生抑制合成代谢和激发分解代谢的效应，如神经多肽 Y 分泌增加，胰高血糖素样多肽 I 合成增多，从而抑制食欲，促进能量消耗，减少体内脂肪储存，使体重下降。反之，当机体脂肪减少时瘦素分泌减少，与神经元瘦素受体结合减少，使合成代谢增加，分解代谢下降，脂肪储存增加。已发现肥胖者大脑中枢发生瘦素抵抗作用，使瘦素对食欲和能量平衡的调节作用失常而使摄入增多，导致肥胖；个别极度肥胖的人可能是由于遗传缺陷导致瘦素或者其受体缺乏所致。

胰岛素和胰岛素受体途径的作用机制与瘦素途径类同，当脂肪组织中储存有足够能量和个体感到饱足时，由胰腺产生的胰岛素作为体液信号传入下丘脑弓形核与相应神经元上的受体结合，然后产生抑制合成代谢、活化分解代谢的效应，从而减少体内的脂肪储存，降低体重。

胃促生长激素是一种由 28 个氨基酸组成的内源性脑肠肽，有抑制胰岛素分泌、调节血糖值、刺激食欲、促进生长激素释放等作用，对心血管、性腺和其他器官功能有直接刺激作用。禁食和低血糖可使其分泌增加，其作用机制与瘦素途径相反。肥胖患者血中胃促生长激素水平明显下降，而在神经性厌食及各种恶病质的患者体内胃促生长激素水平上升。

瘦素、胰岛素和胃促生长激素及其受体通过体内能量平衡的正负反馈作用来调节体重，由三个部分构成，即①传入系统：由脂肪组织产生的瘦素，胰腺产生的胰岛素和胃产生的胃促生长激素作为体液信号入血并透过血脑屏障进入下丘脑的能量平衡中枢；②受体结合：瘦素、胰岛素或胃促生长激素与相应受体结合后兴奋位于下丘脑的神经细胞，整合传入信号并发出次级调节信号；③效应系统：执行下丘脑的指令，抑制或刺激食欲，增加或减少能量消耗（图6-4）。

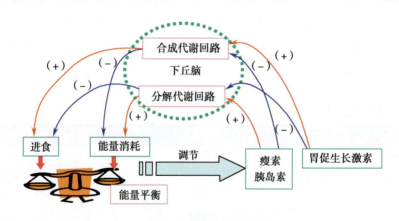

图6-4　能量调节模式图

瘦素和胰岛素为负反馈调节，胃促生长激素为正反馈调节

（二）肥胖的危害和治疗

肥胖不仅影响形体美观，更严重的是容易引起多种并发症，肥胖者预期寿命远远短于正常体重者。与肥胖相关的疾病有 2 型糖尿病、动脉粥样硬化症、高血压、脑血管病、脂肪肝、骨关节炎、胆结石、血脂异常等。肥胖者手术后切口愈合慢，并发症较多，手术死亡率约为正常体重者的两倍。

肥胖的治疗十分困难，尤其是肥胖儿童。限制热量摄入和适量增加运动是当前最有效的减肥方法，如采用低脂饮食、减少饮食量、增加运动项目和时间、纠正不良生活习惯等。对于减肥药物的使用要十分慎重，要考虑药物副作用，尤其是含有麻黄碱和咖啡因的草药性减肥药；对于极度肥胖者可行胃肠旁路手术治疗。

二、营养不良

广义的营养不良（malnutrition）包括营养不足和营养过剩两方面。本节表达的营养不良是指由于摄入不足、吸收不良、过度损耗或膳食不平衡所造成的营养要素不足。维持生命的营养要素有水、碳水化合物、蛋白质、维生素和矿物质（含微量元素）等。适当的饮食应当含有：①以碳水化合物、脂肪和蛋白质形式提供机体代谢所需的能量；②必需氨基酸和脂肪酸作为合成蛋白质和脂质结构的原料；③维生素和矿物质作为重要代谢途径中的辅酶或重要的结构成分。原发性营养不良由于饮食中一种或多种营养素缺乏引起；继发性营养不良则由于摄入不足、吸收不良、利用或储存障碍、需要增加等所致。

常见的营养不良有以下两种类型。

（一）蛋白质 - 能量营养不良

蛋白质 - 能量营养不良（protein energy malnutrition，PEM）是因食物供应不足或疾病因素引起的一种营养缺乏病，临床上表现营养不良性消瘦（marasmus）和恶性营养不良（kwashiorkor）。

1. 营养不良性消瘦　是长期在膳食中缺乏热量、蛋白质以及其他营养素的结果，或患者对食物的消化、吸收和利用有障碍所引起。此型以能量缺乏为主，兼有蛋白质缺乏，表现为进行性消瘦、皮下脂肪减少、水肿及各器官功能紊乱；内脏器官萎缩、淋巴结易触及，镜下可见大部分脏器组织中有脂褐素沉积，尤其在心和肝。

2. 恶性营养不良　表现为膳食中蛋白质缺乏突出，而热能供应相当足够，如用米粉（缺乏蛋白质食物）喂养的婴儿和儿童，由于食物中不缺乏碳水化合物，患儿的皮下脂肪厚度正常，但主要表现为营养不良性水肿、肝脾大、皮肤色素沉着、腹水、贫血、肝脂肪变和肠上皮绒毛萎缩等。患儿除了身体发育停滞、易感染外，精神和智力发育也受到影响。

（二）维生素缺乏症

维持人体健康所需的维生素有 13 种，其中维生素 A、D、E、K 是脂溶性，其余为水溶性。脂溶性维生素易于在体内储存，但消化功能紊乱不利于脂质的吸收而造成脂溶性维生素缺乏。机体内可合成某些维生素，如维生素 D、K、H 和烟酸。不过，在饮食中供给所有类型的维生素对于健康来说是必需的。维生素缺乏症可分为原发性和继发性。原发性维生素缺乏症是由于摄入不足引起的；继发性维生素缺乏症是由于肠道吸收、血液转运、组织储存和代谢转换等环节的紊乱所致。临床上单一的维生素缺乏不常见，维生素缺乏常常是蛋白质 - 能量营养不良的伴随结果。

（柴大敏）

学习小结

室外主要污染源有各种矿物燃料燃烧产生的废气、光化学反应、工业和家庭释放的大量废气、工业熔炉排放出的各种金属和有机物等。主要的污染物有臭氧、二氧化氮、二氧化硫、微粒和酸性悬浮物等。

室内空气污染物包括烟草燃烧的烟雾、煤气炉和煤炉的废气、建材和家具释放的甲醛、氡气、宠物的过敏原、灰尘等。

职业病定义为由于工作场所和环境中的有害物质进入人体后引起的疾病。

肥胖有关的疾病主要有 2 型糖尿病、动脉粥样硬化症、冠心病、脑血管病、高血压、高脂血症、胆石症和骨关节炎等。

1. 常见的空气污染物有哪些?

2. 氟中毒的病理变化。

3. 何为成瘾性?

4. 乙醇的代谢途径。

5. 什么是戒断综合征?

6. 肥胖症的诊断标准。

第七章　心血管系统疾病

　　心血管系统由心脏、动脉、毛细血管和静脉组成，其作用为维持机体血液循环、血液和组织间物质交换及传递体液信息。当心血管系统的器官或组织形态结构发生改变时，其功能往往也随之改变，从而引起全身或局部血液循环障碍。心血管系统疾病是对人类健康与生命构成极大威胁的一组疾病，特别是高血压病、冠心病、脑卒中，近年其发病率呈逐年上升趋势。在我国和欧美等一些发达国家，心血管系统疾病的死亡率均居首位，不容忽视。

第一节　动脉粥样硬化

　　动脉粥样硬化（atherosclerosis，AS）是一种与血脂异常和血管壁结构改变有关的动脉疾病，为心血管系统最常见的疾病。本病特征为大、中动脉内膜出现进行性脂质沉积，引起炎细胞、平滑肌细胞及结缔组织聚集，导致血管内膜灶性纤维性增厚并形成粥样斑块，最终使血管壁增厚、变硬、管腔狭窄，造成多个脏器的缺血性病变。动脉粥样硬化多见于中、老年人，但以 40～50 岁发展最快，北方高于南方。

　　动脉硬化（arteriosclerosis）与动脉粥样硬化不同，为一组动脉疾病的总称，其共同特征为动脉壁增厚、变硬及弹性减弱，包括三种类型：①动脉粥样硬化；②动脉中层钙化，主要表现为中等肌型动脉中膜的纤维化、玻璃样变及钙盐沉积，可发生骨化，好发于老年人，通常不引起临床症状；③细小动脉硬化（arteriolosclerosis），主要为细小动脉的玻璃样变，多见于高血压病和糖尿病。

一、病因和发病机制

（一）危险因素

动脉粥样硬化的病因至今仍不十分清楚，但下列因素与其发生密切相关，常被视为动脉粥样硬化的危险因素。

1. **高脂血症**（hyperlipidemia） 是指血浆总胆固醇和（或）甘油三酯的异常增高，是动脉粥样硬化的主要危险因素。当饮食中胆固醇和脂肪含量过高时，能引起血浆胆固醇水平升高，促进动脉粥样硬化斑块形成和发展。流行病学资料显示：在无其他危险因素存在的情况下，仅血浆胆固醇水平升高就可以刺激动脉粥样硬化病变的发展；动脉粥样硬化严重程度随血浆胆固醇水平的升高而加重；血浆胆固醇的水平与冠心病死亡率亦呈正相关。有效控制血浆胆固醇水平能减少动脉粥样斑块的形成，预防动脉粥样硬化的发生。我国多以碳水化合物为主食，高碳水化合物膳食易引发高甘油三酯血症，而高甘油三酯血症也被认为是动脉粥样硬化和冠心病的危险因素。

由于血脂在血液中是以脂蛋白形式转运，因此高脂血症实际上就是高脂蛋白血症。脂蛋白分为乳糜微粒（CM）、中间密度脂蛋白（IDL）、极低密度脂蛋白（VLDL）、低密度脂蛋白（LDL）及高密度脂蛋白（HDL）等。LDL 的生理功能是将胆固醇运送到外周组织。LDL 亚型中的小颗粒致密低密度脂蛋白（sLDL）的水平是判断冠心病的最佳指标。目前认为，LDL 被氧化修饰后结构发生改变，形成氧化 LDL（ox-LDL），不能被正常 LDL 受体识别，但可以被巨噬细胞的清道夫受体识别、摄取，形成泡沫细胞，是损伤血管内皮细胞和平滑肌细胞的主要因子，在促进动脉粥样斑块形成的过程中起着重要作用。而 HDL 可通过胆固醇逆向转运机制，动员动脉粥样硬化斑块中的胆固醇并将其转运至肝脏，再随胆汁排泄出去，具有清除动脉壁的胆固醇、防止动脉粥样硬化发生的作用。HDL 还有抗氧化作用，可防止 LDL 的氧化，竞争性抑制 LDL 与内皮细胞的受体结合而减少其摄取。

载脂蛋白（apo）与动脉粥样硬化的发病也密切相关。目前认为，LDL、IDL、VLDL、甘油三酯及其主要载脂蛋白 apo B 的异常升高，同时伴有 HDL、HDL 胆固醇及 HDL 的主要载脂蛋白 apo A-Ⅰ的降低，是高危险性血脂蛋白综合征，称为致动脉粥样硬化性脂蛋白表型，在动脉粥样硬化形成、发生和发展过程中具有重要意义。此外，脂蛋白（a）[Lp（a）]为一种变异的 LDL，其血浆浓度也与动脉粥样硬化的发病呈正相关。

2. **高血压** 高血压患者与同年龄、同性别的无高血压者相比，其动脉粥样硬化发病较早且病变较重，并与冠心病和脑卒中的发病密切相关。高血压引起动脉粥样硬化发生的机制可能与以下因素有关：①高血压时血流对血管壁的机械性压力较大、冲击作用较强，引起血管内皮的损伤；②血压也能直接影响动脉内膜结缔组织代谢；③与高血压发病有关的肾素、血管紧张素等也可引起血管内皮损伤。由于血管壁的损伤，内膜对脂质的通透性增加，使脂蛋白渗入内膜增多，从而引发血小板和单核细胞黏附、中膜平滑肌细胞迁入内膜等变化，造成动脉粥样硬化的发生和发展。因此，高血压可作为冠心病的独立危险因素，与其他危险因素有协同作用。

3. **吸烟** 吸烟可作为冠心病主要的独立危险因子。吸烟能促进动脉粥样硬化病变的发生发展，并与剂量有关。大量吸烟对血管的危害性体现在：①使血中 LDL 易于氧化形成 ox-LDL，后者有更强的致动脉粥样硬化作用；②可损伤血管内皮细胞并使血一氧化碳浓度升高和碳氧血红蛋白增多，前者可刺激内皮细胞释放生长因子（如血小板源性生长因子），进而使中膜的平滑肌细胞迁入内膜及增生，参与动脉粥样硬化斑块的形成；③烟中含有一种糖蛋白，可激活凝血因子Ⅻ及某些致突变物质，后者能引起血管壁平滑肌细胞增生；④吸烟还可以促使血小板聚集，血中儿茶酚胺浓度升高及 HDL 水平降低。这些都可以促进动脉粥样硬化的发生。

4. **糖尿病与高胰岛素血症** 糖尿病与高胰岛素血症能引起继发性高脂血症，因此冠心病是糖尿病的重要并发症。糖尿病患者血中 VLDL 和甘油三酯水平明显升高，而 HDL 水平却较低。同时高血糖可致 LDL

糖基化和高甘油三酯血症，易产生 sLDL 并被氧化，利于单核细胞迁入内膜参与动脉粥样硬化斑块的形成，使动脉粥样硬化发生较早并且更常见。胰岛素水平与血中 HDL 含量呈负相关，并且高胰岛素血症能促进动脉壁平滑肌细胞增生，增加冠心病的发病率和死亡率。

5. **遗传因素**　动脉粥样硬化具有家族聚集倾向。研究表明，家族性高胆固醇血症患者的 LDL 受体基因发生突变致其功能缺陷，导致血浆 LDL 水平升高，其动脉粥样硬化的发病率显著增高，患者在年龄很小的时候就可发病。而且，一些基因可能对脂质的摄取、代谢和排泄产生影响。直接参与脂质代谢的 apo、酶和受体的相关基因表达产物的变化和饮食因素的相互作用也可能是高脂血症的常见原因。

6. **年龄与性别**　动脉粥样硬化的脂纹期病变从婴儿期就可以出现，随着年龄增长，其检出率和病变严重程度也逐渐增加。动脉粥样硬化的发生与性别也有关系，女性在绝经期前动脉粥样硬化发病率低于同年龄组男性，其血中 HDL 水平高于男性，而 LDL 水平较男性低。绝经期后，男女发病率无明显差别，这可能与雌激素具有改善血管内皮功能、降低血胆固醇水平的作用有关。

7. **其他因素**　①缺乏体力活动：长时间久坐能使冠心病发病的危险性增高，而积极参与体育活动的人冠心病死亡率明显降低；②肥胖：肥胖易患高脂血症、高血压和糖尿病，间接促进动脉粥样硬化的发生；③同型半胱氨酸：同型半胱氨酸具有抑制血管内皮细胞抗凝作用，同时对血管内皮细胞也有毒性作用，同型半胱氨酸尿症可表现为严重的动脉粥样硬化；④C- 反应蛋白：炎症贯穿于动脉粥样硬化的各个时期，与动脉粥样硬化斑块的形成和破裂密切相关，C- 反应蛋白是炎症的急性期反应物，可作为心肌梗死、冠状动脉性猝死的独立危险因子，戒烟、减肥、运动可降低 C- 反应蛋白水平；⑤某些细菌、病毒、衣原体、支原体的基因序列在动脉粥样硬化斑块中被检测出来，提示这些病原体的感染可能与动脉粥样硬化的发生有关。

（二）发病机制

动脉粥样硬化发病机制十分复杂，存在多种假说，包括损伤应答学说（由损伤引起的炎症和纤维增生导致 AS）、单克隆学说（中膜平滑肌细胞单克隆性增生，迁入内膜下导致 AS）、血栓镶嵌学说（AS 在血栓形成和机化的基础上发生）、脂质渗入学说（血浆脂蛋白沉积于动脉内膜下形成 AS）、内膜细胞群和新内膜形成学说（动脉中膜迁入到内膜的平滑肌细胞群，可能为 AS 的早期病变）、血流动力学说（在血流剪应力较低但波动迅速的部位易发生 AS）等。这些假说均从不同的角度解释了动脉粥样硬化病变的形成，但都不能全面地解释其发病机制，说明动脉粥样硬化的发病可能是多机制的。其中损伤应答学说被较多学者所认同，主要的发病机制和作用环节是内皮细胞损伤及平滑肌细胞增生。损伤应答学说认为，动脉粥样硬化是动脉内皮细胞损伤后的一种慢性炎症反应，在氧化修饰的脂蛋白、单核细胞源性巨噬细胞、T 淋巴细胞与动脉壁的正常细胞成分相互作用下，促进动脉粥样硬化病变的形成与进展（图 7-1）。其作用主要体现在以下几方面：

1. **动脉内皮损伤**　慢性或反复的动脉内皮损伤是动脉粥样硬化的起始病变。

（1）血流动力学紊乱：研究显示，在血管的分叉、分支开口和血管弯曲凸面等部位，血液的层流被打乱，容易出现动脉粥样硬化斑块。体外研究也证实，在正常血液层流没有被打乱的部位，能产生抗氧化剂——超氧化物歧化酶，起到保护血管、避免发生动脉粥样硬化的作用，这也解释了为什么此病的发病部位是非随机性的。

（2）脂质的作用：高脂血症，尤其是高胆固醇血症，能使内皮细胞的通透性增加，并可直接引起内皮细胞的功能障碍，更主要的是与 LDL 的氧化修饰有关。单核 - 巨噬细胞和血管内皮细胞可使进入内膜的 LDL 氧化修饰，成为 ox-LDL。ox-LDL 对动脉粥样硬化斑块形成的促进作用体现在：①对血液中的单核细胞具有较强的趋化作用，并通过内皮细胞黏附分子增加对单核细胞的黏附，使其在病灶内蓄积；②与单核 - 巨噬细胞的清道夫受体结合，并被巨噬细胞吞噬，使之形成泡沫细胞；③刺激各种生长因子和细胞因子的产生；④有细胞毒性作用，能使泡沫细胞坏死崩解，释放吞噬的脂质和分解酶等，与局部组织一起形成粥糜样物质，进一步促进斑块形成。

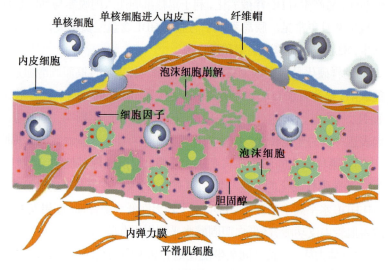

图7-1 动脉粥样硬化发病机制

LDL 通过内皮细胞渗入到内皮下间隙，单核细胞迁入内膜；ox-LDL 与巨噬细胞表面的清道夫受体结合后被其摄取，形成巨噬细胞源性泡沫细胞；动脉中膜的平滑肌细胞经内弹力膜的窗孔迁入内膜，吞噬脂质后形成平滑肌细胞源性泡沫细胞，同时增生迁移至内皮细胞下参与纤维帽的形成；ox-LDL 有细胞毒作用，使泡沫细胞坏死崩解，形成粥糜样坏死物，粥样斑块形成

（3）炎症的作用：炎细胞和炎症介质贯穿动脉粥样硬化病变的开始、进展和并发症形成的全过程。动脉粥样硬化功能紊乱的内皮细胞能表达黏附分子，吸引白细胞黏附；血管细胞黏附分子 1（VCAM-1）能吸引单核细胞和 T 淋巴细胞黏附于内皮细胞表面。单核细胞在趋化因子的作用下迁入内膜下，转化为巨噬细胞，吞噬脂质尤其是 ox-LDL，转变成泡沫细胞，形成动脉粥样硬化的早期病变。T 淋巴细胞被趋化到内膜后，通过与巨噬细胞相互作用，引起慢性炎症状态下的细胞免疫反应激活，并通过信号转导作用使 T 淋巴细胞和巨噬细胞产生炎症介质，进而刺激血管内皮细胞、巨噬细胞和平滑肌细胞。

2. 平滑肌细胞增生　在动脉粥样硬化病变进展过程中，动脉中膜平滑肌细胞游走进入内膜并增生是其主要环节。平滑肌细胞迁入内膜下的原因包括：①内皮细胞、单核细胞、平滑肌细胞等产生一些生长因子，具有刺激平滑肌细胞迁移的作用，使动脉中膜的平滑肌细胞经内弹力膜窗孔迁入内膜并增生；②动脉粥样硬化斑块处被激活的巨噬细胞释放多种趋化因子，使血小板在损伤部位聚集，促进平滑肌细胞迁入内膜并增生。迁移或增生的平滑肌细胞随之发生表型转化，即由收缩型转变为合成型，能合成大量弹性蛋白、胶原蛋白和蛋白多糖等细胞外基质。此外，这种细胞可结合并摄取 LDL 及 VLDL，转化为平滑肌细胞源性泡沫细胞，与巨噬细胞源性泡沫细胞一起参与动脉粥样硬化斑块的形成。有研究发现，动脉粥样硬化斑块中血管平滑肌细胞的凋亡能引起斑块表面的纤维帽变薄，并促进斑块中心区的坏死，导致斑块易于破裂并出现继发性改变。

二、基本病理变化

动脉粥样硬化主要累及大、中动脉，最好发的部位是腹主动脉，其他依次为冠状动脉、降主动脉、颈动脉和脑底 Willis 环。病变多发生于这些动脉分叉、分支开口和血管弯曲凸面。病变处多由三种成分构成：①细胞，包括巨噬细胞、平滑肌细胞、泡沫细胞和 T 淋巴细胞；②细胞外基质，包括弹性纤维、胶原蛋白和蛋白多糖；③细胞外脂质。典型病变的发生发展经过四个阶段：

（一）脂纹

脂纹（fatty streak）是动脉粥样硬化早期病变。大体，病灶为黄色帽针头大小的斑点或长短不一的条纹，条纹长约 1～5cm，宽约 1～2mm，平坦或微隆起于内膜。镜下，在病变处内膜下可见大量泡沫细胞聚集。

泡沫细胞体积较大,圆形,HE 染色见胞质内有大量小空泡,苏丹Ⅲ染色呈橘红色,证明为脂质成分。此时,大多数泡沫细胞为巨噬细胞源性泡沫细胞,少数为平滑肌细胞源性泡沫细胞。此外,病灶内也可见较多的基质、数量不等的合成型平滑肌细胞、少量中性粒细胞及淋巴细胞等(图 7-2)。

脂纹最早可出现于儿童期,是一种可逆性病变,如继续发展则成为纤维斑块。

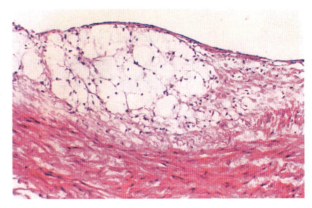

图 7-2　动脉粥样硬化脂纹期
动脉内皮细胞下有大量圆形、体积较大的泡沫细胞聚集

(二)纤维斑块

纤维斑块(fibrous plaque)由脂纹发展而来。大体,内膜表面有隆起的散在而不规则的斑块,可融合。斑块初为灰黄色或淡黄色,之后转变瓷白色,状如蜡滴,此为纤维斑块表层的胶原纤维增多及玻璃样变性而致。镜下,斑块表层为纤维帽,由大量胶原纤维、平滑肌细胞、少量弹性纤维及蛋白聚糖构成。其下方有数量不等的泡沫细胞、平滑肌细胞、细胞外基质及炎细胞。

(三)粥样斑块

粥样斑块(atheromatous plaque)又称粥瘤(atheroma),是由纤维斑块深层组织坏死发展而来,为动脉粥样硬化的典型病变。大体,动脉内膜面见灰黄色斑块,其向内膜表面隆起的同时又向深部压迫中膜。切面见斑块表面为纤维帽,下方为黄色、质软、粥糜样物质(图 7-3)。镜下,表面的纤维帽玻璃样变性,深部为大量无定形物质,为细胞外脂质及坏死物。坏死灶中可见胆固醇结晶,HE 染色为菱形或针形空隙,有时可见钙化灶。坏死灶底部及周边可见肉芽组织、少量泡沫细胞及淋巴细胞。病灶处中膜因斑块压迫,平滑肌受压萎缩,中膜变薄。外膜可见新生的毛细血管、结缔组织增生及淋巴细胞、浆细胞浸润(图 7-4)。

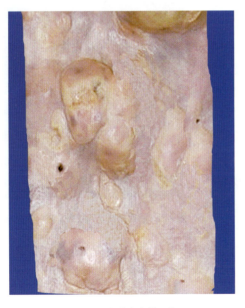

图 7-3　主动脉粥样硬化
黄白色略隆起的为纤维斑块,灰黄色;不规则隆起的为粥样斑块

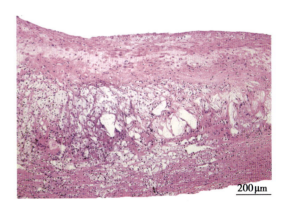

图 7-4　主动脉粥样硬化(粥样斑块)
纤维帽下方有细胞外脂质及坏死物,有呈裂隙状的胆固醇结晶空隙,也可见泡沫细胞及淋巴细胞

(四)继发病变或复合性病变

继发病变是在纤维斑块和粥样斑块的基础上继发的改变,常见的有:

1. **斑块内出血**　当斑块内新生的毛细血管发生破裂后出血,或者当斑块纤维帽破裂时,血液流入斑

块形成斑块内血肿，此时斑块明显增大，使管腔进一步狭窄甚至造成动脉管腔完全闭塞，导致急性供血中断，并使该动脉供血的器官发生缺血性坏死。

2. 斑块破裂　破裂常发生在纤维帽最薄的斑块周边部位。纤维帽破裂后，斑块内粥糜样物质进入血流，可形成胆固醇栓子，引起栓塞。局部物质溢出后形成粥瘤性溃疡，在此基础上易形成血栓。

3. 血栓形成　当病灶处内皮细胞受损和粥瘤性溃疡形成后，局部动脉壁胶原纤维暴露，促进血小板黏集，形成血栓，进一步加重局部狭窄动脉的病变，甚至阻塞管腔，造成供血器官的梗死。

4. 钙化　钙盐可沉积在纤维帽及粥瘤灶内，使动脉壁变硬变脆，易于破裂。

5. 动脉瘤形成　严重的粥样斑块病变，其底部中膜平滑肌明显萎缩变薄，弹性下降，在血流压力作用下，管壁易向外局限性扩张隆起，形成动脉瘤，破裂后可致大出血。血流也可从粥瘤溃疡处注入主动脉中膜，或中膜内血管破裂出血，引起中膜撕裂，形成夹层动脉瘤。

三、重要器官的动脉粥样硬化病变

（一）主动脉粥样硬化

主动脉粥样硬化病变好发于主动脉的后壁及其分支开口处，腹主动脉病变最为严重，然后依次为胸主动脉、主动脉弓和升主动脉。主动脉管腔大，虽有前述的各种病变，甚至是严重的粥样硬化斑块，但并不引起明显的症状。病变严重者，其动脉中膜萎缩及弹力板断裂使管壁变薄，易受血压作用而形成动脉瘤，主要见于腹主动脉。动脉瘤破裂可导致致命性大出血。

（二）冠状动脉粥样硬化

冠状动脉粥样硬化详见本章第二节。

（三）颈动脉及脑动脉粥样硬化

颈动脉及脑动脉粥样硬化病变好发于颈内动脉起始部、基底动脉、大脑中动脉和 Willis 环（图 7-5）。纤维斑块和粥样斑块可致管腔狭窄，如有继发病变则管腔狭窄进一步加重，甚至导致闭塞。由于脑组织长期供血不足，可引起脑实质萎缩，表现为脑回变窄，皮质变薄，脑沟变宽变深，脑重量减轻。患者可出现智力及记忆力减退，甚至痴呆。供血中断时可引起脑梗死，局部出现软化灶。脑小动脉瘤多见于 Willis 环，当血压突然升高引起小动脉瘤破裂时可发生脑出血，甚至危及生命。

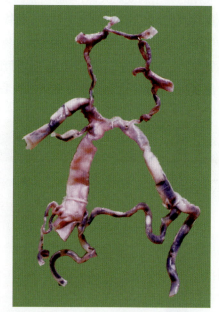

图 7-5　脑底动脉 Willis 环及其分支粥样硬化

（四）肾动脉粥样硬化

肾动脉粥样硬化病变最常累及的部位为肾动脉开口处及主干近侧端，也可以累及弓形动脉和叶间动脉。当粥样斑块引起管腔狭窄时，常导致顽固性肾血管性高血压；当粥样斑块内继发血栓形成时，常导致局部肾组织梗死，梗死灶机化后遗留较大瘢痕，瘢痕较多则可使肾脏体积缩小，质地变硬，变形，称为动脉粥样硬化性固缩肾。

（五）四肢动脉粥样硬化

四肢动脉粥样硬化病变以下肢动脉为重，常发生在髂动脉、股动脉及前后胫动脉。当较大动脉出现明显的管腔狭窄时，局部因供血不足，行走时出现疼痛，休息后好转，即所谓间歇性跛行。如果长期慢性缺血，会引起肢体萎缩。当管腔完全阻塞而侧支循环又不能代偿时，可引起缺血部位的干性坏疽。

（六）肠系膜动脉粥样硬化

肠系膜动脉因粥样斑块而致狭窄甚至阻塞时，可引起肠梗死，患者常有剧烈腹痛、腹胀和发热等症状，还可有麻痹性肠梗阻、便血及休克等严重后果。

第二节　冠状动脉粥样硬化及冠状动脉粥样硬化性心脏病

一、冠状动脉粥样硬化

冠状动脉粥样硬化(coronary atherosclerosis)是最常见的狭窄性冠状动脉疾病。病变一般较主动脉粥样硬化晚发10年,60岁之前男性显著高于女性,60岁之后男女检出率相近。

冠状动脉粥样硬化病变分布的一般特点为:左侧分支多于右侧;大分支多于小分支;病变主要累及在心肌表面走行的一段血管,进入心肌的部分则很少受累,即分支的近侧端多于远端。左冠状动脉前降支最常受累,其余依次为右主干、左主干或左旋支、后降支,可呈节段性改变。动脉粥样硬化的病变多发生于血管的心壁侧,在横断面上可见斑块常为新月形,造成管腔出现不同程度的偏心性狭窄(图7-6)。这主要是由冠状动脉解剖学和相应的血流动力学特点所决定的:冠状动脉最早承受最大收缩压撞击,且走行于心肌表面的一段冠状动脉靠近心肌侧缓冲余地小,内皮细胞受血流冲击而损伤的概率较大,因此病变程度要比其他器官内相同口径的血管严重。根据管腔狭窄的程度分为4级:Ⅰ级≤25%;Ⅱ级26%~50%;Ⅲ级51%~75%;Ⅳ级≥76%。

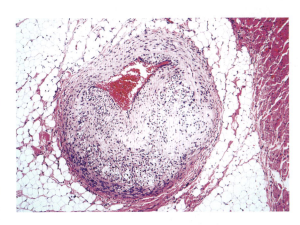

图7-6　冠状动脉粥样硬化
内膜不规则增厚,管腔不规则狭窄,狭窄程度为Ⅳ级

冠状动脉粥样硬化常伴发冠状动脉痉挛,可使管腔狭窄程度加重甚至供血中断,导致心肌缺血和相应的心脏病变,如心绞痛、心肌梗死等,严重者可造成心源性猝死。

二、冠状动脉粥样硬化性心脏病

冠状动脉性心脏病(coronary artery heart disease,CHD)简称冠心病,是指由于冠状动脉狭窄、心肌供血不足而引起的心肌功能障碍和(或)器质性病变,也称缺血性心脏病(ischemic heart disease,IHD)。冠心病可由多种冠状动脉病变引起,但冠状动脉粥样硬化占冠状动脉病的绝大多数,因此常把冠心病视为冠状动脉粥样硬化性心脏病(coronary atherosclerotic heart disease)的同义词。根据WHO统计,冠心病是目前世界上常见的死亡原因。临床上男性多于女性,男性多在40~60岁之间出现症状,女性最常在绝经前后出现症状。

冠心病时,心肌缺血、缺氧引发功能障碍和(或)器质性病变。心肌缺血、缺氧的原因包括:①冠状动脉供血不足:这是由于斑块致管腔狭窄(Ⅲ~Ⅳ级),可伴有继发病变和冠状动脉痉挛,此时冠状动脉灌注期血量下降;②心肌耗氧量增加:心肌负荷增加时,如情绪激动、体力劳累、血压骤升、心动过速等,冠状动脉出现供血相对不足。

冠心病大多数是由冠状动脉粥样硬化引起(95%~99%),但只有在冠状动脉粥样硬化引起心肌缺血、缺氧并引发功能性和(或)器质性病变时,才称为冠心病。此时冠状动脉狭窄程度至少大于50%,并有临床症状,辅助检查心电图、放射性核素心肌显影、病理检查等显示心肌缺血。

冠心病的主要临床表现有心绞痛、心肌梗死和心肌纤维化,严重者可造成冠状动脉性猝死。

(一)心绞痛

心绞痛(angina pectoris)是冠状动脉供血不足和(或)心肌耗氧量骤增,心肌出现急剧的、暂时性缺血、缺氧所引起的临床综合征。典型的临床表现为胸骨后疼痛,为压榨性或紧缩性疼痛感,并可放射至心前区或左肩、左臂。常因情绪激动、体力活动而发作，每次发作持续数分钟，症状可因休息或用硝酸酯制剂而缓解消失。

1. 发病机制　当因缺血、缺氧造成心肌内代谢不全的酸性产物或多肽类物质堆积时，可刺激心脏局部的神经末梢，信号经1～5胸交感神经节和相应脊髓段传至大脑，产生痛觉，并反映在相应脊髓段脊神经分布的皮肤区域，即胸骨后及两臂前内侧与小指，尤其是左侧，多在心脏部位。由此可见，心绞痛是心肌缺血、缺氧引起的反射性症状。

2. 类型　心绞痛根据引起的原因和疼痛的程度分为如下类型：①稳定型心绞痛，又称轻型心绞痛，一般不发作。当动脉粥样硬化引起动脉狭窄(>75%)，同时心肌耗氧量增加时可出现，多由劳累引起。可表现为胸部及附近部位的不适，症状持续数分钟，经休息或舌下含服硝酸甘油后迅速消失。②不稳定型心绞痛，为一种进行性加重的心绞痛，多由冠状动脉粥样硬化斑块破裂及血栓形成而引起，患者多有一支或多支冠状动脉出现病变。临床上较不稳定，在休息和负荷加大时均可以发病，与稳定型心绞痛相比，疼痛加重、持续时间更长或更频繁，其性质介于稳定型心绞痛和心肌梗死之间。休息或舌下含服硝酸甘油只能暂时或不完全性缓解症状。镜下常见到弥漫性心肌细胞坏死引起的心肌纤维化。③变异型心绞痛，又称Prinzmetal心绞痛，常在休息或梦醒时发作，无体力劳动或情绪激动等诱因，心电图常显示ST段抬高，这与其他型心绞痛相反。患者冠状动脉明显狭窄，多并发急性心肌梗死和严重的心律失常。吸烟是变异型心绞痛的重要危险因素。

（二）心肌梗死

心肌梗死(myocardial infarction，MI)是指冠状动脉供血急剧减少或中断，致供血区的心肌出现严重而持续性缺血而引起的心肌缺血性坏死。在冠状动脉粥样硬化的基础上并发血栓形成或持续性痉挛为心肌梗死的主要原因。临床上常出现剧烈而较持久的胸骨后疼痛，休息及硝酸酯类药物不能完全缓解，同时伴发热、白细胞增多、血沉加快、血清心肌酶活力增高及进行性心电图改变，可并发心律失常，严重者出现休克或心力衰竭。心肌梗死多发生于中老年人，男性略多于女性，冬、春季发病较多。部分患者发病前有诱因。

1. 类型　根据心肌梗死的范围和深度可将其分为心内膜下心肌梗死和透壁性心肌梗死。

（1）心内膜下心肌梗死：病变主要累及心室壁内侧1/3的心肌，可波及肉柱和乳头肌。坏死区域常可见多发性、小灶性坏死，直径约0.5～1.5cm，其分布一般不限于某支冠状动脉的供血区，而是不规则地分布在左心室四周，严重时可呈环状梗死，此时病灶扩大融合累及整个心内膜下的心肌。患者往往有冠状动脉三大分支严重动脉粥样硬化性狭窄，在某些诱因存在的情况下导致各冠状动脉分支末梢区域缺血、缺氧。但绝大多数心内膜下心肌梗死既无粥瘤性阻塞，也无血栓形成。

（2）透壁性心肌梗死：此为典型的心肌梗死类型，又称为区域性心肌梗死。梗死部位与闭塞的冠状动脉支供血区一致，累及心室壁全层，病灶较大，最大直径在2.5cm以上，累及心室壁全层或未累及全层而深达室壁2/3。此型心肌梗死多发生在左冠状动脉前降支的供血区，其中以左心室前壁、心尖部及室间隔前2/3及前内乳头肌多见，约占全部心肌梗死的50%。其次为右冠状动脉供血区，包括左心室后壁、室间隔后1/3及右心室，并可累及窦房结，约占全部心肌梗死的25%～30%。再次为左冠状动脉左旋支供血区，包括左心室侧壁、膈面和左心房，并可累及房室结，约占全部心肌梗死的15%～20%。此型心肌梗死多在相应的冠状动脉支病变较严重的基础上，继发血栓形成或动脉痉挛而致。

2. 基本病理变化　心肌梗死的肉眼所见为贫血性梗死改变，镜下最终所见为凝固性坏死改变。梗死区域的形态变化是一个动态演变过程。

大体，梗死发生后的6小时内，基本无明显改变；6小时后，坏死区呈苍白色；8～9小时后，坏死区呈土黄色；4天后，梗死灶的外周出现充血出血带；7天～2周，梗死灶边缘出现肉芽组织，呈红色；3周后，肉芽组织机化形成白色瘢痕组织。

镜下，梗死后 6 小时内，病变区边缘的心肌纤维呈波浪状和肌质不匀；8～9 小时后，心肌纤维出现核碎裂、核消失，肌质均匀红染或呈不规则颗粒状，此为早期凝固性坏死的表现，间质炎细胞浸润；24～72 小时，心肌横纹模糊甚至消失，肌纤维呈条索状，细胞核消失，炎症反应明显；3～7 天后，心肌纤维肿胀，空泡样改变，胞质内有颗粒和不规则横带（收缩带），梗死灶周围开始有肉芽组织增生，随后肉芽组织逐渐长入梗死灶；3 周后，梗死灶机化形成瘢痕（图 7-7）。

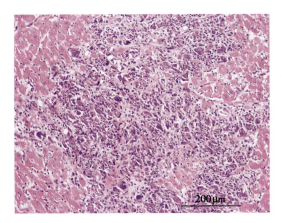

图 7-7　心肌梗死
心肌细胞坏死溶解，可见炎细胞浸润

3. 生物化学改变　心肌梗死发生后，心肌细胞内原有的蛋白和酶类等释放入血，使其在血液中的浓度升高。心肌缺血 30 分钟，心肌细胞内糖原消失。之后，心肌肌钙蛋白、肌红蛋白及肌凝蛋白从心肌细胞逸出入血，常在梗死 6～12 小时达高峰。心肌细胞内多种酶也可透过细胞膜进入血内，如门冬氨酸氨基转移酶（AST）、肌酸磷酸激酶（CK）及乳酸脱氢酶（LDH），常在梗死 24 小时后血清浓度达最高值。其中 CK 的同工酶 MB-CK 和 LDH 的同工酶 LDH1 对心肌梗死的诊断特异性最高。

理论与实践

冠脉搭桥和支架

冠状动脉旁路移植术又称为冠脉搭桥手术。顾名思义，是取病人本身的血管（如胸廓内动脉、下肢的大隐静脉等）或者血管替代品，将狭窄冠状动脉的远端和主动脉连接起来，让血液绕过狭窄的部分，到达缺血的部位，改善心肌血液供应，进而达到缓解心绞痛症状，改善心脏功能，提高患者生活质量及延长寿命的目的。这种手术是在充满动脉血的主动脉根部和缺血心肌之间建立起一条畅通的路径，因此，有人形象地将其称为在心脏上架起了"桥梁"，俗称"搭桥术"。这是目前冠心病的主要治疗手段之一。

冠脉支架是通过传统的球囊扩张导管，把支架植入血管狭窄区，以达到支撑狭窄闭塞段血管，减少血管弹性回缩及再塑形，保持管腔血流通畅的目的。

目前，冠心病的治疗主要有三种方式，即药物治疗、手术和支架介入。服药并不能改变血管狭窄的状况，但药物仍是冠心病治疗的基础及重要手段。过去在心脏血管发生严重狭窄时就要考虑做冠脉搭桥术。而现在当冠状动脉血管存在严重狭窄（70% 以上）或闭塞的时候，可以考虑支架介入治疗。

4. 并发症　心肌梗死，尤其是透壁性梗死，可并发以下病变：

（1）乳头肌功能失调或断裂：乳头肌功能失调发病率可达 50%。二尖瓣乳头肌由于缺血、坏死等原因，其收缩功能明显障碍，使二尖瓣出现不同程度的脱垂或关闭不全，可引起心力衰竭。轻症者可以恢复，重症者可有乳头肌整体断裂，但极少见，多发生在二尖瓣后乳头肌，见于后壁心肌梗死，心力衰竭明显。

（2）心脏破裂：是透壁性心肌梗死的严重并发症，约占心肌梗死致死病例的 15%～20%。常在心肌梗死后 1 周内出现，表现为心室游离壁破裂，引起心脏压塞而迅速死亡。当发生室间隔破裂时，左心室血液流入右心室，导致急性右心室功能不全而死亡。破裂原因为梗死灶失去弹性，坏死心肌由于中性粒细胞和单核细胞释放大量蛋白水解酶，溶解梗死灶所致。

（3）室壁瘤：为梗死心肌或瘢痕组织在心室内压作用下形成的局限性向外膨隆的病灶。多发生在心肌梗死的愈合期，也可发生在心肌梗死的早期，发病率为 10%～30%。多见于左心室前壁近心尖处，可继发附壁血栓、乳头肌功能不全、心律失常、左心衰竭或室壁瘤破裂。X线检查及超声心动图等可见心缘有局部膨出，该处搏动减弱或反常搏动。

（4）附壁血栓形成：多见于左心室，心肌梗死灶波及心内膜造成内膜粗糙，或室壁瘤处的血液形成涡流，都可以诱发附壁血栓形成。血栓可机化，也可脱落引起栓塞。

（5）心肌梗死后综合征：常于心肌梗死后数周至数月内出现，可反复发生。表现为心包炎，常为急性纤维素性心包炎，也可有肺炎或胸膜炎，伴有发热、胸痛等症状，可能是机体对坏死物质的过敏反应。

（6）心源性休克：当左心室心肌梗死面积≥40%时，心肌收缩力极度减弱，心输出量明显下降，导致心源性休克甚至死亡。

（7）心律失常：心肌梗死累及传导系统而致电生理紊乱时，可出现心律失常。

（8）心功能不全：由心肌梗死区心肌收缩力显著减弱所致。

（三）心肌纤维化

心肌纤维化（myocardial fibrosis）是由于中、重度冠状动脉粥样硬化性的管腔狭窄，心肌纤维持续性和（或）反复加重的缺血、缺氧所致，是逐渐发展为心力衰竭的慢性缺血性心脏病。大体，心脏增大，以左心室为主的所有心腔扩张，心室壁厚度一般无明显变化，有多灶性白色纤维条块；心内膜可有机化的附壁血栓。镜下，心肌细胞肥大和（或）萎缩，核固缩，心内膜下心肌细胞弥漫性空泡变，多灶性的陈旧性心肌梗死灶或瘢痕。临床上常表现为心律失常或心力衰竭。

（四）冠状动脉性猝死

冠状动脉性猝死是指由于冠状动脉性病变引起的突然死亡，常由于心室纤维性颤动所致。此病多见于40～50岁的成年人，男性比女性多3.9倍，多在隆冬寒冷季节发病（是所谓过劳死的主要病因之一）。

本病发病可见于以下情况：①发病前常有明显的诱因，如劳累、吸烟、饮酒、运动等，患者突然昏倒、小便失禁、四肢抽搐，或者突然出现呼吸困难、大汗淋漓、口吐白沫，迅速出现昏迷，多在一至数小时内死亡；②在夜间睡眠中发作，多在夜间死亡，翌日才被发现。引起猝死的原因：①常有一支以上的冠状动脉有中、重度的粥样硬化性狭窄，部分有血栓形成的继发改变；②部分病例冠状动脉粥样硬化病变较轻，可能发病时合并有冠状动脉痉挛。

案例 7-1

患者男性，73岁。患者间歇性胸骨后或心前区疼痛4年，伴气短、心悸。近2个月症状加重。3天前突发心前区闷痛，向左肩、左臂放射，急诊入院。

入院检查：心率96次/分，血压130/110mmHg。心电图检查 $V_1 \sim V_5$ 导联出现病理性Q波。住院第3天因血压下降，呼吸、心跳停止抢救无效而死亡。

尸体解剖：心脏体积增大，心腔扩张，左室壁厚2.0cm，左室前壁有一梗死区，梗死区心内膜处有附壁血栓形成。冠状动脉可见粥样斑块和血栓形成，导致冠状动脉管腔狭窄和闭塞，以左前降支最为严重。镜下可见梗死区心肌细胞变性、坏死及炎细胞浸润。冠状动脉各分支均有不同程度的粥样斑块形成及硬化。

思考：

1. 该病例的主要病理诊断和死亡原因是什么？
2. 动脉粥样硬化的病理改变是什么？
3. 该患者为什么会出现心前区疼痛？其发生机制如何？

第三节 高血压病

高血压(hypertension)是以体循环动脉血压持续升高为主要特点的临床综合征。高血压是多种心、脑血管疾病的重要病因和危险因素,常引起心、脑、肾和血管改变并有相应的临床表现。高血压可分为原发性高血压、继发性高血压和特殊类型高血压。

原发性高血压,又称特发性高血压或高血压病(hypertensive disease),是我国最常见的(占 90%~95%)心血管疾病,是一种以体循环动脉压升高为主要表现的独立性全身性疾病。多见于中老年人,本病及其并发症的发病率在不同性别和种族间有所区别。55 岁前,男性的患病率较高;到 75 岁时,女性的患病率反而高于男性。非洲裔美国人的高血压发病率在世界上是最高的。根据我国流行病学调查,近 10 年来我国人群中心血管病,特别是高血压、冠心病、脑卒中的发病危险因素在升高。随着我国经济的发展,伴随生活节奏的加快、精神紧张、心理的失衡也是促进高血压患病率升高不可忽视的诱因。继发性高血压又称症状性高血压,较少见,所占比例约为 5%~10%。常继发于其他疾病,如肾炎、肾动脉狭窄、肾上腺或垂体肿瘤等。特殊类型高血压是指妊娠高血压和某些疾病导致的高血压危象,如高血压脑病、颅内出血、不稳定性心绞痛、急性心肌梗死、急性左心衰竭伴肺水肿、主动脉夹层及子痫等。

高血压的诊断标准见表 7-1。成年人收缩压≥140mmH 和(或)舒张压≥90mmHg 简单定义为高血压。

表 7-1 高血压水平的定义和分级

级别	收缩压(mmHg)	/	舒张压(mmHg)
正常血压	<120	和	<80
正常高值血压	120~139	和(或)	80~89
高血压	≥140	和(或)	≥90
1 级高血压(轻度)	140~159	和(或)	90~99
2 级高血压(中度)	160~179	和(或)	100~109
3 级高血压(重度)	≥180	和(或)	≥110
单纯收缩期高血压	≥140	和	<90

引自:中国高血压基层管理指南(2014 年修订版)

注:若患者和收缩压与舒张压分属不同级别时,则以较高的级别为准;单纯收缩期高血压也可按照收缩压水平分为 1、2、3 级

一、病因与发病机制

高血压病的病因和发病机制复杂,目前仍未完全清楚,可能是由多基因遗传、环境等多种因素相互作用,使正常血压调节失衡所致。主要的发病因素和发病机制如下。

(一)发病因素

1. 遗传和基因因素　高血压病患者常有明显的遗传倾向,约 75% 的高血压病患者有遗传素质。双亲无高血压、一方有高血压或双亲均有高血压的家族,其子女高血压患病概率分别为 3%、28% 和 46%。所以,遗传因素是高血压病的重要易患因素。

研究结果表明,某些基因的变异和突变,或遗传缺陷与高血压病发生有密切关系。目前研究已发现,肾素-血管紧张素系统(RAS)的编码基因有多种变化(多态性和突变点),如某些高血压患者伴有血管紧张素原位点和血管紧张素Ⅱ的Ⅰ型受体位点的多态性。此外,高血压患者及有高血压家族史而血压正常者的血清中有一种激素样物质,可抑制 Na^+-K^+-ATP 酶活性,使 Na^+-K^+ 泵功能降低,向细胞外的转运减少,导致细胞内 Na^+、K^+ 浓度增加,细小动脉壁收缩加强,从而使血压升高。

2. 环境因素　高血压病被认为可能是遗传因素与环境因素相互影响的结果。环境因素主要包括饮食和精神应激。

（1）饮食因素：①在不同地区人群中，其血压水平和高血压患病率与钠盐的平均摄入量显著相关。钠盐摄入越多，血压水平和高血压患病率越高；减少钠盐摄入量或用药物增加 Na^+ 的排泄可降低血压。每人每日钠盐摄入量应控制在 5g 以内，可起到预防高血压的作用。②膳食中钾盐摄入量与血压呈负相关，可作为独立的危险因素，K^+ 摄入减少，使 Na^+/K^+ 比例升高而促进高血压发生。③ Ca^{2+} 摄入不足也易导致高血压的发生，高钙饮食可降低高血压的发病率。④高蛋白质摄入属于升压因素，包括动物蛋白和植物蛋白。⑤饮酒量与血压水平呈线性相关，尤其与收缩压关系更为密切。男性持续饮酒者 4 年内高血压发生的危险增加 40%，每天饮酒量超过 50g 乙醇者高血压发病率明显增高。饮酒导致急性血压增高可能是血中儿茶酚胺类物质和其他激素作用的结果。

（2）精神应激因素：精神长期和反复处于紧张状态的职业，高血压病患病率较高。当暴怒、过度惊恐和忧伤等使神经精神受到剧烈冲击的应激事件发生时，也可致高血压病的发生发展。在高血压的早期，只服用镇静药即可以使血压恢复正常。长期生活在噪声环境中也容易引起高血压病的发生。社会心理应激能改变体内激素平衡，使代谢过程受到影响，从而升高血压。

3. 其他因素 ①超重或肥胖：是血压升高的较重要的危险因素，高血压病患者约 1/3 有不同程度肥胖。一般采用体重指数（BMI）作为衡量肥胖程度的指标，血压与 BMI 呈显著正相关。腹型肥胖者容易发生高血压病。睡眠呼吸暂停低通气综合征（SAHS）患者 50% 有高血压，并且高血压的程度与 SAHS 的病程有关。②运动：与高血压呈负相关，缺乏运动的人患高血压病的危险性较高。③神经内分泌因素：高血压病发病的主要神经因素与细动脉的交感神经纤维兴奋性增高有关，缩血管神经递质和舒血管神经递质能调节血压。

（二）发病机制

高血压病的发病机制较为复杂，目前尚不完全清楚。动脉血压的高低取决于心输出量和外周阻力的大小。心输出量可受血容量、心率和心肌收缩力的影响；外周阻力可受体液因素、神经因素和局部自动调节因素的影响。因此，当遗传因素、环境因素、精神应激因素等引起血容量、心率、心肌收缩力及外周阻力增加，即可引起动脉血压的增高。其发病机制可能主要与以下三条相互重叠的途径有关（图7-8）。

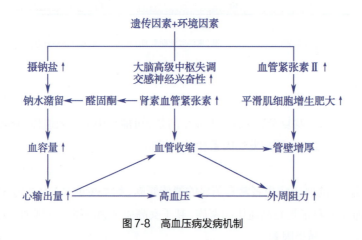

图7-8 高血压病发病机制

1. 功能性血管收缩 是指仅由于外周血管（细小动脉）平滑肌收缩而使血管口径缩小，引起外周阻力增加而导致血压升高，而外周血管的结构无明显变化。

一些能引起血管收缩的物质，如儿茶酚胺、肾素和内皮素等可通过此通路升高血压。主要有以下几种情况：①精神长期焦虑、紧张、烦躁等，能引起大脑皮质高级中枢功能失调，失去对皮质下中枢正常的调控能力，当血管舒缩中枢产生以收缩为主的冲动时，可使交感神经节后纤维分泌多量去甲肾上腺素（儿茶酚胺类），作用于细小动脉平滑肌 α 受体，进而引起细小动脉收缩或痉挛，致使血压升高。②交感神经兴奋可使肾细小动脉收缩，引起肾缺血，刺激肾小球旁器的 ε 细胞分泌肾素，再通过肾素 - 血管紧张素系统直接引起细小动脉的强烈收缩,使血压升高。在肾外局部组织的血管内皮细胞和平滑肌细胞中,也可表达血管紧张素系统的一些基因,并以自分泌或旁分泌的方式释出血管紧张素等物质,引起血管收缩、血压升高。③血管平滑肌细胞对 Na^+、Ca^{2+} 跨膜转运的遗传缺陷能使细胞内 Ca^{2+} 增多,并使平滑肌细胞对血管收缩物质敏感性增高,引起血压升高。

2. 结构性血管肥厚　常见于以下三种情况:①细小动脉长期或过度收缩,可使血管壁平滑肌细胞增生、肥大,伴有胶原纤维和基质增多,细小动脉壁玻璃样变性,使血管壁增厚、变硬、管腔缩小,导致外周阻力增加而使血压增高;②有些血管壁的结构变化先于血管的持续收缩,这可能是在某些因素的作用下平滑肌细胞内的信号转导发生变化,进而促进平滑肌细胞的增生,导致血管壁增厚;③一些血管收缩因子,如血管紧张素Ⅱ具有生长因子样作用,能引起血管平滑肌的肥大、增生和基质沉积,导致血管壁增厚,血压升高。

3. 钠、水潴留　各种因素引起 Na^+ 在体内过多,引起水潴留,可致血浆和细胞外液增加,致血容量增加,血压升高。以下三种情况能导致钠、水潴留:①遗传因素,如肾素-血管紧张素系统基因多种缺陷或上皮 Na^+ 通道蛋白单基因突变等,能引起肾排钠功能的缺陷,发生肾性钠、水潴留,血压增高;②饮食因素,摄入钠盐过多,尤其是钠盐敏感的人群,主要通过钠、水潴留途径引起血压增高;③丘脑-垂体-肾上腺活动增强时,醛固酮分泌增多,肾排 Na^+ 减少,而致钠、水潴留,血压增高。

此外,钠、水潴留后,为防止组织过度灌注,外周血管发挥自动调节功能,血管收缩以限制组织过度灌注。随着血管收缩,外周阻力随之增加,血压也相应升高。

二、类型与基本病理变化

高血压病可分为良性高血压病和恶性高血压病两种类型。两种类型的高血压病病理变化不同。

(一)良性高血压病

良性高血压病又称缓进性高血压病,约占高血压病的95%,多见于中老年人,病程较长,进展缓慢,可达十余年或数十年。按病变的发展可将良性高血压病分为三期。

1. 功能紊乱期　此期为高血压病的早期阶段。基本变化为全身细小动脉间歇性痉挛,无血管壁增厚,内脏器官也无器质性病变。细动脉是指中膜仅有1~2层平滑肌细胞,血管口径在1mm以下的小动脉。此期临床表现为波动性血压升高,血管痉挛时血压升高,可伴有头晕、头痛,经过适当休息或服用镇静药后痉挛缓解,血压可恢复正常。此变化与精神应激因素有关。细小动脉长期反复的痉挛可逐渐发展为器质性病变,即进入动脉病变期。

2. 动脉病变期

(1)细小动脉硬化:是良性高血压病最主要的病变特征,主要表现为细小动脉壁的玻璃样变性。最易累及的部位为肾小球入球动脉、视网膜小动脉、脾小体中央动脉。由于细小动脉持续和反复痉挛及血压升高,血管壁缺氧,内皮细胞间隙扩大,导致内膜通透性升高,血浆蛋白渗入内皮下甚至中膜;此外,内皮细胞及中膜平滑肌细胞分泌细胞外基质增多,平滑肌细胞因缺氧而变性坏死,血浆蛋白和细胞外基质逐渐代替了动脉壁的正常结构,即发生玻璃样变性。镜下,细小动脉壁增厚,呈均质状无结构的伊红染色,管腔狭窄甚至闭塞。

(2)肌型小动脉硬化:主要累及肾小叶间动脉、弓形动脉和脑小动脉等。镜下,肌型小动脉内膜弹力纤维及胶原纤维增生,内弹力膜分裂;中膜平滑肌细胞增生及肥大,结缔组织增生,导致血管壁增厚,管腔狭窄。

(3)大动脉硬化:弹力肌型及弹力型大动脉可伴发动脉粥样硬化病变。

此期临床表现为血压进一步升高,并持续在较高水平,失去波动性,常需降压药才能缓解。

3. 内脏病变期

(1)心脏病变:长期慢性高血压可引起左心室肥大,为高血压性心脏病。早期,因血压持续升高,外周阻力增加，心肌负荷加重，左心室发生代偿性肥大。人体，心脏重量可达 400g 以上，左心室壁厚度可达 1.5～2.0cm（正常 1.0cm）；肉柱和乳头肌增粗变圆；心腔不扩张，甚至略缩小，这种改变称为向心性肥大（concentric hypertrophy）（图 7-9）。镜下，心肌细胞粗而长，分支较多；细胞核大而不规整，染色较深。病变继续发展，左心室失代偿，肥大的心肌细胞由于供血不足，收缩力下降，左室壁相对变薄，肉柱和乳头肌变扁平，左心腔扩大，称为离心性肥大（eccentric hypertrophy）。当合并冠状动脉粥样硬化时，可进一步加重心肌供血不足，导致心力衰竭。

在血压增高时，心脏从功能上进行代偿，左心室通过增加收缩力来克服外周阻力的增加和血压升高引起的心室射血量不足，以维持正常的心输出量，此时表现为左心室的向心性肥大。与此同时，随着心肌的肥大，毛细血管供应氧和营养的弥散距离就增大，当超出一定限度时心肌就会缺乏氧气和营养，致使心肌的收缩能力下降，肥大的心肌也较僵硬及灵活性下降，造成左心室的顺应性和每搏输出量降低，加之外周阻力的存在，使左心室表现为功能上的失代偿，向心性肥大转变为离心性肥大。

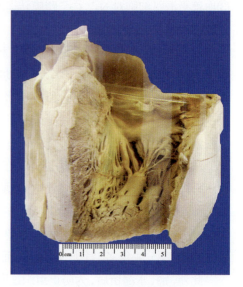

图 7-9　左心室向心性肥大
左心室壁增厚，肉柱和乳头肌增粗

临床上，早期由于向心性肥大可代偿其功能，一般无明显临床症状。晚期心功能失代偿，可出现左心衰竭的表现。伴有冠状动脉粥样硬化者，易出现心绞痛等心肌缺血的表现。

（2）肾脏病变：由于肾入球动脉和肌型小动脉硬化，导致肾脏出现相应的病变。大体，双肾体积对称性缩小，质地变硬，重量减轻，表面凹凸不平，呈均匀弥漫的细颗粒状。切面肾皮质变薄，皮、髓质交界不清，肾盂相对扩张，肾盂和肾周围脂肪组织增多。镜下，肾入球动脉管壁增厚、玻璃样变性，管腔狭窄甚至闭塞。病变严重区的肾小球因缺血而萎缩、纤维化和玻璃样变性，所属的肾小管也出现萎缩、消失，间质纤维化和淋巴细胞浸润，引起该病变区域明显萎缩凹陷；病变轻微区的肾小球因功能代偿而肥大，所属的肾小管也出现相应的代偿性扩张，引起该病变区域向肾表面突起。由于萎缩区与代偿区交杂分布，使肾表面形成弥漫性细颗粒状改变，称为原发性颗粒性固缩肾（primary granular atrophy of the kidney），或称细小动脉性肾硬化（图 7-10）。

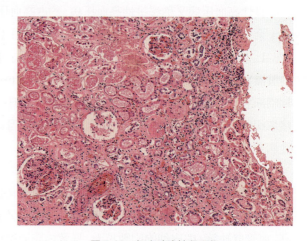

图 7-10　细小动脉性肾硬化
病变严重区的肾小球萎缩、纤维化和玻璃样变性；病变轻微区的肾小球代偿肥大

临床上，患者可表现为蛋白尿、肾衰竭、尿毒症。

（3）脑病变：高血压时，脑的细小动脉痉挛和硬化，导致出现以下变化。

1）脑水肿：脑细小血管痉挛及硬化使血压升高，局部缺氧，造成毛细血管通透性增高，患者出现头痛、头晕、眼花、呕吐等症状，此为脑水肿的表现。当病变加重时，引起以中枢神经功能障碍为主要表现的综合征，即高血压脑病，主要表现为颅内压升高、头痛、呕吐和视物障碍等症状。病情严重者可出现高血压危象，患者出现意识障碍、抽搐等症状，甚至死亡。

2）脑软化：脑的细小动脉痉挛和硬化，管腔狭窄，局部脑组织因缺血而坏死，液化后形成多发而微小的梗死灶，为质地疏松的筛网状，称为微梗死灶，一般不引起严重后果。后期坏死组织可被吸收，或被胶质瘢痕取代。

3）脑出血：好发部位为基底核和内囊，其次为大脑白质、脑桥和小脑，约15%发生于脑干。多为大出血，是高血压病最严重而且是致死性并发症。出血区域脑组织可被完全破坏，形成囊腔，腔内充满坏死组织和凝血块。出血范围扩大时，可破坏入侧脑室。

脑出血的原因：①脑细小动脉硬化致血管壁变脆、弹性下降，血压突然波动造成血管破裂；②当失去壁外组织支撑（如微梗死灶处）时，管壁弹性下降可致微小动脉瘤形成，如血压突然升高或剧烈波动，微小动脉瘤即可破裂出血。脑出血多见于基底核区域（尤以豆状核最常见），是因供应该区的豆纹动脉从大脑中动脉呈直角分出，直接承受大脑中动脉压力较高的血流冲击，易使已有病变的豆纹动脉破裂出血。

因脑出血部位的不同和出血量大小的差异，临床表现也不尽相同。可表现为呼吸加深、脉搏加快、突发性昏迷、肢体弛缓、腱反射消失、大小便失禁等，严重者出现潮式（Cheyne-Stokes）呼吸，瞳孔及角膜反射消失。内囊出血能引起对侧肢体偏瘫及感觉丧失；出血破入脑室，可致昏迷甚至死亡；左侧脑出血常表现失语；脑桥出血能引起同侧面神经麻痹及对侧上下肢瘫痪；脑出血能引起颅内高压，导致脑疝形成。小的血肿可被吸收，胶质瘢痕修复；大出血灶能被胶质纤维包裹，形成血肿或液化成囊腔。

（4）视网膜病变：眼底镜检查，见视网膜中央动脉和视网膜均可出现病变。视网膜中央动脉因硬化而变细、迂曲、反光增强，呈银丝样改变。动静脉交叉处静脉有压痕。晚期可有视乳头水肿，视网膜渗出和出血，视物模糊。

案例 7-2

患者男性，59岁。昏迷、失语、右半身瘫痪1天。患者高血压病史28年，近5年经常头痛、头晕、眼花，血压波动在185/100mmHg～200/110mmHg之间。半年前开始双下肢麻木，腿部肌肉萎缩，走路多时疼痛、跛行，休息后缓解。1天前饮酒后突然头痛、眼花、失语，进而昏迷，右半身瘫痪，口歪向左侧，大小便失禁。

入院检查：血压190/100mmHg，心率90次/分，体温37.5℃，呼吸27次/分。体胖，腹围124cm，昏迷，呼吸缓而深，口歪向左侧，右半身痉挛性瘫痪，双侧Babinski反射（＋），右侧生理反射亢进。双下肢萎缩变细，右下肢明显。心尖搏动增强，搏动范围扩大。眼底检查发现视网膜中央动脉变细呈银丝状，反光增强，动静脉交叉压迫现象，视神经乳头水肿明显。X线检查：左心界扩大呈靴形，主动脉弓突出。脑CT显示左侧内囊区出血。尿常规：尿蛋白（＋）。

思考：

1. 该患者有哪些病变？
2. 如何解释该患者的临床表现及实验室检查的阳性结果？其表现的病变基础是什么？
3. 该患者的结局怎样？

（二）恶性高血压病

恶性高血压病也称急进型高血压病，多为原发性，部分可继发于良性高血压病，多见于青壮年。患者血压（尤其是舒张压）显著升高，常超过230/130mmHg，病变进展非常迅速，很快出现肾衰竭。

基本病理变化：增生性小动脉硬化和坏死性细小动脉炎为恶性高血压病的特征性病变，主要累及肾脏。增生性小动脉硬化主要发生在小叶间动脉和弓形动脉，表现为动脉内膜显著增厚，内弹力膜分层，平滑肌细胞增生肥大，胶原纤维增多，这些变化使血管壁呈同心圆层状增厚，似洋葱皮样。坏死性细小动脉炎病变多累及入球动脉，动脉管壁内膜和中膜发生纤维素样坏死，周围有中性粒细胞和单核细胞浸润。当病变波及肾小球时，可使肾小球血管丛发生节段性坏死。坏死性细小动脉炎常引起微梗死和出血。

临床上除血压明显升高外,还可引起高血压脑病及肾脏改变,视网膜出血和视乳头水肿。患者多在一年内迅速发展为尿毒症而死亡,也可由于脑出血或心力衰竭而死亡。

第四节 风湿病

风湿病(rheumatism)是一种与 A 组 β 溶血性链球菌感染有关的变态反应性疾病,其特征性病变为风湿性肉芽肿形成。病变可累及全身结缔组织,最常累及心脏、关节,其次为皮肤、皮下组织、脑和血管等部位,尤以心脏病变最为严重,常反复发作。急性期有发热症状,称为风湿热,为风湿病活动期。患者可有白细胞增多、血沉加快、血清抗链球菌溶血素"O"滴度升高、心电图 P-R 间期延长等变化。病变反复发作后,可形成慢性心瓣膜病。

风湿病好发年龄为 5～15 岁,6～9 岁为发病高峰,出现心瓣膜变形常在 20～40 岁之间。以冬、春季节多发,好发生在寒冷地区,男女患病率无差别。

一、病因与发病机制

咽喉部 A 组 β 溶血性链球菌感染与本病的发生有关。风湿病的好发季节、发病率、复发率及病变严重程度与链球菌性咽喉炎的流行季节、发病率及是否应用过抗生素治疗密切相关。但这种相关性只限于咽喉部的链球菌感染,而与皮肤等其他部位的链球菌感染无明显相关;在链球菌感染咽喉炎时,积极应用抗生素治疗,能明显减少风湿病的发生。

但本病并非由链球菌直接引起,依据为:①风湿病的发生不在链球菌感染当时,多在感染后的 2～3 周;②病变不在链球菌感染的原发部位,而在远隔部位如心、关节、脑及皮肤等处;③风湿病的典型病灶中从未培养出过链球菌;④链球菌能引起化脓性炎,而风湿病不是化脓性炎,其有变态反应性炎常有的纤维素样坏死;⑤风湿病的特征性病变风湿小体,是细胞介导的迟发型变态反应引起的肉芽肿性病变。

风湿病的发病机制目前仍不十分清楚,现有多种学说,如变态反应学说、链球菌直接感染学说、链球菌毒素学说、自身免疫学说等。现多倾向于自身免疫(抗原抗体交叉反应)学说,即链球菌细胞壁的 C 抗原(糖蛋白)可刺激机体产生相应的抗体,这种抗体可与结缔组织(如心瓣膜和关节等)的糖蛋白发生交叉反应;链球菌细胞壁上的 M 抗原(蛋白质)引起的抗体可与心肌及血管平滑肌的一些成分发生交叉反应,引起组织损伤。也有学者认为,链球菌感染可能致自身成分构象发生改变而成为异己物质,刺激机体产生自身抗体,引起患者的自身免疫反应而产生相应的病变。

二、基本病理变化

风湿病的病变主要是全身结缔组织和血管的变态反应性炎症,病变过程大致可分为三期。

(一)变质渗出期

在风湿病的早期,心脏、浆膜、关节、皮肤等部位可有变性、坏死、渗出改变,即结缔组织基质的黏液样变性;胶原纤维可出现纤维素样坏死;浆膜、滑膜可出现浆液纤维素渗出。在此过程中,常伴有少量淋巴细胞、浆细胞和单核细胞浸润。此期持续约 1 个月,之后病灶可溶解吸收或发生纤维化而愈合。如病变继续发展,则进入增生期。

(二)增生期或肉芽肿期

此期特点是形成特征性的风湿肉芽肿,即风湿小体,又称 Aschoff 小体(Aschoff body)。典型的风湿小体中心有纤维素样坏死,周围由成群的风湿细胞、少量淋巴细胞、浆细胞和风湿巨细胞共同构成(图 7-11)。风湿小体多为圆形、椭圆形或梭形,大的可达 1cm,小的肉眼难以观察。风湿小体的出现具有病理诊断意义,提示风湿病处于活动期。

此期病变是在纤维素样坏死的基础上,巨噬细胞增生、聚集,吞噬纤维素样坏死物后转变为风湿细胞或称 Aschoff 细胞。风湿细胞体积较大,呈圆形,边界清楚而不整齐,胞质丰富嗜碱性;细胞核大,圆形或椭圆形,核膜清楚,染色质集中于核中央,并发出许多细丝向核膜放散,因此核的横切面似枭眼状,称为枭眼细胞;纵切面呈毛虫状,称为毛虫细胞。少数风湿细胞可呈双核或多核,称 Aschoff 巨细胞。病变后期,核逐渐浓染而结构不清。此期病变过程约 2～3 个月。

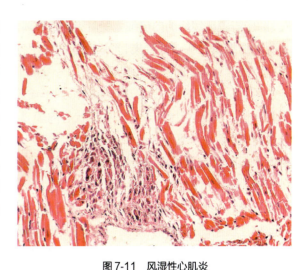

图 7-11　风湿性心肌炎
心肌间质可见风湿小体,主要由体积较大的风湿细胞和少量淋巴细胞组成

(三)纤维化期或愈合期

风湿小体中的纤维素样坏死物逐渐被溶解吸收,风湿细胞转变为成纤维细胞,产生胶原纤维。风湿小体逐渐纤维化,最终成为梭形小瘢痕,此期病变过程 2～3 个月。

风湿病基本病变的总病程 4～6 个月。风湿病常反复发作,因此受累器官内可见新旧病灶同时存在。病变反复进展,瘢痕不断形成,最终造成器官功能受损。

案例 7-3

患者女性,25 岁,5 年前着凉后咽部肿痛,发热伴畏寒,经用抗生素治疗痊愈。但近 3 年多次发生咽部肿痛,当地医院诊断过咽峡炎,并有皮肤环形红斑和肘关节附近皮下结节的病史;膝关节、肘关节、肩关节近 3 年常有游走性疼痛。去年五月开始出现劳累后、生气后或走路快时心慌气短。今年二月妊娠分娩后上述症状加重,并出现咳泡沫样血痰,不能平卧,口唇发绀而就诊。

查体:患者呈端坐位,口唇、指端发绀。心尖部可触及舒张期细震颤。听诊,在心尖部可闻及舒张期隆隆样杂音。

X 线检查:心脏呈梨形,即左心房、右心室、右心房扩大,而左心室相对小。肺纹理增多。

思考:

1. 结合学过的病理知识分析该患者的临床诊断是什么?

2. 本病是如何发生、发展的?

3. 患者为什么咳泡沫样血痰,不能平卧,口唇发绀?

三、风湿病的各器官病变

(一)风湿性心脏病

风湿性心脏病(rheumatic heart disease,RHD),包括急性期的风湿性心脏炎和静止期的慢性风湿性心脏病(主要为心瓣膜病)。其多见于青壮年,17～18 岁为高峰年龄,男女发病率无明显差别。

风湿性心脏炎可以累及心脏的各层,包括风湿性心内膜炎、风湿性心肌炎和风湿性心包炎。若心脏全层均被累及,则称为风湿性全心炎。风湿性心脏炎常为全心炎,也可以其中一种或两种为主。

1. 风湿性心内膜炎　是风湿病最重要的病变,主要累及心瓣膜,引起瓣膜炎,邻近的心内膜和腱索也可受累。病变最常发生在二尖瓣,其次为二尖瓣和主动脉瓣同时受累。

病变初始,瓣膜肿胀,间质发生黏液样变性和纤维素样坏死,偶见 Aschoff 小体。随着瓣膜不停地开关，肿胀瓣膜闭锁缘的内皮细胞受血流冲击和瓣膜关闭的碰撞而损伤、脱落，暴露其下的胶原，可诱导血小板和纤维蛋白在该处凝集，形成疣状的赘生物，其本质为白色血栓。单个赘生物如粟粒大小（1~3mm），灰白色、半透明，多个赘生物常呈串珠状单行排列于瓣膜闭锁缘，不易脱落，与瓣膜附着牢固，又称疣状心内膜炎。赘生物较多时，可呈片状累及邻近内膜及腱索。镜下，病变主要由血小板和纤维素构成，伴小灶性纤维素样坏死，周围可见少量Aschoff细胞（图7-12）。病变后期，赘生物逐渐机化、瓣膜纤维化及瘢痕形成，使瓣膜增厚、变硬、短缩、卷曲，瓣叶间相互粘连，腱索增粗、短缩，最终导致瓣膜病。当病变累及房、室内膜时，可引起内膜灶性增厚、附壁血栓形成。由于病变瓣膜关闭不全，左房后壁受血液反流的冲击较重，常形成纤维性增厚的斑块，称McCallum斑。

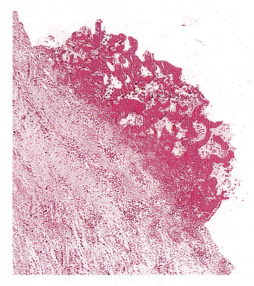

图7-12 风湿性心内膜炎（赘生物）
赘生物为白色血栓，主要由血小板和纤维素构成

急性期患者可因发热、贫血及相对性二尖瓣关闭不全而致心尖区出现轻度收缩期杂音，也可因瓣膜肿胀而出现心尖区柔和的舒张期杂音。风湿活动停止后杂音减轻或消失。

2. 风湿性心肌炎　发生于成人和儿童的病变不尽相同。发生于成人者，常有灶性间质性心肌炎的改变。镜下，以心肌间质的小血管附近出现风湿小体为特征性病变，多见于室间隔和左室后壁上部，其次为左室后乳头肌、左房后壁及左心耳处心肌。还可见间质水肿和淋巴细胞浸润。当病变累及神经传导系统和冠状动脉时，也可引起相似的病变。愈合期病变处可形成小瘢痕。发生于儿童者，常有弥漫性间质性心肌炎的改变。镜下，心肌间质明显水肿，有较多淋巴细胞、中性粒细胞和嗜酸性粒细胞浸润，同时心肌细胞水肿及脂肪变性，尚可见左房心肌发生束状纤维素样坏死。这些病变基础决定了患儿心脏呈球形扩张。

急性期可出现心动过速，第一心音减弱，心律失常多为期前收缩和房室传导阻滞。儿童可发生急性充血性心力衰竭。

3. 风湿性心包炎　病变可为浆液性或纤维素性炎症，主要累及心包脏层。当病变以浆液渗出为主时，形成心包积液；当病变以纤维素渗出为主时，由于心脏搏动，心包表面的纤维素呈绒毛状，称绒毛心。渗出物可被溶解吸收，但少数患者的纤维素渗出不能被完全溶解吸收而发生机化，使心包脏层和壁层互相粘连，形成缩窄性心包炎，导致心功能障碍。

临床上，心包积液患者可有胸闷不适感，心浊音界扩大，听诊心音弱而遥远。X线检查见心影增大，立位时如烧瓶状，平卧后阴影发生变化。绒毛心患者可有心前区疼痛，听诊可闻及心包摩擦音。

（二）风湿性关节炎

约70%的患者在风湿病急性发作期可出现风湿性关节炎的症状，以游走性多关节炎为其特征，多见于成年患者，此病常先后累及肩、肘、腕、髋、膝和踝关节等大关节。临床表现为大关节游走性疼痛，局部有红、肿、热、痛和功能障碍等典型表现。病变关节的滑膜有浆液及纤维素渗出，周围组织充血、肿胀，胶原纤维黏液样变性和纤维素样坏死，尚可见少量不典型的风湿小体形成。急性期后，渗出物可被完全吸收，此病预后无关节变形。

（三）皮肤病变

在风湿病活动期，皮肤可出现环形红斑和皮下结节，具有诊断意义。

1. 环形红斑　为渗出性病变，多见于儿童，对风湿病具有诊断意义。躯干和四肢皮肤出现淡红色环状红晕,中央皮肤颜色正常,直径约为3cm。镜下,病变处真皮浅层血管扩张充血,血管周围水肿,有淋巴细胞、单核细胞和少量的中性粒细胞浸润。病变常在1~2日内消退。

2. 皮下小节　为增生性病变。多见于四肢大关节附近伸侧面的皮下结缔组织,为圆形或椭圆形,直径约0.5~2cm,质硬、无压痛、可活动的结节。镜下,可见风湿性肉芽肿病变,结节中央有大片纤维素样坏死物质,其周围可见增生的成纤维细胞和风湿细胞呈栅栏状排列,伴以淋巴细胞为主的炎细胞浸润。风湿病变停止活动后,结节纤维化而愈合。

(四)风湿性动脉炎

风湿性动脉炎可累及大动脉和小动脉,如冠状动脉、肺动脉、肾动脉、脑动脉、肠系膜动脉等,但以小动脉受累较为多见。急性期病变主要表现为血管壁的黏液样变性和纤维素样坏死,伴有淋巴细胞、单核细胞浸润,并可形成风湿小体。后期,病变处纤维化,局部血管壁增厚,管腔狭窄甚至闭塞,可并发血栓形成。

(五)风湿性脑病

风湿性脑病多见于5~12岁儿童,尤以女童为多。好发部位为大脑皮质、基底核、丘脑及小脑皮质,主要病变为风湿性脑动脉炎和皮质下脑炎。镜下,除见动脉壁的风湿性病变外,还可见神经细胞变性、胶质细胞增生、胶质结节形成。当病变主要累及锥体外系时,患儿可出现面部肌肉及肢体的不自主运动,称为小舞蹈症,又称Sydenham舞蹈症。

理论与实践

类风湿关节炎与风湿性关节炎

类风湿关节炎是一种病因未明的慢性、以全身关节炎症改变为主、疼痛性的自身免疫性疾病。其特征是手、足小关节的多关节、对称性、侵袭性关节炎症。该病可侵犯全身各处关节,经常伴有关节外器官受累及血清类风湿因子阳性,可以导致关节畸形及功能丧失。除关节外,身体其他器官或组织也可受累,包括皮下组织、心、血管、肺、脾、淋巴结、眼和浆膜等处。发病年龄多在25~55岁之间,也见于儿童。女性发病率比男性高2~3倍。本病呈慢性经过,病变加重和缓解反复交替进行。绝大多数患者血浆中有类风湿因子及其免疫复合物存在。

人们常常将它与风湿病混为一谈,其实两者是完全不同的疾病。虽然两者有某些相似之处,都有关节疼痛,但两者有本质的不同,风湿病的含义更为广泛。

第五节　感染性心内膜炎

感染性心内膜炎(infective endocarditis, IE)是病原微生物经血道侵袭心内膜、心瓣膜或邻近大动脉内膜,引起的内膜炎症性疾病,伴赘生物形成。细菌、真菌和立克次体等均可以导致本病,但以细菌最为多见,故又称细菌性心内膜炎(bacterial endocarditis, BE)。本病可见于任何年龄,以男性成人多见。根据感染的病原体,可分为真菌性心内膜炎和金黄色葡萄球菌性心内膜炎;根据瓣膜类型,可分为自体瓣膜心内膜炎和人工瓣膜心内膜炎;根据病情进展,可分为急性心内膜炎和亚急性心内膜炎。

一、病因与发病机制

(一)病因

感染性心内膜炎以往最主要的病因是草绿色链球菌感染,但近年来随着心血管手术和介入性治疗的大量开展,以及应用广谱抗生素和免疫抑制剂等原因,葡萄球菌、革兰阴性杆菌、厌氧球菌、肠球菌、真菌等感染呈增加趋势。急性感染性心内膜炎以金黄色葡萄球菌感染为主,少数为肺炎球菌、A族链球菌、流感杆菌和淋球菌等。亚急性感染性心内膜炎仍以草绿色链球菌感染为主,其次为肠球菌和表皮葡萄球菌。在自体瓣膜心内膜炎的患者中,约 5%～10% 是由非肠道革兰阴性杆菌如嗜血杆菌、放线杆菌属、金氏杆菌属等引起。人工瓣膜心内膜炎的主要致病菌是凝固酶阳性的表皮葡萄球菌,其次为金黄色葡萄球菌、革兰阴性杆菌、类白喉杆菌和真菌等。

(二)发病机制

感染性心内膜炎多数发生于有器质性心脏病的患者,如先天性或风湿性心脏病、人工瓣膜置换术后等。据统计,感染性心内膜炎患者约 80% 有风湿性心脏病。也可发生在无器质性心脏病的患者,发病率为2%～10%。

致病菌可从感染灶入血,如扁桃体炎、牙周炎、咽喉炎、骨髓炎等;也可从拔牙、心脏手术等创伤部位入血,侵入病变瓣膜。正常情况下,从不同途径入血的致病菌能被机体的防御机制清除,但当心血管有器质性病变时,心腔内血流出现变化,由正常的层流变为涡流或喷射状,并从高压腔室向低压腔室分流,形成明显的压力阶差,使内膜在血流冲击下受损,导致胶原暴露,血小板、纤维蛋白、白细胞和红细胞积聚,为病原微生物的入侵创造了条件。菌血症反复发生,可使机体血液循环中产生抗体如凝集素,有利于病原体在损伤部位黏附,并与上述的各种成分共同形成赘生物。赘生物中血小板-纤维素沉积物能使其中的细菌免受宿主防御机制的攻击,同时,赘生物通过血小板-纤维素聚集而逐渐增大,使瓣膜破坏加重。赘生物碎裂脱落后,导致栓塞的同时细菌被释放入血,引起菌血症和转移性播散病灶。反复发生的菌血症能激活免疫系统,引起变态反应性炎症,如血管炎和肾小球肾炎等。

二、基本病理变化及临床病理联系

(一)急性感染性心内膜炎

急性感染性心内膜炎也称急性细菌性心内膜炎,病变多发生在原无病变的正常心瓣膜,引起化脓性心内膜炎,主要累及二尖瓣和主动脉瓣。大体,在破溃的瓣膜表面可见巨大的赘生物。赘生物可呈灰黄色,质地松脆,常易脱落而形成栓子。病变也可累及瓣膜根部的内膜和心肌,形成环形脓肿。镜下,赘生物主要由血小板、纤维素、坏死组织及大量细菌菌落及炎细胞构成。可引起远处器官的栓塞,导致败血性梗死和继发性脓肿。受累瓣膜可发生破裂、穿孔或腱索断裂,引起急性心瓣膜功能不全。赘生物破碎后形成含菌栓子,栓塞后引起局部败血性梗死。本病起病急、进展快、病程短,患者可在数日或数周内死亡。

(二)亚急性感染性心内膜炎

亚急性感染性心内膜炎又称亚急性细菌性心内膜炎,多发生在原有器质性心脏病的患者,较急性者常见,病程较长,可迁延数月,甚至1年以上。

主要病理变化:

1. 心脏　好发部位为二尖瓣和主动脉瓣。大体,在原有病变的瓣膜或缺损的间隔上有赘生物形成,赘生物可为单个或多个,菜花状或息肉状,大小不一,呈污秽灰黄色,质地松脆,较易碎裂、脱落(图 7-13)。此赘生物与风湿性心内膜炎的赘生物不同(表 7-2)。瓣膜可有溃疡和穿孔,易变形。镜下,赘生物由血小板、纤维素、坏死物、中性粒细胞及深部的细菌菌落组成,溃疡底部可见肉芽组织增生,淋巴细胞和单核细胞浸润(图 7-14)。瓣膜的病变可造成心瓣膜病,出现瓣膜口狭窄和(或)关闭不全,临床上可听到相应的杂音。

2. 血管　亚急性感染性心内膜炎的赘生物容易碎裂、脱落,形成栓子,引起脑、肾、脾和心脏相应部位的梗死。由于栓子常来自赘生物的浅层,不含或含有极少细菌,且细菌毒力弱,因此一般不引起败血性梗死。在毒素和(或)免疫复合物的作用下,引起微小血管炎,发生漏出性出血。临床表现为颈及胸部皮肤、口腔等处黏膜、眼底有出血点(Roth 点)。由于皮下发生小动脉炎,一些患者的指、趾末节腹面、足底或大小鱼际等处,出现红紫色、微隆起、有压痛的小结节,称 Osler 小结。

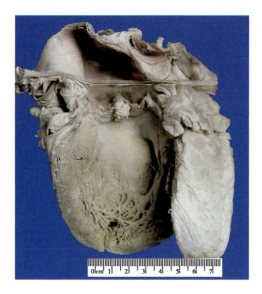

图7-13　亚急性感染性心内膜炎
瓣膜上可见一较大的菜花状赘生物

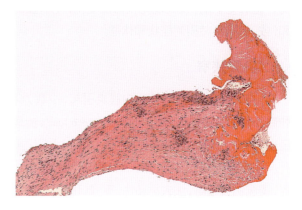

图7-14　亚急性感染性心内膜炎
赘生物由血小板、纤维素、坏死组织、炎细胞和细菌菌落构成

表7-2　风湿性心内膜炎和感染性心内膜炎赘生物的比较

赘生物	风湿性心内膜炎	感染性心内膜炎
大小	粟粒大小	大小不一
颜色	灰白色	灰黄色
数量	常多个，串珠状排列	可单个或多个
组成	血小板、纤维素	血小板、纤维素、坏死组织、细菌菌落、中性粒细胞
细菌	无	有
坏死	无	有
脱落	附着牢固不易脱落	质脆易脱落

3. 肾　当发生微栓塞时，可引起局灶性肾小球肾炎；在抗原抗体复合物的作用下，也可引起弥漫性肾小球肾炎。

4. 败血症　赘生物含有细菌，脱落后细菌入血。在细菌和毒素的持续作用下，患者可出现长期低热、脾大、贫血、皮肤和黏膜的小出血点、白细胞增多、血沉加快、血培养阳性等败血症表现。

本病及时治疗后，赘生物可机化，局部瘢痕形成。在修复的过程中，易造成严重的瓣膜变形，引起慢性心瓣膜病。

第六节　心瓣膜病

心瓣膜病（valvular vitium of the heart）是心瓣膜由于先天性发育异常或后天性疾病造成的器质性病变，表现为瓣膜口狭窄和（或）关闭不全，是最常见的慢性心脏病变之一。严重的心瓣膜病能导致心功能不全，引起全身血液循环障碍。病变最常累及二尖瓣，其次为二尖瓣合并主动脉瓣，单纯主动脉瓣病变较少，三尖瓣和肺动脉瓣病变最少。

心瓣膜病主要是由风湿性心内膜炎和感染性心内膜炎引起，其次为主动脉粥样硬化和梅毒性主动脉炎引起，少数由瓣膜发育异常、退变、钙化引起。瓣膜口狭窄是由于相邻瓣膜粘连、硬化、弹性减弱或丧失、瓣环硬化和缩窄，使瓣膜开放时不能完全打开，瓣膜口缩小，血流通过障碍。瓣膜关闭不全是由于瓣膜增厚、变硬、缩短、卷曲，或腱索增粗、缩短、粘连，心瓣膜关闭时不能完全闭合，致部分血液反流。瓣膜口狭窄或关闭不全既可以单独发生,也可以合并存在。病变可以累及一个瓣膜,也可以同时或先后累及两个以上瓣膜,如二尖瓣和主动脉瓣,称联合瓣膜病。心瓣膜病对人体的主要危害是能引起血流动力学紊乱,在瓣膜口狭窄时加重心房和(或)心室的压力负荷;在瓣膜口关闭不全时加重心房和(或)心室的容积负荷。在病变早期,仅表现为代偿性变化,无明显的血液循环障碍症状;晚期则出现失代偿改变,有体循环和(或)肺循环障碍的症状和体征。

一、二尖瓣狭窄

二尖瓣狭窄多由风湿性心内膜炎引起,少数为亚急性细菌性心内膜炎。正常成人二尖瓣由前内侧主瓣和后外侧的小瓣组成,瓣口面积约(4~6)cm²,能通过两个手指。瓣膜口狭窄时,按瓣口面积缩小程度分为三度:轻度,(1.5~2.0)cm²;中度,(1.0~1.5)cm²;重度,小于1.0cm²。按瓣膜病变轻重可分为:①隔膜型:瓣叶间粘连,瓣膜轻、中度增厚,小瓣较严重,主瓣可轻度活动,仍保持一定弹性。②漏斗型:瓣叶间严重粘连,瓣膜明显增厚,失去活动性,瓣膜口缩小呈鱼口状;腱索及乳头肌也明显粘连短缩,常合并关闭不全。

血流动力学及心脏变化:早期由于二尖瓣口狭窄,在左心室舒张时,左心房血液流入左心室受阻,导致左心房代偿性肥大,使血液在加压情况下快速通过狭窄的二尖瓣口,产生漩涡和震动,故心尖区可闻及舒张期隆隆样杂音。后期左心房功能失代偿,收缩力逐渐减弱,左心房血液不能完全注入左心室,致使血液淤积在左心房,肺静脉血液回流受阻,引发肺淤血和肺水肿,患者可出现呼吸困难、发绀、咳嗽、咳粉红色泡沫样痰等左心衰竭的表现。当肺静脉压升高到一定程度(>25mmHg)时,通过神经反射引起肺内小动脉痉挛,并导致肺小动脉硬化,从而使肺动脉压升高。长期的肺动脉高压能引起右心室代偿性肥大,随之失代偿,使右心室扩张,三尖瓣因而相对关闭不全,因此右心室收缩时部分血液反流至右心房,最终引起右心功能不全及体循环静脉淤血,表现为颈静脉怒张,淤血性肝大,浆膜腔积液和下肢水肿等右心衰竭的表现。

整个病程中,受累的心腔为左房、右房和右室,其心肌均肥大扩张,而只有左心室未受累,甚至可略缩小。X线检查整个心脏呈现出倒置的"梨形心"。

二、二尖瓣关闭不全

二尖瓣关闭不全多为风湿性心内膜炎引起,其次为亚急性细菌性心内膜炎,极少数由先天性畸形引起,此病常与二尖瓣狭窄合并发生。

血流动力学及心脏变化:在二尖瓣关闭不全的情况下,当左心室收缩时,左心室内的部分血流通过未完全关闭的二尖瓣口反流到左心房,并引起局部漩涡和震动,在心尖区可闻及全收缩期吹风样杂音。左心房除了接受反流的血液,同时又接受肺静脉血流,致使左心房容量大增,压力升高,发生代偿性肥大。在舒张期,大量血液涌入左心室,左心室容量负荷增加,引起代偿性肥大。久之,左心可失代偿(左心衰竭),之后依次出现肺淤血、肺动脉高压、右心室代偿性肥大进而失代偿、三尖瓣相对关闭不全,最终引起右心衰竭和大循环静脉淤血。由于左、右心房和心室均肥大扩张,X线检查心脏呈"球形心"。

三、主动脉瓣狭窄

主动脉瓣狭窄可由风湿性主动脉炎、先天发育异常、动脉粥样硬化导致的瓣膜钙化引起。此病常与二尖瓣病变合并发生,形成联合瓣膜病。当心室收缩时,左心室血液排出受阻,左心室压力性负荷升高而发生代偿性肥大,呈向心性肥大。血液在加压情况下迅速通过狭窄的主动脉瓣口,产生漩涡和震动,在主动脉瓣区可闻及收缩期喷射性杂音。久之,左心室失代偿而出现左心衰竭、肺淤血、肺动脉高压、右心衰竭。

临床上,左心室排出受阻,可引起心输出量减少,脉压缩小,也可致冠状动脉供血不足而产生心绞痛。X线检查见左心室影更加突出,心脏呈靴形,故称"靴形心"。

四、主动脉瓣关闭不全

主动脉瓣关闭不全可由风湿性心内膜炎、感染性心内膜炎、主动脉粥样硬化和梅毒性主动脉炎累及主动脉瓣引起。类风湿性主动脉炎及 Marfan 综合征等能造成瓣环扩大而发生相对性主动脉瓣关闭不全。当心室舒张时,主动脉内部分血液经未完全关闭的瓣口反流,在主动脉瓣区可闻及舒张期吹风样杂音。左心室血容量增加而发生代偿性肥大。久之,相继出现左心衰竭、肺淤血、肺动脉高压、右心衰竭。

临床上,除了脉压增大外,尚有周围血管体征,如水冲脉、血管枪击音、颈动脉搏动等。

案例 7-4

患者男性,28岁,以气促加重、下肢水肿10天为主诉入院。近2年来自觉心跳加速,休息后可好转,但病情逐渐加重,并有咳嗽、咳泡沫样痰、气促、疲乏无力等症状,曾入院治疗后好转。近10天症状加重,并有腹胀、下肢水肿等症状。既往曾在咽痛后有关节疼痛的表现,并诊断为风湿病。

入院检查:体温 36.8℃,呼吸 25 次/分,脉搏 96 次/分,血压 130/90mmHg。颈静脉怒张,心浊音界扩大,心率 130 次/分,心律不规则,心尖区可闻及吹风样收缩期杂音,同时有隆隆样舒张期杂音。双肺闻及湿啰音。腹部略隆起,转移性浊音阳性。实验室检查:红细胞 4.5×10^{12}/L,白细胞 5×10^9/L,血红蛋白 140g/L,中性粒细胞 58%,淋巴细胞 31%,嗜酸性粒细胞 2%。X线:心脏增大呈球形心。入院后诊断为二尖瓣狭窄合并关闭不全。

思考:

1. 什么原因导致本病的发生?

2. 运用所学的病理学知识解释本病的发病过程。

3. 本病例心脏为何呈球形改变?

第七节 心肌病和心肌炎

一、心肌病

心肌病(cardiomyopathy)是指除冠状动脉粥样硬化性心脏病、高血压性心脏病、心脏瓣膜病、肺源性心脏病、先天性心脏病等以外的以心肌结构和功能异常为主要表现的一组疾病。目前,对心肌病的病因和发病机制逐步有所了解,其分类是以病理生理学、病因学、病原学和发病因素为基础进行的,包括扩张性心肌病、肥厚性心肌病、限制性心肌病、致心律失常性右室心肌病、未分类的心肌病、特异性心肌病。克山病为我国地方性心肌病,曾经暴发流行,有其特点,也被列入特异性心肌病。

(一)扩张性心肌病

扩张性心肌病又称充血性心肌病,是以左心室、右心室或双心室腔扩大,收缩功能障碍等为特征的心肌病。此型心肌病较为常见,我国的发病率约 19/10 万,近年来呈上升趋势,男性多于女性,以 20～50 岁多见。本病预后较差,确诊后 5 年生存率约 50%,10 年生存率约 25%。

1. 病因与发病机制 病因迄今尚未完全清楚,可能与遗传、病毒感染、自身免疫、基因突变、中毒、妊娠等有关。约 25%～35% 的患者有家族遗传史,大多是常染色体显性遗传。近年来也认为持续的病毒感染是扩张性心肌病的可能原因,患者心肌中肠道病毒 RNA 的检出率为 55%。另外,患者血清中能检测出抗心肌抗体,说明此病的发生与病毒感染后诱导机体产生自身免疫应答有关。一些心肌蛋白基因发生突变也可使心肌收缩能力下降及心腔扩张。

2. 基本病理变化　大体,心脏体积增大、重量增加,可达 500~800g 或更重(诊断标准:男 >350g,女 >300g)。心脏呈苍白色,各心腔均明显扩张,心室壁略厚或正常,心尖部钝圆而壁薄,常有附壁血栓形成(图 7-15)。镜下,心肌细胞不均匀性肥大、伸长,核大而深染,核形不规整。心肌细胞可发生空泡变性、小灶状肌溶解。心肌间质纤维化,可见多数小瘢痕。

临床上常有气急,甚至端坐呼吸、水肿和肝大等充血性心力衰竭的症状和体征,部分患者可发生栓塞或猝死,常合并各种类型的心律失常。

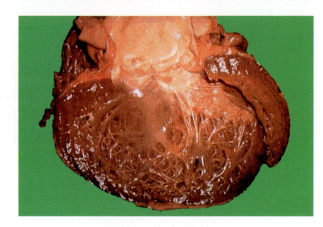

图 7-15　扩张性心肌病
肉柱和乳头肌变扁平,左心室明显扩张

(二)肥厚性心肌病

肥厚性心肌病是以心肌肥大、室间隔非对称性肥厚、舒张期异常充盈及左心室流出道受阻为特征的心肌病。根据左心室流出道是否受阻分为梗阻性和非梗阻性两型,前者主动脉瓣下部室间隔肥厚明显。本病后期可出现心力衰竭,并常为青年猝死的原因。发病平均年龄(38±15)岁,男女比例 2:1,全世界范围内的发病率为 200/10 万,我国的发病率为 180/10 万。

1. 病因与发病机制　病因尚未完全明了,可能主要与遗传及基因突变有关,常有家族史,约占 50%。目前认为属于常染色体显性遗传病,为编码肌节相关蛋白的基因发生突变,如 β- 肌球蛋白重链、肌球蛋白 - 结合蛋白 C、肌钙蛋白 -T,这三种基因的突变在所有病例中占 70%~80%。这些突变的基因致心肌收缩功能减弱,从而使生长因子释放,出现心肌细胞代偿性肥大和成纤维细胞增生。前者使心肌细胞排列紊乱,后者使间质纤维化。

2. 基本病理变化　大体,心脏增大,重量增加,可达正常 1~2 倍,成人者心脏重量常达 500g 以上。左、右心室壁肥厚,尤其室间隔非对称性肥厚最为突出,约占 90%,明显突向左心室,使心室腔和左室流出道狭窄。乳头肌和肉柱明显突出,二尖瓣和主动脉瓣下方的心内膜增厚。此外,少数也可见室间隔对称性肥厚和心尖部肥厚。镜下,心肌细胞普遍高度肥大,横切面直径 >40μm(正常约 15μm)。本病最显著的特征为心肌细胞排列紊乱,室间隔深部及左室游离壁最为明显,紊乱面积可占心室肌的 30%~50%。心肌间质纤维化及有瘢痕形成。

临床上可见因心输出量下降引发心悸、心绞痛;因肺动脉高压引发呼吸困难;因左室过度负荷引发心力衰竭;因附壁血栓脱落引起栓塞。

(三)限制性心肌病

限制性心肌病是以单侧或双侧心室充盈受限、舒张期容积缩小为特征的心肌病。典型病变为心室内膜和内膜下的心肌出现进行性纤维化,使心室顺应性下降、心腔狭窄,心室在舒张期时充盈受限。此病较少见,发病年龄多在 15~50 岁,男女之比为 3:1。

1. 病因与发病机制　病因尚未完全明了,可能与非化脓性感染、过敏反应、体液免疫异常、遗传因素、营养不良等因素有关。继发性限制性心肌病的常见原因为心肌淀粉样变。

2. 基本病理变化　大体,心室内膜纤维性增厚,可达 2~3mm,呈灰白色,心腔狭窄。心尖部病变较重,向上蔓延,可累及二尖瓣或三尖瓣,导致关闭不全。镜下,心内膜纤维化、玻璃样变、钙化及附壁血栓形成。内膜下心肌细胞常萎缩、变性,又称为心内膜心肌纤维化。

临床上表现为心力衰竭和栓塞症状,少数可发生猝死。

(四)克山病

克山病是一种以心肌的变性、坏死和修复后的瘢痕形成为特征的地方性心肌病。1935 年在黑龙江省克山县首次发现此病,故命名为克山病。主要流行地区为我国东北、西北、华北和西南一带山区及丘陵地带。

1. 病因与发病机制 克山病的病因目前尚未完全清楚,可能与粮食和土壤中缺乏微量元素硒有关。硒是抗氧化酶谷胱甘肽过氧化物酶的重要组成成分,低硒可降低此酶活性,使心肌细胞发生过氧化损伤。也有学者认为,此病可能与柯萨奇B组病毒感染有关。

2. 基本病理变化 心肌严重的变性、坏死和瘢痕形成为其主要病变特点。大体,心脏不同程度增大,重量增加,甚至达正常心脏的2～3倍以上。两侧心室扩大,心室壁不增厚,心尖部变薄,使心脏呈球形。切面心室壁见较多散在分布的变性坏死灶和瘢痕灶。新旧病灶可同时出现,心室重于心房,左室及室间隔重于右室,室壁内侧重于外侧。镜下,心肌细胞变性主要为水样变性和脂肪变性,坏死则主要为凝固性坏死和液化性坏死。凝固性坏死可见核消失,肌原纤维崩解,凝集为均质红染的横带;液化性坏死是由水样变性发展而来,仅留心肌细胞膜空架,病灶处为网状空架。坏死灶大小不等、形状不一,常呈袖套状围绕冠状动脉分布。慢性病例则病变处多为瘢痕灶(图7-16)。

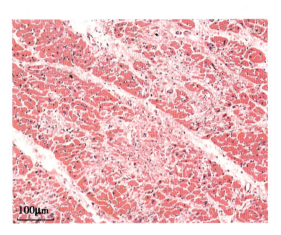

图7-16 克山病
心肌细胞间有较多瘢痕灶

临床上常将本病分为急性型、亚急性型、慢性型和潜在型。急性型发病急、病变重,可致急性心力衰竭和心源性休克;亚急性型病情稍缓,出现瘢痕病灶,可致心力衰竭;慢性型病情进展缓慢,有陈旧性瘢痕,可出现慢性心力衰竭;潜在型病情较轻,代偿功能较好,一般无自觉症状,但可有心界扩大和心电图改变。

二、心肌炎

心肌炎(myocarditis)是指由各种原因引起的心肌炎症,可局限性或弥漫性分布。病变可累及心肌细胞、心瓣膜、间质、血管及心包,甚至整个心脏。致心肌炎的病原微生物有病毒、细菌、真菌、寄生虫等,以病毒性及细菌性心肌炎最常见。

(一)病毒性心肌炎

病毒性心肌炎是由嗜心肌病毒引起的原发性心肌炎症。病变常累及心包,引起心包心肌炎。

1. 病因与发病机制 目前尚不十分清楚,可能与病毒感染和自身免疫反应有关。很多病毒都可引起心肌炎,最常见的是柯萨奇B组2～5型和A组9型病毒,其次是埃可(ECHO)病毒和腺病毒。目前研究认为,病毒复制可直接损伤心肌细胞,也可通过T细胞介导的免疫反应破坏心肌,引起心肌炎症。

2. 基本病理变化 病变多位于心房后壁、室间隔、心尖区,有时也可累及传导系统。大体,心脏略增大或无明显变化。镜下,早期可见心肌细胞变性坏死及间质内中性粒细胞浸润;之后,代之以淋巴细胞、巨噬细胞和浆细胞浸润,并可见肉芽组织形成(图7-17);晚期有明显间质纤维化,可伴代偿性心肌肥大及心腔扩张。

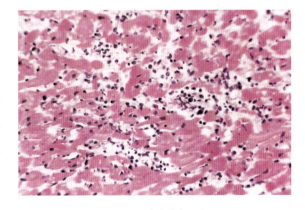

图7-17 病毒性心肌炎
心肌间质内有较多淋巴细胞浸润

临床上常有不同程度的心律失常,一般预后较好。但婴幼儿及病变严重者可出现心力衰竭等并发症。

病毒性心肌炎的临床表现常取决于病变的广泛程度,轻重不一,有的患者可完全没有症状,有的也可以出现猝死。由于有病毒感染,在发病前常有发热、倦怠感等感冒症状,也可有恶心、呕吐等消化道症状。病变累及心肌、传导系统等,患者可出现与发热程度不相符的心动过速、不同程度的心律失常。病变累及到心包时为心肌心包炎,可有明显的胸痛症状。当有弥漫性心肌炎时病变较重,患者可出现心力衰竭,可有呼吸困难、颈静脉怒张、肝大等症状。值得注意的是,近年来病毒性心肌炎,尤其是儿童病毒性心肌炎发病率有增高趋势。

(二)细菌性心肌炎

细菌性心肌炎是由细菌引起的心肌炎症。常由葡萄球菌、链球菌、肺炎双球菌和脑膜炎双球菌引起,这些细菌能引起脓毒血症,含菌性栓子栓塞后致病。患者心肌及间质内可有多发性小脓肿,病灶周围心肌变性坏死,间质内有中性粒细胞及单核细胞浸润。

(三)孤立性心肌炎

孤立性心肌炎原因不明,多发生于 20 ~ 50 岁青、中年人。急性型常引起心腔扩张,可突然发生心力衰竭而死亡。本病可分为两型:

1. 弥漫性间质性心肌炎　此型间质变化较明显。心肌细胞很少发生变性坏死等病变,间质小血管周围有较多淋巴细胞、浆细胞和巨噬细胞浸润,也可有数目不等的嗜酸性粒细胞及中性粒细胞浸润。

2. 特发性巨细胞性心肌炎　心肌内有灶性坏死及肉芽肿形成。病灶中央常可见红染无结构的坏死物,坏死物周围有淋巴细胞、单核细胞、浆细胞和嗜酸性粒细胞浸润,并有较多的多核巨细胞。多核巨细胞大小、形态差别较大,可为异物型或 Langhans 型巨细胞。

(四)免疫反应性心肌炎

免疫反应性心肌炎可见于一些变态反应性疾病引起的心肌炎,也可见于某些药物引起的过敏性心肌炎。前者可见于风湿性心肌炎、类风湿性心肌炎、系统性红斑狼疮性心肌炎等;后者可由磺胺类、青霉素、四环素、链霉素、抗癫痫药等引起。基本病理变化主要为心肌间质性炎症,心肌间质和小血管周围有嗜酸性粒细胞、淋巴细胞及单核细胞浸润,偶尔可见肉芽肿形成。心肌细胞可见不同程度的变性、坏死。

第八节　心包炎与心脏肿瘤

心包炎(pericarditis)是指心包脏层、壁层发生的炎症。本病多继发于其他心脏疾病、变态反应性疾病和尿毒症,也可继发于胸腔疾病、放射、心脏创伤及恶性肿瘤转移等。原发性心包炎病因多为病原微生物,主要是细菌和某些毒性代谢产物引起,少数为病毒性心肌炎合并心包炎。

一、心包炎

(一)急性心包炎

急性心包炎多为渗出性炎症,按渗出的主要成分可分为以下四种类型。

1. 浆液性心包炎　以浆液渗出为主要特征的急性心包炎症,表现为心包积液。主要是由风湿病、系统性红斑狼疮、硬皮病、肿瘤和尿毒症等继发的非感染性疾病。病毒感染也常引起原发性浆液性心包炎。若病变同时累及心肌,则为心肌心包炎。

基本病理变化为心包脏层血管扩张、充血,心包腔内可见浆液性渗出液,伴有少量的中性粒细胞、淋巴细胞和单核细胞的渗出。

临床上可表现为胸闷不适,叩诊心浊音界扩大,听诊心音弱而遥远。X 线显示心影扩大,立位如烧瓶状,平卧位心影大小及形状改变。

2. 纤维素性及浆液纤维素性心包炎　是心包炎中最常见的类型,急性心肌梗死、创伤、风湿病、尿毒症、系统性红斑狼疮、结核病等均可引起本型心包炎。

基本病理改变为绒毛心或绒毛心伴心包积液。渗出物由浆液、纤维素、少量的炎细胞和变性坏死的组织构成(图7-18)。

临床上可有心前区疼痛,听诊可闻及心包摩擦音。渗出物如不能完全吸收,则心包内的渗出物机化而使脏层和壁层发生粘连。

3. 化脓性心包炎 是心包表面出现的急性化脓性炎症,以大量中性粒细胞渗出为主。病因多为链球菌、葡萄球菌和肺炎球菌感染。细菌可通过邻近组织病变直接蔓延;或经血道、淋巴道播散;也可因心脏手术直接感染。

大体,心包腔面覆盖一层较厚的纤维性脓性渗出物,呈灰绿色,浑浊而黏稠,似乳膏状,也可出现心包积脓。镜下,心包脏层充血、水肿,有大量中性粒细胞浸润,渗出物内可见大量变性、坏死的中性粒细胞及无结构粉染物质。

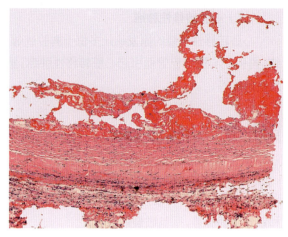

图7-18 纤维素性心包炎
心包表面有以纤维素为主的渗出物,伴有少量炎细胞浸润

临床上,除有感染症状外,还可有浆液性心包炎和纤维素性心包炎的症状和体征。若渗出物吸收不完全,可发生机化、粘连,甚至形成缩窄性心包炎。

4. 出血性心包炎 在浆液性和(或)浆液纤维素性渗出物中,有较多红细胞的心包炎。常由结核或恶性肿瘤累及心包所致,临床上表现血性积液,大量出血可致心脏压塞。

(二)慢性心包炎

慢性心包炎为病程持续3个月以上的心包炎,大多由急性心包炎转化而来,可分为以下两型。

1. 非特殊型慢性心包炎 非特殊型慢性心包炎指病情较轻、发展缓慢的心包炎症性病变,仅限于心包本身。病因常为结核病、尿毒症、变态反应性疾病等。病变可有持久性心包积液;心包不规则斑块状增厚或片状纤维性粘连;心包腔完全闭合,但常无心脏活动的明显受限。

2. 特殊型慢性心包炎

(1)粘连性纵隔心包炎:常继发于化脓性心包炎、干酪样心包炎、心脏手术或纵隔放射性损伤之后。病变主要为心包慢性炎症性改变、心包腔粘连、闭塞,与纵隔及周围器官粘连,并可形成巨大团块。心脏活动时受心包壁层的限制和周围器官粘连的牵制,常引起心脏肥大、扩张。

(2)缩窄性心包炎:多继发于化脓性心包炎、结核性心包炎和出血性心包炎,病变常局限于心包本身。由于心包腔内渗出物机化、瘢痕形成、钙化等,导致心包腔闭锁,成为灰白色、半透明、厚而硬的结缔组织囊,似盔甲状包绕于心脏周围,故称盔甲心。心脏舒张功能严重受损,与限制性心肌病表现类似。

二、心脏肿瘤

心脏肿瘤很少见,原发性肿瘤更罕见。

(一)心脏原发性肿瘤

原发性心脏肿瘤大多为良性。成人常见为黏液瘤,儿童常见为横纹肌瘤。

1. 黏液瘤 最常见,多发生于中年人。病变常位于左心房,多为单发。大体,肿瘤可为息肉状或乳头状,半透明胶冻样,质软易碎。镜下,星芒状瘤细胞散在分布于大量黏液样基质中。临床上,左心肿瘤可有二尖瓣关闭不全的表现,右心肿瘤可有呼吸困难和颈静脉怒张等症状。

2. 横纹肌瘤 多见于婴幼儿,常为多发。大体,心肌壁内,尤其是室间隔可见散在分布、多发性瘤结节。镜下,瘤细胞较正常心肌细胞大,胞质呈空泡状,核位于中央。肌原纤维疏松,胞质呈放射状、网状分布,类似蜘蛛状,具有诊断意义。

心脏恶性肿瘤极少见,以血管肉瘤、横纹肌肉瘤较多。

（二）心脏转移性肿瘤

心脏转移性肿瘤的原发病灶多位于胸腔或邻近部位,可通过直接蔓延而来;也可首先转移到纵隔淋巴结,再侵犯心脏淋巴管而引起心脏转移性肿瘤;或通过血道播散至心脏,如黑色素瘤、肾癌、肺癌、儿童横纹肌肉瘤等。

第九节　动脉瘤

动脉瘤（aneurysm）是指动脉壁因局部病变如薄弱或结构破坏而向外膨出,形成永久性的局限性扩张。动脉瘤可发生在身体任何部位的动脉,以主动脉和脑动脉最常见,其次为髂动脉、股动脉、腘动脉、颈动脉和锁骨下动脉等,一旦破裂危害极大。

一、病因

动脉瘤按病因可分为两种:①先天性发育缺陷,如脑血管的囊性或浆果性动脉瘤,为主动脉壁中层先天性局限性缺如所致;②后天性因素,多继发于动脉粥样硬化、高血压、动脉中层囊性坏死（如 Marfan 综合征）,也可见于炎症（如细菌感染和梅毒）、创伤及介入性心血管诊疗操作失误等,引起血管壁局部结构改变、弹性减弱而形成动脉瘤。

二、形态与类型

（一）形态

动脉瘤的外观:形态多种,可呈囊状、柱状、梭形、舟状和蜿蜒状等;大小不一,大的如手拳大（发生于主动脉者）,小的肉眼难以辨认（发生于脑实质小血管者）,称微小动脉瘤。病变处血管壁变薄,内膜损伤,局部管腔扩张致血流紊乱,常见有附壁血栓。

（二）类型

动脉瘤可按动脉瘤壁的结构分为三个类型。

1. **真性动脉瘤**　由于血管壁局部结构改变、弹性减弱而发生异常扩张,动脉瘤壁由血管壁的内膜、中膜和外膜三层组织构成。大多数动脉瘤均属此类。

2. **假性动脉瘤**　由于局部血管壁破裂,形成较大的血肿,动脉瘤壁由血管外膜层或仅为血管周围的组织包绕。此型动脉瘤包括有创伤性动脉瘤、部分真菌或细菌性动脉瘤、血管吻合口动脉瘤等。

3. **夹层动脉瘤**　又称动脉夹层或动脉壁分离,多见于升主动脉和主动脉弓,称主动脉夹层。原有病变使动脉内膜破裂,血液经裂口注入中膜层内;或因主动脉中膜变性坏死、中膜血管破裂出血,均可使中膜分离,局部形成夹层性血肿或套管样假血管腔。病程长者,血肿机化后,假血管腔内可衬覆内皮细胞,形成管外之管。

三、并发症

破裂出血为动脉瘤最严重的并发症。动脉粥样硬化性主动脉瘤及梅毒性主动脉瘤破裂可引起致死性大出血;主动脉夹层破入心包腔可引起心脏压塞,若破入胸腹腔则引起大出血而死亡;脑表面的动脉瘤破裂可引起蛛网膜下腔出血、颅内高压及脑疝等;脑实质内动脉瘤破裂引起脑血肿、脑软化等。除此之外,尚可见动脉瘤内形成附壁血栓,脱落后引起栓塞。

（张　忠）

动脉粥样硬化是一种与血脂异常和血管壁结构改变有关的动脉疾病。基本病理变化包括脂纹、纤维斑块、粥样斑块和继发病变（包括斑块内出血、斑块破裂、血栓形成、钙化和动脉瘤形成）。冠状动脉粥样硬化最严重，可出现心绞痛、心肌梗死、心肌纤维化的表现。

高血压病是以体循环动脉血压持续升高（收缩压≥140mmHg 和 / 或舒张压≥90mmHg）为特点的临床综合征。良性高血压病包括功能紊乱期、动脉病变期、内脏病变期。在内脏病变期，心脏出现肥大；肾脏出现原发性颗粒性固缩肾；脑出现水肿、软化、出血；视网膜中央动脉呈银丝样改变等。恶性高血压病表现为增生性小动脉硬化和坏死性细动脉炎，主要累及肾脏。

风湿病是一种与 A 组 β 溶血性链球菌感染有关的变态反应性疾病，以形成风湿性肉芽肿为特点，主要累及心脏。基本病变包括变质渗出期、增生期或肉芽肿期、纤维化期或愈合期。风湿性心脏病可表现为在瓣膜上形成疣状的赘生物；心肌间质出现风湿小体；心包浆液性或纤维素性炎症。感染性心内膜炎多由细菌引起，注意与风湿性心内膜炎赘生物区别。

心肌病包括扩张性心肌病、肥厚性心肌病、限制性心肌病、克山病。心肌炎包括病毒性心肌炎、细菌性心肌炎、孤立性心肌炎、免疫反应性心肌炎。心包炎包括急性心包炎、慢性心包炎。心脏原发性肿瘤很罕见，大多为良性，成人常见为黏液瘤，儿童常见为横纹肌瘤。

1. 简述动脉粥样硬化的基本病理变化及继发性改变。

2. 试述动脉粥样硬化容易累及哪些重要脏器，有何病变？

3. 试述冠心病心肌梗死的好发部位、类型、病变特点和并发症。

4. 简述良性高血压病和恶性高血压病的区别。

5. 试述良性高血压病重要脏器的病变。

6. 试述风湿病的基本病理变化。

7. 试述风湿性心脏病的病变特点。

8. 简述风湿性心内膜炎和细菌性心内膜炎赘生物的区别。

9. 试述二尖瓣狭窄和二尖瓣关闭不全的血流动力学变化。

10. 解释下列名词：动脉硬化、动脉粥样硬化、泡沫细胞、室壁瘤、高血压病、向心性肥大、高血压脑病、风湿病、风湿小体、心瓣膜病、夹层动脉瘤。

第八章　呼吸系统疾病

学习目标

掌握	大叶性肺炎、小叶性肺炎的病因、病变与临床病理联系；慢性支气管炎和肺气肿的病变、临床病理联系及并发症；肺癌的病理变化、常见类型与转移途径。
熟悉	病毒性肺炎、支原体性肺炎的概念与病变特点；支气管哮喘的病因、病变及结局；肺尘埃沉着症的概念、硅肺和肺石棉沉着症的病理变化与并发症；慢性肺源性心脏病的病因、病变、临床病理联系；肺癌的病因；鼻咽癌组织发生与病理变化。
了解	鼻炎、鼻窦炎、咽炎、喉炎、急性气管炎、支气管炎、细支气管炎的病因与病变特点；支气管扩张症的病因与病变特点；硅肺和肺石棉沉着症的病因与发病机制；成人和新生儿呼吸窘迫综合征的病因及病变特点；喉癌的组织发生与病理变化；胸膜疾病类型、病变特点。

　　呼吸系统包括鼻、咽、喉、气管、支气管和肺。通常以喉环状软骨为界将呼吸道分为上呼吸道和下呼吸道两部分。上呼吸道由鼻、咽、喉组成；下呼吸道由气管、支气管、肺泡组成。支气管、小支气管、细支气管、终末细支气管，共同构成肺的导气部，无气体交换功能；在终末细支气管的远端，由呼吸性细支气管、肺泡管、肺泡囊、肺泡，共同构成肺的呼吸部，具有气体交换功能。通常将直径＜2mm的细小支气管称为小气道；直径＜1mm、管壁内无软骨及腺体者称为细支气管，细支气管的末段称为终末细支气管；细支气管管壁上有肺泡开口时，称为呼吸性细支气管；呼吸性细支气管继续分支为肺泡管、肺泡囊、肺泡。每一终末细支气管连同它的各级分支及分支末端的肺泡组成肺小叶；Ⅰ级呼吸性细支气管及其远端所属肺组织又称为肺腺泡。

　　气管、支气管及细支气管被覆假复层纤毛柱状上皮或单层柱状上皮，肺泡则由肺泡上皮覆盖。肺泡Ⅰ型上皮细胞覆盖肺泡内表面的90%以上，呈扁平状，与基底膜和肺泡壁毛细血管内皮细胞共同组成气-血屏障，是肺组织气血交换的场所；Ⅱ型肺泡上皮细胞镶嵌于Ⅰ型肺泡上皮细胞之间，其细胞数量较少，呈圆形或立方形，分泌肺表面活性物质，具有降低肺泡表面张力，维持小气道通畅，防止肺泡萎陷的功能。肺泡壁上的肺泡间孔（Cohn孔）是相邻肺泡彼此气体扩散的通道。

　　呼吸系统具有黏液-纤毛排送系统，可将吸入气管和支气管内的粉尘颗粒（直径2～10μm）或病原微生物黏附在气管、支气管黏膜表面的黏液层上,随痰排出。小于2μm的小粉尘颗粒和病原微生物则被肺泡内的巨噬细胞吞噬、降解(吞噬大量尘粒的肺巨噬细胞又称尘细胞)。

由于呼吸道与外界相通,空气中的有害气体和粉尘颗粒、病原微生物等可随空气通过气道进入肺,当局部防御能力降低或致病因素较强时,即可引起呼吸系统疾病发生。本章主要叙述呼吸系统的常见疾病,包括:感染性疾病、慢性阻塞性肺疾病、肺尘埃沉着症、慢性肺源性心脏病、呼吸窘迫综合征、常见肿瘤、胸膜疾病等。

第一节　呼吸道炎症性疾病

炎症性疾病是呼吸系统的一类最常见疾病,主要包括鼻炎、鼻窦炎、咽炎、喉炎、气管支气管炎、细支气管炎和肺炎等。

一、鼻炎、鼻窦炎

(一)鼻炎

鼻炎(rhinitis)是指鼻腔黏膜和黏膜下组织发生的炎症性疾病。是鼻的常见病,分为急性鼻炎和慢性鼻炎两类。

1. 急性鼻炎

(1)急性病毒性鼻炎:常为呼吸道病毒性感染的一部分,由各种呼吸道病毒引起,以鼻病毒最常见,其次为冠状病毒、副流感病毒等。各种原因引起机体抵抗力和鼻黏膜防御功能降低,病毒侵入、繁殖,导致鼻炎发生。早期,鼻黏膜充血、水肿,浆液渗出(浆液性卡他);当合并细菌感染时,转化为黏液化脓性炎(脓性卡他),此时黏膜上皮纤毛粘集、倒伏,部分上皮细胞坏死、脱落,临床表现为鼻塞、流涕、打喷嚏等。2~3天后,鼻黏膜上皮开始再生修复,约2周后痊愈。婴幼儿以及抵抗力、免疫力低下者,可伴发鼻窦炎、中耳炎、肺炎、急性心肌炎等并发症。

(2)过敏性鼻炎:属于I型变态反应性疾病,吸入性过敏原是引起过敏性鼻炎的主要原因。过敏原多来源于动物、植物、昆虫、真菌或职业性物质如碘、油漆、药品、某些食物和化妆品等,与特异性IgE抗体结合发生免疫反应。镜下可见鼻黏膜上皮层内杯状细胞增多,腺体分泌增加,间质内毛细血管充血、水肿,肥大细胞增多,并见大量嗜酸性粒细胞、淋巴细胞和浆细胞浸润。

2. 慢性鼻炎

(1)慢性单纯性鼻炎:由于鼻黏膜血管的神经调节功能紊乱,导致以鼻黏膜血管充血、腺体分泌增多为特征的慢性炎症。病变表现为鼻黏膜肿胀,黏液腺功能活跃,分泌物增多,间质内血管扩张、充血,伴淋巴细胞和浆细胞浸润。主要临床表现为鼻塞、流涕。

(2)慢性肥厚性鼻炎:是指以鼻黏膜增生肥厚,鼻甲肥大为特征的慢性鼻炎,多由慢性单纯性鼻炎发展而来。镜下,黏膜上皮增生、鳞状上皮化生、杯状细胞增多,黏膜下结缔组织增生、小血管增生、慢性炎性细胞浸润,这些改变导致鼻黏膜肥厚,甚至形成乳头或息肉,阻塞鼻腔。鼻甲骨和骨膜亦可发生增生、肥大。

(3)慢性萎缩性鼻炎:是一种病因不清、发展缓慢的鼻腔慢性炎性疾病。主要病变为黏膜上皮进行性萎缩、鳞状上皮化生,小血管呈闭塞性脉管炎改变,常伴有腺体及骨萎缩,鼻甲骨质吸收。该病多始于青春期,女性较男性多见。患部鼻黏膜萎缩、嗅觉障碍或消失,鼻腔内有痂样苔膜形成,易伴腐败菌感染而产生恶臭,故又名臭鼻症。

(4)特异性鼻炎:多为结核、麻风、梅毒、结节病等病变累及鼻黏膜,通常在鼻黏膜形成慢性肉芽肿性炎,常引起局部破坏甚至累及软骨和骨质,导致鼻和面部变形。

（二）鼻窦炎

鼻窦炎（sinusitis）是鼻窦黏膜常见的非特异性炎症，可累及一个或多个鼻窦，以上颌窦最常受累，其次为筛窦、额窦和蝶窦，若所有鼻窦受累则称为全鼻窦炎。多由鼻源性细菌感染引起，偶为牙源性或血源性感染。除病原菌的类型和毒力外，全身抵抗力降低、气压变化、鼻窦引流不畅、通气障碍等在鼻窦炎发病中也起重要作用。

急性鼻窦炎是鼻窦黏膜的急性炎症，常继发于急性鼻炎。早期为急性浆液性炎，以鼻窦黏膜充血、水肿和浆液渗出为主，黏膜上皮尚完整；发展为急性化脓性炎时，除黏膜固有层内有大量中性粒细胞浸润外，常伴有黏膜上皮细胞变性、坏死脱落。

慢性鼻窦炎时，尤其是急性化脓性鼻窦炎转入慢性期后，部分黏膜破坏，常伴有鳞状上皮化生和肉芽组织增生，固有层大量慢性炎性细胞浸润，间质内小血管壁增厚，管腔狭窄甚至闭塞，鼻窦黏膜明显增厚，甚至局部形成炎性息肉。

鼻窦炎病变严重时，可蔓延、扩散至邻近组织，诱发骨髓炎、眼眶蜂窝织炎、软脑膜炎和脑脓肿等，甚至导致败血症。

二、咽炎、喉炎

（一）咽炎

咽炎（pharyngitis）是咽部黏膜及黏膜下组织的炎症性疾病，常为上呼吸道感染的一部分。

1. 急性咽炎　主要致病因素有病毒、细菌、螺旋体、立克次体等。根据病变可分为急性单纯性咽炎和急性化脓性咽炎。急性脓毒性咽炎是咽炎的严重情况，其局部和全身症状以及病变均较严重。

2. 慢性咽炎　较急性者常见，是急性咽炎迁延不愈、反复发作所致，也可因长期吸烟或吸入有害气体引起。根据病变特点，可分为不同的类型：慢性单纯性咽炎，表现为咽部黏膜充血、腺体增生、分泌增多、淋巴细胞浸润；慢性肥厚性咽炎，则以黏膜增厚、淋巴组织及纤维结缔组织明显增生为主，常于咽后壁形成颗粒状隆起；慢性萎缩性咽炎，多由慢性萎缩性鼻炎蔓延而来，主要表现为黏膜和腺体萎缩。

（二）喉炎

喉炎（laryngitis）可单独发生，也可以是上呼吸道感染的一部分。

1. 急性喉炎　多为病毒感染基础上并发细菌感染。病毒感染者，主要表现为急性卡他性炎，早期为浆液性炎，黏膜充血、水肿；之后为化脓性炎，中性粒细胞浸润，黏膜表面有黏液脓性渗出物。白喉杆菌感染，表现为假膜性炎；流感病毒感染时，常表现为出血性炎，亦可有假膜形成；继发葡萄球菌和链球菌感染时，常引起黏膜坏死、溃疡形成等。

另外，某些理化因素如粉尘、有害气体、烟雾、异物或检查器械所致的损伤以及过敏反应等均可引起急性喉炎。

2. 慢性喉炎　急性喉炎反复发作或迁延不愈的结果，也可由吸烟、粉尘吸入，或用声过度、发声不当、鼻咽慢性炎症等长期慢性刺激而引起。主要临床表现为声嘶，喉部干燥不适、异物感、刺痛，分泌物黏稠，不易咳出。

根据病理变化，慢性喉炎可分为慢性单纯性喉炎和慢性肥厚性喉炎。前者表现为黏膜及黏膜下层内充血、水肿，伴淋巴细胞浸润；后者黏膜鳞状上皮增生肥厚，可发生角化，固有层内纤维结缔组织明显增生，大量淋巴细胞、浆细胞浸润，甚至形成淋巴滤泡，致使喉部黏膜广泛增厚，伴声带、室带肥厚。由于长期慢性炎症刺激，黏膜局部增生，形成小结节状或息肉状突起，称之为声带小结或声带息肉。声带小结发生于声带前 1/3 和前联合处，多与职业及慢性炎症有关；而声带息肉常发生于声带前 1/3 和 2/3 交界处，多为单侧性，与炎症等多种因素有关；病变早期，两者表面鳞状上皮有不同程度的萎缩变薄，上皮下结缔组织内充血、水肿；晚期棘细胞层明显增厚，可见角化不全，固有层内纤维组织增生伴有淀粉样物质沉积，可见数量不等的淋巴细胞、浆细胞和中性粒细胞浸润。

三、急性气管支气管、细支气管炎

急性气管支气管炎（acute tracheobronchitis）是呼吸道常见疾病，多见于婴幼儿、老年人以及免疫功能低下者，常在寒冷季节发病。本病的主要病因是在病毒感染的基础上继发细菌感染。常见的病毒有流感病毒、副流感病毒、呼吸道合胞病毒、腺病毒和鼻病毒等，继发感染的细菌有肺炎球菌、流感嗜血杆菌、金黄色葡萄球菌、链球菌等，少数情况下，吸入了各种有害气体（如氨、二氧化硫、氯气等）、粉尘、异物等，或受寒冷空气、烟雾等刺激，都可破坏正常呼吸道黏膜的防御功能，若同时伴有病原体感染，则可导致急性气管支气管炎的发生。

大体，气管和支气管黏膜充血、水肿，表面覆有白色或淡黄色的黏性分泌物，严重时可出现黏膜坏死、脱落，伴溃疡形成。根据病变特点分为：①急性卡他性气管支气管炎：表现为黏膜层及黏膜下层充血、水肿，伴有少量中性粒细胞浸润。②急性化脓性气管支气管炎：常由急性卡他性炎发展而来，渗出物由黏液性转变为脓性，黏膜层及黏膜下层可见大量中性粒细胞浸润，因而患者咳黄色脓痰。③急性溃疡性气管支气管炎：病变较为严重，多为病毒感染同时合并化脓菌感染；早期支气管黏膜发生表浅性坏死、糜烂，之后黏膜下组织坏死、脱落形成溃疡；修复期，较轻损伤的黏膜上皮由残存的细胞或邻近上皮再生修复，形成溃疡者则由肉芽组织修复形成瘢痕。

急性细支气管炎（acute bronchiolitis）是指管径＜2mm的细支气管的急性炎症，婴幼儿多见，尤其是1岁以内的婴儿，多在冬、春季发病。主要病因是病毒感染，如呼吸道合胞病毒、副流感病毒、腺病毒等。由于小气道狭窄，气流速度慢，吸入的病原体易在局部停留和聚集，加之婴幼儿的免疫功能发育不完善，黏膜表面的IgA水平较低，故易发生病毒性感染。

基本病理变化为细支气管管腔内充满炎性渗出物及脱落的上皮细胞，黏膜充血、水肿，纤毛柱状上皮之纤毛损伤，甚至上皮细胞坏死、脱落，代之以无纤毛的柱状上皮或扁平上皮，杯状细胞增多，黏膜下有淋巴细胞、单核细胞及中性粒细胞浸润。由于炎性渗出及黏液分泌增加，可使管腔部分或完全阻塞，加重呼吸困难。由于细支气管管壁较薄，炎症易扩散到周围的间质和肺泡，形成细支气管周围炎或局灶性肺炎。

四、肺炎

肺炎（pneumonia）是指肺实质和肺间质的急性渗出性炎症，是呼吸系统的常见病和多发病。肺炎可由不同的致病因子引起，类型较多，根据不同的分类方法可将肺炎分为不同的类型。按照病因分为感染性肺炎（如细菌性肺炎、病毒性肺炎、支原体性肺炎、真菌性肺炎和寄生虫性肺炎等）和理化性肺炎（如类脂性肺炎、吸入性肺炎、放射性肺炎等）；按照病变发生部位分为肺泡性肺炎和间质性肺炎；按照病变累及范围，又可分为小叶性肺炎、节段性肺炎和大叶性肺炎；按照病变性质分为浆液性肺炎、纤维素性肺炎、化脓性肺炎、出血性肺炎、干酪性肺炎和肉芽肿性肺炎等。

（一）细菌性肺炎

在不同类型的肺炎中，以细菌性肺炎最为常见，约占肺炎的80%。细菌性肺炎包括大叶性肺炎、小叶性肺炎和军团菌性肺炎等。

1. 大叶性肺炎　大叶性肺炎（lobar pneumonia）是由肺炎球菌引起，病变累及一个肺段以上肺组织的，以肺泡内弥漫性纤维素渗出为主的肺部急性渗出性炎症。病变由局部肺泡起始，并迅速蔓延至一个肺段或整个肺大叶。冬、春季节多发，以青壮年多见。起病急，出现寒战、高热、胸痛、咳嗽、咳铁锈色痰、呼吸困难以及肺实变等临床表现。

（1）病因与发病机制：大叶性肺炎90%以上是由肺炎球菌感染引起，少数可由肺炎杆菌、金黄色葡萄球菌、溶血性链球菌和流感嗜血杆菌等引起。肺炎球菌可寄生在健康人的鼻咽部，当出现疲劳、受寒、醉酒、麻醉等诱因,使机体抵抗力降低,呼吸道的防御功能减弱时,细菌可从上呼吸道向下蔓延,侵入肺泡并在其中迅速生长繁殖,通过变态反应使肺泡壁毛细血管扩张充血、通透性升高,导致浆液和纤维素渗出。肺泡腔内的渗出物以及细菌可通过肺泡间孔(Cohn孔)或呼吸性细支气管迅速向邻近肺组织蔓延,进而波及一个肺段乃至整个肺大叶,甚至经叶支气管播散累及两个以上肺大叶。

(2)基本病理变化及临床病理联系:大叶性肺炎病变特征为肺泡的纤维素性炎症。通常发生在单侧肺,以左肺下叶为多见,也可同时累及两个或多个肺叶。典型的大叶性肺炎按自然病程大致可分为四期。

1)充血水肿期:发病的第1~2天。大体,病变肺叶肿胀,呈暗红色,重量增加,挤压切面有淡红色浆液溢出,胸膜表面光滑。镜下,肺泡壁毛细血管扩张充血,肺泡腔内见有较多粉染的浆液性渗出物、少量红细胞、中性粒细胞和巨噬细胞(图8-1),渗出物中可检出肺炎球菌。此期患者因毒血症而表现为寒战、高热及外周血白细胞升高;听诊可闻及呼吸音减弱和湿性啰音;X检查显示肺内见片状淡薄的云絮状阴影。

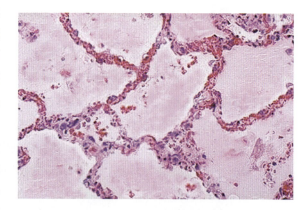

图8-1 大叶性肺炎充血水肿期
肺泡壁毛细血管扩张充血,肺泡腔内可见粉染的浆液性渗出物及红细胞

2)红色肝样变期:发病的第3~4天。大体,受累肺叶进一步肿大,切面呈暗红色,质实如肝,故称为红色肝样变期(图8-2),胸膜表面可有纤维素性渗出物覆盖。镜下,肺泡壁毛细血管显著扩张充血,肺泡腔内充满大量红细胞、一定量纤维素及少量中性粒细胞和巨噬细胞等渗出物;纤维素可交织成网,并可通过肺泡间孔与相邻肺泡中的纤维素网相连接(图8-3);此期渗出物中能检出多量的肺炎球菌。由于肺泡内漏出的红细胞被巨噬细胞吞噬,血红蛋白被分解,形成含铁血黄素,并随痰排出,故临床上出现患者咳铁锈色痰;若渗出进一步加重,肺泡腔完全实变,通气/血流比降低,出现流经病变区的静脉血不能进行气体交换,导致动静血混合,外周动脉血氧分压、血氧饱和度降低,患者出现呼吸困难和发绀等缺氧症状;由于胸膜表面纤维素渗出,引起纤维素性胸膜炎,患者常感胸痛,并可随咳嗽和深呼吸而加重;听诊可闻及

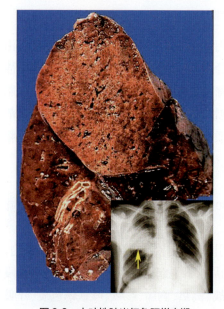

图8-2 大叶性肺炎红色肝样变期
(左图为大体标本,右下图为X线检查)
右肺上叶切面呈暗红色,质实如肝;X线片示大片均匀致密阴影

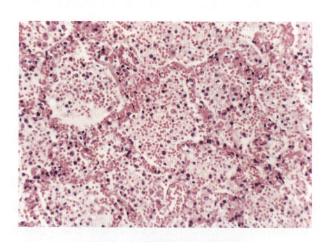

图8-3 大叶性肺炎红色肝样变期
肺泡壁毛细血管显著扩张充血,肺泡腔内充满渗出物,包括大量红细胞及少量中性粒细胞、巨噬细胞和纤维素

胸膜摩擦音和支气管呼吸音；叩诊实变区呈浊音；X检查肺部可见大片均匀致密阴影。

3）灰色肝样变期：发病第5~6天。大体，病变肺叶仍肿大，由暗红色变为灰白色，切面质实如肝，故称为灰色肝样变期（图8-4）。胸膜表面仍有纤维素性渗出物附着。镜下，肺泡腔内纤维素渗出更明显，相邻肺泡中纤维素经肺泡孔互相连接的现象更明显，纤维素网眼中有大量中性粒细胞，而红细胞几乎消失（图8-5）；肺泡壁毛细血管受到肺泡腔内渗出物压迫，呈缺血状。本期虽然病变区肺泡仍无充气，但因肺泡壁毛细血管受压，流经病变肺叶的血液量减少，通气/血流比趋于平衡，动静血混合现象得以纠正，外周血氧分压、血氧含量恢复，缺氧现象改善。此期大多数致病菌被中性粒细胞吞噬杀灭，因此渗出物中不易检出细菌，并且临床症状开始减轻。患者咳出的痰液由铁锈色逐渐转变为灰白色脓样痰。叩诊、听诊及X检查所见与红色肝样变期基本相同。

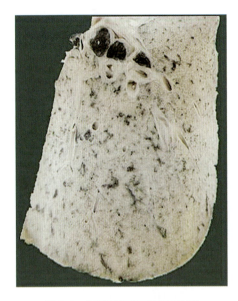

图8-4 大叶性肺炎灰色肝样变期
整个肺大叶切面灰白色，质实如肝

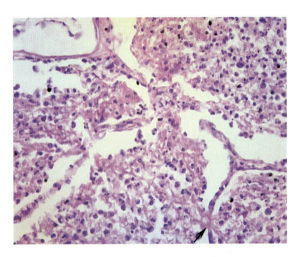

图8-5 大叶性肺炎灰色肝样变期（镜下）
肺泡壁受压呈缺血状，肺泡腔内充满纤维素及中性粒细胞，见纤维素丝穿过肺泡孔的现象（箭头所示）

4）溶解消散期：发病1周左右，并可持续几天。大体，病变肺叶质地变软，切面见病灶实性外观消失，胸膜表面纤维素性渗出物开始被溶解吸收。镜下，肺泡腔中的中性粒细胞变性坏死，巨噬细胞明显增多，肺泡腔中的纤维素被中性粒细胞释放的蛋白溶解酶逐渐溶解、液化，一部分通过支气管咳出，一部分经肺泡壁淋巴管吸收或被巨噬细胞吞噬，最终渗出物被完全清除，肺泡恢复通气（图8-6）。由于炎症未破坏肺泡壁结构，故肺组织可完全恢复正常的结构和功能。胸膜渗出物亦被吸收或机化。患者体温恢复正常，实变体征消失，由于渗出物溶解液化，痰量增多，听诊可闻及湿性啰音。X线检查，病变肺叶阴影密度减低，逐渐恢复正常。此期约历时1~3周。

大叶性肺炎病变的发展是一个连续过程，各期并无绝对界限，同一肺叶的不同部位亦可呈现不同阶段的病变。由于抗生素的早期和广泛应用，干预了疾病的自然经过，典型的四期病变过程目前已很少见，病变常表现为节段性肺炎，病程也明显缩短。

（3）并发症：由于及时治疗，现临床上大叶性肺炎的并发症已少见。

1）肺肉质变（pulmonary carnification）：亦称为机化性肺炎。由于大叶性肺炎时肺泡腔内渗出中性粒细胞过少，或者纤维素过多，释放的蛋白溶解酶不足以完全溶解纤维素，未溶解的纤维素被肉芽组织机化，病变部位肺组织呈褐色肉样外观，故称肺肉质变（图8-7）。X线检查，病变肺叶出现不规则点片状阴影。

2）胸膜肥厚和粘连：大叶性肺炎时病变常累及局部胸膜伴发纤维素性胸膜炎。若渗出的纤维素不能被完全溶解吸收而发生机化，则可导致胸膜发生肥厚和粘连。

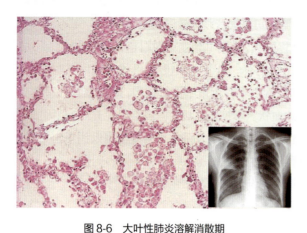

图 8-6　大叶性肺炎溶解消散期
（左图为镜下所见，右下图为 X 线检查）
肺泡腔中的渗出物被逐渐溶解、液化，肺泡壁结构完整；X 线
示右肺上叶病变部位阴影范围减小，密度逐渐减低

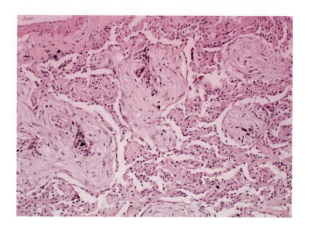

图 8-7　肺肉质变
肺泡腔内的纤维素性渗出物被肉芽组织取代而发生机化

3）肺脓肿及脓胸：当病原菌毒力强或机体抵抗力低下时，常由肺炎球菌和金黄色葡萄球菌等混合感染，局部肺组织发生坏死液化，形成肺脓肿。病变累及胸膜，可发展成纤维素化脓性胸膜炎，甚至形成脓胸。

4）败血症或脓毒败血症：少数严重感染的患者，大量细菌入血并大量繁殖、产生毒素，引起全身中毒症状，形成败血症或脓毒败血症。

5）感染性休克：见于重症病例，主要表现为严重的全身中毒症状和微循环障碍，又称为中毒性肺炎。是大叶性肺炎的严重并发症，死亡率较高。

2. 小叶性肺炎　小叶性肺炎（lobular pneumonia）是以细支气管为中心，以肺小叶为病变范围的急性化脓性炎症。主要由化脓菌感染引起，病变常起始于细支气管，然后经细支气管向纵深蔓延到所属的肺泡管与肺泡，形成以细支气管为中心的肺组织急性化脓性炎症，故又称支气管肺炎（bronchopneumonia）。多发生于婴幼儿、年老体弱和久病卧床者。临床上，患者有发热、咳嗽、咳痰、呼吸困难等症状。

（1）病因与发病机制：小叶性肺炎常由多种细菌混合感染引起，常见的致病菌有肺炎球菌、葡萄球菌、铜绿假单胞菌、大肠埃希菌、流感嗜血杆菌、肺炎克雷伯杆菌等，尤其是致病力较弱的肺炎球菌 4、6、10 型，是最常见的致病菌。当机体抵抗力下降，呼吸系统防御功能受损时，如患流行性感冒、麻疹、百日咳、白喉等传染病时，或营养不良、恶病质、昏迷、麻醉和手术后等状况下，细菌就经呼吸道侵入细支气管及末梢肺组织，首先引起细支气管炎及周围炎，然后累及肺泡引起肺泡炎。因此，小叶性肺炎多是某些疾病的并发症。

（2）基本病理变化：病变常散布于两肺各叶，呈多发性灶状实变病灶，尤以两肺下叶和背侧多见。

大体，两肺表面和切面可见散在分布的灰黄色、大小不等实变病灶，直径多在 0.5～1.0cm 左右，相当于肺小叶范围（图 8-8）。病灶中央可见病变的细支气管断面，挤压可见脓性渗出物从断面流出。病变严重者，病灶可互相融合成片，甚至累及整个大叶，发展为融合性小叶性肺炎。

镜下：①化脓性细支气管炎及周围炎，病灶中心的细支气管壁充血、水肿，黏膜上皮变性坏死，腔内见含有大量中性粒细胞的脓性渗出物，细支气管周围间质充血、水肿，中性粒细胞浸润；②化脓性肺泡炎，病灶中心肺泡常坏死液化；周边肺泡病变

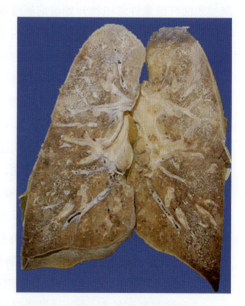

图 8-8　小叶性肺炎
切面可见多个散在、大小不等的灰黄色实变病灶

较轻,肺泡间隔充血水肿,肺泡腔内可见较多中性粒细胞、少量红细胞及脱落的肺泡上皮细胞,而纤维素较少;③灶旁肺气肿,实变病灶周围的部分肺泡过度扩张充气,呈代偿性肺气肿(图8-9)。严重时,小病灶相互融合,呈大片状分布,进一步形成融合性小叶性肺炎。

（3）临床病理联系：由于小叶性肺炎多为其他疾病的并发症,临床表现较为复杂。患者因急性化脓性炎症可表现有不同程度的中毒症状,如发热,支气管壁受到炎症刺激引起咳嗽、咳痰,多为黄白色黏液脓性痰;听诊病变部位可闻及湿性啰音;因病变为小灶状散在分布,故叩诊无明显实变体征(融合性小叶性肺炎除外);较重的患者可出现呼吸困难、发绀等症状。X线检查可见散在的灶状阴影。

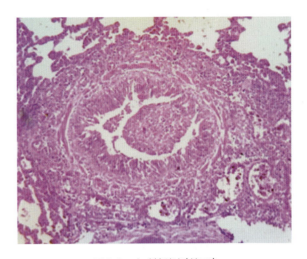

图 8-9 小叶性肺炎（镜下）

病灶中央见发炎的细支气管,管腔见脓性渗出物其周围间质及肺泡壁充血,肺泡腔内可见较多中性粒细胞、少量红细胞

（4）结局与并发症：经过及时有效治疗,多数可痊愈。部分婴幼儿、年老体弱和久病卧床患者,尤其是并发其他严重疾病者,预后较差。较常见的并发症包括：

1）呼吸功能不全：若病变广泛,造成呼吸功能不全,严重者呼吸衰竭,引起肺性脑病。

2）心力衰竭：双肺弥漫性实变,导致肺循环阻力增加,同时缺血、中毒可使心肌变性,从而引起心力衰竭。

3）其他：由于本病属于化脓性炎,故可并发肺脓肿、脓胸、脓气胸和脓毒败血症等。支气管壁破坏较重且病程长者,可并发支气管扩张。

大叶性肺炎与小叶性肺炎的比较见表8-1。

表 8-1 大叶性肺炎与小叶性肺炎的比较

	大叶性肺炎	小叶性肺炎
病因	肺炎球菌,常有诱因	多种细菌混合感染
好发年龄	青壮年	婴幼儿、年老体弱者
炎症性质	纤维素性炎	化脓性炎
病变范围	一个肺段或肺大叶	肺小叶范围
痰液特点	典型者为铁锈色痰	黄白色黏液脓性痰
并发症	少见	多见

3. 军团菌肺炎　军团菌肺炎(legionella pneumonia)是由革兰阴性嗜肺军团杆菌引起的肺组织急性纤维素性化脓性炎症,并且可累及全身多个系统。军团菌性肺炎是一种严重的肺部感染,死亡率高达15%左右。本病因1976年美国退伍军人协会在费城集会时暴发流行而得名。此病呈世界性分布,我国亦有散在发病。患者起病急,发热、咳嗽、全身不适、胸痛、咳黏液痰或血性痰,并可出现消化系统及神经系统症状,严重者可出现肺脓肿、胸膜炎、呼吸衰竭、肾衰竭、心功能不全等。X线表现与小叶性肺炎相似,通常为单侧或双侧肺部出现斑片状实变灶,以下叶多见。由于此病临床表现复杂且缺乏特异性症状和体征,难与其他肺炎鉴别,故给早期诊断及治疗造成困难。

基本病理变化,多表现为小叶性或融合性小叶性肺炎。大体,病变肺叶体积增大,质地较硬,表面可有纤维素渗出,较粗糙;切面,病灶暗灰色,呈实性片状,边界不清;早期病变局限于单个肺叶,晚期可累及多个肺叶。镜下,病变早期主要表现为肺组织的急性纤维素性化脓性炎(约占95%)和急性弥漫性肺泡损伤;前者受累肺泡内可见大量纤维素和中性粒细胞渗出,常伴有肺组织和细支气管的坏死,可见较多巨噬细胞浸润;后者可见肺泡上皮增生、脱落及透明膜形成;约1/3病例可见小脓肿形成,或伴有肺小血管炎和血栓形成;严重病例可形成融合性小叶性肺炎,甚至累及整个大叶,呈大叶性肺炎样外观;约有1/3病例累及胸膜,形成浆液性、纤维素性、化脓性胸膜炎,甚至发生胸膜坏死;晚期病变,主要表现为渗出物及坏死组织的机化和间质纤维化。

(二)支原体肺炎

支原体肺炎(mycoplasmal pneumonia)是由肺炎支原体引起的以累及肺间质为主的渗出性炎症,属于急性间质性肺炎。各种支原体中只有肺炎支原体对人体致病,通常存在于带菌者的鼻咽部,主要通过飞沫经呼吸道传播。秋、冬季节发病较多,好发于儿童和青少年,多为散发,偶尔流行,约占各种肺炎的10%。患者起病较急,可有发热、头痛、全身不适等一般症状和剧烈咳嗽、少量黏液样痰等。X线检查显示肺部纹理增强,有形态多样的片状或网状模糊阴影。末梢血白细胞计数可轻度升高。本病临床不易与病毒性肺炎鉴别,可由患者痰、鼻分泌物和咽喉拭子培养出肺炎支原体而确诊。大多数支原体肺炎预后良好。

肺炎支原体可侵犯整个呼吸道黏膜和肺组织,常累及单侧一叶肺组织,以下叶多见,也可波及双肺组织。大体,病变呈节段性或局灶性分布,暗红色,病灶实变不明显,切面可有少量红色泡沫状液体溢出。镜下,呈非特异性间质性肺炎(非典型肺炎)改变,病变区域肺泡间隔明显增宽,间质血管充血、水肿,以大量淋巴细胞、单核细胞浸润为主(图8-10)。肺泡腔内一般无渗出物,或仅有少量浆液、红细胞及巨噬细胞。细、小支气管壁及其周围间质充血、水肿和淋巴细胞为主的炎细胞浸润。严重病例支气管和肺泡上皮细胞可发生变性坏死、脱落,肺泡表面可有透明膜形成。

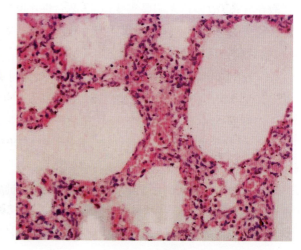

图8-10 支原体性肺炎
肺间质充血、水肿,大量淋巴细胞、单核细胞浸润

(三)病毒性肺炎

病毒性肺炎(viral pneumonia)是上呼吸道病毒感染向下蔓延所致的肺部炎症。常见病毒有流感病毒、副流感病毒、呼吸道合胞病毒、腺病毒、麻疹病毒和巨细胞病毒、鼻病毒等。病毒性肺炎常通过飞沫经呼吸道传染,冬、春季节多发,一般为散发,偶尔发生流行。除流感病毒、副流感病毒外,其余病毒所致肺炎多见于儿童。临床表现轻重不等,婴幼儿和老年患者往往病情较重。患者可出现发热、全身中毒症状,咳嗽、气促,甚至发绀。

1. 基本病理变化 病毒性肺炎的基本病变为肺间质炎症,病变累及肺间质,而肺泡病变相对较轻。大体,病变常不明显,病变肺组织因充血、水肿而体积略为增大。镜下,病变早期或病变较轻者表现为支气管、细支气管壁及其周围间质和小叶间隔等肺间质充血、水肿,淋巴细胞、单核细胞浸润,使肺泡间隔明显增宽;肺泡腔内一般无渗出物或仅见少量浆液;病变严重时,除肺间质炎症外,肺泡腔内出现由浆液、少量纤维素、红细胞及巨噬细胞混合构成的渗出物,甚至可见肺组织的坏死。由流感病毒、麻疹病毒和腺病毒引起的肺炎通常病变较重,肺泡腔内渗出物浓缩在肺泡腔内表面,形成一层均匀红染的膜状物,即透明膜;细支气管黏膜上皮和肺泡上皮细胞可增生、肥大,并形成多核巨细胞(又称为巨细胞肺炎);在增生的上皮细胞和多核巨细胞内可见病毒包涵体。病毒包涵体大小、形态不一,通常呈圆形或椭圆形,约红细胞大小,其周围常有清晰的亮晕;在麻疹性肺炎时,增生的上皮细胞和多核巨细胞的胞核和胞质内均可见病毒包涵体;腺病毒、巨细胞病毒和单纯疱疹病毒感染时,病毒包涵体一般出现在增生上皮的细胞核内,呈嗜碱性;呼吸道合胞病毒感染时,包含体出现在增生上皮的细胞质内,呈嗜酸性。病毒包涵体是病理组织学诊断病毒性肺炎的重要依据。

某些病毒性肺炎可为混合性病毒感染或合并细菌感染,病变则更为严重和复杂,支气管和肺组织可出现明显的坏死、出血,病灶可呈小叶性、节段性或大叶性分布。

2. 临床病理联系　病毒性肺炎时,因病毒血症,患者可出现发热、头痛、全身酸痛、倦怠等症状;由于支气管壁受炎症刺激,患者可出现剧烈咳嗽,因无明显渗出物,故无痰;由于肺间质弥漫性炎症及肺泡腔炎性渗出,患者可出现明显缺氧、呼吸困难和发绀等症状。X线检查,肺部可见斑点状、片状或均匀的阴影。无并发症的病毒性肺炎预后较好。

(四)严重急性呼吸综合征

严重急性呼吸综合征(severe acute respiratory syndrome, SARS)是一种新型变异的冠状病毒引起的以呼吸道传播为主的急性传染病。2003年由世界卫生组织命名为SARS,我国称为传染性非典型肺炎。本病传染性极强,以近距离飞沫传播为主,直接接触患者粪便、尿液和血液等也会受感染。

发病机制尚不清楚,与病毒及其蛋白刺激机体发生超敏反应,引起强烈的肺组织免疫损伤有关。SARS起病急,进展迅速,死亡率高。以发热为首发症状,体温一般高于38℃,偶有畏寒,可伴头痛、肌肉和关节酸痛,干咳、少痰,严重者出现呼吸窘迫。外周血白细胞计数一般不升高或降低,常有淋巴细胞计数减少。X线检查,肺部常有不同程度的块状、斑片状浸润性阴影。

主要表现为肺部病变和免疫系统的损伤、全身血管炎和中毒性病变。

1. 肺部病变大体,双肺肿胀,呈斑块状实变,严重者双肺完全性实变;表面暗红色,切面可见灶状出血及出血性梗死。镜下,以弥漫性脱屑性肺泡炎和支气管炎为主,肺泡腔内充满大量脱落的肺泡上皮细胞及渗出的单核细胞、淋巴细胞和浆细胞,可见广泛透明膜形成;部分肺泡上皮细胞质内可见典型的病毒包涵体;肺小血管呈血管炎改变,部分管壁可见纤维素样坏死伴血栓形成,微血管内可见纤维素性血栓。病程较长者,肺泡腔内渗出物出现机化,呈肾小球样改变。

2. 脾和淋巴结病变　脾体积略缩小,质软,镜下见白髓和边缘窦淋巴组织大片出血坏死,脾小体高度萎缩或消失,脾动脉周围淋巴鞘内淋巴细胞减少。淋巴结内血管高度扩张充血,固有结构消失,淋巴细胞数量明显减少,皮质髓质分界不清,常见淋巴组织呈灶状坏死。

3. 心、肝、肾、肾上腺等器官病变　除小血管炎症性病变外,均有不同程度变性、坏死和出血等改变。

案例 8-1

患者男性,65岁。因咳嗽、咳痰、气喘9天,加重3天入院。查体:体温39℃,心率165次/分,呼吸急促、面色苍白,口周围发绀,双肺背侧下部可闻及湿性啰音。白细胞24×10⁹/L,中性粒细胞83%。X线检查:双肺下叶可见灶状阴影。临床诊断:小叶性肺炎、心力衰竭。入院后用抗生素对症治疗,但病情逐渐加重,治疗无效死亡。尸检:左、右肺下叶背侧实变,切面可见灶状散在的灰黄色病灶;部分病灶融合成片,边界不整齐。镜下,病变呈灶状分布,病灶中可见细支气管壁充血并有中性粒细胞浸润,管腔中充满大量中性粒细胞及脱落的上皮细胞;病灶周围的肺泡腔内可见浆液和炎细胞。

思考:

1. 患者的临床诊断是否正确?需要与哪些肺部疾病相鉴别?

2. 患者的死亡原因是什么?

第二节　慢性阻塞性肺疾病

慢性阻塞性肺疾病(chronic obstructive pulmonary disease，COPD)是一组以慢性不可逆性气道阻塞、呼吸阻力增加和肺功能不全为共同特征的肺疾病的统称，主要指慢性支气管炎、肺气肿、支气管哮喘和支气管扩张。

一、慢性支气管炎

慢性支气管炎(chronic bronchitis)是由于感染或非感染因素引起的气管、支气管黏膜及其周围组织的慢性非特异性炎症。属常见病、多发病，在中老年人群中患病率高达 20%～25%。多发于冬季，春暖后缓解，是一种严重影响健康的慢性呼吸系统疾病。临床特征为反复咳嗽、咳痰或伴有喘息，症状每年至少持续 3 个月，且连续两年以上即可诊断为慢性支气管炎。疾病进展可并发阻塞性肺气肿和肺源性心脏病。

(一)病因与发病机制

慢性支气管炎由多种因素长期综合作用而引起。呼吸道感染、气候变化、大气污染、过敏因素等为常见的外因；机体免疫力下降，尤其是呼吸系统局部防御功能降低是本病发生的重要内因。

1. 病毒和细菌感染　呼吸道反复病毒和细菌感染是慢性支气管炎发生发展的重要因素。凡能引起上呼吸道感染的病毒、细菌均能引起本病的发生和复发，病毒感染可引起呼吸道黏膜上皮细胞的损伤，造成局部防御功能下降，从而继发细菌感染。常见的病毒有流感病毒、鼻病毒、副流感病毒、腺病毒、黏液病毒和呼吸道合胞病毒等。常见的细菌多为呼吸道常驻细菌，如肺炎球菌、甲型链球菌、流感嗜血杆菌、奈瑟球菌和肺炎克雷伯杆菌等。

2. 吸烟　吸烟是公认的又一重要因素，吸烟者比不吸烟者的患病率高 2～8 倍，患病率与吸烟时间长短、日吸烟量成正比。烟草中的有害物质会使支气管黏膜上皮纤毛变短、运动受限，杯状细胞增生，腺体分泌增加，黏液排出障碍，增加了细菌的感染率；烟雾又可刺激小气道引起痉挛，致使气道阻力增加；另外，吸烟可导致肺泡吞噬细胞的吞噬能力减弱，不利于肺泡内细菌的清除。

3. 理化因素　粉尘、刺激性烟雾、大气污染(如二氧化硫、二氧化氮、氯气、臭氧等)等慢性刺激可损伤呼吸道上皮细胞，使纤毛运动减弱，气道净化功能下降，同时刺激黏膜下感受器，使副交感神经功能亢进，导致支气管平滑肌收缩，杯状细胞增生，黏液分泌增加，气道阻力增加。

4. 气候　寒冷常为慢性支气管炎发作的重要诱因，慢性支气管炎常在冬季发病或急性加重。寒冷空气刺激呼吸道，可减弱上呼吸道黏膜的防御功能，也可引起支气管平滑肌收缩、黏膜血液循环障碍和分泌物排出困难等，易引起继发感染。

5. 过敏因素　部分患者的发病与机体对某些物质的过敏有一定关系，特别是喘息型支气管炎患者，在其痰液中嗜酸性粒细胞数量与组胺含量均有增高倾向，说明患者与过敏因素有关。尘埃、尘螨、细菌、真菌、寄生虫、花粉以及化学气体等，都可以作为过敏原而致病。

6. 机体内在因素　机体抵抗力下降，呼吸系统的防御功能减弱及自主神经功能紊乱都是发病的内在因素。

(二)基本病理变化

慢性支气管炎早期主要累及气管与大、中支气管，随病情的进展逐渐累及较小的支气管或细支气管。

1. 黏膜上皮细胞损伤与修复　由于炎性渗出物和黏液分泌亢进，纤毛负荷加重，引起纤毛粘连、倒伏，甚至脱失。上皮细胞变性、坏死脱落。由于病变反复发作，黏膜上皮再生修复时易发生鳞状上皮化生(图 8-11)。

2. 腺体增生、肥大　黏膜上皮杯状细胞增生，黏膜下腺体增生、肥大，部分浆液腺发生黏液腺化生，腺体分泌功能亢进，引起咳嗽、咳痰；黏液分泌增多，分泌物变黏稠，不易排出，形成黏液栓，并坠积小气道，导致呼吸道不同程度的阻塞。

3. 支气管壁病变　支气管壁毛细血管和小静脉充血、水肿，淋巴细胞和浆细胞浸润。病变反复发作可使管壁平滑肌束断裂、萎缩，软骨变性、萎缩、骨化，纤维增生，进而使支气管壁僵硬，弹性下降，管腔狭窄。病情严重者，炎症可向纵深发展并由支气管壁向周围组织和肺泡扩散，导致细支气管炎和细支气管周围炎。随病情进展，肺组织损伤加重，气道阻力增大，最终导致阻塞性肺气肿。

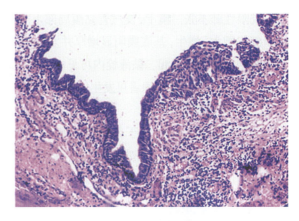

图 8-11　慢性支气管炎

病变支气管壁增厚，增生的黏膜突向管腔，黏膜上皮发生鳞状上皮化生，间质内大量淋巴细胞及浆细胞浸润，管壁内平滑肌束增生、肥大

（三）临床病理联系及并发症

患者支气管黏膜受炎症的刺激而充血、水肿且分泌物增多，因而出现咳嗽、咳痰。痰液一般为白色黏液性泡沫状，较黏稠不易咳出；伴有细菌感染时，痰为黏液脓性痰，且咳嗽加重、痰量增加，双肺听诊可闻及干、湿性啰音；部分患者因支气管痉挛、狭窄或黏液栓阻塞导致喘息，听诊可闻及哮鸣音。病变发展到晚期，黏膜及腺体萎缩，黏液分泌减少，痰量减少，可出现干咳、无痰。由于炎症破坏管壁弹性组织，使其回缩力减弱，加之长期慢性咳嗽的刺激，支气管吸气时被动扩张，而呼气时不能充分回缩，久而久之则可导致支气管扩张。细小支气管管腔完全或不完全阻塞，呼气阻力增大，致使末梢肺组织因过度充气而并发肺气肿，甚至可发展成慢性肺源性心脏病。

二、支气管哮喘

支气管哮喘（bronchial asthma）简称哮喘，是因呼吸道过敏反应而引起的一种以支气管可逆性、发作性痉挛为特征的支气管慢性炎性疾病。

患者大多具有特异性变态反应体质，临床常表现为反复发作性喘息，伴有哮鸣音的呼气性呼吸困难、胸闷或咳嗽等症状，常在夜间和（或）清晨发作、加剧，多数患者可自行缓解或经治疗缓解。发作间歇可完全无症状。严重者可合并慢性支气管炎，导致肺气肿和慢性肺源性心脏病。

（一）病因与发病机制

本病的病因复杂，发病机制尚未完全明了，现多认为哮喘是在遗传易感性的基础上经与环境因素相互作用而发生的疾病。过敏原种类繁多，如花粉、尘埃、动物毛屑、真菌、鱼、虾、蛋类食物等。

过敏原经呼吸道或其他途径进入机体后，可激活 T 淋巴细胞分化为 Th1 和 Th2 两个亚群，并可释放多种白细胞介素（ILs），Th2 可释放 IL-4 和 IL-5。IL-4 可促使 B 细胞形成浆细胞并产生 IgE，促进肥大细胞生成，并由 IgE 包裹的致敏肥大细胞与抗原反应，引发哮喘。IL-5 可选择性促进嗜酸性粒细胞分化，使其激活并滞留于炎症病灶，在气道上皮损伤、平滑肌细胞收缩、成纤维细胞增生和细胞外基质形成等方面发挥重要作用。神经因素也是支气管哮喘发病的主要因素，患者 β- 肾上腺素受体敏感性降低和迷走神经功能亢进，均可使支气管强烈收缩。一般在接触过敏原后 15～20 分钟哮喘发作称为速发性反应，而 4～24 小时发作则称为迟发性反应。

（二）基本病理变化

疾病早期很少有大体可见的器质性病变，随着疾病发展，病变逐渐明显。大体，见肺组织因过度充气而膨胀、柔软、疏松；支气管黏膜充血、肿胀，管壁增厚，支气管及细支气管腔内有黏液栓，黏液栓阻塞处可见局限性肺不张。镜下，支气管黏膜局部上皮细胞脱落或增生，杯状细胞肥大、增多，黏液腺增生及平滑肌细胞肥大、增生，基底膜明显增厚并发生玻璃样变，管壁各层见嗜酸性粒细胞、巨噬细胞、淋巴细胞及浆细胞等炎细胞浸润。黏液栓内可见由嗜酸性粒细胞崩解产物形成的尖棱状夏科-莱登结晶（Charcot-Leyden crystal）。重症哮喘患者可发生气道重塑，表现为支气管平滑肌层肥厚，气道上皮细胞下纤维化等。

（三）临床病理联系

支气管哮喘发作时，由于炎症刺激，细支气管痉挛和黏液栓的阻塞，可引起呼气性呼吸困难、咳嗽、胸闷并伴有哮鸣音等症状。这些症状大多可自行缓解或经治疗后缓解，长期反复发作或严重的哮喘可引起胸廓变形，形成桶状胸及弥漫性肺气肿，有时可合并自发性气胸。

三、支气管扩张症

支气管扩张症（bronchiectasis）是指肺内小支气管持久性扩张为主要病变特征的慢性炎性疾病。

由于支气管及其周围组织的慢性炎症和气道阻塞后，引起支气管壁结构破坏，导致小支气管扩张。临床上常表现为慢性咳嗽、大量脓痰和反复咯血等症状。

（一）病因与发病机制

支气管扩张症的主要病因是支气管-肺组织感染和支气管阻塞，多继发于慢性支气管炎、肺结核及麻疹后肺炎和百日咳等疾病。细菌反复感染损伤支气管壁的弹性组织、平滑肌纤维和软骨等支撑组织；支气管壁外周肺组织慢性炎症所导致的纤维组织牵拉；咳嗽时支气管腔内压的增加，使呼气时管壁不能完全回缩，支气管腔逐渐发展为持久性扩张。异物、肿瘤、肿大的淋巴结压迫均可造成支气管腔阻塞，使远端分泌物不能顺畅排出而导致阻塞性支气管炎，损伤支气管壁，引起局灶性支气管扩张。

此外，先天发育障碍及遗传因素也可引起支气管扩张，但较少见。这些因素可使支气管壁先天性发育障碍，弹力纤维及平滑肌、软骨等弹性支撑组织薄弱，易引起支气管扩张症。存在遗传、免疫或解剖缺陷的患者易发生弥漫性的支气管扩张，如严重的 α_1 抗胰蛋白酶缺乏、肺囊性纤维化、纤毛运动障碍等。

（二）基本病理变化

大体，病变肺组织切面可见支气管呈囊状或圆柱状扩张，常累及直径大于 2mm 的段及段以下的中、小支气管。病变可仅累及少数或个别的支气管分支，也可局限于一个肺段、肺叶，或累及双肺，以左肺下叶最多见；扩张的支气管多呈节段性，也可连续延伸至胸膜下，扩张的支气管数目多少不等，多者肺切面可呈蜂窝状，先天性支气管扩张常呈多囊状；肺切面可见支气管呈囊状或圆柱状扩张（图 8-12），呈蜂窝状扩张的支气管腔内常见血性渗出物或黏稠脓性分泌物，若继发腐败菌感染会散发恶臭；周围肺组织常存在纤维化、肺气肿、支气管肺炎和程度不等的肺萎陷。镜下，扩张的支气管壁显著增厚，呈慢性炎症改变，黏膜上皮可脱落、萎缩、增生或鳞状上皮化生，亦可发生糜烂或溃疡，支气管壁平滑肌、腺体、弹力纤维及软骨萎缩变性，甚至消失，被纤维组织或肉芽组织取代。支气管周围肺组织有慢性炎症改变或发生纤维化。

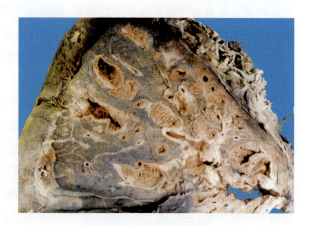

图 8-12 支气管扩张症
肺切面见多数显著扩张的支气管

（三）临床病理联系与并发症

由于慢性炎症和脓性渗出物刺激支气管黏膜，患者出现慢性咳嗽和大量脓痰；若支气管壁血管受到炎症破坏，则可引起大量的咯血，失血过多或血凝块阻塞气道，可危及生命。患者可因支气管引流不畅或痰不易咳出而感胸闷、憋气。反复继发感染可引起发热、盗汗、乏力、厌食、贫血、消瘦等慢性中毒症状。严重者可出现呼吸困难、发绀等症状，部分慢性患者可伴有杵状指(趾)。临床可借助支气管造影或高分辨率CT确诊。

支气管扩张常因并发化脓菌感染而并发肺炎、脓胸、肺脓肿及脓气胸等。肺组织广泛纤维化和肺血管床破坏可引发肺动脉高压，进而导致慢性肺源性心脏病。

四、肺气肿

肺气肿(pulmonary emphysema)是末梢肺组织(呼吸性细支气管、肺泡管、肺泡囊和肺泡)含气量增多，弹性下降，导致肺体积膨大、功能降低的病理状态。多见于中老年人，是支气管和肺部疾病最常见的并发症。

(一)病因与发病机制

肺气肿常继发于其他阻塞性肺疾病，其中继发于慢性支气管炎最常见，此外与吸烟、小气道感染、大气污染和尘肺等也有密切关系。其发病机制主要与下列因素有关。

1. **阻塞性通气功能障碍** 慢性支气管炎时，由于支气管黏膜充血水肿、腺体增生肥大、分泌功能亢进、管壁增厚，造成支气管狭窄，气体流出受阻，末梢肺组织残气量不断增多，引起肺过度膨胀，肺泡扩大、肺泡间隔断裂、肺泡融合，形成肺大疱。

2. **末梢肺组织弹性下降** 慢性支气管炎时，末梢肺组织中的弹性纤维遭到大量破坏，弹性回缩力减弱；细小气道的阻塞性通气障碍使支气管和肺泡长期处于高张力状态，残气量进一步增多。

3. **α₁-抗胰蛋白酶水平降低** α_1-抗胰蛋白酶(α_1-antitrypsin, α_1-AT)广泛存在于组织和体液中，对包括弹性蛋白酶在内的多种蛋白水解酶有抑制作用。炎症时，中性粒细胞、巨噬细胞等炎细胞释放的氧自由基等使 α_1-AT 氧化而失去活性，同时释放弹性蛋白酶数量增多、活性增强，加剧细支气管和肺泡壁弹力纤维、Ⅵ型胶原等的降解，破坏肺组织弹性结构，肺组织弹性回缩力降低，形成肺气肿。遗传性 α_1-AT 缺乏是引起原发性肺气肿的主要原因，遗传性 α_1-AT 缺乏的家族，其肺气肿的发病率比一般人高15倍。

4. **吸烟** 吸烟可促进肺组织内中性粒细胞和巨噬细胞渗出并释放弹性蛋白酶，并可促进氧自由基形成、抑制肺组织中 α_1-AT 的活性，进一步增强弹性蛋白酶活性，肺组织结构破坏，促使肺气肿形成。

(二)类型

根据病变的部位、范围和性质的不同，可将肺气肿分为肺泡性肺气肿和间质性肺气肿两大主要类型。

1. **肺泡性肺气肿(alveolar emphysema)** 发生在肺腺泡内，因合并阻塞性通气功能障碍，又称为阻塞性肺气肿(obstructive emphysema)。依其发生部位和范围不同，又分为(图8-13)：

(1)腺泡中央型：肺气肿此型最为常见，病变累及肺腺泡中央，呼吸性细支气管呈囊状扩张，多伴有小气道炎症。

(2)腺泡周围型：肺气肿肺泡管和肺泡囊扩张，呼吸性细支气管基本正常，又称隔旁肺气肿。若肺泡间隔破坏严重，气肿囊腔可融合形成直径超过1cm的大囊泡而形成囊泡性肺气肿，多见于肺边缘胸膜下。

(3)全腺泡型：肺气肿病变累及肺腺泡的各个部位，呼吸性细支气管、肺泡管、肺泡囊和肺泡均呈弥漫性扩张。其发生可能与遗传性 α_1-AT 缺乏有关。

2. **间质性肺气肿(interstitial emphysema)** 是肺内压急剧升高时，肺泡间隔或细支气管壁破裂，气体进入肺间质所形成。气体分布于肺叶间隔和肺膜下，也可沿血管和细支气管周围组织间隙扩散至肺门和纵隔，形成串珠状半透明的小气泡。

3. **其他类型的肺气肿** 包括：①瘢痕旁肺气肿：指出现在肺组织瘢痕灶周围，由于肺泡破裂融合而成的局限性肺气肿，因其数目大小形态不一，出现的具体位置也不恒定，也称为不规则型肺气肿。若肺泡破坏严重，气肿囊泡直径超过2cm并破坏小叶间隔，称肺大疱。②代偿性肺气肿：在肺萎陷、肺叶切除或炎

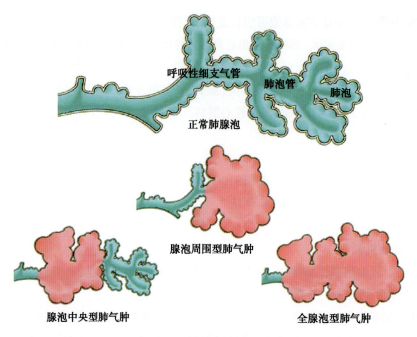

呼吸性细支气管　　　　　　肺泡管　　　肺泡

正常肺腺泡

腺泡周围型肺气肿

腺泡中央型肺气肿　　　　　　　　　全腺泡型肺气肿

图 8-13　腺泡型肺气肿（模式图）

症实变灶周围,肺泡代偿性过度充气、膨胀,通常不引起支气管和肺泡壁的破坏或仅有少量肺泡壁破裂,又称灶旁气肿。③老年性肺气肿:由于老年人肺组织退行性改变,弹性回缩力减弱,肺残气量逐渐增多,过度充气而引起。

（三）基本病理变化

大体,肺组织体积明显膨大,灰白色,边缘圆钝（图 8-14）,质地柔软而弹性差,切面肺组织疏松呈海绵状。镜下,可见肺泡显著扩张,间隔变窄并断裂,相邻的肺泡融合形成较大的囊腔（图 8-15）;肺泡壁内毛细血管床数量减少,间质内肺小动脉内膜纤维性增厚,小支气管和细支气管可见慢性炎症;腺泡中央型肺气肿的囊壁上可见呼吸上皮（柱状或低柱状上皮）、平滑肌束的残迹;全腺泡型肺气肿的囊泡壁上偶见残留的平滑肌束片段。在较大的融合性肺气肿囊腔内,有时可见间质及肺小血管构成的悬梁。

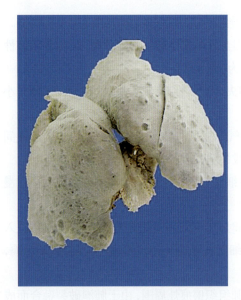

图 8-14　肺泡性肺气肿

肺呈灰白色,体积显著增大,边缘圆钝,表面可见大小不等、透亮的气囊

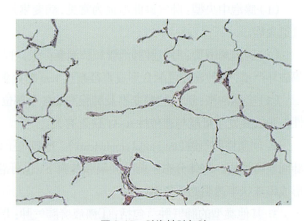

图 8-15　肺泡性肺气肿

肺泡显著扩张,间隔变窄并断裂,相邻的肺泡融合形成较大的囊腔

（四）临床病理联系

患者由于炎症刺激，出现咳嗽、咳痰等症状，因阻塞性通气功能障碍出现呼气性呼吸困难、胸闷、气短、喘息或发绀等缺氧症状。随病变进展会出现桶状胸，肋间隙增宽，这是肺气肿的典型体征；叩诊肺部呈过清音，心浊音界缩小，膈肌下降；听诊两肺呼吸音减弱，呼气延长。X线检查见肺野透光度增强。肺功能检查气流受限。

（五）并发症

长期严重的肺气肿可导致以下并发症：

1. 慢性呼吸衰竭　随肺气肿病变加重，肺通气功能严重障碍，引发低氧血症和（或）高碳酸血症，导致呼吸衰竭。

2. 慢性肺源性心脏病及右心衰竭　主要由于肺气肿时，肺毛细血管床数量减少及缺氧导致肺动脉痉挛，增加肺循环阻力，引起肺动脉高压，逐渐导致肺源性心脏病及右心衰竭。

3. 自发性气胸和皮下气肿　肺大疱破裂可引发自发性气胸；若位于肺门区可致纵隔气肿；气体如升至颈、肩部皮下，可形成皮下气肿。

4. 急性肺部感染　呼吸道急性感染时易并发支气管肺炎。

第三节　肺尘埃沉着症

肺尘埃沉着症（pneumoconiosis）简称尘肺，是因长期吸入有害粉尘并沉积于肺内，引起以肺组织广泛纤维化和粉尘结节形成为主要病变的一类职业病。临床常伴有慢性支气管炎、肺气肿和肺功能障碍。根据沉着粉尘的性质，可分为无机尘肺和有机尘肺两大类。我国最常见的是无机尘肺，主要有硅肺、石棉肺、煤肺。有机尘肺是吸入各种具有抗原性的有机尘埃，如真菌、细菌产物或动物蛋白等，如农民肺、棉尘肺、皮毛尘肺等。

一、肺硅沉着症

肺硅沉着症（silicosis）简称硅肺（又称矽肺），是因长期吸入含大量游离二氧化硅（SiO_2）粉尘微粒而引起的以硅结节形成和弥漫性肺纤维化为病变特征的肺间质疾病，是一种常见职业病。长期从事开矿、采石、碎石作业及在石英粉厂、玻璃厂、耐火材料厂、陶瓷厂生产作业的工人，因常期吸入二氧化硅粉尘，若防护措施不当，则易患此病。硅肺患者临床表现为咳嗽、咳痰、胸痛和呼吸困难等。硅肺进展缓慢，患者多在接触硅尘 10～15 年后发病。如已罹患硅肺，即使脱离硅尘作业环境，肺部病变仍继续发展。晚期重症患者呼吸功能严重受损，常并发肺源性心脏病和肺结节病。硅肺是各类尘肺中最常见、进展最快、危害最严重的一种肺尘埃沉着症。

（一）病因与发病机制

吸入含游离二氧化硅尘的微粒是硅肺发病的主要原因。硅肺发病与吸入二氧化硅粉尘颗粒的数量、大小、接触时间、防护措施及呼吸道防御功能削弱等因素有关。空气中的硅尘颗粒愈小，在空气中的沉降速度愈慢，被吸入的机会也愈大。一般直径大于 $5\mu m$ 的硅尘微粒被吸入后，通常被呼吸道黏膜阻挡或附着于黏膜表面，通过黏液-纤毛系统排出体外，不能进入肺内。直径小于 $5\mu m$ 的硅尘颗粒则可被吸入肺内并沉积于肺间质而致病。硅尘颗粒越小致病力越强，其中直径小于 $2\mu m$ 的硅尘微粒致病力最强。少量硅尘颗粒被吸入肺后，可由巨噬细胞吞噬并带走，若吸入的硅尘量超出肺的清除能力，或肺的清除能力降低，均可导致硅尘在肺内沉积，逐渐形成硅肺。

硅尘微粒被吸入肺内直达肺泡，被巨噬细胞吞噬并聚集于肺泡间隔或支气管周围，形成早期硅肺的细胞性结节。吞噬二氧化硅粉尘微粒的巨噬细胞可进入肺间质，穿过淋巴管壁，随淋巴液到达肺门淋巴结，引起淋巴结的同样病变。极少数吞噬二氧化硅的巨噬细胞也可进入肺间质毛细血管,随血液流到身体其他部位,引起类似病变。

二氧化硅粉尘引起硅结节形成和肺间质弥漫性纤维化的机制尚未完全阐明。目前研究认为与 SiO_2 的性质和巨噬细胞有关。当硅尘被巨噬细胞吞噬后,硅尘表面的 SiO_2 与水聚合成硅酸,其羟基与吞噬溶酶体膜上的磷脂或脂蛋白上的氢原子形成氢键,使溶酶体膜通透性升高或破裂;被激活的巨噬细胞产生的氧自由基也可损伤细胞器质膜,导致溶酶体破裂,并释放出多种蛋白水解酶,使巨噬细胞崩解,同时硅尘再次被释放而游离,又被其他巨噬细胞吞噬,如此反复,这也是患者即使脱离硅尘作业环境后肺部疾病仍会继续发展的原因。被激活的巨噬细胞可释放多种细胞因子和炎症介质,如巨噬细胞生长因子(MDGF)、纤维连接蛋白(FN)、白细胞介素(IL)、肿瘤坏死因子(TNF)等,可引起肺组织的炎症反应,促进成纤维细胞增生和胶原沉积,最终导致肺纤维化。

免疫因素在硅肺病变的发生上也起一定作用,研究证实在硅结节玻璃样变的组织中,存在免疫球蛋白,患者血清中也可检测出 IgG、IgM 及抗核抗体的异常,进而推测 SiO_2 与血清蛋白结合成为抗原,缓慢刺激了免疫反应和抗体的产生,但确切机制尚待研究。

(二)基本病理变化

硅肺的基本病变是硅结节形成和弥漫性肺纤维化。

1. 硅结节形成大体,硅结节(silicotic nodule)呈灰白色,境界清楚,圆形或椭圆结节,直径 2～5mm,质硬,触之有沙砾感。镜下,硅结节的形成可分为三个阶段:

(1)细胞性硅结节:是硅结节形成的早期阶段,由吞噬硅尘的巨噬细胞聚集在局部而形成。

(2)纤维性硅结节:随病程进展,细胞性结节发生纤维化。纤维性结节由成纤维细胞、纤维细胞和胶原纤维构成,纤维组织呈同心圆状或漩涡状排列。

(3)玻璃样硅结节:纤维性硅结节从中心开始发生玻璃样变,最终形成同心圆状或漩涡状排列由玻璃样变性的胶原纤维构成的典型的硅结节,可有钙化(图 8-16)。结节内可见内膜明显增厚的小血管,管腔狭窄,甚至闭塞。

随着病变的进展,相邻的硅结节逐渐增大融合成大的结节状病灶,其中心常因缺血、缺氧而发生坏死、液化,进而形成硅肺性空洞。偏光显微镜可观察到硅结节和病变肺组织内的硅尘颗粒。肺组织因硅结节形成和广泛纤维化,体积缩小,质地变硬,切之有沙砾感。肺门淋巴结内也可有硅结节形成,致淋巴结肿大变硬。

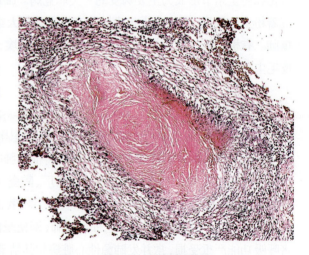

图 8-16　玻璃样硅结节
由发生玻璃样变的胶原纤维排列成同心圆状或漩涡状的结构

2. 弥漫性肺纤维化　硅肺除见硅结节外,病变肺组织有范围不等、程度不同的间质弥漫性纤维化,镜下为增生的胶原纤维并发生玻璃样变。晚期病例发生纤维化的肺组织可达全肺 2/3 以上。此外,胸膜也可因纤维组织弥漫性增生而增厚,可达 1～2cm。

(三)硅肺的分期和病变特征

根据肺内硅结节的数量、大小、分布范围和肺纤维化的程度,可将硅肺分为三期:

1. Ⅰ期硅肺　硅结节主要局限在肺门淋巴结,表现为肺门淋巴结肿大,其内有硅结节形成和纤维化改变。肺组织中硅结节数量较少,主要分布于双肺中、下叶近肺门处,直径在 1～3mm。X 线检查见肺门阴影增大,密度增强,肺野内可见少量的类圆形或不规则形小阴影。此期,肺重量、体积和硬度无明显改变;胸膜可有硅结节形成,但增厚不明显。

2. Ⅱ期硅肺 硅结节数量增多,体积增大,并伴有明显肺纤维化。硅结节可弥散于双肺,但仍密集在中、下肺叶近肺门区,总的病变范围未超过全肺1/3。X线检查,显示肺野内有较多直径不超过1cm的小阴影,分布范围较广。此期,肺的重量、体积和硬度均有所增加,胸膜增厚明显。

3. Ⅲ期硅肺 重症硅肺,硅结节密度增大并与肺纤维化融合成肿瘤样团块,病变范围往往超过全肺2/3。结节中央可有硅肺空洞形成;病灶周围肺组织常有肺气肿或肺不张,有时肺表面可见肺大疱。X线检查肺内可见直径大于2cm的阴影出现。肺门淋巴结肿大,密度高,可见蛋壳样钙化。此期,肺的体积明显缩小,而重量和硬度明显增加,解剖取出的新鲜肺标本可竖立不倒,切割时阻力大,有沙砾感,浮沉试验全肺入水下沉,胸膜显著增厚。

（四）硅肺主要的并发症

1. 肺结核病 硅肺患者易并发肺结核病,称为硅肺结核病。其发病率随硅肺病变的加重而增加,越是晚期、重型硅肺,肺结核发生率越高,60%～70%的晚期硅肺可合并结核病。硅肺合并结核时,硅肺病变和结核病变可分开存在,也可混合存在。硅肺结核病较单纯性硅肺和单纯性肺结核病变更重,发展更快,累及范围更广,更易形成空洞,且空洞数量多、直径大,可侵蚀较大血管,导致患者大出血而死亡。

2. 肺部感染和阻塞性肺气肿 由于硅肺患者抵抗力较低,小气道引流不畅,易继发严重的细菌和病毒感染而诱发呼吸衰竭,甚至导致死亡。晚期硅肺患者常发生不同程度的阻塞性肺气肿和肺大疱形成。近胸膜下的肺大疱常可因剧烈咳嗽等破裂,引起自发性气胸。

3. 肺源性心脏病 有60%～75%的晚期硅肺患者并发慢性肺源性心脏病。由于肺间质弥漫性纤维化,肺毛细血管床减少,硅结节内的小血管炎使血管腔狭窄甚至闭塞,以及闭塞性肺小动脉炎,加之肺组织缺氧引起的肺小动脉痉挛等,均可导致肺循环阻力增加,肺动脉压升高,右心室肥厚,最终发展为慢性肺源性心脏病。患者可死于右心衰竭。

二、肺石棉沉着症

肺石棉沉着症也称石棉肺,是因长期吸入石棉粉尘而引起的以肺组织和胸膜纤维化为主要病变的职业病。本病患者多为长期从事石棉矿的开采、运输、加工和制作的工人。发病后主要临床表现为咳嗽、咳痰、气急、胸闷和胸痛,晚期出现肺功能障碍和肺源性心脏病,痰内可查见石棉小体。

（一）病因与发病机制

石棉肺是由于石棉纤维沉积于呼吸性细支气管和肺泡壁所致,其发病与被吸入石棉的数量、纤维大小、形状及溶解度有关。石棉纤维有螺旋形和直形两种,后者因呼吸道穿透力强,致病性更强,其中尤以长度＞8mm,厚度＜0.5mm者对肺组织造成的损伤最严重。早期吸入的石棉纤维多停留在呼吸性细支气管,仅部分抵达肺泡,随后穿入黏膜下间质或穿过肺泡壁进入肺间质并被巨噬细胞吞噬。石棉纤维可激活巨噬细胞释放炎性介质和致纤维化因子,引起肺间质炎症和肺及胸膜广泛纤维化。

（二）基本病理变化

石棉肺的病变特点为肺间质弥漫性纤维化、石棉小体形成及脏层胸膜肥厚、壁层胸膜形成胸膜斑。大体,病变早期主要限于双肺下部和胸膜下肺组织纤维组织明显增生,切面呈纤维网状结构;晚期由于肺间质广泛纤维化,使肺体积缩小、质地变硬、颜色灰白,常伴明显的肺气肿和支气管扩张,肺组织呈蜂窝状改变;胸膜脏层明显增厚并有纤维性粘连,胸膜壁层形成胸膜斑（是指发生于壁层胸膜上的局限性纤维瘢痕斑块）,胸膜斑境界清楚,凸出于胸膜,质地坚硬,呈灰白色,半透明,似软骨状,常位于两侧中、下胸壁,最终胸膜腔闭塞,全肺被灰白的纤维组织所包裹。镜下,早期病变,肺泡腔内见大量脱落的Ⅱ型肺泡上皮细胞和巨噬细胞,部分巨噬细胞胞质内可见吞噬的石棉纤维,肺间质内可见大量淋巴细胞、巨噬细胞浸润;随后,细支气管周围纤维组织增生,并向小叶间隔、肺泡间隔蔓延,最终发展成全肺组织弥漫性纤维化;小动脉受累呈现闭塞性动脉内膜炎;尚未发生纤维化的肺泡上皮增生呈立方状,称腺样肺泡;在增生的纤维组织中可见多数石棉小体,是由石棉纤维表面铁蛋白沉积包裹而形成,黄褐色,分节,长短不一,两端膨大,多为棒状或蝌蚪形,石棉小体旁有时可见异物巨细胞。检出石棉小体是病理诊断石棉肺的重要依据。

(三)并发症

1. 恶性肿瘤　石棉肺易并发恶性胸膜间皮瘤和肺癌,并发食管癌、胃癌和喉癌亦有报道。石棉具有致癌性,据统计 50%~80% 以上恶性胸膜间皮瘤患者有石棉接触史,石棉肺并发肺癌者高达 12%~17%。

2. 肺结核和慢性肺源性心脏病　石棉肺合并肺结核病的概率约为 10%,低于硅肺。此外,石棉肺晚期肺组织广泛纤维化,使肺小动脉内膜增厚、闭塞,肺循环阻力增加,形成肺动脉高压,患者晚期常并发慢性肺源性心脏病,甚至呼吸衰竭。

第四节　慢性肺源性心脏病

慢性肺源性心脏病(chronic cor pulmonale)简称慢性肺心病,是因肺部疾病、肺血管疾病、胸廓病变引起的,以肺动脉高压、右心室肥厚扩张为主要病变的一种心脏病。慢性肺心病在我国的发病率较高,东北、华北和西北地区为高发区,绝大多数患者年龄在 40 岁以上,患病率随年龄增长而升高。

一、病因与发病机制

1. 支气管、肺疾病　最常引起慢性肺心病的是慢性阻塞性肺疾病,其中 80%~90% 以上的慢性肺心病是由慢性支气管炎并发阻塞性肺气肿发展而来,其次为支气管哮喘、支气管扩张、硅肺、特发性肺纤维化、肺结核和结节病等。这些疾病均能造成肺组织广泛破坏,毛细血管床数目减少、闭塞,引起肺阻塞性通气功能障碍,破坏气血屏障,减少气体交换面积,从而导致肺泡氧分压降低,二氧化碳分压升高,形成低氧血症。缺氧可引起缩血管活性物质增多,肺小动脉痉挛,肺循环阻力增加,肺动脉高压形成。缺氧还能使肺血管结构发生改变,肺小动脉中膜肥厚,管腔狭窄,无平滑肌细胞的细动脉肌化,进一步增大了肺循环阻力。这些因素相互作用,互相促进,最终导致右心室的肥厚、扩张。

2. 胸廓运动障碍性疾病　较少见。各种原因引起的严重的脊柱、胸廓畸形,如脊柱结核、类风湿关节炎、胸廓成形术后、胸膜广泛粘连等疾病,均可使胸廓运动受限,肺受压萎缩,支气管、血管扭曲或变形,导致肺功能受限,进而引发肺动脉高压及慢性肺心病。

3. 肺血管疾病　甚少见。如原发性肺动脉高压及反复发生的肺小动脉栓塞、肺小动脉炎和高原病等均可引起肺动脉高压和肺源性心脏病的发生。

二、基本病理变化

1. 肺部病变　除原有肺部疾病如慢性支气管炎、肺气肿、肺结核等病变表现外,慢性肺心病时肺内的主要表现为肺小动脉的改变。肌型小动脉内皮细胞增生肥大,中膜增生、肥厚,内膜下出现纵行肌束;无肌型细动脉肌化。此外,还可见肺小动脉炎、肺小动脉弹力纤维和胶原纤维增生、肺小动脉血栓形成与机化、肺泡壁毛细血管数量减少。

2. 心脏病变　主要以右心室病变为主。大体,心脏体积增大,重量增加(可达 850g),右心室壁肥厚、心室腔扩张,扩大的右心室占据心尖部,使心尖钝圆;右心室肉柱和乳头肌显著增粗,室上嵴增厚;右心室前壁肺动脉圆锥显著膨隆。通常以肺动脉瓣下 2cm 处右心室前壁肌层厚度超过 5mm(正常约 3~4mm),作为病理诊断肺心病的形态学标准。镜下,可见心肌细胞肥大、核大、深染,部分心肌细胞因缺氧发生肌纤维萎缩、肌浆溶解、横纹消失,间质胶原纤维增生和水肿等现象。

三、临床病理联系

慢性肺心病发展较缓慢,患者除原有的肺疾病症状和体征外,主要表现为逐渐出现的呼吸功能不全和右心衰竭的症状和体征。临床常表现为呼吸困难、气急、发绀、心悸、心率加快、肝脾大、全身淤血和下肢水肿。如果同期并发感染可诱发呼吸衰竭。病情严重者可导致缺氧、二氧化碳潴留,呼吸性酸中毒等,引发脑水肿并发肺性脑病,出现头痛、烦躁不安、抽搐、嗜睡、甚至昏迷等精神障碍和神经系统症状。肺性脑病是肺心病的首要死因。右心衰竭多由急性呼吸道感染致使肺动脉压增高所诱发,故积极治疗肺部感染是控制右心衰竭的关键。

案例 8-2

患者因胸闷、心慌、气急伴胸痛而就诊。查体,口唇发绀、颈静脉怒张、心率加快、肝脾大、下肢水肿。超声心电图检查,右心室增大,右心室前壁厚 5.8mm。X 线:肺纹理显著增粗,近肺门处可见灶状、片状阴影。为明确诊断做肺部穿刺活检,病理检查可见肺内大小不等的结节,由致密的胶原纤维排列呈同心圆状,出现玻璃样变,纤维间无细胞反应,周围肺泡被挤压变形。肺组织弥漫性纤维化,肺泡间隔增宽,胶原纤维显著增生并发生玻璃样变。

思考:

1. 患者最终的临床病理诊断是什么?
2. 患者疾病的发展过程和机制是什么?

第五节　呼吸窘迫综合征

呼吸窘迫综合征(respiratory distress syndrome,RDS)是指肺内、外严重疾病或先天性肺疾病导致的,以肺毛细血管弥漫性损伤、通透性升高为基础,以肺水肿、透明膜形成和肺不张为主要病理变化,以进行性呼吸窘迫和难以纠正的低氧血症为临床特征的急性呼吸衰竭综合征。包括成人呼吸窘迫综合征和新生儿呼吸窘迫综合征。

一、成人呼吸窘迫综合征

成人呼吸窘迫综合征(adulte respiratory distress syndrome,ARDS)是指全身遭受严重创伤、感染、休克及肺内严重疾患时出现的一种以肺毛细血管弥漫性损伤为主要表现的临床综合征。该病多发于成年人,起病急,发展快,预后极差,死亡率高达 50% 以上。临床主要表现为患者突然发生的进行性呼吸困难、发绀、气促、顽固性低氧血症和肺水肿。目前认为 ARDS 是急性肺损伤发展的严重阶段,常与全身多器官衰竭同时出现。因本病多发生于创伤或休克之后,故也称休克肺或创伤性湿肺;因 ARDS 病理上表现为肺毛细血管弥漫性损伤,故又称弥漫性肺泡损伤。

(一)病因与发病机制

成人呼吸窘迫综合征是多种原因导致肺毛细血管和肺泡上皮严重损伤的结果。其主要原因包括:严重感染、严重创伤、弥散性血管内凝血(DIC)、休克、溺水、吸入性肺炎、吸入有毒气体、大量输血或输液、透析、体外循环、急性胰腺炎、药物和麻醉品中毒及氧中毒、弥漫性肺感染、肺挫伤等。ARDS 确切的发病机制十分复杂,除与原发性疾病有关外,也与肺毛细血管和肺泡上皮细胞的严重损伤,以及炎细胞及其释放的炎症介质和细胞因子密切相关。炎症介质和细胞因子激活中性粒细胞和巨噬细胞,释放大量蛋白水解酶、氧自由基、前列腺素、白三烯等,引发毛细血管广泛而严重的损伤,导致肺水肿和纤维素大量渗出。

此外，部分炎症介质具有促血管收缩和血小板凝集的作用，可进一步减少肺泡血流灌注、加剧气血交换障碍。肺泡上皮细胞，尤其是Ⅱ型肺泡上皮细胞损伤，使肺泡表面活性物质减少或消失，导致肺透明膜形成和肺萎陷。上述改变均可造成肺内氧弥散障碍，通气／血流比值失调而发生低氧血症，引起呼吸窘迫。

（二）病理变化

大体，双肺肿胀，重量增加，暗红色，表面湿润，可见散在出血点或出血斑，肺弹性降低；切面膨隆，含血量多，可见局灶性肺实变区和肺萎陷区。镜下，主要病理变化是肺间质弥漫性毛细血管扩张、充血，肺泡腔和肺间质内有大量浆液渗出，呈肺水肿改变，并可见透明膜形成。透明膜是覆盖在呼吸性细支气管、肺泡管和肺泡内表面的一层均匀红染的膜状物，主要成分为血浆蛋白、纤维素和坏死的肺泡上皮细胞碎屑；此外，间质内可见点状出血、灶状坏死，微血管内常有透明血栓；肺泡上皮细胞，特别是Ⅱ型肺泡上皮变性、坏死；发病数日后，肺间质内成纤维细胞和肺泡Ⅱ型上皮细胞大量增生，肺泡内渗出物、透明膜等被机化，导致肺泡和肺间质弥漫性纤维化。在上述病变基础上，部分患者可合并支气管肺炎而最终死亡。

二、新生儿呼吸窘迫综合征

新生儿呼吸窘迫综合征（neonatal respiratory distress syndrome，NRDS）是指新生儿出生后出现数分钟至数小时短暂的自然呼吸后，继而发生进行性呼吸困难、发绀等急性呼吸窘迫症状和呼吸衰竭综合征。本病多见于早产儿、过期产儿、过低体重儿、多胎妊娠、羊水吸入等。其病变特征为肺内形成透明膜，故又称为新生儿肺透明膜病。本病的发生有家族性倾向，发病急，死亡率高，预后差。

（一）病因与发病机制

新生儿呼吸窘迫综合征的发生主要与肺脏发育不全、缺乏肺表面活性物质有关。从胎龄 22 周至出生，胎儿缺氧或血液中的有毒物质蓄积，均可引起肺发育不全。主要通过损伤Ⅱ型肺泡细胞，使其胞质内板层小体减少或缺如，严重影响肺泡表面活性物质合成及分泌，引起肺泡表面张力增高，使肺泡处于膨胀不全或不扩张状态，从而造成肺的通气和换气功能障碍，导致缺氧、二氧化碳潴留及呼吸性酸中毒，最终使肺血管痉挛，肺血液灌流量不足。严重的缺氧使肺毛细血管内皮受损伤，通透性增高，导致血浆纤维蛋白渗出至肺泡腔，同时，内皮细胞释放的 TNF-α 也促进了血浆蛋白渗出。凝聚的透明膜贴附于呼吸性细支气管、肺泡管和肺泡壁的内层，不仅进一步加剧呼吸功能不全和肺损伤，而且加重肺表面活性物质的形成障碍，形成恶性循环，使病情进行性加重。

（二）基本病理变化

大体，双肺质地坚实，暗红色，含气量减少。镜下，在呼吸性细支气管壁、肺泡管和肺泡壁内表面贴附一层均质红染的透明膜，各肺叶可见不同程度的肺不张和肺水肿。此外，严重病例可见肺泡内或肺间质内较为明显的出血，部分病例可见吸入的羊水成分（如脱落的鳞状上皮细胞和角化物等）。

第六节　呼吸系统常见肿瘤

呼吸系统肿瘤是指发生在鼻腔、鼻窦、咽喉部、气管、支气管及肺等部位的肿瘤的统称。本节主要介绍呼吸系统三种常见的恶性肿瘤即鼻咽癌、喉癌和肺癌。

一、鼻咽癌

鼻咽癌（nasopharyngeal carcinoma，NPC）是鼻咽部黏膜上皮组织发生的恶性肿瘤。本病可见于世界各地，在我国以广东、广西、福建、湖南、台湾及香港等地发病率较高，特别是广东珠江三角洲和西江流域发病率最高，是我国常见的恶性肿瘤之一，也是头颈部发病率最高的恶性肿瘤。男性发病多于女性（2∶1～3∶1），多于30岁开始发病,40~60岁为发病高峰。常见临床表现有鼻出血、鼻塞、耳鸣、听力减退、偏头痛、复视和颈部淋巴结肿大等。

(一)病因

鼻咽癌的病因至今尚未完全阐明,其发病可能与环境、病毒、遗传等多种因素有关。

1. **EB病毒** 已证实EB病毒感染与鼻咽癌发病关系密切。研究证明,100%的鼻咽癌癌细胞内存在EBV-DNA和核抗原(EBNA);90%以上的鼻咽癌患者血清中有EB病毒核抗原、膜抗原和壳抗原等多种成分的相应抗体,特别是病毒壳抗原的IgA抗体(VCA-IgA),阳性率高达97%。但EB病毒是引发鼻咽癌的直接因素还是间接或是辅助因素尚待确定。

2. **化学致癌物质** 腌制的食物及环境中的亚硝酸盐、多环芳烃类及微量元素镍等化学物质与鼻咽癌的发病有密切的关系。吸烟、化学气体、职业性烟雾、甲醛暴露等环境致癌物质也可能是鼻咽癌的病因之一。

3. **遗传因素** 鼻咽癌的发病有明显的家族性,高发区居民移居外地或国外,其后裔鼻咽癌的发病率仍远高于当地居民。

(二)基本病理变化

鼻咽癌最常发生于鼻咽顶部,其次为外侧壁和咽隐窝,前壁最少见,也可同时发生于两个部位。

早期鼻咽癌可表现为局部黏膜粗糙或微隆起,逐渐发展形成结节型、菜花型、浸润型和溃疡型4种类型,其中结节型最多见,其次为菜花型。浸润型鼻咽癌黏膜可完好或轻度隆起,而癌组织在黏膜下已广泛浸润或发生颈部淋巴结转移,此类患者常以颈部淋巴结肿大为最早出现的临床表现。

组织学类型:鼻咽癌主要起源于鼻咽黏膜柱状上皮的储备细胞,另有少数鼻咽癌来源于鳞状上皮的基底细胞。柱状上皮的储备细胞是一种具有多向分化潜能的原始干细胞,既可分化为柱状上皮,又可分化为鳞状上皮。WHO(2010年)将鼻咽癌分为鳞状细胞癌、非角化性癌和基底样鳞状细胞癌,而将腺癌和涎腺型癌除外。由于基底样鳞状细胞癌较少见,在此主要介绍鳞状细胞癌和非角化性癌。

1. **鳞状细胞癌** 又称为角化鳞状细胞癌,较常见,与EBV无明确关系,主要发生于老年患者。癌细胞呈复层排列,形成癌巢,癌巢内细胞分层明显,排列层次似鳞状上皮,中央有角化珠形成,并可见细胞内角化;细胞界限清楚,棘细胞间可见细胞间桥。

2. **非角化性癌** 癌巢呈片状、岛屿状或梁状,癌巢细胞分层不明显,常无角化,对放射治疗敏感。进一步可将其分为未分化型及分化型。

(1)未分化型:较常见。癌细胞呈大的合体细胞样,细胞界限不清,核呈圆形或椭圆形、空泡状,可见1~2个嗜酸性大核仁位于核中央;癌细胞常排列密集甚至重叠,部分癌细胞可呈梭形,也可伴有小灶状鳞状上皮分化。间质内的结缔组织很少,大量淋巴细胞和浆细胞浸润,甚至浸润到癌巢内,把癌细胞分割成极少量的癌细胞群或单个细胞,使癌细胞的上皮性质显得不清,形成所谓"淋巴上皮样癌"。癌组织内可见凝固性坏死,且范围可以很广。此型恶性程度较高,易与恶性淋巴瘤及其他小细胞性肿瘤混淆,必要时可做免疫组化染色或电镜检查以便鉴别。

(2)分化型:与未分化型不同的是癌细胞呈复层和铺路石状排列,常呈丛状生长。癌细胞界限非常清楚,有时细胞间桥并不明显,偶见角化细胞。与未分化型相比,癌细胞常较小,细胞核内染色质丰富,核仁通常不明显。

(三)扩散途径

1. **直接蔓延** 肿瘤呈浸润性生长,向上可蔓延侵犯并破坏颅底骨,以卵圆孔处破坏最为多见,晚期可破坏蝶鞍,侵犯Ⅱ~Ⅵ对脑神经,出现相应症状;向下可侵袭梨状隐窝、会厌及喉上部;向外侧可扩散破坏耳咽管侵入中耳;向前可蔓延侵犯鼻腔或眼眶,也可由鼻腔向下破坏硬腭和软腭累及口腔;向后还可侵犯颈椎、脊髓。

2. 淋巴道转移 鼻咽黏膜固有层内有丰富的淋巴组织,富含淋巴管网,因此鼻咽癌早期即可发生淋巴道转移。约 50% 以上的患者以颈部淋巴结肿大为首发症状。癌细胞可先经咽后壁淋巴结转移至颈上深淋巴结,在胸锁乳头肌后缘上 1/3 和 2/3 交界处出现无痛性结节。通常转移至同侧颈部淋巴结,极少为对侧,后期双侧均可受累。肿大淋巴结可互相融合成团块,压迫第 Ⅸ～Ⅺ 对脑神经和颈交感神经并引起相应临床症状。

3. 血道转移 发生较晚,常转移到肝、肺、骨,其次为肾、肾上腺和胰腺等处。

(四)临床病理联系

鼻咽癌患者起病隐匿,早期症状不明显,且原发癌病灶小,极易被漏诊或误诊,确诊时已多属中、晚期。随着肿瘤的生长和浸润,患者可出现鼻塞、鼻出血、头痛、耳鸣、听力减退等症状。如肿瘤侵犯颅底骨、压迫脑神经,患者可出现视物模糊、面部麻木、复视、眼睑下垂、吞咽困难和软腭瘫痪等症状;如压迫颈交感神经,可出现颈交感神经麻痹综合征。半数以上患者就诊时的首发症状是在乳突下方或胸锁乳突肌上段出现无痛性结节,故应对颈部结节或肿块高度重视。此外,血清学检查 EB 病毒抗体 VCA-IgA 对鼻咽癌的诊断有一定的临床意义。

相关链接

免疫组织化学(免疫组化)染色技术

免疫组织化学(免疫组化)染色技术是临床常用的一种病理诊断技术,尤其是在肿瘤的诊断和鉴别诊断、选择化疗药物和判断预后中被广泛应用。免疫组化染色是利用抗原和抗体间特异性结合的原理,在抗体上结合荧光或可呈色的化学物质作为标记物,检测细胞或组织中是否有目标抗原的存在。免疫组化染色技术的优势在于专一、灵敏、简便、直观以及成本低廉。

如在诊断鼻咽癌的非角化性癌时,由于该类型癌细胞分化差、无角化,加之癌细胞分散并与淋巴细胞和浆细胞混杂在一起,易与恶性淋巴瘤及其他小细胞性肿瘤混淆,常采用免疫组化染色进行鉴别。若 CK 阳性(细胞角蛋白,上皮性肿瘤标记物)、LCA 阴性(白细胞共同抗原,淋巴造血肿瘤标记物)、Desmin 阴性(结蛋白,肌源性肿瘤标记物)和 NF 阴性(神经微丝蛋白,神经源性肿瘤标记物)时,可确诊为非角化性鼻咽癌。

二、喉癌

喉癌(laryngeal carcinoma)是来源于喉黏膜上皮组织的上呼吸道常见恶性肿瘤。患者年龄多在 40 岁以上,大约 96% 为男性。长期吸烟、酗酒、环境污染及乳头瘤病毒感染等因素与本癌的发生关系密切。喉癌患者常见的早期症状是声嘶,发生于声带外侧者可无声嘶症状。

(一)基本病理变化

按喉癌发生的解剖部位可分为四型:①声带型(声带癌),占全部喉癌的 60%～65%,肿瘤起源于真声带,最常位于声带前 1/3;②声门上型,占全部喉癌的 30%～35%,包括假声带、喉室、会厌的喉面和舌面发生的癌,其中发生于会厌者约占 1/3;③跨声门型,占全部喉癌的 5% 以上,指肿瘤跨越喉室,淋巴结转移率高达 52%;④声带下型,不足 5%,包括真声带肿瘤向下蔓延超过 1cm 和完全局限于声带下区的肿瘤。肿瘤可呈乳头状、疣状或菜花样隆起,也可在局部形成溃疡。

组织学上,喉癌以鳞状细胞癌最常见,约占 95%～98%,腺癌少见,约占 2%。喉鳞状细胞癌按其发展程度可分为原位癌、早期浸润癌和浸润癌三种类型。

1. 原位癌 较少见,癌局限于黏膜上皮层内,未突破基底膜,可发展为浸润癌。

2. 早期浸润癌 一般是由原位癌突破基底膜向下浸润,在固有层内形成癌巢。

3. 浸润癌　根据喉镜检查所见可分为浸润癌和疣状癌两型。浸润性喉癌最常见,指癌组织已浸润喉壁,分为高分化、中分化和低分化鳞状细胞癌,以高分化者多见。疣状癌少见,仅占喉癌的 1% ~ 2%,是一种高分化鳞癌,癌组织呈菜花样或息肉样肿块,生长缓慢,转移少见。

（二）扩散与转移

喉癌向黏膜下浸润可扩散侵犯邻近的软组织和甲状软骨。向前可侵犯甲状腺;向后累及食管;向下可蔓延至气管。喉癌一般转移发生较晚,多经淋巴道转移至颈部淋巴结,常见于颈总动脉分叉处淋巴结。血道转移较少见。

三、肺癌

肺癌(carcinoma of the lung)是最常见的恶性肿瘤之一,在世界范围内发病率列恶性肿瘤第一位,死亡率居肿瘤之首,近年来发病率及死亡率均呈明显上升趋势。肺癌患者发病年龄多在 40 岁以后,男女比例约为 2:1,近年来由于女性吸烟者不断增多,肺癌患者的男女比例逐渐接近。

（一）病因

肺癌的病因复杂,目前认为主要与以下因素有关。

1. 吸烟　吸烟是导致肺癌发生的最危险因素之一,吸烟者比不吸烟者肺癌发病率高 20 ~ 30 倍,并且与吸烟的量、持续时间和烟的种类密切相关。戒烟后随戒烟时间的延长患肺癌的危险性减少。烟草燃烧的烟雾中含有多种有害的化学物质,其中尼古丁、3,4- 苯并芘、焦油等已被确定为致癌物质,此外,镍、砷、镉等放射性元素也有较强的致癌作用。

2. 职业性暴露　最重要的肺癌职业性致癌物包括石棉、晶状二氧化硅、氡、煤焦油、多环芳烃混合物和重金属等。长期接触这些致癌物的人群,肺癌发生率明显增高。

3. 大气污染　大城市和工业区肺癌的发病率和死亡率均较高,主要与工业废气或粉尘、交通工具、家庭排烟等造成的大气污染关系密切。污染的大气中 3,4- 苯并芘、砷、二乙基亚硝胺等致癌物质的含量与肺癌发病率呈正相关。此外,家居装饰材料所含有的放射性物质氡与氡子体,进入人体的呼吸系统造成辐射损伤,也是诱发肺癌的危险因素。

4. 分子遗传学改变　肺癌的发生与遗传因素是否有关,目前尚无明确结论。但已知各种致癌因素可引起基因改变,从而导致正常细胞癌变。现已证实,肺癌中约有 20 种癌基因发生突变或相关抑癌基因失活,如 c-myc 活化、k-ras 突变和 p53 失活。

（二）基本病理变化

1. 大体类型　根据肺癌发生部位和形态特点,肺癌的大体类型分为中央型、周围型和弥漫型三种类型。

（1）中央型（肺门型）:此型最常见,约占肺癌的 60%。主要发生于主支气管、叶和段支气管等,通常在肺门部形成肿瘤性团块。早期,局部支气管管壁弥漫性增厚,或自管壁长出息肉状、乳头状突向腔内,造成管腔狭窄或闭塞;进一步发展,癌组织沿支气管壁向深部浸润,累及管壁全层,并侵犯周围肺组织。癌组织在肺门处融合形成巨大肿块,其形状不规则或呈分叶状,与周围组织分界不清;切面可见肿块包围支气管,有出血、坏死,周围有卫星癌结节（图 8-17）。当癌细胞经淋巴管转移至支气管旁和肺门淋巴结,可致淋巴结肿大并与肺门肿块融合。

（2）周围型:此型约占肺癌总数的 30% ~ 40%。起源于段以下的支气管或其远端支气管,通常在肺周边部靠近肺膜处形成直径 2 ~ 8cm 的球形或结节状无包膜的肿块,与周围肺组织界限较清楚,与支气管关系不明显（图 8-18）。本型发生肺门淋巴结转移较中央型迟,但常侵犯胸膜,发生胸腔种植,形成血性胸水。

（3）弥漫型:较少见,约占肺癌的 2% ~ 5%。肿瘤发生于末梢肺组织,并沿肺泡管及肺泡弥漫性浸润性生长,累及部分大叶或全肺,形成弥漫分布的、粟粒大小或大小不一、多发性的灰白色结节,易与转移癌和肺炎相混淆。

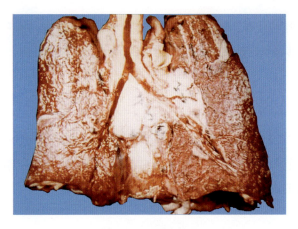

图 8-17　中央型肺癌
肺门处巨大癌组织包绕管壁增厚的支气管

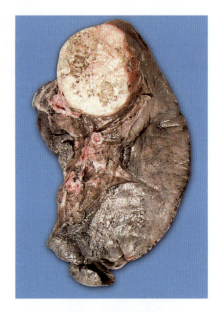

图 8-18　周围型肺癌
肺上部见一巨大肿瘤结节

知识链接

　　早期肺癌　国际上尚无统一标准。一般认为，中央型早期肺癌发生于段支气管以上的支气管，病变仅局限于管壁内生长、不突破外膜，未侵及肺实质，且无局部淋巴结转移。周边型早期肺癌发生于小支气管，肿瘤在肺组织内呈结节状，直径小于2cm，无局部淋巴结转移。

　　隐性肺癌　一般指肺内无明显肿块，临床和影像学检查阴性而痰细胞学检查癌细胞阳性，手术切除标本经病理学检查证实为支气管黏膜原位癌或早期浸润癌而无淋巴结转移者。

　　2. 组织学类型　肺癌组织学表现复杂多样，WHO 将肺癌分为鳞状细胞癌、小细胞癌、腺癌、大细胞癌、腺鳞癌、肉瘤样癌、类癌、唾液腺癌 8 种基本类型。肺癌的组织学类型不同，其在流行病学、生物学特征、病理形态特点以及临床表现、治疗方案及预后等方面均有较大差异。以下重点介绍鳞状细胞癌、腺癌、小细胞癌及大细胞癌 4 种常见肺癌。

　　（1）鳞状细胞癌：为肺癌中最常见类型，约占肺癌的 60%。其中 80%～85% 为中央型肺癌。患者主要为老年男性，大多有吸烟史。肿瘤生长缓慢，转移相对较晚，因发生在段以上大支气管，故痰脱落细胞学检查阳性率最高，并且易被纤维支气管镜检查发现。依据肿瘤分化程度，分为高、中、低分化鳞癌。高分化鳞癌的癌巢内可见角化珠，细胞间桥明显；中分化者有细胞内角化，但无角化珠形成；低分化者癌细胞异型性明显，癌巢界限不清，核分裂象多见。免疫组化染色高分子角蛋白阳性。

　　（2）腺癌：肺腺癌的发生率仅次于鳞癌，约占肺癌的 30%～40%，女性多见，近年其发生率有不断上升的趋势。肺腺癌常发生于较小的支气管或肺泡上皮，以周围型和弥漫型多见。肺腺癌结构复杂，2011 年肺腺癌国际多学科新分类方案将其分为四类组织学亚型：①浸润前病变，包含不典型腺瘤样增生和原位腺癌；②微浸润性腺癌，又分为非黏液性、黏液性、黏液 / 非黏液混合性；③浸润性腺癌，又分为贴壁为主型、腺泡为主型、乳头为主型、微乳头为主型和实性为主型伴黏液产生共 5 个亚型；④浸润性腺癌变型，又分为浸润性黏液腺癌、胶样型、胎儿型和肠型腺癌。镜下，肺腺癌常显示形态学的异质性，表现为立方或柱状、黏液或非黏液癌细胞排列成腺泡、腺管、乳头状、实性结构或相互混合，可伴有或不伴有黏液分泌，并且沿肺泡和细支气管贴壁生长（图 8-19）。肺腺癌免疫组化染色 TTF-1、低分子角蛋白等呈阳性。肺腺癌临床治疗效果及预后较鳞癌差，手术切除后5年存活率不到10%。

（3）小细胞癌：约占肺癌的15%～20%，患者80%以上为男性，多为老年人，80%以上是吸烟者。小细胞癌常发生于大支气管，向肺实质浸润生长，形成肿块。镜下，癌细胞体积小，胞质少，似裸核，细胞界限不明显，常呈圆、卵圆形或梭形，因癌细胞形似燕麦（图8-20），又称为燕麦细胞癌。癌细胞排列呈实性巢状、片状、条索状、周围栅状和菊形团，有时癌细胞围绕小血管形成假菊花团样结构。电镜，2/3以上的癌细胞胞质内可见神经内分泌颗粒，能产生5-羟色胺（5-HT）和促肾上腺皮质激素（ACTH）等，并引起相应的临床表现。免疫组化染色显示癌细胞突触素等神经内分泌指标与角蛋白阳性、LCA阴性，有助于与其他小细胞恶性肿瘤鉴别。将小细胞癌与其他类型肺癌区别开的意义在于其临床行为、全身表现和对化疗的反应不同。小细胞癌是肺癌中分化最低、恶性程度最高的类型，肿瘤生长迅速，转移较早，5年生存率仅为1%～2%。此型肺癌手术治疗效果差，但对化疗及放疗敏感。

（4）大细胞癌：是一种未分化细胞癌，又称大细胞未分化癌。此类型较少见，约占肺癌的10%。多表现为大的周围型肿块，也可累及亚段和大支气管，常累及胸膜或邻近组织，伴有坏死。镜下，癌巢呈实性，癌细胞体积大，多边形，伴有明显核仁的泡状核以及中等量的细胞质，可见奇异型核和多核，也可见瘤巨细胞或透明细胞。部分大细胞癌呈神经内分泌分化，故又称为大细胞神经内分泌癌。大细胞癌分化差、恶性程度高，生长迅速，较早发生广泛转移。

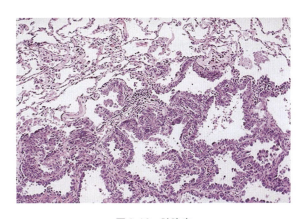

图8-19　肺腺癌

图上部为正常肺组织，图下部为浸润性腺癌，癌细胞贴肺泡壁和细支气管壁生长，似腺腔样、乳头状

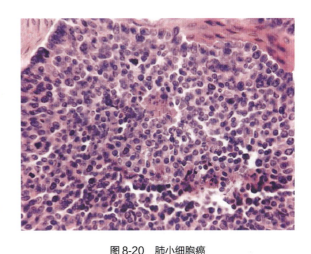

图8-20　肺小细胞癌

癌细胞体积小，胞质少，裸核，核呈圆、卵圆或梭形，排列呈实性细胞巢状，可见小灶状坏死

（5）其他：腺鳞癌较少见，约占肺癌总数的0.4%～4%左右。肺癌组织内含有腺癌和鳞癌两种成分，且在数量上大致相等。现认为此型肺癌起源于支气管上皮中具有多种分化潜能的干细胞，故可分化形成两种不同类型的癌组织。肉瘤样癌是一种高度恶性肿瘤，少见，癌组织分化差，根据其细胞形态特点和构成成分又可分为多形性癌、梭形细胞癌、巨细胞癌和癌肉瘤等多种亚型。此外肺癌还有类癌及唾液腺癌等类型，临床较少见。

（三）扩散途径

1. 直接蔓延　中央型肺癌可直接侵犯纵隔、心包及周围血管，或沿支气管向同侧、甚至对侧肺组织蔓延；周围型肺癌可直接侵犯胸膜并侵入胸壁。

2. 转移肺癌　可较早发生淋巴道转移，癌组织首先沿淋巴道转移到支气管旁、肺门淋巴结，再扩散到纵隔、锁骨上、腋窝和颈部淋巴结。周围型肺癌癌细胞可进入胸膜下淋巴丛，形成胸膜下转移灶并引起血性胸腔积液。血道转移十分常见，易转移至脑、肾上腺和骨等器官和组织。小细胞癌比鳞癌和腺癌更易发生血道转移。

（四）临床病理联系

肺癌一般发病隐匿，早期症状不明显，易被忽视。

1. 部分患者可因咳嗽、痰中带血、气急、胸痛,特别是咯血而就诊,此时疾病多已进入中、晚期。患者的症状和体征与肿瘤部位、大小及扩散的范围有关,半数的中央型肺癌临床症状出现较早,癌组织可阻塞或压迫支气管,引起远端肺组织的局限性肺萎陷、肺气肿,或合并感染引发化脓性炎或脓肿形成;癌组织侵犯胸膜引起胸痛,并可引起血性胸腔积液;侵蚀食管可引起支气管-食管瘘;侵犯纵隔压迫上腔静脉,可导致面、颈部水肿及颈胸部静脉曲张等上腔静脉综合征;位于肺尖部的肿瘤压迫或侵蚀颈交感神经及颈神经根,引起患侧眼睑下垂,瞳孔缩小和胸壁皮肤无汗等交感神经麻痹综合征;侵犯臂丛神经可出现上肢疼痛及肌肉萎缩等症状。

2. 神经内分泌型肺癌,因有异位内分泌作用而引起副肿瘤综合征,尤其是小细胞肺癌能分泌大量的5-HT引起类癌综合征,患者表现为皮肤潮红、水样腹泻,阵发性心动过速、支气管痉挛等。肺性骨关节病也是肺癌最常见的肺外症状之一,患者可表现为骨疼痛、关节肥大和杵状指。此外,还可发生肌无力综合征和类Cushing综合征。肺外症状多在肿瘤切除后消失。

肺癌患者的预后大多不良,早期发现、早期诊断和早期治疗对于提高肺癌患者的生存率至关重要。对于40岁以上的长期吸烟者,伴有咳嗽、痰中带血等症状或刺激性呛咳者,必须高度警惕,应及时进行影像学(X线、CT、MRI)、痰细胞学及纤维支气管镜等项检查,以期尽早发现,提高治疗效果。

案例8-3

患者男性,59岁。主诉:干咳、痰中带血2个月,腰部疼痛10天。患者2个月前感冒后,出现干咳、咳少许白痰,偶有血丝痰,近半月来感觉腰部疼痛,遂来就诊。既往吸烟,偶饮酒。10年前有左肺上叶肺结核史,经抗结核治疗后痊愈。反复咳嗽、咳痰10年,每逢冬、春季节发作。体格检查:神志清楚,发育正常,消瘦,胸廓桶状,两肺无干、湿啰音;白细胞$16.0 \times 10^9/L$,中性粒细胞85%。X线胸片及CT均显示左肺门上方3cm×4cm肿块,分叶状,密度均匀,无空洞形成,肺门淋巴结肿大。第5腰椎呈灶性溶骨性破坏。纤维支气管镜检查:左上叶前段支气管开口见新生物,活检可见鳞状细胞癌巢,有角化珠。骨穿刺活检可见转移性肿瘤,其组织结构与肺部肿瘤相同。

思考:试分析患者的诊断及肺部病变与腰椎病变的关系?

第七节 胸膜疾病

一、胸膜炎

胸膜炎是胸膜的炎症性疾病。常见的原因是肺脏的炎症性疾病累及胸膜所致。按病因,可将胸膜炎分为感染性胸膜炎(如细菌性、真菌性、结核性等)和非感染性胸膜炎(如类风湿性、淀粉样变性、子宫内膜异位症等);按炎症渗出性质又可分为浆液性胸膜炎、纤维素性胸膜炎及化脓性胸膜炎等。多数胸膜炎经过治疗,炎性渗出物可完全吸收而痊愈;如未完全吸收,则渗出物被肉芽组织机化,继而发生纤维化,导致胸膜肥厚或粘连,甚至影响呼吸功能。

(一)浆液性胸膜炎

又称为湿性胸膜炎,其病变特点为大量浆液渗出,当大量浆液聚集于胸膜腔时,称为胸腔积液。此类渗出性胸膜炎常发生在结核分枝杆菌感染以及肺炎累及胸膜时。也可是类风湿病、系统性红斑狼疮等自身免疫性疾病时,全身性浆膜炎在胸膜局部的表现。胸腔内渗出液过多时可引起呼吸困难。

(二)纤维素性胸膜炎

又称为干性胸膜炎,多继发于肺炎、肺结核、尿毒症、风湿病和肺梗死。其病变特点为胸膜腔内出现大量纤维素渗出伴不等量中性粒细胞浸润。附着于胸膜表面的纤维素性渗出物因呼吸运动被牵拉呈绒毛状，故临床听诊可闻胸膜摩擦音，患者出现胸痛。当纤维素不能被溶解吸收，则发生机化，可导致胸膜肥厚及粘连，严重者胸膜厚度可达数厘米，导致患者呼吸运动受限。

（三）化脓性胸膜炎及脓胸

病变常继发于肺炎球菌、金黄色葡萄球菌等化脓性细菌所引起的肺炎和肺脓肿。病变特点为胸膜腔内有黄绿色脓性渗出液。多量脓性渗出液积聚于胸腔称为脓胸。肺结核空洞破裂穿入胸腔时可引起结核性脓胸。

二、胸腔积液

胸腔积液即胸膜腔内有液体聚积，所聚积的液体称为胸水。可为浆液性胸膜炎时渗出的渗出液；也可为非炎性的漏出液，常见于心力衰竭、肾脏疾病以及肿瘤压迫引起局部淋巴回流障碍或静脉回流受阻所致。肺癌累及胸膜及恶性胸膜肿瘤也可引起胸腔积液，多为血性胸水，且胸水中可检出瘤细胞。肺结核及肺梗死时也可引起血性胸水。因此，胸水的细胞学检查对病因的诊断有一定帮助。

三、胸膜间皮瘤

胸膜肿瘤以胸膜间皮瘤最为多见，是原发于胸膜间皮的肿瘤。WHO 根据肿瘤的性质将间皮瘤分为良性和恶性两类，其中以恶性间皮瘤较为常见，但其发病率远低于肺癌，两者之比约为 1∶1000。此外，胸膜还可发生孤立性纤维性肿瘤。

1. 恶性间皮瘤　为高度恶性的肿瘤，肿瘤沿胸膜弥漫性生长，故也称恶性弥漫性胸膜间皮瘤。50 岁以上男性多见，男女之比为 2∶1，其发病与吸入石棉粉尘密切相关。临床表现为气急、胸痛及胸腔积液，胸水常为血性。肿瘤长入肺内易继发感染，患侧肺脏受压可发生肺萎陷。

大体，特征性表现为胸膜弥漫性增厚，呈多发性结节状，结节界限不清，大小不一，灰白色。肿瘤常累及一侧胸膜的大部分，也可扩散到对侧胸膜、肺叶间，甚至累及心包膜、膈肌或肺组织，少数病例可延及腹膜。镜下，肿瘤组织结构复杂，按 2004 年 WHO 分类，恶性间皮瘤包括弥漫性恶性间皮瘤、局灶性恶性间皮瘤、高分化乳头状间皮瘤等。各型肿瘤组织结构复杂，细胞均有不同程度异型性，核分裂象多少不等，免疫组化是诊断恶性间皮瘤的重要辅助手段。恶性间皮瘤预后差，若能手术切除并进行放疗和化疗，患者可存活两年以上。

2. 孤立性纤维性肿瘤　少见，是胸膜脏层发生的孤立性肿瘤，多为局限性生长。大体观为有包膜的圆形肿块，质硬，有弹性。肿瘤生长缓慢，易于手术切除。组织学结构似纤维瘤。目前认为其为发生于胸膜的间叶组织肿瘤，偶尔为恶性。

（赵建龙）

学习小结

鼻炎、鼻窦炎、咽炎、喉炎、急性气管、支气管、细支气管炎均为呼吸道黏膜的急性渗出性炎症。大叶性肺炎是由肺炎球菌引起的以肺组织纤维素渗出为主并呈大叶性分布的肺部急性渗出性炎症，好发于青壮年，自然病程分为四期。小叶性肺炎主要由化脓菌混合感染引起，是以肺小叶为病变单位、细支气管为中心的肺组织急性化脓性炎症，多发生于婴幼儿、年老体弱者，常有并发症出现。病毒性肺炎、支原体性肺炎等病变主要累及肺间质，而肺泡病变相对较轻。

慢性阻塞性肺疾病是一组以进行性、不可逆性气道阻塞、呼吸阻力增加和肺功能不全为特征的肺疾病的统称，主要包括慢性支气管炎、肺气肿、支气管哮喘和支气管扩张。

肺尘埃沉着症中硅肺最常见，是因长期吸入二氧化硅粉尘微粒而引起，病变特征是硅结节形成和弥漫性肺纤维化。

呼吸窘迫综合征是各种原因引起的，以肺毛细血管和肺泡上皮严重损伤为主的急性呼吸衰竭综合征。

慢性肺源性心脏病是肺部疾病、肺血管疾病、胸廓病变等引起的，以肺循环阻力增加、肺动脉高压及右心室肥大扩张为主的心脏病。

鼻咽癌最常见于鼻咽顶部，以鳞状细胞癌、非角化性癌多见。肺癌的大体类型分为中央型、周围型和弥漫型；组织学类型主要分为鳞状细胞癌、腺癌、小细胞癌及大细胞癌等。胸膜疾病中以胸膜炎最常见，而胸膜肿瘤以恶性胸膜间皮瘤最为多见，预后差。

复习思考题

1. 简述慢性支气管炎的病因及主要病变特点。
2. 试述大叶性肺炎的病理变化及临床病理联系。
3. 试述大、小叶性肺炎的区别。
4. 试比较支原体性肺炎与小叶性肺炎的区别。

5. 何为肺硅沉着症？简述其病变特点、分期和并发症。
6. 简述肺癌和鼻咽癌的扩散途径。

第九章 消化系统疾病

学习目标

掌握 消化性溃疡病的形态特征及常见并发症；病毒性肝炎的基本病变和临床病理类型；肝硬化的概念、门脉性肝硬化的病理变化和临床病理联系。

熟悉 慢性萎缩性胃炎的病变特点；门脉性肝硬化与坏死后性肝硬化的区别；食管癌、胃癌、大肠癌和肝癌的好发部位、相应早期癌的定义、大体类型及组织学类型。

了解 消化性溃疡病的病因和发病机制；病毒性肝炎的病因、发病机制、各型肝炎的病理变化特点；肝硬化的发病机制。

消化系统包括消化管和消化腺。消化管由口腔、食管、胃、小肠、结肠、直肠及肛门组成；消化腺由涎腺、肝、胆管、胆囊、胰及消化管黏膜腺体等组成。主要功能为消化、吸收、排泄、解毒以及内分泌等。消化系统疾病在各系统疾病中最多见，常见病如胃炎、消化性溃疡病、肠炎、肝炎、肝硬化；常见恶性肿瘤如食管癌、胃癌、肝癌和大肠癌；常见外科急腹症如阑尾炎、胆囊炎、胆石症、急性胰腺炎和肠梗阻等。本章主要介绍消化系统的一些常见病和多发病。

第一节　食管炎症、狭窄与扩张

食管上接口咽，下连贲门。由于各种理化因素刺激、病原微生物感染和损伤，可导致炎症、狭窄与扩张。

一、食管炎症

食管炎症可分为急性食管炎和慢性食管炎。急性食管炎临床少见，可由机械性或化学性损伤引起，也可由病原微生物感染引起，也可继发于恶性肿瘤、免疫功能低下、糖尿病等疾病。慢性食管炎多因急性食管炎迁延所致，主要有反流性食管炎和与之相关的 Barrett 食管。

（一）急性食管炎

1. 单纯性卡他性炎　常因进食刺激性强或高温食物引起。

2. 化脓性炎　多见于食管憩室食物潴留继发感染引起，可形成脓肿或蜂窝织炎，进一步扩散可导致纵隔炎、胸膜炎及脓胸。

3. 坏死性食管炎　化学腐蚀剂如强酸强碱等可造成食管黏膜坏死及溃疡形成，愈合后可引起瘢痕狭窄。此外,还可由某些传染病如猩红热、白喉等,炎症病变波及食管黏膜所致。

(二)慢性食管炎

1. 单纯性慢性食管炎　多见于长期喜食刺激性食物、重度吸烟、食管狭窄致食物潴留和慢性淤血等引起。病理变化常表现为食管上皮局限性增生与不全角化,可形成黏膜白斑,可伴不典型增生。

2. 反流性食管炎　又称胃食管反流性疾病,由于胃液反流,导致食管下段黏膜慢性炎性改变。临床出现反胃、胃灼痛和咽下困难,也可有呕血、黑便。但临床症状的严重程度与食管炎症程度并不一定平行。

(1)病因与发病机制:因功能性或器质性疾病引起胃内容物反流入食管下段,导致食管黏膜损伤而引起的炎症,属于化学性因素引起的食管炎。

(2)基本病理变化大体,食管下段黏膜出现长短不等、条状红色的糜烂面。镜下可见黏膜充血、水肿,中性粒细胞和嗜酸性粒细胞浸润;表层黏膜上皮细胞脱落形成糜烂,甚至累及黏膜下层出现溃疡。鳞状上皮基底细胞增生,上皮脚下延,同时固有层的乳头(结缔组织)上伸。晚期由于纤维化和瘢痕形成,可导致食管变形和狭窄。

3. Barrett 食管(Barret esophagus)　又称胃贲门黏膜上移或化生。食管下段(距贲门 3～5cm)见部分黏膜鳞状上皮被柱状上皮取代,甚至整个黏膜层均变为胃贲门样黏膜。现认为属癌前病变,可见腺上皮轻度至重度非典型增生,甚至发展为腺癌,癌变率高达 10%。本病原因未明,部分可由反流性食管炎发展而来。

(1)病因与发病机制:胃液反流至食管,胃酸损伤食管下段黏膜是 Barrett 食管的主要原因。Barrett 食管黏膜上皮癌变的机制尚不清楚,但已证明在这些上皮中已有分子遗传学的改变,包括 $p53$ 基因的突变和过度表达。有迹象表明 Barrett 食管的发生具有遗传倾向。

(2)基本病理变化大体,Barrett 食管黏膜可见橘红色、天鹅绒样不规则形病变,在灰白色正常食管黏膜的背景上呈补丁状、岛状或环状。可形成糜烂、溃疡、食管狭窄和裂孔疝。光镜下,Barrett 食管黏膜由类似胃黏膜或小肠黏膜的上皮细胞和腺体所构成,组织学上柱状上皮间有肠杯状细胞就可以确诊。Barrett 食管黏膜的柱状上皮细胞兼有鳞状上皮和柱状上皮细胞的超微结构和细胞化学特征。腺体排列紊乱,常有腺体扩张、萎缩和程度不同的纤维化及炎症细胞浸润,局部黏膜肌层常增厚。Barrett 食管可形成消化性溃疡、狭窄、出血,可发生非典型增生,进一步发展为腺癌。

二、食管狭窄、扩张与贲门弛缓不能

(一)食管狭窄

食管狭窄分为先天性狭窄和后天性狭窄两种。狭窄部位上段常伴有食管扩张和肥厚。后天性狭窄常见于食管黏膜上皮因炎症或化学药品腐蚀后形成的瘢痕性狭窄;食管肿瘤如食管癌阻塞食管腔;食管周围组织病变,如肺及纵隔肿瘤、动脉瘤、甲状腺肿等压迫食管。

(二)食管扩张

食管扩张分为原发性扩张和继发性扩张两种。

1. 原发性扩张　根据扩张的范围又可分为广泛性扩张和限局性扩张。

(1)广泛性扩张:又称为巨大食管症。属先天性扩张,病因不明,食管神经肌肉功能障碍引起全段食管扩张。

(2)限局性扩张:又称憩室。常分为真性膨出性憩室和假性牵引性憩室。

1)真性膨出性憩室:多因食管壁平滑肌层先天发育不良,表面的黏膜部分向外膨出所致,多发生在咽食管交界处,少数发生在食管下段。憩室多突出于后壁,增大的憩室在脊柱前方下垂,因内存食物常压迫食管形成狭窄。

2)假性牵引性憩室:常因食管周围组织的慢性炎症造成瘢痕性收缩,牵拉食管壁而形成,多发生在食管前壁,呈漏斗状扩张。

2. 继发性扩张　发生在食管狭窄部位上段的扩张。

（三）贲门弛缓不能

贲门弛缓不能又称贲门痉挛，发生在食管中下端及贲门，当食物通过时食管壁肌肉失去弛缓性调节而不能完全松弛所发生的吞咽困难，可引起食管功能性梗阻，导致一次吞咽动作结束后食物不能完全进入胃内。食管中下段平滑肌运动功能受 Auerbach 神经丛调节，如该处神经节细胞发生器质性或功能性异常，甚至完全缺损时，则发生食管壁肌肉痉挛，贲门部也发生痉挛，其肌层肥厚。由于中下段食管痉挛狭窄常伴发食管上段扩张。

第二节　胃炎

胃炎（gastritis）为各种原因引起的胃黏膜的炎症，是常见的消化道疾病之一。一般分为急性胃炎和慢性胃炎，根据部位分为局限性胃炎和弥漫性胃炎。随着胃镜技术的广泛采用，对胃炎的认识和诊断水平不断提高。

一、急性胃炎

多由理化因素和病原微生物感染引起，常见类型有以下四种：

（一）急性刺激性胃炎

又称单纯性胃炎，多因暴饮暴食、食用过热或刺激性食物以及烈性酒所致。胃黏膜充血、水肿，胃黏液分泌增加，有时可发生黏膜出血和糜烂。胃黏膜糜烂一般都伴有急性炎细胞浸润和脓性渗出物形成。

（二）急性出血性胃炎

多见于用药不当（如水杨酸制剂、肾上腺皮质激素）、过度酗酒、创伤和手术等引起的应激反应，如严重的败血症、大面积烧伤、颅脑损伤及休克等病变可见胃黏膜急性出血合并多发性应激性浅表溃疡形成。

（三）腐蚀性胃炎

多因吞服高浓度酸、碱或腐蚀性化学药品所致。病变多较严重，胃黏膜出现坏死、软化溶解，严重者胃黏膜广泛坏死可累及深层组织甚至导致穿孔。

（四）急性感染性胃炎

少见，病情较重，可由金黄色葡萄球菌、链球菌或大肠埃希菌等化脓菌经血道（败血症或脓毒血症）或胃外伤直接感染所致，可引起急性蜂窝织炎性胃炎。

二、慢性胃炎

慢性胃炎是胃黏膜的慢性非特异性炎症，发病率高。

（一）病因和发病机制

目前尚未完全明了，大致可分为以下四类：

1. 幽门螺杆菌（Hp）　慢性感染幽门螺杆菌是慢性胃炎最重要的病因，绝大多数慢性活动性胃炎患者胃黏膜可检出幽门螺杆菌。幽门螺杆菌主要见于黏膜表面及胃小凹内，通过分泌的酶（尿素酶、蛋白溶解酶、磷脂酶 A 等）、代谢产物及毒素（氨、细胞空泡毒素等）和炎症介质（白细胞三烯、趋化因子等）而导致胃黏膜上皮细胞和血管内皮细胞损伤引起慢性胃炎。幽门螺杆菌与消化性溃疡、胃腺癌、淋巴瘤的发生也有关。

2. 长期慢性刺激　如急性胃炎反复发作、喜食热烫或刺激性食物，长期过度饮酒或吸烟，滥用非甾体类抗炎药物等。

3. 自身免疫损伤　常累及富含壁细胞的胃体黏膜，患者血清中可检测到自身抗体如壁细胞抗体、内因子抗体。壁细胞抗体攻击壁细胞,使壁细胞总数减少,导致胃酸分泌减少或丧失;内因子抗体与内因子结合,使维生素 B_{12} 吸收不良而导致恶性贫血。

4. 十二指肠液反流　含胆汁和胰液的十二指肠液反流入胃,可削弱胃黏膜屏障功能,多因胃肠动力学异常或胃手术后正常生理通道改变所致。

相关链接

2005 年,诺贝尔生理学或医学奖授予澳大利亚科学家巴里·马歇尔(Barry J. Marshall)和罗宾·沃伦(J. Robin Warren),以表彰他们发现了"幽门螺杆菌及其导致胃炎和消化性溃疡的致病机制"。1979 年,病理医生 Warren 在慢性胃炎患者的胃窦黏膜组织切片上观察到一种弯曲状细菌,并且发现这种细菌邻近的胃黏膜总是有炎症存在。1981 年,消化科医生 Marshall 与 Warren 合作,他们对 100 例接受胃镜检查及活检的胃病患者进行研究,证明这种细菌的存在确实与胃炎相关。此外他们还发现,这种细菌还存在于所有十二指肠溃疡患者、大多数胃溃疡患者和约一半胃癌患者的胃黏膜中。1982 年 4 月,Marshall 终于从胃黏膜活检样本中成功培养和分离出了这种细菌。为了进一步证实这种细菌就是导致胃炎的罪魁祸首,Marshall 喝下含有这种细菌的培养液,结果大病一场。目前,消化科医生已经可以通过内镜活检和呼气试验等诊断幽门螺杆菌感染。

(二)类型及基本病理变化

1. 慢性浅表性胃炎　又称慢性单纯性胃炎,是胃黏膜最常见的病变之一,国内胃镜检出率高达 20% ~ 40%,好发于胃窦部。病变呈多灶性或弥漫性。胃镜下见病变部位胃黏膜充血、水肿,可伴有点状出血和糜烂,表面可有灰黄或灰白色渗出物覆盖。镜下,黏膜浅层淋巴细胞和浆细胞浸润,腺体保持完整,伴有固有层水肿、充血,偶见出血,活动期可见中性粒细胞浸润。多数患者经治疗或合理饮食而痊愈,少数转变为慢性萎缩性胃炎。

2. 慢性萎缩性胃炎　多由慢性浅表性胃炎发展而来,多见于中年以上患者。病因较复杂,根据发病是否与自身免疫有关及是否伴有恶性贫血,将本型胃炎分 A、B 两型。A 型属于自身免疫性疾病,患者血中抗壁细胞抗体和内因子抗体检查阳性,并伴有恶性贫血。病变主要在胃体和胃底部。B 型病变多见于胃窦部,无恶性贫血。我国患者多属于 B 型。两型胃黏膜病变基本类似。

(1)基本病理变化:胃镜下表现为黏膜变薄,皱襞减少、变平或消失,表面呈细颗粒状;正常橘红色变浅,呈灰白或灰黄色;黏膜下血管清晰可见,有时可见渗出、出血和糜烂。光镜下:①黏膜全层淋巴细胞和浆细胞浸润,可伴淋巴滤泡形成。②胃小凹变浅,黏膜固有层腺体萎缩和减少,并可见腺体小囊状扩张,壁细胞和主细胞明显减少甚至消失。③肠上皮化生(intestinal metaplasia)和假幽门腺化生(pseudopyloric metaplasia),以肠上皮化生常见,指病变区胃黏膜上皮和腺上皮被肠型腺上皮取代(图 9-1)。分为小肠性化生和大肠性化生,小肠性化生见有纹状缘的吸收细胞、杯状细胞和 Paneth 细胞,分泌唾液酸黏液,组织化学显示奥辛蓝(Alcian blue)染色阳性。大肠性化生无 Paneth 细胞和纹状缘,分泌硫酸黏液,高铁二胺染色阳性。大肠性化生与胃癌关系密切。假幽门腺化

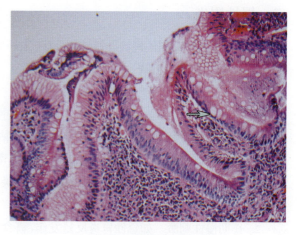

图 9-1　慢性萎缩性胃炎
胃黏膜上皮肠上皮化生,箭头示杯状细胞

生为胃底体腺壁细胞和主细胞消失，由分泌黏液的细胞取代而类似幽门腺。④活动期可见中性粒细胞浸润和糜烂。

（2）临床病理联系：因胃腺体萎缩、壁细胞和主细胞减少或消失，胃液分泌减少，患者出现消化不良，食欲减退，上腹部不适等症状。A 型患者由于壁细胞破坏明显，内因子缺乏，维生素 B_{12} 吸收障碍，故易发生恶性贫血。慢性萎缩性胃炎伴有不同程度的肠上皮化生，若出现非典型增生，则可能导致癌变。

理论与实践

患者男性，45 岁，因上腹部不适和消化不良 2 年余到医院就诊。胃镜显示胃窦部黏膜呈灰白色，黏膜变薄，皱襞变浅，黏膜下血管可见，表面呈细颗粒状。活检组织光镜下见胃黏膜腺体萎缩和减少，并可见腺体小囊状扩张，壁细胞和主细胞明显减少甚至消失。胃黏膜上皮和腺体见较多杯状细胞。间质较多淋巴细胞和浆细胞浸润，局部淋巴滤泡形成。

该患者的病理诊断是慢性萎缩性胃炎伴肠上皮化生，由于胃腺萎缩减少，壁细胞和主细胞减少或消失，肠上皮化生，胃液分泌减少，患者出现上腹部不适和消化不良等症状。残存腺体代偿故出现腺体小囊状扩张，胃镜显示呈细颗粒状。

化生为适应性病变，指一种分化成熟细胞类型转分化为另一种分化成熟细胞类型，其形态结构和代谢功能发生改变。化生的生物学意义利弊兼有，但大多数情况下对机体无益。某些化生是肿瘤发生相关的癌前病变，如慢性萎缩性胃炎伴肠上皮化生就属癌前病变，癌变率约为 10%。

---

3. **慢性肥厚性胃炎**　又称巨大肥厚性胃炎、Menetrier 病，病因不明。病变常发生在胃底及胃体部。胃镜可见：①黏膜皱襞粗大加深变宽，呈脑回状；②黏膜皱襞上可见横裂，有多数疣状隆起的小结；③黏膜隆起的顶端常伴有糜烂。镜下，腺体肥大增生，腺管延长，有时增生的腺体可穿过黏膜肌层。黏液分泌细胞数量增多，腺体之间有或无淋巴细胞和浆细胞浸润。临床常伴原因不明的低蛋白血症。

4. **疣状胃炎**　原因不明。病变多见于胃窦部，胃黏膜出现许多中心凹陷的疣状突起病灶。镜下可见病灶中心凹陷部胃黏膜上皮变性坏死并脱落，伴有急性炎性渗出物覆盖。

第三节　消化性溃疡

消化性溃疡病（peptic ulcer disease）是以胃和（或）十二指肠黏膜形成慢性溃疡为特征的一种常见病，其发生与胃液的自我消化作用有关，故称为消化性溃疡病。多见于青壮年，反复发作呈慢性经过。十二指肠溃疡病较胃溃疡病多见，十二指肠溃疡病约占 70%，胃溃疡病约占 25%，胃和十二指肠两者并存的复合性溃疡约占 5%。临床上病人有周期性上腹部疼痛、反酸、嗳气等症状。

一、病因与发病机制

消化性溃疡病的病因与发病机制复杂，尚未完全清楚，目前认为与下列因素有关。

1. **幽门螺杆菌感染**　大量研究表明，幽门螺杆菌（Hp）在溃疡病的发病机制中具有重要作用。在胃镜检查中，慢性胃炎、胃溃疡及十二指肠溃疡中 Hp 的检出率均较高。实验证明，Hp 感染可释放一种细菌型血小板激活因子，促进毛细血管内血栓形成、黏膜缺血，破坏胃十二指肠黏膜防御屏障；Hp 能分泌催化游离氨生成的尿素酶和裂解胃黏膜糖蛋白的蛋白酶，还可产生破坏黏膜表面上皮细胞脂质膜的磷酸酯酶，以及有生物活性的白细胞三烯和二十烷等，有利于胃酸直接接触上皮并进入黏膜内，并能促进胃黏膜 G 细胞增生，导致胃酸分泌增加；Hp 还具有趋化中性粒细胞的作用，后者释放髓过氧化物酶而产生次氯酸，合成一氯化氨,次氯酸和一氯化氨均能破坏黏膜上皮细胞,诱发消化性溃疡。体外实验发现 Hp 易于黏附在表达 O 型血抗原的细胞上,可能与 O 型血人群胃溃疡病发病率较高有关,尚待进一步确认。

2. 黏膜抗消化能力降低　正常时胃黏膜分泌的黏液形成黏液屏障和黏膜上皮细胞的脂蛋白形成黏膜屏障可保护黏膜不被胃液所消化。黏液屏障形成黏液膜覆盖于黏膜表面,可以避免和减少胃酸和胃蛋白酶与胃黏膜的直接接触,碱性黏液还具有中和胃酸的作用;黏膜屏障的脂蛋白可阻止胃酸中氢离子逆向弥散入胃黏膜内。

(1)胃黏膜的屏障功能减弱:当胃黏液分泌不足或黏膜上皮受损时,胃黏膜的屏障功能减弱,抗消化能力降低,胃液中的氢离子便可以逆向弥散入胃黏膜,损伤黏膜中的毛细血管,促使黏膜中的肥大细胞释放组胺,导致局部血液循环障碍,黏膜组织损伤。还可触发胆碱能效应,促使胃蛋白酶原分泌,加强胃液的消化作用,导致溃疡形成。氢离子由胃腔进入胃黏膜的弥散能力在胃窦部为胃底的 15 倍,而十二指肠又为胃窦的 2～3 倍,故溃疡好发于十二指肠和胃窦部可能与此有关。

(2)药物:解热镇痛药、非甾醇类抗炎药(消炎痛、布洛芬等)和抗肿瘤药损伤胃黏膜。

(3)吸烟:可能损害黏膜血液循环,进而损害黏膜防御屏障。

3. 胃液的自身消化作用　多年研究证明,溃疡病的发病是胃和十二指肠局部黏膜组织被胃酸和胃蛋白酶消化的结果。十二指肠溃疡时分泌胃酸的壁细胞总数明显增多,造成胃酸分泌增加。空肠与回肠内为碱性环境,一般极少发生消化性溃疡病。但做过胃空肠吻合术后,吻合处的空肠可因胃液的消化作用而形成溃疡。说明胃液对胃壁组织的自身消化过程是溃疡病形成的原因。

4. 神经、内分泌功能失调　溃疡病患者常有精神过度紧张或忧虑、胃液分泌障碍及迷走神经功能紊乱等现象。精神因素刺激可引起大脑皮层功能失调,导致自主神经功能紊乱。迷走神经功能亢进可促使胃酸分泌增多,这与十二指肠溃疡发生有关;而迷走神经兴奋性降低,胃蠕动减弱,通过胃泌素分泌增加,进而促使胃酸分泌增加,促进胃溃疡形成。

5. 遗传因素　溃疡病在一些家庭中有高发趋势,血型为"O"型的人发病率高于其他血型 1.5～2 倍,说明本病的发生也可能与遗传因素有关。

二、基本病理变化

胃溃疡病变与十二指肠溃疡病变大致相同,故一并叙述。

大体,胃溃疡多位于胃小弯侧,愈近幽门愈多见,尤多见于胃窦部。胃底及大弯则十分罕见。溃疡常一个,呈圆形或椭圆形,直径多在 2cm 以内。溃疡边缘整齐,状如刀切,底部平坦、洁净,通常穿越黏膜下层,深达肌层甚至浆膜层。由于胃的蠕动,一般溃疡的贲门侧较深,呈潜掘状;溃疡的幽门侧较浅,呈阶梯状或斜坡状,因此溃疡切面呈斜漏斗状。溃疡周围的胃黏膜皱襞因受溃疡底部瘢痕组织的牵拉而呈放射状(图9-2)。

镜下,溃疡底部由内向外分为四层(图9-3),①渗出层:最表层,由少量炎性渗出物(白细胞和纤维素等)组成;②坏死层:由坏死细胞、组织碎片和纤维素样物质构成的凝固性坏死;③肉芽组织层;④瘢痕层。溃疡底部小动脉因炎性刺激常发生增生性动脉内膜炎,小动脉管壁增厚、管腔狭窄及血栓形成,造成局部血供不足,不利于组织再生,溃疡不易愈合,但有利于防止溃疡底部血管破溃发生出血。神经节细胞和神经纤维变性和断裂,神经纤维断端呈小球状增生,形成创伤性神经瘤,是导致溃疡病疼痛的重要原因。溃疡边缘常可见黏膜肌层和肌层粘连或融合。

十二指肠溃疡与胃溃疡病变相似,但十二指肠溃疡多发生在球部的前壁或后壁,溃疡一般较小,直径常在 1cm 以内,溃疡较浅且易愈合。

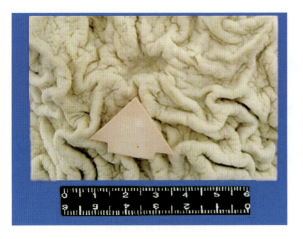

图 9-2　胃溃疡病

胃溃疡直径小于 2cm，边缘整齐，黏膜皱襞围绕溃疡呈放射状分布

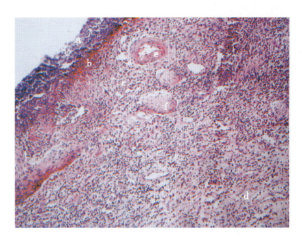

图 9-3　消化性溃疡

a. 渗出层；b. 坏死层；c. 肉芽组织层；d. 瘢痕层；e. 增生性动脉内膜炎；f. 神经纤维断端呈小球状增生

三、结局及并发症

1. 愈合　多数溃疡通过适当治疗和调理，渗出物及坏死组织逐渐被吸收、排除。已被破坏的肌层不能再生，由底部的肉芽组织增生形成瘢痕组织充填修复。同时周围黏膜上皮再生覆盖溃疡面而愈合。

2. 并发症

（1）出血：最常见，约占 10%～35%。如溃疡底部毛细血管破裂，溃疡面有少量出血，患者大便潜血试验常阳性。如溃疡底部大血管破裂，患者出现呕血及柏油样大便，严重者出现失血性休克。

（2）穿孔：约占 5%。十二指肠溃疡因肠壁较薄更易发生穿孔。穿孔后胃十二指肠内容物漏入腹腔而引起急性弥漫性腹膜炎，导致剧烈腹痛、板状腹，甚至休克。位于后壁的溃疡如穿透较慢，穿孔前已与邻近器官和组织粘连、包裹，称慢性穿孔，可形成局限性腹膜炎。

（3）幽门狭窄：约占 3%。溃疡周围组织充血、水肿或反射性痉挛可导致功能性梗阻。由溃疡愈合、瘢痕形成和组织收缩可形成器质性梗阻。临床可出现胃潴留、呕吐，长期可致水、电解质失衡和代谢性碱中毒。

（4）癌变（一般小于 1%）：癌变多发生于长期胃溃疡患者，十二指肠溃疡几乎不发生癌变。癌变来自溃疡边缘的黏膜上皮或腺体。

四、临床病理联系

上腹部长期性、周期性和节律性疼痛是溃疡病的主要临床特征。多为灼痛，亦可呈钝痛、胀痛或饥饿样痛，剧痛常提示穿孔。十二指肠溃疡常表现为空腹痛、饥饿痛和夜间痛，胃溃疡常表现为进食后痛。疼痛常因精神刺激、过度疲劳、饮食不规则、气候骤变等诱发或加重。腹痛多在进食或服用抗酸药后缓解。腹痛是由于胃酸刺激溃疡局部的神经末梢，也与胃壁平滑肌痉挛有关系。十二指肠溃疡常出现夜间痛，与迷走神经兴奋性增高，刺激胃酸分泌增多有关。反酸、嗳气与胃幽门括约肌痉挛，胃逆蠕动，以及早期幽门狭窄，胃内容物排空受阻，滞留在胃内的食物发酵等因素有关。

第四节　病毒性肝炎

病毒性肝炎（viral hepatitis）是由肝炎病毒引起的以肝细胞变性和坏死为主要病变的一种常见传染病。常见引起病毒性肝炎的肝炎病毒有甲型（HAV）、乙型（HBV）、丙型（HCV）、丁型（HDV）、戊型（HEV）及庚型（HGV）六种。病毒性肝炎流行地区广泛，各种年龄及不同性别均可罹患，严重危害人类的健康。

一、病因与发病机制

病毒性肝炎的发病机制比较复杂，至今尚未完全阐明，取决于多种因素，尤其是与机体的免疫状态有密切关系。

1. 甲型肝炎病毒（HAV） 主要经消化道传播。甲型肝炎病毒通过肠道上皮经门静脉系统而达肝脏，在肝细胞内复制，分泌入胆汁，故粪便中可查到病毒。甲型肝炎病毒一般不引起携带者状态，也不导致慢性肝炎。通常急性起病，大多数可痊愈，极少发生急性重型肝炎。

2. 乙型肝炎病毒（HBV） 主要经血液、吸毒、密切接触和母婴传播。Dane 于 1970 年首先发现完整的乙肝病毒颗粒呈球形，具有双层衣壳，故又称 Dane 颗粒。HBV 基因组为环状双链结构，主要有 s、c、p 与 x 基因，x 基因编码的 X 蛋白在肝细胞癌发生中起很重要的作用。HBV 有糖蛋白外壳称 B 型肝炎表面抗原（HBsAg），感染的肝细胞表面可分泌大量 HBsAg，使机体免疫系统，尤其是 $CD8^+$ T 细胞识别并杀伤感染细胞，导致肝细胞坏死或凋亡。当机体缺乏有效免疫反应时则表现为携带者状态。HBV 的核壳体有"核心蛋白"（乙型肝炎核心抗原，HBcAg），核心区还有多肽转录物（HBeAg）。HBcAg 一直在感染的肝细胞内，而 HBeAg 则分泌到血液中。HBV 在中国是导致慢性肝炎的主要病因，进一步可发展为肝硬化和肝癌。也可引起急性乙型肝炎、急性重型肝炎和无症状携带者状态。

3. 丙型肝炎病毒（HCV） 主要通过注射或输血传播。HCV 是单链 RNA 病毒，有 6 个主要的基因型，最常见的为 1a、1b、2a 和 2b。1b 基因型与肝细胞癌发生关系密切；饮酒可促进病毒的复制、激活和肝纤维化的发生。HCV 可直接破坏肝细胞，免疫因素也是肝细胞损伤的重要原因。丙型肝炎病毒感染者约 3/4 可演变成慢性肝炎，其中 20% 可进展为肝硬化，部分可发生肝细胞癌。

4. 丁型肝炎病毒（HDV） 为复制缺陷型 RNA 病毒，必须与 HBV 复合感染才能复制。其感染可通过两种途径：①与 HBV 同时感染，此时约 90% 可恢复，仅少数演变成慢性 HBV/HDV 复合性慢性肝炎，少数发生急性重型肝炎；②在 HBV 携带者中再感染 HDV，此时约 80% 可转变成慢性 HBV/HDV 复合性慢性肝炎，发生急性重型肝炎的比例亦较高。

5. 戊型肝炎病毒（HEV） 主要是通过消化道传播，易在雨季和洪水过后流行，多见于秋冬季（10～11月）。在环境与水源卫生状况差的地区，全年都有散发病例。HEV 多感染 35 岁以上的中老年人（病情往往较重），妊娠期戊型肝炎发生重症肝炎的比例较高。HEV 引起的 E 型病毒肝炎主要见于亚洲和非洲等发展中国家，尤其像印度等国家。HEV 一般不导致携带者状态和慢性肝炎。大多数病例预后良好，但在孕妇中死亡率可达 20%。

6. 庚型肝炎病毒（HGV） HGV 感染主要发生在透析的病人，主要通过污染的血液或血制品传播，也可经性传播。部分病人可变成慢性。此型病毒是否为肝炎病毒尚有争议，目前认为 HGV 能在单核细胞中复制，因此不一定是嗜肝病毒。

各型肝炎病毒的特点见表 9-1，免疫状态、病毒与乙型病毒性肝炎临床类型的关系见表 9-2。

表 9-1 各型肝炎病毒的特点

肝炎病毒分型	病毒特点	传染途径	潜伏期（周）
HAV	单链 RNA，27nm	肠道	2～6
HBV	DNA，43nm	血液及体液	4～26
HCV	单链 RNA，30～60nm	血液及体液	2～26
HDV	缺陷性 RNA	血液及体液	4～7
HEV	单链 RNA，32～34nm	肠道	2～8
HGV	单链 RNA	血液及体液	不详

表 9-2　免疫状态、病毒与乙型病毒性肝炎临床类型的关系

免疫状态	病毒数量	病毒毒力	感染细胞数	临床类型
缺陷或耐受	少~多	弱~强	少~多	无症状病毒携带者
正常	少	较弱	少	急性无黄疸型肝炎
正常	中	较弱	中	急性黄疸型肝炎
正常或过高	多	强	多	重型肝炎
不足	少~多	弱~强	少~多	慢性肝炎

二、基本病理变化

各型病毒性肝炎病变基本相同,都是以肝细胞的变性、坏死为主(变质性炎),同时伴有不同程度的炎细胞浸润、肝细胞再生和纤维组织增生。

(一)肝细胞变性坏死

1. 肝细胞变性

(1)水变性(细胞水肿):最常见,一般呈弥漫性分布。镜下,肝细胞明显肿大,胞质疏松化。进一步发展,肝细胞体积更加肿大,由多角形变为圆球形,胞质几乎完全透明,称气球样变。电镜下见内质网不同程度扩张,线粒体明显肿胀,溶酶体增多。

(2)嗜酸性变:较少见,一般仅累及单个或数个肝细胞,散在分布于肝小叶内。镜下,肝细胞由于胞质脱水而体积变小,嗜酸性染色增强而红染。细胞核染色也较深。

(3)脂肪变性:肝细胞脂肪变性常发生在丙型肝炎,可为小泡性或大泡性脂肪变性。

2. 肝细胞凋亡和坏死

(1)肝细胞凋亡:由嗜酸性变发展而来,胞质进一步浓缩,核也浓缩、碎裂以致消失,最终形成红色的圆形小体,称嗜酸性小体(acidophilic body)(图9-4),实质为单个肝细胞凋亡。

(2)溶解性坏死:肝细胞高度气球样变进一步发展,最后细胞破裂解体。根据坏死的范围和分布不同,可分为以下几种类型:

1)点状坏死(spotty necrosis):单个或数个肝细胞的坏死,同时伴有炎细胞浸润,常见于急性普通型肝炎。

2)碎片状坏死(piecemeal necrosis):又称界板炎或界面炎,为肝小叶周边界板肝细胞的灶性坏死和崩解伴有炎细胞浸润(图9-5),常见于慢性肝炎。

3)桥接坏死(bridging necrosis):中央静脉与门管区之间,两个门管区之间,或两个中央静脉之间互相连接的肝细胞坏死带,后期可形成纤维间隔分割肝小叶。常见于中度与重度慢性肝炎。

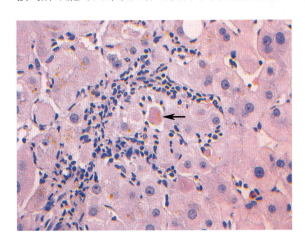

图9-4　嗜酸性小体
肝细胞凋亡形成嗜酸性小体

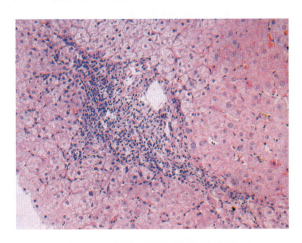

图9-5　碎片状坏死(界板炎或界面炎)
小叶周边界板肝细胞的灶性坏死和崩解伴有炎细胞浸润

4）大片坏死和亚大片坏死：大片坏死指坏死面积≥肝实质的2/3，是最严重的一种坏死，常见于急性重型肝炎。亚大片坏死指坏死面积≤肝实质的1/2，常见于亚急性重型肝炎。

（二）炎症细胞浸润

肝小叶内或门管区主要是淋巴细胞、单核细胞浸润，有时也可见少量浆细胞和中性粒细胞浸润。丙型肝炎门管区较多淋巴细胞浸润，甚至可形成淋巴滤泡样结构。

（三）肝细胞再生、间质反应性增生和小胆管增生

1. 肝细胞再生坏死的肝细胞　由周围的肝细胞通过分裂再生而修复。再生的肝细胞体积较大，胞质略呈嗜碱性，细胞核大且深染，有时可见双核。再生的肝细胞可沿原有的网状支架排列，但如坏死严重，原小叶内的网状支架塌陷，再生的肝细胞则呈团块状排列，称为结节状再生。

2. 间质反应性增生　包括：①Kupffer细胞增生，并可脱入窦腔内变为游走的吞噬细胞，参与炎细胞浸润。②间叶细胞和成纤维细胞增生，间叶细胞具有多向分化潜能，存在于肝间质内，肝炎时可分化为组织细胞参与炎细胞浸润。成纤维细胞由间叶细胞或静止的纤维细胞转变而来，肝炎时参与肝损伤的修复。反复发生严重坏死的病例，由于大量纤维组织增生可发展为肝纤维化和肝硬化。

3. 小胆管增生　慢性肝炎且坏死较严重的病例，在门管区或坏死灶内，可见小胆管增生。

上述肝炎基本病变中，肝细胞疏松化、气球样变、点灶状坏死和嗜酸性小体形成对于诊断普通型肝炎具有相对的特征性；而肝细胞的大片坏死、崩解则是重型肝炎的主要病变特征。

三、临床病理类型

各型肝炎病毒引起的肝炎其临床表现和病理变化基本相同，目前常用的病毒性肝炎分类如下：

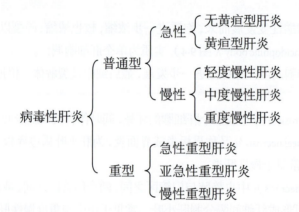

（一）普通型病毒性肝炎

1. 急性（普通型）肝炎　最常见，临床根据患者是否出现黄疸而分为黄疸型及无黄疸型两种。我国以无黄疸型多见，主要为乙型肝炎，少数为丙型肝炎。黄疸型肝炎病变稍重，病程较短，多见于甲型、丁型和戊型肝炎。黄疸型与无黄疸型肝炎病理变化基本相同，故一并叙述。

（1）基本病理变化：镜下，肝细胞广泛水变性，表现为胞质疏松化和气球样变。坏死轻微，肝小叶内有散在的点灶状坏死（图9-6），也可找见个别嗜酸性小体。肝小叶坏死灶内及门管区有轻度炎细胞浸润。由于坏死灶内的网状纤维支架保持完整而不塌陷，所

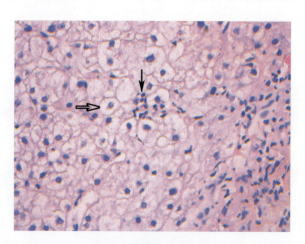

图9-6　急性普通型肝炎
肝细胞气球样变点状坏死

以该处通过再生的肝细胞可以完全恢复原来的结构和功能。黄疸型者坏死灶稍多、稍大,毛细胆管管腔中有胆栓形成。大体,肝脏体积轻度增大,质较软,表面光滑。

（2）临床病理联系：由于肝细胞广泛水变性,使肝体积增大,被膜紧张,临床上出现肝大、肝区疼痛或压痛。由于肝细胞坏死,细胞内酶类释放入血,故血清转氨酶 ALT、AST 升高,同时还可引起多种肝功能异常。肝细胞坏死较多时,胆红质的摄取、结合和分泌发生障碍,加之毛细胆管受压或有胆栓形成则可引起黄疸。

（3）结局：本型肝炎患者多数在 6 个月内治愈,点状坏死肝细胞能完全再生修复。但乙型和丙型肝炎往往恢复较慢,其中乙型肝炎约 5%～10%、丙型肝炎约 70% 可转变为慢性肝炎,极少数可恶化为重型肝炎。

2. 慢性（普通型）肝炎　病毒性肝炎病程持续半年以上者即为慢性肝炎。其中乙型肝炎占绝大多数（80%）,也有丙型肝炎和丁型肝炎。导致肝炎慢性化的因素有感染的病毒类型、治疗不当、营养不良、同时又患其他传染病、饮酒、服用对肝有损害的药物以及免疫因素等。根据炎症活动度不同可分为 5 级（G0～G4）,根据纤维化程度不同可分为 5 期（S0～S4）(表 9-3),慢性肝炎根据分级和分期不同分为轻、中、重三度。

表9-3　慢性病毒性肝炎分级分期标准

炎症活动度分级（G）		纤维化程度分期（S）	
分级	汇管区及周围　　　　　　小叶内	分期	纤维化程度
0	无炎症　　　　　　　　无炎症	0	无纤维化
1	汇管区炎症　　　　　　变性或少数点灶状坏死	1	汇管区扩大,纤维化
2	轻度碎片状坏死　　　　变性,点、灶状坏死及嗜酸小体	2	汇管区周围纤维化,纤维隔形成,小叶结构保留
3	中度碎片状坏死　　　　变性、坏死重或见桥接坏死	3	纤维隔伴小叶结构紊乱,无肝硬化
4	重度碎片状坏死　　　　桥接坏死范围广,累及多个小叶,小叶结构异常（多小叶坏死）	4	早期肝硬化

（1）轻度慢性肝炎（G1～G2,S0～S2）：镜下,肝细胞广泛水变性,点灶状坏死,偶见轻度碎片状坏死,门管区少量结缔组织增生而变宽,肝小叶结构完整。大体,肝体积增大,表面平滑。临床症状常较轻或仅有肝功能异常。此型肝炎一般发展缓慢,经过较好,大多数可以恢复。

（2）中度慢性肝炎（G3,S1～S3）：镜下,肝细胞坏死明显,有中度碎片状坏死及特征性桥接坏死,肝小叶内有纤维间隔形成,但肝小叶结构大部分保存。此型肝炎病变较重,肝功能持续异常。

（3）重度慢性肝炎（G4,S2～S4）：镜下,肝细胞坏死重且广泛,有重度碎片状坏死及大范围桥接坏死,坏死区出现肝细胞不规则再生,纤维间隔分割肝小叶,小叶结构紊乱,或形成早期肝硬化。大体,肝体积增大,表面不平滑,呈颗粒状,质地较硬。临床症状明显而持续,如乏力、食欲减退、腹胀、肝区疼痛等。实验室检查持续异常。如不及时治疗,大部分病例将发展为肝硬化。若在慢性肝炎的基础上,发生新鲜的大片坏死,即转变为慢性重型肝炎。

毛玻璃样肝细胞（ground-glass hepatocyte）：常见于乙型肝炎表面抗原（HBsAg）携带者和慢性乙型肝炎患者的肝组织,部分肝细胞质内充满嗜酸性细颗粒物质,胞质不透明似毛玻璃（图 9-7）,故称为毛玻璃样肝细胞。免疫组织化学染色 HBsAg 阳性（图 9-8）。电镜下见细胞质滑面内质网增生,内质网池内可见较多的 HBsAg 颗粒。

（二）重型病毒性肝炎

是最严重的一型病毒性肝炎,较少见。根据发病缓急及病变程度的不同,又分为急性重型、亚急性重型和慢性重型。

1. 急性重型肝炎　又称暴发型、电击型或恶性肝炎。少见,起病急骤,病程短,大多为 10 天左右,病情严重,死亡率高。

（1）基本病理变化：镜下,肝细胞大片坏死（坏死面积≥肝实质的 2/3）（图 9-9）,多从肝小叶中央开始

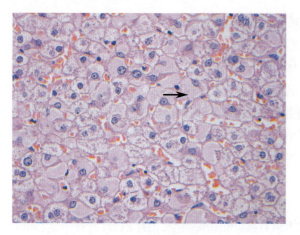

图 9-7 毛玻璃样肝细胞 HE 染色
箭头示肝细胞质内充满嗜酸性细颗粒物质，胞质不透明似毛玻璃

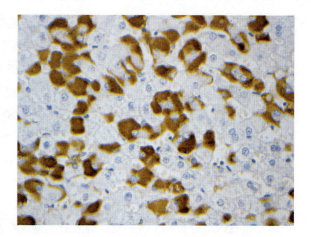

图 9-8 毛玻璃样肝细胞免疫组织化学染色 HBsAg 阳性

并迅速向四周扩展，仅小叶周边残留少许变性的肝细胞。肝窦明显扩张充血甚至出血，Kupffer 细胞增生肥大，并吞噬细胞碎屑及色素。肝小叶内及门管区大量炎细胞浸润，以淋巴细胞和巨噬细胞浸润为主。残留的肝细胞无明显再生现象。大体，肝脏体积明显缩小，重量减至 600~800g，尤以左叶为甚。被膜皱缩，质地柔软，切面呈黄色或红褐色，部分区域呈红黄相间的斑纹状，又称急性黄色肝萎缩或急性红色肝萎缩。

（2）临床病理联系：大量肝细胞溶解坏死可导致：①黄疸：胆红素大量入血引起严重的肝细胞性黄疸；②出血倾向：凝血因子合成障碍以及大量肝细胞坏死和毛细血管内皮受损所致的弥散性血管内凝血（DIC）可导致明显的出血倾向；③肝衰竭和肝性脑病：对各种代谢产物的解毒功能出现障碍导致肝性脑病甚至肝昏迷；④肝肾综合征：由于胆红素代谢障碍及血循环障碍等，可诱发肾衰竭。

（3）结局：本型肝炎大多数在短期内死亡，死亡原因主要为肝衰竭（肝性脑病），其次为消化道大出血、肾衰竭、DIC 等。少数迁延而转变为亚急性重型肝炎。

2. 亚急性重型肝炎　起病较急性重型稍慢，病程较长（数周至数月），多数由急性重型肝炎迁延而来或一开始病变就比较缓和呈亚急性经过，少数病例可能由普通型肝炎恶化而来。

（1）基本病理变化：镜下，病变特点为既有肝细胞的亚大片坏死（坏死面积≤肝实质的 1/2），又有肝细胞的结节状再生（图 9-10）。坏死区网状纤维支架塌陷和胶原化（无细胞硬化），使残存的肝细胞再生时不能沿原有支架排列，呈结节状再生，再生的肝细胞可再次发生坏死。小胆管增生并可有胆汁淤积形成胆栓，较陈旧的病变区有明显的结缔组织增生。大体：肝体积缩小，表面包膜皱缩不平，质地软硬程度不一，

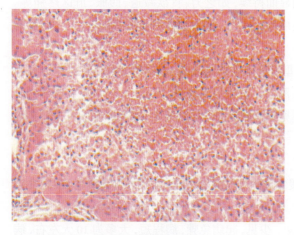

图 9-9 急性重型肝炎
肝细胞大片坏死伴出血，仅残留小叶周边少数变性的肝细胞

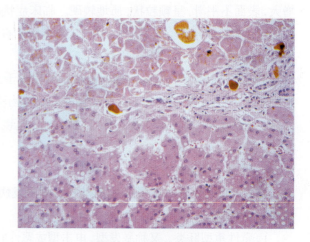

图 9-10 亚急性重型肝炎
肝细胞亚大片坏死（上）和结节状再生（下），小胆管增生并有胆汁淤积形成胆栓

部分区域呈大小不一的结节状。切面见坏死区呈红褐色或土黄色,再生的结节因胆汁淤积而呈现黄绿色。

（2）结局：如及时有效治疗有停止进展和治愈的可能。病程迁延较长（如1年）者,则逐渐发展为坏死后性肝硬化。病情进展者可发生肝功能不全。

3. **慢性重型肝炎** 发病率在重型肝炎中占首位。病变特点为在慢性肝病（慢性肝炎或肝硬化）的病变背景上,出现大片或亚大片新鲜的肝实质坏死。临床表现同亚急性重型肝炎,但常有慢性肝炎或肝硬化病史、体征及严重肝功能损害。

理论与实践

携带者状态(carrier state)：指无明显症状或仅为亚临床表现的慢性肝炎。多由 HBV、HCV 或 HDV 感染所致。病人仅为病毒抗原阳性,而无明显的肝细胞损伤,HBV 感染可出现毛玻璃样肝细胞。

无症状感染：病人可仅表现为轻度的血清转氨酶升高,出现病毒抗体。

自身免疫性肝炎：是与自身免疫反应密切相关的一种慢性肝病。近年来发病率有增长趋势,常见于青年或中年女性,临床有自身免疫反应的表现,如黄疸、发热、皮疹和关节炎等症状,血清 γ- 球蛋白或 IgG 增高,血中出现自身抗体（抗核抗体、抗平滑肌抗体等）,各种肝炎病毒血清学标志均为阴性。其病变与慢性病毒性肝炎非常相似,但窦周和门管区淋巴细胞和浆细胞浸润较显著,伴界板炎和小叶内炎症,病变进一步发展可导致纤维化和肝硬化。

第五节 肝硬化

肝硬化(liver cirrhosis)是一种常见的慢性进行性终末期肝病,由多种原因引起肝细胞弥漫性变性坏死、纤维组织增生和肝细胞结节状再生,这三种病变反复交替进行,导致肝小叶结构和血液循环途径逐渐被改建,形成假小叶,使肝脏变形、变硬而形成肝硬化。晚期病人临床表现有不同程度的门静脉压力升高和肝功能障碍。大多数发病年龄在 20～50 岁,男女发病率无明显差异。国际分类将肝硬化分为大结节型、小结节型、大小结节混合型及不全分隔型肝硬化;我国常用的分类方法是结合病因、病变特点以及临床表现进行综合分类,分为门脉性、坏死后性、胆汁性、淤血性、寄生虫性和色素性肝硬化等,其中除坏死后性肝硬化相当于大结节及大小结节混合型肝硬化外,其余均相当于小结节型肝硬化。下面主要介绍我国分类法中常见的三种肝硬化类型。

一、门脉性肝硬化

门脉性肝硬化(portal cirrhosis)为最常见的肝硬化类型。在我国和日本,主要是慢性病毒性肝炎进一步发展所致（肝炎后肝硬化）。

（一）病因与发病机制

尚未完全清楚。多数研究表明,很多不同的因素均可引起肝细胞损害进而发展为肝硬化。

1. **慢性病毒性肝炎** 特别是乙型和丙型慢性肝炎是肝硬化的主要原因,肝硬化患者肝组织内 HBsAg 阳性率高达 76.7%, HBVDNA 阳性率高达 83.3%。

2. **慢性酒精中毒** 长期酗酒是引起肝硬化的重要因素,在欧美国家因酒精性肝病引起的肝硬化可占总数的 60%～70%。由于酒精在体内代谢过程中产生的乙醛对肝细胞有直接损伤作用,使肝细胞发生脂肪变性而逐渐进展为肝硬化。

3. **营养不良** 如食物中长期缺乏甲硫氨酸或胆碱类物质时,使肝脏合成磷脂障碍而经过脂肪肝渐发展为肝硬化。

4. 有毒物质的损伤作用　许多化学物质可以损伤肝细胞,例如四氯化碳、辛可芬等,如长期作用可致肝损伤而引起肝硬化。

肝硬化的主要发病机制是进行性纤维化,增多的胶原纤维有两种来源:①肝细胞坏死后,肝小叶内原有的网状支架塌陷、融合而形成胶原纤维即网状纤维胶原化(无细胞性硬化);②肝星状细胞(贮脂细胞)转变为肌成纤维细胞样细胞产生胶原纤维和门管区的成纤维细胞增生并分泌产生胶原纤维(细胞性硬化)。肝小叶内网状支架塌陷后,再生的肝细胞不能沿原有支架排列,而形成不规则的再生肝细胞结节。门管区广泛增生的胶原纤维向肝小叶内伸展并分割肝小叶,同时与肝小叶内的胶原纤维连接形成纤维间隔包绕残存的肝小叶和再生的肝细胞结节。初期增生的纤维组织虽形成小条索但尚未互相连接形成纤维间隔而改建肝小叶结构时,称为肝纤维化。为可复性病变,如果病因消除,纤维化尚可被逐渐吸收。如果继续进展,肝细胞不断坏死与再生反复进行,小叶中央区和门管区等处的纤维间隔将互相连接,最终形成弥漫全肝的假小叶,使肝小叶结构和血液循环途径改建而导致肝硬化。

(二)基本病理变化

大体,早期肝脏体积可正常或稍增大,重量增加,质地正常或稍硬。晚期肝脏体积明显缩小,重量减轻,由正常的1500g减至1000g以下,硬度增加。表面和切面见圆形或类圆形小结节弥漫分布于全肝(图9-11)。结节直径多在0.15~0.5cm之间,一般不超过1cm。周围有纤维间隔包绕,肝被膜增厚。

镜下,正常肝小叶被假小叶所取代。假小叶(pseudolobule)是指由广泛增生的纤维组织分割包绕残存的肝小叶和再生的肝细胞结节所形成的圆形或类圆形的肝细胞团块(图9-12)。假小叶内中央静脉可缺如、偏位或两个以上,有时还可见被包绕进来的门管区。肝细胞索排列紊乱,可有变性、坏死和再生的肝细胞。再生的肝细胞体积较大,核大深染,常有双核。纤维间隔较窄且宽窄比较一致,内有多少不等的淋巴细胞和单核细胞浸润,小胆管增生和无管腔的假胆管形成。

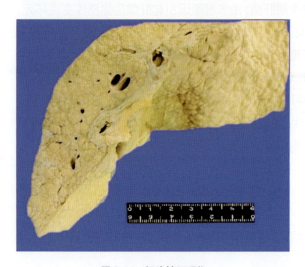

图9-11　门脉性肝硬化
大小较一致的圆形或类圆形小结节弥漫分布于全肝

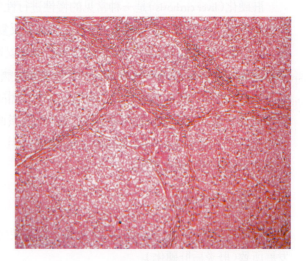

图9-12　假小叶
圆形或类圆形的肝细胞团块,假小叶内中央静脉缺如

(三)临床病理联系

1. 门脉高压症　正常门静脉压为1.27~2.35kPa(13~24cmH_2O),门脉高压时可达2.94~4.90kPa(30~50cmH_2O)。由于肝硬化时肝内血液循环途径改建而引起门脉高压,原因为:①窦性阻塞:窦周隙内肝星状细胞产生的胶原蛋白不断沉积,使肝血窦闭塞或窦周纤维化,门静脉回流受阻;②窦后性阻塞:假小叶压迫小叶下静脉,使肝窦内血液流出受阻,进而影响门静脉血流入肝血窦;③窦前性阻塞:肝内肝动脉小分支与门静脉小分支在汇入肝窦前形成异常吻合,使压力高的肝动脉血液灌流入门静脉内。门静脉压升高后,胃肠和脾等腹腔内脏器官的静脉血回流受阻,患者常出现以下临床表现:

（1）胃肠淤血、水肿：门静脉压力升高，胃肠静脉血回流受阻，导致胃肠壁淤血、水肿，影响消化吸收功能，患者出现腹胀、厌食等症状。

（2）慢性淤血性脾大和脾功能亢进：肝硬化患者约有 70%～85% 出现脾大，重量一般在 500g 以下，少数可达 800～1000g。镜下见脾窦扩张，窦内皮增生肿大，脾小体萎缩，红髓内有含铁血黄素沉着及纤维组织增生，形成黄褐色的含铁结节。脾大可引起脾功能亢进，临床出现外周血中红细胞、白细胞和血小板减少。

（3）腹水：为淡黄色透明的漏出液。腹水形成的原因有：①门静脉压力升高使腹腔内脏器官毛细血管流体静压升高，管壁通透性增大，液体漏入腹腔；②肝小叶中央静脉及小叶下静脉受压，肝窦内压上升，液体自窦壁漏出，部分经肝包膜漏入腹腔（肝泪）；③肝细胞合成白蛋白减少，导致低蛋白血症，使血浆胶体渗透压降低；④肝灭能作用降低，血中醛固酮和抗利尿激素水平升高，引起水钠潴留。

（4）侧支循环形成：门静脉压升高使部分门静脉血经门体静脉吻合支绕过肝直接回心。主要的侧支循环有：①食管下段静脉丛曲张：门静脉→胃冠状静脉→食管下段静脉丛→奇静脉→上腔静脉。如食管下段静脉丛曲张发生破裂可引起大呕血，是肝硬化患者常见死因之一。②直肠静脉（痔静脉）丛曲张：门静脉→肠系膜下静脉→痔静脉丛→髂内静脉→下腔静脉。痔静脉丛破裂常发生便血，长期便血可引起贫血。③脐周及腹壁静脉曲张：门静脉→脐静脉→脐周静脉网→腹壁上、下静脉→上、下腔静脉。脐周静脉网高度扩张，形成"海蛇头"现象。

2. 肝功能障碍　由于肝细胞长期反复变性坏死所致。

（1）蛋白质合成障碍：肝细胞受损伤后，合成蛋白的功能降低，使血浆蛋白减少。同时由于从胃肠道吸收的一些抗原性物质不经肝细胞处理，直接经过侧支循环而进入体循环，刺激免疫系统合成球蛋白增多，故出现血浆白/球蛋白比值降低甚至倒置现象。

（2）出血倾向：患者有鼻出血、牙龈出血、黏膜、浆膜出血及皮下淤斑等。主要是由于肝脏合成凝血因子减少以及脾功能亢进使血小板破坏过多所致。

（3）黄疸：主要与肝细胞坏死及毛细胆管淤胆有关，多见于肝硬化晚期。

（4）对激素的灭活作用减弱：由于肝对雌激素灭活作用减弱，导致雌激素水平升高，体表小动脉末梢扩张形成蜘蛛状血管痣和肝掌，患者手掌大、小鱼际处常发红，加压后褪色。男性患者可出现睾丸萎缩、乳腺发育。女性患者出现月经不调、不孕等。

（5）肝性脑病：为晚期肝衰竭引起的神经精神综合征，严重者昏迷（肝性脑病），为肝硬化患者常见死因之一。

二、坏死后性肝硬化

坏死后性肝硬化（postnecrotic cirrhosis）相当于国际分类中的大结节型和大小结节混合型肝硬化，常在肝细胞大片坏死的基础上形成。

（一）病因与发病机制

1. 病毒性肝炎　多由亚急性重型肝炎迁延而来。慢性肝炎的反复发作过程中，若坏死严重时，也可发展为本型肝硬化。

2. 药物及化学物质中毒　某些药物或化学物质可引起肝细胞弥漫性中毒性肝坏死，继而出现结节状再生而发展为坏死后性肝硬化。

（二）基本病理变化

大体，肝脏体积缩小变硬，变形明显，肝左叶明显萎缩，结节大小悬殊，直径在 0.5～1cm 之间，最大结节直径可达 6cm，纤维间隔宽，且宽窄不均。

镜下，假小叶形态大小不一，可呈半月形，地图形，也可见圆形及类圆形。较大的假小叶内有时可见数个完整的肝小叶，有的可见残存的门管区集中现象。假小叶内的肝细胞有不同程度的变性、坏死；若由病毒性肝炎引起,常可见肝细胞水肿,嗜酸性变或有嗜酸小体形成。纤维间隔较宽,有多量炎细胞浸润及小胆管增生。

(三) 结局

坏死后性肝硬化因肝细胞坏死较严重,病程也较短,因而肝功能障碍较门脉性肝硬化明显且出现较早,而门脉高压症较轻且出现晚。本型肝硬化的癌变率也较门脉性肝硬化高。

三、胆汁性肝硬化

胆汁性肝硬化是由于胆道阻塞、胆汁淤积引起的肝硬化,较少见。根据病因不同,分原发性和继发性两种。

1. 原发性胆汁性肝硬化　是一种慢性进行性胆汁淤积性肝脏疾病,以肝内小胆管非化脓性炎症为特征,最终导致肝硬化。病因和发病机制至今不明,可能与自身免疫有关,血中出现抗线粒体丙酮酸脱氢酶抗体(AMA-M2)是诊断的主要指标。多发生于中年女性,初发症状不明显,也可出现进行性黄疸、肝大和因胆汁刺激引起的皮肤瘙痒等。本病还常伴有高脂血症和皮肤黄色瘤。近年来发病率逐年增高,可能是由于对该病的临床表现更深入的认识和检测方法的更新,从而提高了诊断准确率所致。

病变特点:早期门管区小叶间胆管上皮空泡变性及坏死并有淋巴细胞浸润,可有肉芽肿形成(图9-13)。后期则有纤维组织增生及小胆管破坏、增生,并出现淤胆现象。门管区增生的纤维组织进而侵入肝小叶内,形成间隔,分割小叶最终发展为肝硬化。肝组织内可见铜沉积,系因淤胆造成铜的肠肝循环障碍所致。

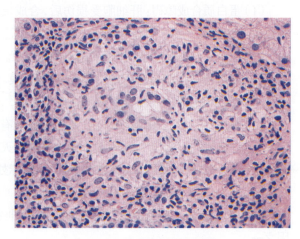

图9-13　原发性胆汁性肝硬化
围绕病变的胆管肉芽肿形成

2. 继发性胆汁性肝硬化　常见原因为胆管系统的阻塞,如胆石、肿瘤(胰头癌、Vater 壶腹癌)等对肝外胆道的压迫,引起狭窄及闭锁。儿童患者多因肝外胆道先天闭锁,其次是总胆管囊肿、囊性纤维化等。胆道系统完全闭塞 6 个月以上即可引起此型肝硬化。

病变特点:大体,肝体积常增大,表面平滑或呈细颗粒状,硬度中等,呈深绿或绿褐色。镜下,肝细胞质内胆色素沉积导致肝细胞变性坏死。坏死肝细胞肿大,胞质疏松呈网状、核消失,称为网状或羽毛状坏死。毛细胆管淤胆和胆栓形成,胆汁外溢充满坏死区,形成"胆汁湖"。门管区胆管扩张及小胆管增生,纤维组织增生使门管区变宽,但在较长时期内并不侵入肝小叶内。故小叶的改建远较门脉性及坏死后性肝硬化为轻,属不全分隔型肝硬化。伴有胆管感染时则见门管区及增生的结缔组织内有多量中性粒细胞浸润甚至微脓肿形成。

第六节　酒精性肝病

酒精性肝病(alcoholic liver disease)因长期大量酗酒所致,其发生率约 10%~20%,为慢性酒精中毒的主要表现之一,是西方国家最常见的肝脏疾病,我国近年有明显增加的趋势。

一、发病机制

肝是酒精代谢、降解的主要场所,酒精对肝有直接损伤作用。

1. NADH/NAD$^+$ 比值增高　进入肝内的酒精,在乙醇脱氢酶和微粒体乙醇氧化酶系的作用下转变为乙醛,再转变为乙酸,使 NAD$^+$ 转变为 NADH,因而 NADH/NAD$^+$ 值增高。① NADH 增多有抑制线粒体三羧酸循环的作用,从而使肝细胞对脂肪酸的氧化能力降低,可引起脂肪在肝内堆积而发生脂肪肝;② NADH 增多可使细胞代谢中的乳酸增多,对肝细胞脂肪变性及胶原形成有促进作用;③ NADH 增多使线粒体对 NADH 的再氧化增加,致耗氧过多,肝细胞因缺氧而易于发生坏死和纤维化。

2. 乙醛和自由基的损害作用　乙醛是乙醇的中间代谢产物,具有强烈的脂质过氧化反应和毒性作用。自由基是酒精在肝细胞微粒体氧化系统的作用下产生的。两者均可损伤肝细胞的膜系统,影响肝细胞的功能。

3. 刺激肝星状细胞产生胶原　为导致酒精性肝硬化的重要机制。

4. 乙醇的肝损害作用　乙醇可直接损害肝细胞内微管、线粒体的功能和膜的流动性,影响蛋白质输出和脂肪代谢等,为肝细胞脂肪变性和坏死的重要基础。

二、基本病理变化

慢性酒精中毒主要引起脂肪肝、酒精性肝炎和酒精性肝硬化。三者可单独出现,也可同时并存或先后移行。

1. 脂肪肝　是慢性酒精中毒最常见的病变。镜下,初期肝细胞内出现小泡性脂滴,进一步可发展为大泡性脂滴,将胞核推挤到细胞一侧。以小叶中央区受累明显,可伴不同程度的肝细胞水变性。单纯脂肪肝常无症状,戒酒可使脂肪肝恢复。

2. 酒精性肝炎　常出现肝细胞脂肪变性、水变性、酒精透明小体(Mallory body)、灶状肝细胞坏死伴中性粒细胞浸润以及中央静脉周围和窦周纤维化。

3. 酒精性肝硬化　为酒精性肝病终末期病变,由脂肪肝和酒精性肝炎发展而来。脂肪肝,如继续酗酒则可发展为酒精性肝炎,肝细胞发生坏死及结节状再生,进而引起纤维化,分割破坏肝小叶,形成假小叶,最终导致酒精性肝硬化。

第七节　肝的代谢性疾病与循环障碍

肝脏是体内最大的器官,是机体代谢的枢纽,具有肝动脉和门静脉两套血液供应系统,为代谢性疾病与循环障碍的好发器官。

一、肝代谢性疾病

肝脏是机体糖、蛋白质、脂肪和微量元素等的主要代谢场所,当功能障碍时可表现为多种代谢性疾病,多与遗传缺陷有关,常累及多个器官。

(一)肝豆状核变性

肝豆状核变性,又称威尔逊病(Wilson disease),是第 13 号染色体隐性遗传的铜代谢障碍疾病,家族性多发,患者多为儿童及青少年。本病的特点是铜代谢障碍,不能正常排出而蓄积于各器官。首先累及肝,肝饱和后再沉积于中枢神经系统而出现神经症状;蓄积于角膜而在角膜周围出现绿褐色环(Kayser-Fleischer 环)。肝脏病理变化表现为早期仅见肝细胞脂肪变性和轻微炎症反应,随病情发展表现为急性肝炎或慢性肝炎改变(见图 8-16),酷似病毒性肝炎,晚期发生肝硬化。组织化学检测肝组织内有不规则分布的铜颗粒沉着(见图 8-17)。中枢神经系统病变以纹状体、丘脑及苍白球最显著。

(二)含铁血黄素沉积症

肝含铁血黄素沉积症是指肝组织内有可染性铁的色素沉着。含铁血黄素沉积的原因,主要是由于大量红细胞破坏,血红蛋白分解所引起,如引起溶血及肝内出血的疾病(慢性溶血性贫血)。含铁血黄素主要沉积于肝细胞内，Kupffer 细胞内亦常有该色素沉着，但一般较肝细胞轻。因输血引起者 Kupffer 细胞色素沉着则明显。

血色病是一种先天性铁代谢异常的全身性疾病。发病机制不明。肝病变为全身病变的一部分，表现为肝组织内重度含铁血黄素沉积（图 8-18），全肝呈铁锈色。后期伴有肝纤维化或肝硬化。

（三）糖原贮积症

糖原贮积症是一种遗传性糖代谢酶缺陷所造成的糖原代谢障碍。由于酶缺陷的种类不同，临床表现多种多样。主要累及肝、心、肾及肌组织，临床有低血糖、酮尿及发育迟缓等表现。根据临床表现和生化特征，共分为十三型，其中 I、III、VI、IX 型以肝脏病变为主，II、V、VII 型以肌肉组织受损为主。

肉眼观大体，肝大，有的可达正常肝的 3 倍以上，颜色变淡。镜下，肝细胞肿胀，染色较浅，细胞膜明显，似植物细胞，可有脂肪滴，肝窦狭窄。PAS 染色显示肝细胞内大量阳性物质。早期纤维化不明显，后期可出现纤维化和肝硬化。患者在成年期出现心血管疾病、胰腺炎和肝脏腺瘤（或肝细胞癌）的发生率高于正常人群，少数患者可并发进行性肾小球硬化症。

（四）类脂质沉积症

类脂质沉积症是遗传性脂质代谢障碍所致的组织内类脂质沉积。主要有糖脂、磷脂及胆固醇等沉积。发生机制主要是作用于脂质分解代谢某些环节上的酶类的遗传性缺失，使其相应的脂质分解代谢不能进行而沉积在组织内。

1. 糖脂沉积症　　糖脂是指不含磷酸的脑苷脂及神经苷脂等脂类，其分解代谢障碍可分别引起脑苷脂沉积症（如戈谢病）和神经节苷脂沉积症。

戈谢（Gaucher）病，也称脑苷脂沉积症，是由于常染色体隐性遗传所致体内 β- 葡萄糖苷酶缺乏而引起的脑苷脂分解代谢障碍。主要累及肝、脾、淋巴结及骨髓等单核吞噬细胞系统。常发生在婴儿，为致命性疾病。主要病变为肝、脾大，脾大尤为明显，可达正常脾重的 20 倍。镜下，肝内聚集大量高度胀大的载脂巨噬细胞，有的胞质呈泡沫状，有的胞质出现红染条纹，后者排列成皱纹纸样外观；；胞核小，圆形或椭圆形居于细胞中央，称为高雪细胞。这些细胞主要分布于小叶中央静脉附近的肝窦内和汇管区。偶见发生肝纤维化和肝硬化。

2. 磷脂沉积症　　又称尼曼 - 皮克病（Niemann-Pick），或称神经磷脂沉积症。本病常发生于幼儿，预后不佳。主要为不含甘油成分的神经磷脂蓄积，为常染色体隐性遗传所致的神经磷脂酶缺乏，使神经磷脂不能被水解而沉积于组织内所致，还可伴有其他脂质贮积。本病主要累及肝、脾、骨髓及淋巴结等器官，在儿童也侵犯神经系统。主要病变为肝大，镜下见在肝窦内和汇管区有大量 Kupffer 细胞和巨噬细胞聚集，细胞体积肿大，胞质呈泡沫状，核小居中，称为 Pick 细胞。肝细胞内也可见有脂肪，主要为中性脂肪及胆固醇。电镜下见 Pick 细胞内充满多数年轮样层状排列的球形包涵体。

二、肝血管循环障碍

肝脏的血液供应，25%～30% 来自肝动脉，70%～75% 来自门静脉，一旦血液循环障碍可出现淤血、出血、梗死和门脉高压症等表现。

（一）门静脉阻塞

常见于肝硬化、肝癌和胰腺癌等压迫或侵袭肝内门静脉，以及化脓性腹膜炎和新生儿脐带感染化脓等引起门静脉血栓形成或栓塞。门静脉完全而广泛的阻塞甚少见，其肝内分支的一支或多支阻塞可引起梗死（Zahn 梗死），又称萎缩性红色梗死，为肝内少见的循环障碍性病变。病变以局部肝淤血为主，而不是真性梗死。病变区呈圆形或长方形，暗红色，境界清楚。镜下，肝小叶中央区高度淤血并有出血。局部肝细胞萎缩、坏死或消失。病变恢复期可见阻塞的门静脉周围出现新吻合支。本病变对机体无大影响，偶可成为腹腔内出血的来源。

（二）肝静脉阻塞

肝静脉阻塞一般分为二类。一类为肝静脉干至下腔静脉的阻塞，称 Budd-Chiari 综合征；另一类为肝内肝静脉小分支阻塞，称肝小静脉闭塞症（veno-occlusive disease）。

Budd-Chiari 综合征是指肝静脉干和（或）下腔静脉的肝静脉入口处有一段完全或不完全阻塞所引起的以肝静脉流出道梗阻为主要表现的临床综合征。病因有原发及继发二种。原发性者主要是先天性血管异常，如下腔静脉膜性阻塞所致的肝静脉阻塞。继发性者可由血液凝固性升高疾病（如红细胞增多症）、肝癌及腹腔肿瘤、腹部创伤及某些口服避孕药等引起的该段静脉血栓形成所致。发生在肝小叶下静脉以上、右心房入口处以下肝静脉和肝段下腔静脉任何性质的阻塞，使肝脏出现淤血、出血，肝细胞萎缩、变性、坏死、纤维化等病理变化，慢性病例则发展为淤血性肝硬化，最终导致窦后性门脉高压症。

第八节　胆囊炎与胆石症

胆囊炎与胆石症常互为因果关系。胆囊炎反复发作是胆石形成的重要因素和促发因素；而胆石症使胆汁淤滞，细菌繁殖导致胆囊炎。

一、胆囊炎

炎症主要在胆囊称胆囊炎（cholecystitis），主要在胆管则称胆管炎。两者常同时发生，其病因、发病机制以及病理变化大致相同，多是在胆汁淤积的基础上继发细菌感染。

（一）病因与发病机制

多由细菌引起，常伴有胆汁淤滞。常见细菌为大肠埃希菌、副大肠埃希菌、葡萄球菌等。淤胆时，胆汁理化状态改变可使胆道黏膜抵抗力降低。同时胆道内压力升高，导致胆道壁血液循环障碍。细菌可经淋巴道或血道到达胆道，也可以由肠腔经十二指肠乳头逆行进入胆道，我国以后者多见。

（二）基本病理变化

1. 急性胆囊炎　黏膜充血水肿，上皮细胞变性、坏死脱落，管壁内不同程度的中性粒细胞浸润。常伴有黏膜腺分泌亢进（卡他性胆囊炎），病变可继续发展为蜂窝织性胆囊炎。浆膜面常有纤维素脓性渗出物覆盖。如胆囊管阻塞，可引起胆囊积脓。如痉挛、水肿、阻塞及淤胆等导致胆管或胆囊壁的血液循环障碍时，可发生坏疽性胆囊炎，甚至发生穿孔，引起胆汁性腹膜炎。

2. 慢性胆囊炎　多由急性胆囊炎反复发作迁延所致。胆囊黏膜多发生萎缩，各层组织中均有淋巴细胞、单核细胞浸润和明显纤维化。慢性胆囊炎因反复炎性损害，黏膜上皮增生向胆囊壁内凹陷生长，有时深达肌层，形成 Rokitansky-Aschoff 窦（图 9-14）。在此基础上腺上皮有时可发生癌变（胆囊癌）。

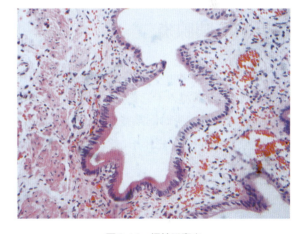

图 9-14　慢性胆囊炎
黏膜上皮增生向胆囊壁内凹陷生长，形成 Rokitansky-Aschoff 窦

二、胆石症

胆汁的某些成分（胆色素、胆固醇、黏液物质及钙等）可以在各种因素作用下在胆道系统中析出和凝集形成结石。发生于各级胆管内的结石称胆管结石，发生于胆囊内的结石称胆囊结石，统称胆石症（cholelithiasis）。胆石症是一种常见病，自然人群发病率约 10%，女性多于男性。

（一）病因与发病机制

1. 胆汁理化性状的改变　胆色素含量增加、胆汁内钙量增加以及胆汁的酸度改变等都可促进结石的形成。正常胆汁中的胆红素多与葡萄糖醛酸结合成酯类而不游离，游离胆红素浓度增高可与胆汁中的钙结合形成不溶性的胆红素钙而析出。正常胆汁中有一定浓度的胆盐和卵磷脂可以和胆固醇、蛋白质组成混合体胶粒，混悬于胆汁中而不析出，某些肠疾病时由于丧失了胆盐则促进胆固醇析出，形成结石。

2. 胆汁淤滞　胆汁中水分被过多吸收，胆汁过度浓缩，可使胆色素浓度增高，胆汁中如胆固醇含量过多呈过饱和状态则易析出形成胆固醇结石。

3. 感染　胆道感染时的炎性水肿和慢性期的纤维增生可使胆道壁增厚，从而引起胆汁淤滞。炎症时渗出的细胞或脱落上皮、蛔虫残体及虫卵等也可作为结石的核心，促进胆石形成。大肠埃希菌等肠道细菌中的葡萄糖醛酸酶则有分解酯类使胆红素游离出来的作用，所以有肠道细菌感染、肠蛔虫症及胆道炎时易形成胆红素结石。

（二）胆石的种类和特点

1. 色素性胆石　结石成分以胆红素钙为主，可含少量胆固醇。有泥沙样及砂粒状二种。砂粒状者大小为 1~10mm，常为多个。多见于胆管。

2. 胆固醇性胆石　结石的主要成分为胆固醇。此类结石在我国较欧美少见，其发生率大约不超过胆石症的 20%。结石呈圆形或椭圆形。黄色或黄白色，表面光滑或呈细颗粒状，质软。剖面呈放射状。常为单个，体积较大，直径可达数厘米，多见于胆囊。

3. 混合性胆石　由两种以上主要成分构成。以胆红素为主的混合性胆石在我国最多见，约占全部胆石症病例的 90% 以上。结石常为多面体，少数呈球形，呈多种颜色。外层常很硬，切面成层，或如树干年轮或呈放射状。多发生于胆囊或较大胆管内，大小数目不等，常为多个（图 9-15）。

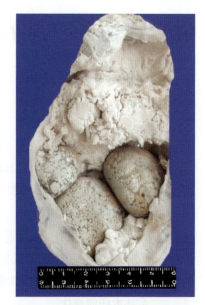

图 9-15　胆囊多发性结石并慢性胆囊炎
胆囊内多个结石，胆囊壁明显增厚

第九节　胰腺炎

胰腺炎（pancreatitis）是因胰酶的自身消化作用而引起的胰腺炎性疾病。正常情况下，胰液内的胰蛋白酶原无活性，待其流入十二指肠，受到胆汁和肠液中的肠激酶激活后变为有活性的胰蛋白酶，具有消化蛋白质的作用。胰腺炎时因某些因素激活胰蛋白酶，后者又激活了其他酶反应，如弹性蛋白酶及磷脂酶 A 等，对胰腺发生自身消化作用，如胰脂酶导致脂肪坏死。

一、急性胰腺炎

急性胰腺炎是胰酶消化胰腺及其周围组织所引起的急性炎症。胰腺主要病变为水肿、出血和坏死，故称急性出血性胰腺坏死。好发于中年男性，发作前多有暴饮暴食或胆道病史。临床表现为突然发作的上腹部剧烈疼痛并可出现休克。

（一）病因与发病机制

1. 胆汁反流　常见原因有胆石、蛔虫、暴饮暴食引起的壶腹括约肌痉挛及十二指肠乳头水肿等，导致十二指肠壶腹部阻塞。总胆管和胰管共同开口于十二指肠壶腹部，反流的胆汁可进入胰管，将无活性的胰蛋白酶原激活成胰蛋白酶，再诱发一系列酶反应引起胰腺出血和坏死。

2. 胰液分泌亢进　暴饮暴食、酒精刺激使胃酸及十二指肠促胰液素分泌增多，进而促进胰液分泌增多，造成胰管内压增高。重者可导致胰腺小导管及腺泡破裂，激活胰蛋白酶原等，从而引起胰腺组织出血坏死。

3. 胆道感染　受细菌感染的胆汁可破坏胰管表面被覆的黏液屏障。

4. 其他　病毒感染、外伤、药物等导致胰腺腺泡细胞损伤。

（二）基本病理类型及其病变特点

1. 急性水肿性（间质性）胰腺炎　较多见，约占急性胰腺炎的 75% 或更多。病变多局限在胰尾。胰腺肿大，变硬，间质充血水肿并有中性粒细胞及单核细胞浸润。有时可发生局限性脂肪坏死，但无出血。预后较好，经治疗后病变常于短期内消退而痊愈。少数病例也可转变为急性出血性胰腺炎。

2. 急性出血性胰腺炎　较少见。发病急骤，病情危重，预后较差。以广泛出血坏死为特征，伴有轻微炎症反应。大体，胰腺肿大，质软，出血，呈暗红色，胰腺原有的分叶结构模糊消失。胰腺、大网膜及肠系膜等处可见散在混浊的黄白色斑点（脂肪被酶解为甘油及脂肪酸后，与组织液中的钙离子结合成不溶性的钙皂），或小灶状脂肪坏死（胰液从坏死的胰组织溢出后，引起脂肪组织酶解坏死）。镜下，胰腺组织大片凝固性坏死，细胞结构不清，间质小血管壁也有坏死，故有大量出血。在坏死胰腺组织周围可见中性粒细胞及单核细胞浸润。患者如度过急性期，则炎性渗出物和坏死物逐渐被吸收，局部发生纤维化而痊愈或转变为慢性胰腺炎。

（三）临床病理联系

1. 腹痛　常位于上腹中部，呈腰带状分布。一般较剧烈，伴恶心呕吐。因胰腺肿大，包膜紧张所致。当合并腹膜炎时，疼痛弥漫至全腹。

2. 休克　常出现休克症状，严重者可以致死。引起休克的原因有多种，如胰腺组织和腹腔内出血及呕吐造成大量体液丢失及电解质紊乱；胰液外溢刺激腹膜引起剧烈疼痛；组织坏死、蛋白质分解引起的机体中毒等。

3. 腹膜炎　由胰液外溢刺激所致，常引起急性腹膜炎。

4. 酶的改变　由于胰液外溢其中所含的大量淀粉酶及脂酶可被吸收入血并由尿排出，临床检测患者血和尿中淀粉酶及脂酶含量升高可帮助诊断。

5. 血清离子改变　患者血中的钙、钾、钠离子水平下降。血钙下降的原因为急性胰腺炎时胰腺 α 细胞受刺激，分泌胰高血糖素，可使甲状腺分泌降钙素，抑制钙自骨质内游离，致使胰腺炎时因脂肪坏死而消耗的钙得不到补充而发生血钙降低。血钾、钠的下降可能因持续性呕吐造成。

二、慢性胰腺炎

慢性胰腺炎是由于急性胰腺炎反复发作所致的胰腺慢性进行性破坏性疾病。有的病例急性期不明显，症状隐匿，发现时即属慢性。临床上常伴有胆道系统疾病，患者常有上腹痛、脂肪泻，有时并发糖尿病。慢性酒精中毒时也常引起本病。

基本病理变化：大体，胰腺呈结节状，质较硬。切面可见胰腺间质纤维组织增生，胰管扩张，管内偶见有结石形成。有时可见胰腺实质坏死，坏死组织液化后，被纤维组织包裹形成假囊肿。镜下，胰腺小叶周围和腺泡间纤维组织增生或广泛纤维化，腺泡萎缩和消失，导管扩张，导管上皮增生或鳞状化生，间质有淋巴细胞和浆细胞浸润。

第十节　阑尾炎

阑尾炎（appendicitis）是一种常见病，各年龄都可以发生，但较多见于青年人。临床以转移性右下腹痛和右下腹阑尾点有固定而明显的压痛为特征，伴恶心、呕吐和外周血中性粒细胞增多等表现。根据病程常分为急性和慢性两种。

一、病因与发病机制

阑尾是一条细长的盲管,黏膜下层有丰富的淋巴滤泡,根部肌层有类似括约肌的结构,导致开口和管腔均狭小;阑尾系膜短于阑尾长度,常使阑尾屈曲扭折;阑尾动脉终末动脉无侧支循环,血液循环障碍时易致阑尾坏死。在上述条件下,细菌感染和阑尾腔的阻塞成为阑尾炎发病的主要因素。感染常无特定的病原菌,以大肠埃希菌为多。病原菌必须在阑尾黏膜损伤之后才能侵入引起阑尾炎。阻塞可因粪石、异物或寄生虫等引起,以粪石多见。

二、基本病理变化

1. 急性阑尾炎

(1)急性单纯性阑尾炎:为早期的阑尾炎,病变以阑尾黏膜或黏膜下层较重。阑尾轻度肿胀,浆膜面充血,失去正常光泽。黏膜上皮可见一个或多个缺损,并有中性粒细胞浸润和纤维素渗出。

(2)急性蜂窝织性阑尾炎:或称急性化脓性阑尾炎,常由急性单纯阑尾炎发展而来。大体,阑尾高度肿胀增粗,浆膜明显充血并有脓苔附着。镜下,黏膜有明显坏死,阑尾壁各层见大量中性粒细胞弥漫浸润伴充血和水肿(图9-16)。部分病例可见脓肿形成。浆膜和系膜受累后可见大量中性粒细胞浸润和纤维素渗出而导致阑尾周围炎(局限性腹膜炎)和阑尾系膜炎。

(3)急性坏疽性阑尾炎:是一种重型的阑尾炎。阑尾因阻塞、积脓、腔内压力增高及阑尾系膜静脉血栓性静脉炎等,均可引起阑尾壁血液循环障碍,阑尾壁发生坏死。此时,阑尾呈暗红色或黑色,常导致穿孔,引起弥漫性腹膜炎或阑尾周围脓肿。

2. 慢性阑尾炎　多为急性阑尾炎转变而来,也可开始即呈慢性过程。病变特点为阑尾壁内淋巴细胞、浆细胞为主的炎细胞浸润,伴阑尾壁各层不同程度纤维组织增生,可阻塞管腔致完全闭塞(闭塞性阑尾炎)。在慢性阑尾炎基础上可发生急性阑尾炎的病变称慢性阑尾炎急性发作。

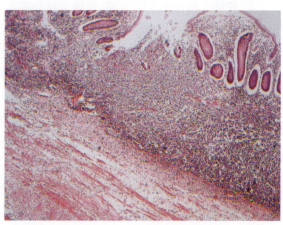

图9-16　急性蜂窝织性阑尾炎
阑尾壁各层见大量中性粒细胞弥漫浸润伴充血和水肿

三、结局与并发症

急性阑尾炎和慢性阑尾炎急性发作经手术切除,预后良好。少数因治疗不及时或机体抵抗力低下而出现并发症。最常见的并发症为阑尾穿孔引起的腹膜炎和阑尾周围脓肿。如果阑尾根部阻塞,黏膜上皮分泌的黏液潴留致阑尾高度膨胀称阑尾黏液囊肿或伴发化脓称阑尾积脓。黏液囊肿穿透阑尾壁,黏膜上皮和黏液进入腹腔后种植在腹膜表面可形成腹腔假黏液瘤。如并发阑尾系膜血栓性静脉炎,细菌或含菌血栓可沿静脉回流入肝而形成肝脓肿,此时往往伴有脓毒血症。

第十一节　非特异性肠炎

非特异性肠炎又称炎症性肠病,病因不明,多呈慢性经过,反复发作,病变无特异性。

一、克隆恩病

克隆恩病(Crohn病),又称局限性肠炎,是一种病因未明的主要侵犯消化道的全身性疾病。病变主要累及回肠末端,其次为结肠、回肠近端和空肠等处。临床主要表现为腹痛、腹泻、腹部肿块、肠溃疡穿孔、肠瘘形成及肠梗阻。还可出现肠外免疫性疾病,如游走性多关节炎、强直性脊柱炎等。本病呈慢性经过,经治疗可缓解,但常复发。慢性病例肠黏膜上皮细胞可由不典型增生发生癌变,但癌变率明显小于溃疡性结肠炎。本病与肠结核、慢性溃疡性结肠炎等鉴别困难。

(一)病因与发病机制

原因不明,推测为免疫异常、遗传和感染诸因素综合作用所致。患者血中可测到抗结肠抗体,病变部位常有免疫复合物和补体 C3 沉积。部分患者可检测到 T 淋巴细胞和巨噬细胞的异常活化伴细胞因子如 IL-1,2,6,8 和 γ 干扰素及 TNF-α 的合成增多,故认为该病属自身免疫性疾病。单卵性双胎较双卵性双胎发病率显著增多,患者 HLA-DR1 和 HLA-DQW5 表达占优势均提示发病与遗传相关,但不排除相同环境、饮食和生活方式对发病的影响。副结核分枝杆菌、病毒及衣原体感染与该病的关系受到关注。

(二)基本病理变化

大体,病变常呈节段性,病变之间的黏膜正常。病变处肠壁增厚、变硬,肠腔狭窄,黏膜高度水肿,皱襞呈块状增厚如鹅卵石样,其中可见纵行或横行的溃疡呈沟渠状。如溃疡穿透肠壁累及相邻肠管则发生粘连、脓肿及瘘管形成。

镜下,病变复杂多样,常见有:①裂隙状溃疡:初期浅小,后期呈裂隙状,相邻肠壁各层可见大量淋巴细胞、浆细胞和单核细胞浸润;②黏膜高度水肿,尤以黏膜下层为著,并见多数扩张的淋巴管;③肉芽肿:可见于肠壁各层中,由上皮样细胞和多核巨细胞构成,中央无干酪样坏死,可与结核性肉芽肿鉴别;④并发穿孔可见瘘管、化脓及炎性包块形成。

二、慢性溃疡性结肠炎

慢性溃疡性结肠炎是一种原因不明的结肠慢性炎症。可累及结肠各段,偶尔见于回肠。发病年龄以 20~30 岁多见,男多于女。临床有腹痛、腹泻和便血等表现,轻重不一,反复发作。可伴发结节性红斑、游走性关节炎、原发性硬化性胆管炎等肠外免疫性疾病。

(一)病因与发病机制

病因至今不明,现认为与下列因素有关:①遗传易感性:患者有家族聚集趋向,单卵孪生共同发病率增高,HLA-DR2、某些细胞因子基因的表达占优势,IgG1 合成增多等。②自身免疫性:可检测到抗结肠上皮细胞、内皮细胞和抗中性粒细胞胞质的自身抗体;T 淋巴细胞的持续异常活化等。而黏膜组织的损伤源于中性粒细胞和巨噬细胞所产生的细胞因子、蛋白水解酶和活性氧代谢产物等的作用所致。

(二)基本病理变化

大体,病变主要累及结肠,以直肠、乙状结肠为主,偶见累及回肠末端。病变特点是连续性弥漫性黏膜及黏膜下层的炎症,较少累及肌层。病变初期,黏膜水肿、充血伴点状出血,黏膜隐窝有小脓肿形成。脓肿逐渐扩大,局部肠黏膜表层坏死脱落,形成表浅小溃疡并可累及黏膜下层。溃疡可融合扩大或相互穿通形成窦道。病变进一步发展,肠黏膜可出现大片坏死并形成大的溃疡。残存的肠黏膜充血、水肿并增生形成息肉样外观,称假息肉。有时溃疡穿透肠壁引起结肠周围脓肿并继发腹膜炎。病变局部的结肠可与邻近腹腔器官发生粘连。

镜下,早期可见肠黏膜隐窝处有小脓肿形成,黏膜及黏膜下层可见中性粒细胞、淋巴细胞、浆细胞及嗜酸性粒细胞浸润,继而有广泛溃疡形成。溃疡底部有时可见急性血管炎,血管壁呈纤维素样坏死。溃疡边缘假息肉形成处的肠黏膜上皮可见不典型增生,提示有癌变的可能。晚期病变区肠壁有大量纤维组织增生。

(三)并发症

溃疡如穿透肠壁可引起腹膜炎、肠周脓肿及肠瘘等并发症,但较 Crohn 病少见。在暴发型病例,结肠可因中毒丧失蠕动功能而发生麻痹性扩张,称中毒性巨结肠。溃疡性结肠炎还可发生癌变,病变范围越大,病程越长者,癌变危险性越大。

三、急性出血性坏死性肠炎

急性出血性坏死性肠炎或简称坏死性肠炎,以小肠急性出血坏死性炎症为主要病变。常发生于婴儿,偶见成人。多发生于夏、秋季。临床主要表现为腹痛、便血、发热、呕吐、腹泻等,重者常因休克致死。

(一)病因与发病机制

至今不明。研究提示,本病是一种非特异性感染如细菌、病毒或其分解产物所引起激烈的变态反应(Schwartzman 反应)性疾病。此外,有学者在本病患者肠腔中发现一种可产生剧烈毒素的 F 型厌气菌,其 B 毒素有引起强烈的溶血、坏死作用。但此种细菌的病因作用尚待进一步证实。

(二)基本病理变化

大体,肠壁发生明显的出血及坏死,常呈节段性分布,以空肠及回肠最多见且严重。病变肠壁增厚,黏膜肿胀,广泛出血、坏死,表面常被覆假膜,可继发溃疡形成,溃疡深者可引起肠穿孔。病变黏膜与正常黏膜分界清楚。

镜下,深浅程度不同的肠黏膜坏死,病变组织与正常组织交界处有中性粒细胞与单核细胞浸润,有时可见较多的嗜酸性粒细胞。肠壁各层均可有不同程度的充血、水肿及出血,炎性细胞浸润。血管壁呈纤维素样坏死,常伴有血栓形成。肌层平滑肌肿胀、断裂,并可发生坏死。

四种常见肠道炎症疾病的临床病理特点见表9-4。

表9-4 四种常见肠道炎症疾病的临床病理特点比较

特点	克隆恩病(Crohn病)	慢性溃疡性结肠炎	急性出血性坏死性肠炎	菌群失调性假膜性肠炎
常见人群	20～30岁青年	30岁以上	小儿	各年龄
主要部位	回肠末端	结肠	小肠	肠道各段
大体	水肿、增厚、变硬,块状分布,状如鹅卵石	溃疡伴假息肉形成	节段性出血坏死	假膜形成
镜下	坏死性肉芽肿性炎累及肠壁全层	慢性溃疡性炎性病变	肠壁出血坏死	纤维素渗出、黏膜坏死
临床表现	慢性腹部包块、肠瘘、肠梗阻	经过缓慢,可合并肠癌	急性经过,便血、休克	长期使用广谱抗生素造成的并发症

第十二节　消化系统常见肿瘤

消化系统各器官是肿瘤的高发部位,消化系统肿瘤分良性肿瘤和恶性肿瘤,以恶性肿瘤更常见。全国肿瘤登记中心发布的《2012中国肿瘤登记年报》显示,居全国恶性肿瘤发病率第一位的是肺癌,其次为胃癌、结直肠癌、肝癌和食管癌。居死亡率第一位的仍是肺癌,其次为肝癌、胃癌、食管癌和结直肠癌。

一、食管癌

食管癌(carcinoma of esophagus)是由食管黏膜上皮或腺上皮发生的恶性肿瘤,以鳞癌最多见。我国是食管癌的高发国家,全世界每年约30万人死于食管癌,其中一半是中国人。2015年中国肿瘤统计信息显示食管癌占我国恶性肿瘤发病率的第五位,高发区主要集中在河南、河北等中原地区。患者男性多于女性,发病年龄多在40岁以上。临床以哽噎、吞咽困难、胸骨后或剑突下疼痛为主要症状。

(一)病因

1. 化学因素和真菌毒素　高发区当地粮食、食品中和人体内均可测出亚硝胺,其检出率和含量均高于低发区。此外,食物也被查出真菌污染,饲喂动物能诱发大鼠前胃鳞状细胞癌。

2. 饮食习惯和环境因素　高发区居民喜食过热、粗糙的食物。

3. 微量元素和维生素缺乏　高发区土壤和食物中缺乏钼、铁、锌等微量元素,可能属于间接促癌因子。钼是硝酸盐还原酶的成分,可降低植物中硝酸盐的含量,缺钼可使农作物中硝酸盐的含量增高。近年来注意到高发区人群维生素 A、B、C 的摄取量明显低于低发区,这些物质是重要的抗氧化剂,能阻断亚硝酸盐的合成,它们的缺乏导致亚硝酸盐在体内积聚,可能起促癌作用。

4. 遗传因素　遗传因素可能增加患者对外界致癌因子的易感性。中国食管癌高发区主要有北方的太行山区及南方的潮汕与闽南地区,在高发区家族聚集现象较为明显。尤其是潮汕高危人群是由古中原起源经闽徙潮的中原汉族后裔。最新的分子生物学研究揭示潮汕食管癌高发人群与河南食管癌高发人群有密切的血缘关系,提示食管癌发病可能与遗传易感性有一定的关系。

(二)基本病理变化

食管癌以中段最多见,其次为下段,而上段最少。根据浸润深度可分为早期食管癌和中晚期食管癌。

1. 早期食管癌　指癌组织局限于黏膜层和黏膜下层而无淋巴结转移者。临床无明显症状,钡餐检查食管基本正常或呈管壁轻度局限性僵硬。自从开展了食管拉网脱落细胞学检查和内镜检查以来,早期食管癌的发现率及手术治疗的五年生存率都明显提高。可分为四型,①隐伏型:大体除癌变黏膜色泽较正常稍红外,可无明显异常,镜下为原位癌。②糜烂型:癌变处黏膜呈浅表的糜烂,大小形状均不一致,但与周围黏膜分界清楚。镜下多为黏膜内癌。③斑块型:癌变黏膜略肿胀隆起,触之有僵硬感。镜下癌组织多已浸润至黏膜肌层或黏膜下层。④乳头型:肿瘤呈乳头状突起,边缘与周围分界清楚,瘤体表面偶见糜烂。临床以斑块型和糜烂型常见。镜下,绝大部分为鳞状细胞癌。

2. 中晚期食管癌　指癌组织已侵入肌层及其以下者。此期患者已出现明显现临床症状,如吞咽困难等,大体分为四型:

(1)髓质型:最多见,肿瘤在食管壁内浸润性生长,使食管壁弥漫性增厚,管腔变窄。切面癌组织呈灰白色,质软似脑髓组织,表面可形成浅表溃疡。

(2)蕈伞型:肿瘤呈扁圆形肿块,如蘑菇状突入食管腔内。此型侵犯肌层者较其他类型少见。

(3)溃疡型:肿瘤表面有较深溃疡,深达肌层,底部凹凸不平。多浸润食管管周的一部分。

(4)缩窄型:最少见。癌组织在食管壁内浸润生长,累及食管全周,同时伴纤维组织增生形成明显的环形狭窄,近段食管腔明显扩张。

镜下,组织学类型分为鳞状细胞癌、腺癌、腺鳞癌和小细胞癌等类型。其中以鳞状细胞癌最为多见,约占食管癌的 90% 以上,腺癌次之,大部分腺癌发生于 Barrett 食管。

(三)扩散

1. 直接蔓延　癌组织穿透食管壁可直接侵入邻近器官。食管上段癌可侵入喉、气管、甲状腺和颈部软组织;中段癌多侵入支气管、肺、心包和纵隔等;下段癌常累及贲门、横膈、肝左叶等处。受浸润的器官可发生相应的合并症,如大出血、化脓性炎、脓肿及食管支气管瘘等。

2. 淋巴道转移　食管癌早期即可发生淋巴道转移。根据食管淋巴液引流途径,上段癌常转移到颈部及上纵隔淋巴结;中段癌常转移到食管旁及肺门淋巴结;下段癌转移到食管旁、贲门及腹腔淋巴结。

3. 血道转移　主要见于晚期患者,常转移至肝和肺。

(四)临床病理联系

早期食管癌症状不明显,可表现为哽噎感、胸骨后和剑突下疼痛、食物滞留感、异物感、咽喉部干燥和紧缩感,可能是由于食管痉挛或肿瘤浸润黏膜所致。中晚期患者表现为进行性吞咽困难及食物反流,甚至不能进食,如累及相邻组织和器官可出现相应表现,如压迫喉返神经出现声音嘶哑,侵及气管或支气管出现呛咳、呼吸困难等。最终导致恶病质使患者全身衰竭而死亡。

案例 9-1

患者男性，51 岁。1 年前自觉胸骨后有烧灼感及刺痛，未在意。半年前进食有阻挡感，2 个月前饮水也有阻挡感，伴体重下降，遂到医院就诊。上消化道钡餐透视显示食管中段有龛影，内镜检查发现在食管中段有溃疡性肿物，面积约 5cm×2.8cm。活检病理诊断为食管中分化鳞癌。

思考：

1. 请问恶性肿瘤对机体的常见影响有哪些？

2. 结合食管正常结构和功能，试分析食管癌对机体有何影响？

二、胃癌

胃癌由胃黏膜上皮和腺上皮发生的恶性肿瘤。2015 年中国肿瘤统计信息显示胃癌占我国恶性肿瘤发病率的第二位，高发区为西北及沿海各省，如甘肃省、青海省、上海市、江苏省等地。好发年龄在 40～60 岁，男多于女。

（一）病因

至今未明。目前认为与饮食、地理条件、种族、遗传、血型及化学物质如亚硝胺等有关。如在中国、日本、冰岛、智利及芬兰等国胃癌发病率远较西欧国家和美国高，这可能与各国的饮食习惯及各地区的土壤地质因素有关。据调查，胃癌发生和大量摄取鱼、肉类熏制食品有关。用黄曲霉毒素污染或含亚硝酸盐的食物饲喂动物也可诱发胃癌。近年来发现幽门螺杆菌（Hp）感染与胃癌的发生关系密切。Hp 感染致黏膜损伤，腺体萎缩，胃酸分泌减少，其他细菌得以生长繁殖，可使硝酸盐还原为亚硝酸盐，进而使具有致癌效应的 N- 亚硝基化合物合成增多。Hp 亦可活化乙醇脱氢酶致乙醛生成增多，造成黏膜上皮和 DNA 损伤加剧。损伤后细胞再生修复活跃，DNA 修复障碍，突变的基因逃逸免疫监控导致细胞转化。环境和遗传因素在胃癌发生中亦起重要作用。大量研究显示胃癌中癌基因如 *c-myc*、*CerbB-2*、*K-ras* 等过表达及抑癌基因如 *p53* 和 *APC* 突变和缺失。某些癌前病变如慢性萎缩性胃炎、胃息肉、慢性胃溃疡、残胃等，由于长期慢性损伤和修复，致胃腺颈部和胃小凹底部干细胞反复增生，经化生、异型增生而癌变。

（二）胃癌的组织发生

1. 胃癌的细胞来源　从早期微小胃癌形态学观察推测，胃癌主要发生自胃腺颈部和胃小凹底部的干细胞。此处腺上皮的再生修复特别活跃，可向胃上皮及肠上皮分化，癌变常由此部位开始。

2. 肠上皮化生与癌变　大肠型化生在胃癌癌旁黏膜上皮的检出率高达 88.2%，可见肠上皮化生与胃癌移行，并发现肠上皮化生细胞和癌细胞的胞质中氨基酰酶、乳酸脱氢酶及其同工酶活性增高，而正常胃黏膜细胞中该酶不显活性。

3. 非典型增生与癌变　癌旁黏膜常见重度非典型增生，有的并与癌变呈移行关系。

（三）基本病理变化

胃癌好发于胃窦部，尤以胃小弯侧多见（约占 75%），其次为胃贲门部。根据癌组织浸润深度，分为早期胃癌和进展期胃癌。

1. 早期胃癌（early gastric carcinoma）　癌组织局限于黏膜层或黏膜下层者称为早期胃癌。判断早期胃癌的标准不是其面积大小和有无淋巴结转移，而是其浸润深度。癌组织局限于黏膜固有层者称黏膜内癌，浸润至黏膜下层者称黏膜下癌。10% 早期胃癌病例为多发性病灶，病变范围大小不等，大多数直径小于 2cm，最大者可达 10cm。只能在光镜下才能看见者称超微小胃癌；直径 <0.5cm，内镜检查时在该癌变处钳取活检确诊为癌，但手术切除标本经连续切片均未发现癌者称微小癌或"一点癌"；直径在 0.6～1.0cm 者称小胃癌。早期胃癌术后 5 年生存率 >90%，超微小胃癌、微小胃癌和小胃癌术后 5 年生存率达 100%。早期胃癌大体分为以下三种类型：

（1）隆起型（Ⅰ型）：病变隆起，高出胃黏膜厚度的2倍以上或呈息肉状。

（2）表浅型（Ⅱ型）：病变无明显隆起或凹陷，肿瘤表面较平坦，局部黏膜变化轻微。又分为：①表浅隆起型（Ⅱa型），稍隆起，但高度小于黏膜厚度的2倍；②表浅平坦型（Ⅱb型），与周围黏膜几乎同高；③表浅凹陷型（Ⅱc型），较周围黏膜稍凹陷伴糜烂，其深度不超过黏膜层。

（3）凹陷型（Ⅲ型）：病变有明显凹陷，但仍限于黏膜下层，此型多见。

镜下，早期胃癌以原位癌及高分化管状腺癌多见，其次为乳头状腺癌，最少见者为未分化癌。

2. 进展期胃癌（advanced gastric carcinoma） 指癌组织浸润超过黏膜下层或浸润胃壁全层的胃癌。癌组织侵袭越深，预后越差，肉眼形态可分以下三型：

（1）息肉型或蕈伞型：又称结节蕈伞型，癌组织向黏膜表面生长，呈息肉状或蕈状，突入胃腔内。

（2）浸润型：癌组织在胃壁内局限性或弥漫性浸润，与周围正常组织分界不清。其表面胃黏膜皱襞大部分消失，有时可见浅表溃疡。弥漫浸润时整个胃壁增厚、变硬，弹性减退，胃腔缩小，似皮革制成的囊袋，称革囊胃（linitis plastica）。

（3）溃疡型：癌组织坏死脱落形成溃疡，边缘隆起如火山口状，一般比较大，底部凹凸不平，组织质脆，易出血。需与慢性消化性溃疡鉴别（表9-5）。

表9-5　消化性溃疡与溃疡型胃癌的大体形态区别

特征	消化性溃疡（良性）	溃疡型胃癌（恶性）
外观	圆或椭圆形	不规则、火山口状
大小	直径常＜2cm	直径常＞2cm
深度	较深，常低于周围黏膜	较浅，常高于周围黏膜
边缘	平整、少隆起	不规则、常隆起
底部	平坦、清洁	凹凸不平，有出血、坏死
周围黏膜	皱襞向溃疡集中	皱襞中断、增粗呈结节状

胶样癌：当癌细胞分泌大量黏液时，癌组织肉眼呈半透明的胶冻状故称之。其肉眼形态可表现为上述三型中的任何一种。

镜下，进展期胃癌组织类型主要为腺癌，常见类型有管状腺癌与黏液癌。少数病例也可为腺棘皮癌或鳞状细胞癌，常见于发生在贲门部的胃癌。WHO将胃癌分为管状腺癌、乳头状腺癌、黏液腺癌、印戒细胞癌、腺鳞癌、鳞状细胞癌、未分化癌及其他。

（四）扩散

1. 直接蔓延　癌组织向胃壁各层浸润，当穿透浆膜后，可直接蔓延至邻近器官和组织，如胃窦癌可侵犯十二指肠、大网膜、肝左叶和胰腺等；贲门、胃底癌可侵犯食管、肝和大网膜等。

2. 转移　可发生淋巴道转移、血道转移和种植性转移。

（1）淋巴道转移：为主要转移途径，以胃小弯侧胃冠状静脉旁及幽门下淋巴结最多见，可进一步转移至腹主动脉旁、肝门处淋巴结或进一步转移至胰头上方及肠系膜根部淋巴结。转移到胃大弯淋巴结的可进一步转移至大网膜淋巴结。晚期可经胸导管转移至左锁骨上淋巴结（Virchow淋巴结）。早期胃癌亦可有淋巴结转移，但少见。

（2）血道转移：多发生于胃癌的晚期，常经门静脉转移到肝，也可转移到肺、脑、骨等器官。

（3）种植性转移：胃癌特别是胃黏液癌细胞浸润至胃浆膜表面时可脱落至腹腔，种植于腹腔及盆腔器官的浆膜上。常在双侧卵巢形成转移性黏液癌，称克鲁根勃（krukenberg）瘤。

（五）临床病理联系

早期胃癌多无明显临床症状。进展期胃癌可出现食欲减退、消瘦、乏力及贫血等。上腹部疼痛逐渐加重,且与进食无明确关系或进食后加重。侵及血管可致呕血或便血,甚至大出血。贲门癌可致吞咽困难,幽门癌可致幽门梗阻。癌组织穿透浆膜可穿孔导致弥漫性腹膜炎。肿瘤扩散可引起腹腔积液、黄疸。晚期患者可出现恶病质。

三、大肠癌

大肠癌(carcinoma of large intestine)是由大肠黏膜上皮和腺上皮发生的恶性肿瘤,包括结肠癌与直肠癌,又称结直肠癌,是消化道常见的恶性肿瘤之一,发病率仅次于胃癌。在北美、西欧等发达国家最常见,是全世界第三大常见的恶性肿瘤。2015 年中国肿瘤统计信息显示大肠癌占我国恶性肿瘤发病率的第三位,城市地区的大肠癌发病率上升速度快。这可能与生活水平提高和饮食结构改变密切相关。临床上患者常有贫血、消瘦、大便次数增多、黏液血便、腹痛、腹部肿块或肠梗阻等表现。

(一)病因与发病机制

1. **饮食习惯** 高脂肪、高蛋白而少纤维的饮食与本病发生有关。可能因为少纤维饮食不利于有规律的排便,延长了肠黏膜与食物中可能含有致癌物质的接触时间。

2. **遗传因素** 遗传性结直肠癌主要有两类:①家族性腺瘤性息肉病癌变,其发生是由于 APC 基因的突变;②遗传性非息肉病性结直肠癌,其发生是由于错配修复基因的突变,如 *hMSH2*、*hMLH1* 等。

3. **某些伴有肠黏膜增生的慢性肠疾病** 例如增生性息肉病、幼年性息肉病、绒毛状腺瘤、慢性血吸虫病及慢性溃疡性结肠炎等,由于黏膜上皮过度增生而发展为癌。

4. **大肠黏膜上皮逐步癌变的分子生物学基础** 大肠癌发生发展过程中,需要众多基因改变的相互作用如 APC、*c-myc*、*ras*、*p53*、*p16*、DCC、MCC、DPC4、错配修复基因等。约 90% 的大肠癌有 *c-myc* 癌基因的过度表达,多数大肠癌有 *p53* 基因突变、*Von-Hippel-Lindau* 基因的缺失。近年研究发现某些蛋白表达异常也可能与大肠癌的发生有关。目前认为大肠癌发生的机制主要有以下四种:

(1)经腺瘤癌变:大肠癌绝大多数来自原先存在的腺瘤,如家族性腺瘤性息肉病。散发性大肠癌的发生多认为与 APC-β 链接素 -T 细胞因子(APC-β-catenin-Tcf)途径异常、特异基因的甲基化静止、有丝分裂稽查点(checkpoint)功能异常等有关。

(2)锯齿状病变通路:如增生性息肉病、锯齿状腺瘤的恶变。由于错配修复基因启动子区甲基化导致基因表达的抑制、功能丧失所致。

(3)溃疡性结肠炎相关的大肠癌通路:溃疡性结肠炎相关的大肠癌与散发性大肠癌不同,发病年龄较轻,不同肠段发生率相似,分子机制也有所不同。如 *p53* 基因异常在散发性大肠癌多发生在腺瘤向腺癌转变阶段,而在溃疡性结肠炎相关的大肠癌则很早期的上皮增生阶段就有 *p53* 的改变。在形态学上具有多发性,病灶呈扁平浸润灶,低分化腺癌及黏液腺癌多见。

(4)幼年性息肉病 - 癌途径:部分幼年性息肉病的发生是由于 *Smad4* 基因的突变所致。

(二)基本病理变化

好发部位以直肠(50%)最多见,其余依次为乙状结肠(20%)、盲肠及升结肠(16%)、横结肠(8%)、降结肠(6%)。少数病例呈多发性,常由多发性腺瘤性息肉癌变而来。大肠癌分为早期和进展期。肿瘤限于黏膜下层,无淋巴结转移者称早期大肠癌;侵犯肌层者称进展期大肠癌。

大体分为以下四型,左侧大肠癌浸润型多见,易引起肠腔狭窄,早期出现梗阻症状。右侧大肠癌隆起息肉型多见。

1. **隆起型** 亦称息肉型或蕈伞型。肿瘤向肠腔内呈息肉状或蕈伞状生长,有蒂或无蒂,表面常发生坏死和溃疡,好发于右半结肠。多为分化较高的腺癌。

2. **溃疡型** 较多见。肿瘤组织坏死形成较深溃疡,呈火山口状,可深达肌层,外形不规则,边缘隆起(图 9-17),好发于直肠和乙状结肠。

3. 浸润型　癌组织在肠壁浸润性生长,常累及肠管全周,表面常无明显溃疡,伴纤维组织增生,致肠壁增厚,形成环形狭窄。好发于直肠和乙状结肠。

4. 胶样型　肿瘤外观及切面均呈半透明、胶冻状。好发于直肠和乙状结肠。预后较差。

镜下组织学类型有:①乳头状腺癌:细乳头状,乳头内间质很少;②管状腺癌(根据分化程度可分为三级);③黏液腺癌或印戒细胞癌:形成大片黏液湖;④未分化癌;⑤腺鳞癌;⑥鳞状细胞癌。大肠癌主要以高分化管状腺癌及乳头状腺癌多见,少数为未分化癌或鳞状细胞癌,后者常发生于直肠肛门附近。

WHO 肿瘤分类对大肠癌的定义已有明确的界定,只有侵犯黏膜肌层到达黏膜下层才称为癌。只要不超过黏膜肌层,就不称为癌,而称为上皮内瘤变。原先的上皮重度非典型增生和原位癌归入高级别上皮内瘤变,黏膜内癌称黏膜内瘤变。因为对大肠而言,学者们注意到黏膜内癌(未突破黏膜肌层)五年存活率高达 100%,而一旦浸润到黏膜下层,五年存活率明显下降。

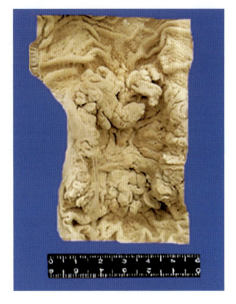

图 9-17　溃疡型大肠癌
肿瘤组织坏死形成溃疡,边缘隆起

（三）扩散

1. 直接蔓延　当癌组织浸润肌层达浆膜层后,可直接蔓延至邻近器官,如前列腺、膀胱及腹膜等处。

2. 转移

（1）淋巴道转移:癌组织未浸润肠壁肌层时,较少发生淋巴道转移。一旦穿透肌层,则转移率明显增加。一般先转移至肠旁淋巴结,继而转移至肠系膜根部淋巴结,晚期可转移至腹股沟、直肠前凹及锁骨上淋巴结。

（2）血道转移:晚期癌细胞可沿血道转移至肝,甚至更远的器官,例如肺、骨和脑等。

（3）种植性转移:癌组织穿透肠壁浆膜后,癌细胞可脱落播散,在腹腔形成种植转移。

（四）分期和预后

大肠癌的预后与肿瘤分期有关,WHO 推荐使用 TNM 分期,但经典和简明的是根据大肠癌在肠壁的侵犯深度以及是否有淋巴结及远处脏器转移的 Dukes 分期。其分期与预后关系见表 9-6。

表 9-6　大肠癌分期及预后（Dukes 改良分期）

分期	肿瘤范围	五年存活率（%）
A	肿瘤限于黏膜层（早期癌）	100
B_1	肿瘤侵及肌层,未穿透,无淋巴结转移	67
B_2	肿瘤穿透肌层,无淋巴结转移	54
C_1	肿瘤未穿透肌层,有淋巴结转移	43
C_2	肿瘤穿透肌层,有淋巴结转移	22
D	有远隔脏器转移	极低

（五）临床病理联系

大肠癌早期多无明显症状,随着肿瘤增大出现排便习惯与粪便形状的变化,如便秘与腹泻交替、黏液血便、腹痛、腹部肿块;后期出现贫血、消瘦、腹腔积液和恶病质。各种症状中以黏液血便最常见。

四、原发性肝癌

原发性肝癌是肝细胞或肝内胆管上皮细胞发生的恶性肿瘤,简称肝癌。其发生率在世界各国和地区差异很大,亚非国家较常见,我国发病率较高,属于常见肿瘤之一,2015年中国肿瘤统计信息显示肝癌占我国恶性肿瘤发病率的第四位。因发病隐匿,早期无临床症状,故发现时多为晚期,死亡率较高,居全国恶性肿瘤死亡率第二位。多在中年后发病,男多于女。近年来,我国对肝癌的防治研究取得了显著的成绩,由于广泛应用甲胎蛋白(AFP)和影像学检查,使早期肝癌的检出率明显提高,及时治疗可取得满意的疗效。

（一）病因

1. 病毒性肝炎与肝癌　乙型和丙型肝炎病毒与肝癌密切相关。有报道肝癌高发地区60%～90%的肝癌患者有HBV感染,可检测到HBV基因整合到肝癌细胞DNA中。HBx蛋白能够抑制P53蛋白功能,还能激活有丝分裂原活化的蛋白激酶(MAPK)和Janus家族酪氨酸激酶(JAK)信号转导和转录激活因子通路(STATA),活化原癌基因,诱导肝癌发生。HCV感染也可能是肝癌发生的重要因素之一。据报道,日本有70%,西欧有65%～75%的肝癌患者HCV抗体阳性。

2. 肝硬化与肝癌的关系　肝癌合并肝硬化者占50%～90%,多为肝炎后肝硬化。据统计,一般肝硬化需经7年左右可发展为肝癌,其中以坏死后性肝硬化为多。肝硬化的再生结节常有肝细胞不典型增生,认为是一种癌前病变。

3. 真菌及其毒素　黄曲霉菌、青霉菌、杂色曲霉菌等都可引起实验性肝癌。其中以黄曲霉菌(aspergillus flavus)最为重要。用黄曲霉菌或其毒素(黄曲霉毒素B1,AFB1),或被其污染的食物均可诱发动物肝癌。在肝癌高发区,食物被黄曲霉菌污染的情况也较严重。黄曲霉毒素B1与HBV感染有协同致癌作用。

4. 亚硝胺类化合物　动物实验证实二甲基亚硝胺和二乙基亚硝胺可诱发肝癌。研究发现我国肝癌高发区的土壤中硝酸盐和亚硝酸盐的含量显著高于低发区,从肝癌高发区南非居民的食物中已分离出二甲基亚硝胺,用当地居民食用的咸菜中提取的亚硝胺饲喂大鼠,诱发出高发生率的肝癌。此类化合物也可引起其他肿瘤如食管癌。

5. 寄生虫感染　华支睾吸虫感染可导致胆管上皮癌。

（二）**基本病理变化**

大体,根据肿瘤大小分为早期肝癌和晚期肝癌。

1. 早期肝癌　即小肝癌(small liver carcinoma),指单个癌结节最大直径<3cm或两个癌结节合计最大直径<3cm的原发性肝癌。多呈球形,边界清楚,切面均匀一致,无出血及坏死。患者常无临床症状,血清AFP可阳性。

2. 晚期肝癌　肝脏体积明显增大,重量显著增加(常达2000～3000g以上),癌组织可局限于肝的一叶(多为右叶),也可弥散于全肝并大多合并肝硬化。有时肝硬化结节与癌结节肉眼不易区别。大体形态分以下三型:

（1）巨块型:肿瘤体积巨大,直径常大于15cm,圆形,右叶多见(图9-18)。切面中心部常有出血、坏死。瘤体周围常有多少不一的卫星状癌结节。本型不合并或仅合并轻度肝硬化。

（2）多结节型:最多见。瘤结节多个散在,圆形或椭圆形,大小不等(图9-19),直径由数毫米至数厘米,有的相互融合形成较大的结节。常合并肝硬化,有时肝硬化结节与癌结节肉眼不易区别。

（3）弥漫型:癌组织弥散于肝内,结节不明显,常发生在肝硬化基础上,形态上与肝硬化易混淆。此型较少见。

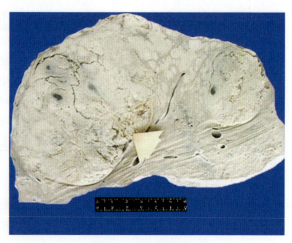

图9-18　巨块型肝癌

肿瘤直径大于15cm,合并出血和坏死

镜下,根据组织来源分为肝细胞癌、胆管细胞癌和混合性肝癌三种类型。

（1）肝细胞癌（HCC）：最多见,约占90%,为肝细胞发生的肝癌。分化较高者癌细胞类似于肝细胞,分泌胆汁,癌细胞排列呈巢状,癌巢间有血窦（图9-20）。分化低者异型性明显。癌细胞大小不一,形态各异。有时癌组织内有大量纤维组织呈板层状排列,称纤维板层癌。

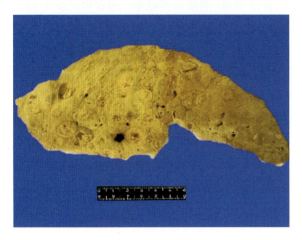
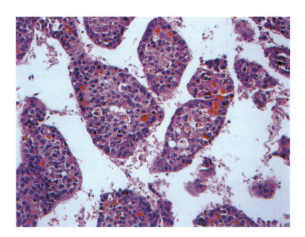

图 9-19 多结节型肝癌
瘤结节多个散在,圆形或椭圆形,大小不等

图 9-20 肝细胞癌
癌细胞排列呈巢状,癌巢间有血窦,癌巢内有胆栓

（2）胆管细胞癌：较少见,为肝内胆管上皮发生的肝癌。瘤细胞呈腺管状排列,可分泌黏液,癌组织间质较多。一般不并发肝硬化。有时继发于华支睾吸虫病。

（3）混合性肝癌：最少见,具有肝细胞癌及胆管细胞癌两种结构。

（三）扩散

1. 肝内蔓延和转移 肝癌癌细胞首先沿门静脉播散,在肝内形成转移癌结节,还可逆行蔓延至肝外门静脉主干,形成较大的癌栓,可阻塞管腔引起门静脉高压。

2. 肝外转移 常通过淋巴道转移至肝门淋巴结、上腹部淋巴结和腹膜后淋巴结。晚期可通过肝静脉转移到肺、肾上腺、脑及骨等处。侵入到肝表面的癌细胞脱落可直接种植到腹膜和卵巢表面,形成种植性转移。

（四）临床病理联系

肝癌患者临床上多有肝硬化病史,出现进行性消瘦、肝区疼痛、肝脏迅速增大、黄疸及腹水等表现。有时由于肝表面癌结节自发性破裂或侵蚀大血管而引起腹腔内大出血。由于肿瘤压迫肝内外胆管及肝组织广泛破坏而出现黄疸。患者死亡的主要原因是肝性脑病、上消化道出血、腹腔大出血及合并感染等。

案例 9-2

患者女性,46岁。因反复右上腹疼痛、乏力伴皮肤黄染20余年加重1个月入院。既往有慢性乙型肝炎病史。查体：营养不良,神志清楚,皮肤见出血点、肝掌和蜘蛛痣。腹膨隆,腹壁静脉曲张,移动性浊音（＋）。肝在右肋缘下3cm,表面欠平滑,质偏硬。脾在左肋缘下2cm。实验室检查：HBsAg（＋）,AFP明显升高。病人因大量呕血,继之昏迷,经抢救无效死亡。尸检见肝脏质硬,弥散性大小不等结节,镜下见假小叶和肝癌细胞巢。两肺转移性肝癌组织。脾大,食管下段静脉曲张并见破口。腹水2000ml,黄绿色。

思考：

1. 患者的诊断是什么？

2. 本例患者的肝脏病变是如何发生发展的？

3. 患者的临床表现说明什么？

五、胰腺癌

胰腺癌为胰腺外分泌腺发生的恶性肿瘤。2015年中国肿瘤统计信息显示胰腺癌占我国恶性肿瘤发病率的第七位,近年胰腺癌的发病率有明显上升趋势,这可能与饮食中蛋白质、脂肪成分增高有关。胰腺癌恶性程度高,发展较快,预后较差。临床主要表现为腹痛、食欲减退、消瘦和黄疸等。患者年龄多在45~65岁之间,男多于女,男女之比为1.58:1。

(一)基本病理变化

大体,胰腺癌可发生在胰腺的头、体、尾部或累及整个胰腺,但以胰头部最多,约占胰腺癌的60%~70%。胰腺癌的大小和外形不一,呈圆形或卵圆形。边界有的明显,有的弥漫浸润与邻近胰腺组织难以分辨。有的呈凹陷硬块状埋在胰腺之中,活检时需深取组织方能查出。有的甚至在开腹探查时,肉眼上仍很难与慢性胰腺炎时增粗变硬的胰腺相鉴别。

镜下,常见组织学类型有导管腺癌、囊腺癌、黏液癌、实性癌。还可见未分化癌或多形性癌,少见类型有鳞状细胞癌或腺鳞癌。

(二)扩散

胰头癌早期可直接蔓延到邻近组织,如胆管与十二指肠,以后可转移至胰头旁及总胆管旁淋巴结。胰体癌及胰尾癌则扩散较为广泛,常侵入腹腔神经丛周围淋巴间隙,进一步发生远隔部位的淋巴道或血道转移,常在肝、肺、骨、脑等处形成转移癌。也可种植转移到腹膜和大小网膜上。

(三)临床病理联系

胰头癌早期可有总胆管梗阻现象,临床上出现逐渐加重的黄疸,胰体尾部癌早期常无黄疸。因癌组织侵入门静脉而产生腹水,压迫脾静脉导致脾肿大,侵袭破坏腹腔神经丛而发生深部疼痛。有时患者血清中胰蛋白酶、淀粉酶、亮氨酸氨基肽酶等均增高。胰腺癌因恶性程度高,进展迅速,又因持续性腹痛影响患者的饮食和睡眠,短期内出现进行性消瘦。预后差,多在一年内死亡。

六、胆道肿瘤

胆道肿瘤包括良胜肿瘤、胆囊癌、肝外胆管癌及其他恶性肿瘤,较常见的为肝外胆管癌和胆囊癌。

(一)肝外胆管癌

肝外胆管癌可发生于肝外胆管的任何部位,常见于胆总管远段或左、右肝管汇合部。溃疡性结肠炎、胆总管囊肿、结石及慢性华支睾吸虫感染等为高危因素。临床多见于老年男性,常以右上腹疼痛和黄疸为特征。大体,肿瘤常较小,呈绒毛状、结节状及弥漫浸润型。镜下,绝大多数为腺癌。预后较差,常早期发生肝门淋巴结转移。

(二)胆囊癌

胆囊癌少见,但预后较差,5年生存率仅3%。男女之比为1:2。胆石症和慢性胆囊炎为胆囊癌的重要危险因素。好发于胆囊颈部。大体,黏膜无明显肿块,多呈弥漫浸润性生长,使囊壁增厚、变硬、灰白色和砂粒样,与慢性炎症或瘢痕不易区别。有时呈息肉状生长,基底部较宽。镜下,90%为分化较高的腺癌。可直接蔓延至胆囊底、邻近肝组织、十二指肠、结肠和胃等,可发生胆囊管淋巴结及小网膜淋巴结的转移。血道转移少见。

七、胃肠间质瘤

胃肠间质瘤(gastrointestinal stromal tumor, GIST)是一种来源于间叶组织非定向分化的肿瘤,过去认为是平滑肌瘤或上皮样平滑肌瘤,目前认为是起源于胃肠 Cajal 细胞或 Cajal 细胞的祖细胞。多发于中老年患者,40岁以下患者少见,男女发病率无明显差异。好发部位首先是胃(50%~60%),其次是小肠(20%~

30%)、大肠(10%)、食管(5%),其他部位如肠系膜、网膜和后腹膜(10%)。

(一)病因与发病机制

病因未明,原癌基因 *c-Kit* 和血小板源性生长因子受体 α(PDGFR)获得性功能突变在 GIST 的发生过程中起重要作用。当 *c-Kit* 获得性功能突变时,即使无外部生长因子结合,亦会产生持续的生长信号,促进细胞增殖和抑制细胞凋亡,导致肿瘤发生。

(二)基本病理变化

大体,肿瘤多为圆形肿块,单发或多发,大小不等,可向胃肠腔内外凸出;切面棕褐色或灰白色,多呈实性,常有出血,部分病例富含黏液样基质。大的肿瘤可见坏死或囊性变。镜下,肿瘤主要由梭形细胞构成,有的区域梭形细胞呈上皮样细胞特征。免疫组化检测大多数病例 CD117(酪氨激酶受体)、CD34(骨髓干细胞抗原)表达阳性,部分病例可表达肌源性标记物或神经源性标记物。

(三)临床病理联系

临床常表现为腹部隐痛和包块,也可表现为溃疡或出血,其他少见症状有食欲减退、体重下降、恶心和肠梗阻等。约 60% 的十二指肠间质瘤可引起 Vater 壶腹梗阻,导致阻塞性黄疸。GIST 的恶性程度与肿瘤大小、核分裂数目和发生部位相关,直径大于 5cm 多为恶性,发生在小肠的 GIST 风险要比胃部的高(表 9-7)。预后取决于肿瘤分级、肿瘤浸润深度和有无转移。

表 9-7　原发 GIST 切除术后危险度分级

危险度分级	肿瘤大小(cm)	核分裂数(每 50 个高倍视野)	肿瘤原发部位
极低	<2.0	≤5	任何部位
低	2.1~5.0	≤5	任何部位
中等	2.1~5.0	>5	胃
	<5.0	6~10	任何部位
	5.1~10.0	≤5	胃
高	任何大小	任何大小	肿瘤破裂
	>10	任何大小	任何部位
	任何部位	>10	任何部位
	>5.0	>5	任何部位
	2.1~5.0	>5	非胃来源
	5.1~10.0	≤5	非胃来源

(申丽娟)

学习小结

食管鳞状上皮被柱状上皮取代,称 Barrett 食管,属癌前病变。

慢性萎缩性胃炎常有肠上皮化生,属癌前病变。

胃溃疡直径<2cm,圆形,边缘整齐,周围黏膜皱襞呈轮辐状分布。溃疡底分 4 层①渗出层;②坏死层;③肉芽组织层;④瘢痕层。并发症:出血、穿孔、幽门梗阻和癌变。

病毒性肝炎为变质性炎。急性普通型肝炎肝细胞变性广泛而坏死轻微;慢性肝炎出现碎片状和桥接坏死并纤维化;急性重型肝炎肝细胞大片坏死;亚急性重型肝炎亚大片坏死并结节状肝细胞再生。

肝硬化的病变特点是形成假小叶,临床表现一是门脉高压症(①慢性淤血性脾肿大;②胃肠淤血、水肿;③腹水;④侧支循环形成),二是肝功能不全(①蛋白质合成障碍;②出血倾向;③黄疸;④对雌激素的灭活功能减弱;⑤肝性脑病)。

食管癌好发于食管中段,组织学类型以鳞癌最常见。

早期胃癌局限于黏膜层或黏膜下层。革囊胃指胃癌弥漫浸润使胃壁增厚、变硬，弹性减弱，胃腔缩小，似皮革制成的囊袋。Virchow 淋巴结指癌细胞逆行转移至左锁骨上淋巴结。Krukenberg 瘤指双侧卵巢转移性黏液癌。

大肠癌好发在直肠和乙状结肠。

早期肝癌指单个癌结节直径在 3cm 以下或结节数目不超 2 个，直径总和在 3cm 以下。

复习思考题

1. 讨论消化道溃疡的病理基础并简述各自的形态特点。

2. 发现肝脏占位性病变，可能为哪些疾病？病理上如何区分？

3. 病毒性肝炎的基本病变有哪些？有何临床意义？

4. 肝硬化有何临床表现？为什么出现这些临床表现？

5. 试述慢性病毒性肝炎、门脉性肝硬化和肝细胞癌的病理学发生发展关系。

6. 胃窦部溃疡，怎样说明此溃疡是良性溃疡还是恶性溃疡，大体和镜下有何区别？

7. 胃壁有一肿块，分析可能由哪些疾病引起及其病变特点。

8. 以胃癌为例，阐述恶性肿瘤的扩散途径。

9. 以急性化脓性阑尾炎为例，分析炎症的结局。

10. 解释下列名词：革囊胃、肝硬化、早期胃癌、嗜酸性小体、桥接坏死、碎片状坏死、假小叶、早期肝癌。

第十章　泌尿系统疾病

学习目标

掌握　肾小球肾炎的基本病理变化、病理类型及临床病理联系；急性肾盂肾炎和慢性肾盂肾炎的病理变化及临床病理联系。

熟悉　光镜和电镜下肾脏的正常结构；肾细胞癌、肾母细胞瘤及尿路上皮癌的病理形态和生物学行为特点。

了解　肾小球肾炎的病因和发病机制；肾盂肾炎的病因和发病机制。

泌尿系统主要由肾脏、输尿管、膀胱和尿道组成，其主要功能是将代谢产物和毒物通过尿液排出体外，调节体内水、电解质和酸碱平衡的相对稳定。此外，肾脏还具有内分泌功能，分泌促红细胞生成素、肾素、前列腺素和1, 25- 二羟胆钙化醇等。

肾脏的基本结构与功能单位为肾单位，由肾小球和肾小管两部分组成。人体的两侧肾脏共有约200万个肾单位。肾脏的代偿功能很强，部分肾单位损伤引起的功能丧失可由其他肾单位予以代偿。肾小球直径约200μm，由位于中央的血管球和位于周围的肾小囊两部分构成。血管球是一团盘曲的毛细血管，起始于入球微动脉，进入小球后分成4~5个初级分支，每个分支再分出数个袢状的毛细血管，毛细血管又相互吻合成网。共形成20~40个盘曲的毛细血管袢，血管袢之间为系膜。肾小球毛细血管壁为滤过膜（图10-1），分为三层：内侧为内皮细胞覆盖，中层为基膜，外侧为足细胞（肾球囊的脏层上皮细胞）。毛细血管内侧由一层扁平的内皮细胞覆盖，内皮细胞胞质很少，胞体布满许多直径约70~100nm的小孔。滤过膜的中层是毛细血管的基膜，可分为三层：中间层为致密层，内、外侧分别为内疏松层和外疏松层。这是肾小球滤过的主要机械屏障。足细胞在基膜外侧，构成了滤过膜的外层。胞质丰富，形成许多细长的分支突起为足突。足突之间形成许多间隙，宽20~30nm，称为滤过隙。肾小球滤过膜对蛋白质具有屏障作用，主要是根据蛋白分子的大小和携带的电荷，分子体积越小，通透性越大；分子携带阳离子越多，通透性越强。正常情况下，水和小分子溶质可通过肾小球滤过膜，但蛋白质等分子几乎完全不能通过。

肾小球系膜由系膜细胞和系膜基质组成，主要存在于肾小球的毛细血管之间，起支持毛细血管网的作用。系膜细胞有一定收缩功能及吞噬功能，可吞噬进入肾小球的大分子物质，并能产生基质与胶原、分泌多种生物活性介质。

肾小球不能完全再生，损伤后只能由残存的肾单位代偿性肥大而执行功能，所以肾小球发生弥漫性严重损伤时，可造成严重的后果。肾小管再生能力很强，发生损伤后，只要引起损伤的因素及时消除，肾小管即能再生并恢复功能。

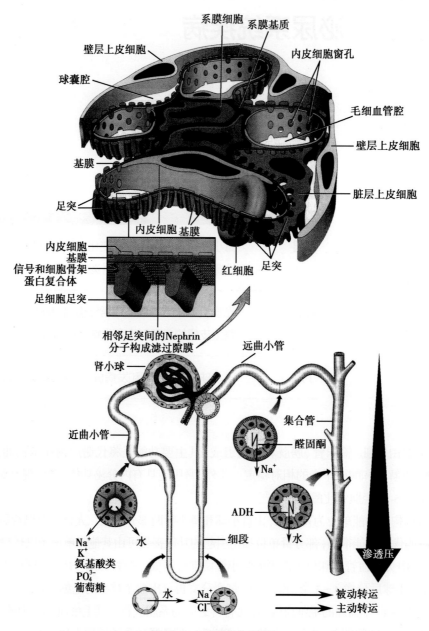

图 10-1　正常肾单位的结构

　　泌尿系统疾病可分为肾和尿路的病变,类型包括炎症、肿瘤、代谢性疾病、尿路梗阻、血管疾病和先天畸形等。肾脏的疾病较为复杂,可根据病变主要累及的部位分为肾小球疾病、肾小管疾病、肾间质疾病和血管性疾病。大多数肾小球疾病由免疫介导的损伤引起,而肾小管和肾间质的病变常由中毒或感染引起,但有的损伤因素可同时影响不同的部位。由于肾脏各部位结构和功能相互连接和依赖,一个部位的病变最终可累及其他部位。各种原因引起的肾脏慢性病变最终均可引起慢性肾衰竭。

　　本章重点介绍肾小球疾病、肾小管-间质性肾炎、肾脏和膀胱常见肿瘤。

第一节　肾小球肾炎

　　肾小球肾炎(glomerulonephritis, GN)是以肾小球损伤和病变为主的一组疾病。肾小球疾病可分为原发性肾小球肾炎、继发性肾小球肾炎和遗传性肾炎。原发性肾小球肾炎指原发于肾脏的独立性疾病。继发性肾小球肾炎是系统性疾病的组成部分,如狼疮肾炎、过敏性紫癜性肾炎等。此外,高血压等血管性疾病和糖尿病等代谢性疾病都可引起继发性肾小球病变。遗传性肾炎指一组以肾小球改变为主的遗传性家族性肾脏疾病。通常所说的肾小球肾炎一般指原发性肾小球肾炎，这是本节主要介绍的内容。

一、病因与发病机制

肾小球肾炎的病因与发病机制尚不十分清楚。大量动物实验和临床研究证明，大多数类型的肾小球肾炎都是由抗原抗体反应引起的免疫性疾病，其主要发病机制是抗原抗体复合物形成和沉积引起的超敏反应。

（一）相关的抗原

引起肾小球肾炎的抗原分为内源性和外源性两大类。内源性抗原包括：①肾小球性抗原，主要有肾小球基膜抗原、内皮细胞和系膜细胞的细胞膜抗原、足细胞的足突抗原；②非肾小球抗原性抗原，主要有核抗原、DNA、免疫球蛋白、免疫复合物、肿瘤抗原和甲状腺球蛋白抗原等。外源性抗原包括细菌、病毒、真菌、寄生虫、药物以及异种血清等。

（二）发病机制

免疫复合物的形成和沉积与肾炎的发病密切相关。免疫复合物引起肾小球肾炎的发病机制包括两方面：①肾小球内免疫复合物的形成或沉积；②炎症介质引起肾小球的损害。

免疫复合物引起的肾小球肾炎基本有两种方式：①肾小球内固有的不溶性肾小球抗原或植入到肾小球内的非肾小球抗原，与抗体在肾小球原位结合，形成原位免疫复合物；②循环免疫复合物即血液循环内形成的可溶性抗原抗体复合物，流经肾小球时，沉积于肾小球毛细血管内引起损伤（图10-2）。

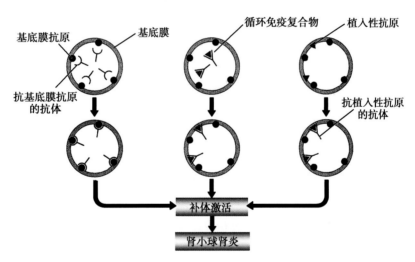

图 10-2 肾小球肾炎免疫发病机制

1. 循环中的免疫复合物沉积　机体在非肾小球抗原物质（包括外源性、内源性）的刺激下，产生相应抗体，抗原和抗体在血液循环中形成抗原抗体复合物，抗原抗体复合物随血液循环流经肾脏时，沉积于肾小球内引起肾小球的损伤（图10-3）。电子显微镜可观察到肾小球内有电子致密物质沉积，可沉积在：①系膜区；②内皮细胞与基膜之间，构成内皮下沉积物；③基膜与足细胞之间，构成上皮下沉积物；④基膜内。免疫荧光检查可见免疫复合物在肾小球病变部位呈颗粒状荧光。

循环免疫复合物能否在肾小球内沉积，沉积的部位和数量受多种因素影响，其中重要的因素有免疫复合物体积大小、溶解度及所携带的电荷种类等。免疫复合物的大小与抗原和抗体的数量比例有关，当抗原明显多于抗体时，形成小分子可溶性免疫复合物，易通过肾小球滤出，不引起肾小球损伤；而当抗原明显少于抗体时，常形成大分子不溶性免疫复合物，易被吞噬细胞清除，也不引起肾小球损伤；当抗原稍多于

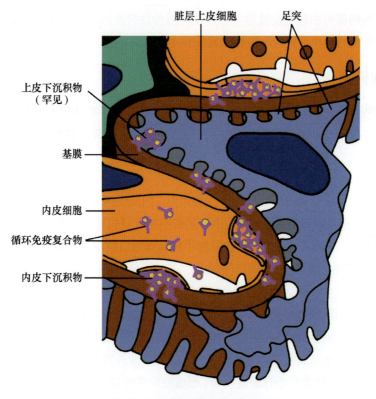

图10-3 循环免疫复合物性肾炎

抗体或抗原与抗体量相当时,所形成的免疫复合物在血液中长时间存在,随血液循环流经肾小球时沉积下来,从而引起肾小球损伤。含大量阳离子的复合物可穿过基膜,沉积于上皮下;含大量阴离子的复合物不易通过基膜,常沉积于内皮下;电荷中性的复合物易沉积于系膜区。

2. **肾小球原位复合物的形成** 抗体与肾小球内固有的肾小球抗原成分或植入在肾小球内的非肾小球抗原成分结合,在肾小球原位直接反应,形成免疫复合物,引起肾小球损伤。近年来研究证明,肾小球原位复合物的形成在肾小球肾炎的发病中起着重要作用。

由于抗原性质的不同所引起的抗体反应不同,从而引起不同类型的肾炎。

(1)抗肾小球基膜抗体引起的肾炎:肾小球毛细血管基膜本身为抗原成分,机体内产生抗自身肾小球基膜的抗体,直接与肾小球基膜结合形成免疫复合物,并激活补体引起肾小球的损伤(图10-4)。免疫荧光法检测可见免疫复合物沿肾小球毛细血管基膜沉积成连续的线形荧光(图10-5)。抗肾小球基膜抗体引起的肾炎称为肾小球基膜性肾炎,是一种自身免疫性疾病。这类肾炎在人类较少见,约占人类肾炎的5%。

(2)植入性抗原:非肾小球性抗原随血流进入肾小球内,可与肾小球内的某种成分结合,形成植入性抗原而引起抗体生成。抗体与植入抗原在肾小球内原位结合,形成免疫复合物引起肾小球肾炎。

形成肾小球植入的非肾小球抗原可分为内源性和外源性两种。例如免疫球蛋白,聚合的 IgG 等大分子物质常在系膜内沉积,与系膜结合形成植入抗原。此外,细菌的产物如甲组链球菌产生的 endostreptosin,病毒、寄生虫等感染的产物和某些药物均能和肾小球内的成分结合形成植入抗原。大多数植入抗原引起的肾小球肾炎,经免疫荧光法检查可见复合物在肾小球内呈不连续的颗粒状荧光。

(三)引起肾小球肾炎的炎症介质

免疫复合物在肾小球内形成或沉积不会直接引起肾小球的损伤,而是激活各种炎症介质,其中补体起着重要作用。免疫复合物结合并激活补体,产生大量生物活性物质,引起肾小球肾炎。补体成分 C3a 和 C5a 具有过敏毒素作用,可使肥大细胞破裂释放组胺,使血管通透性增加。C5a 具有化学趋化性,可吸引中性粒细胞积聚在肾小球内。中性粒细胞又可释放其溶酶体内的蛋白酶,损伤内皮细胞和基膜。C5b ～ C9

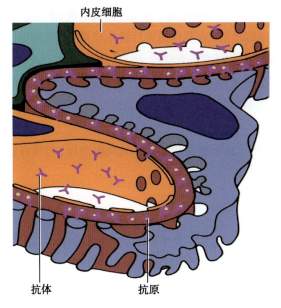

图 10-4　抗肾小球基膜抗体引起的肾炎

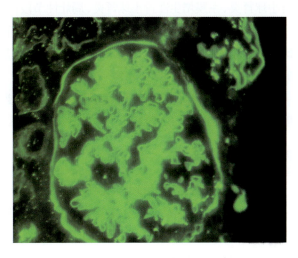

图 10-5　免疫荧光染色连续的线形荧光

引起细胞溶解并刺激系膜细胞释放氧化剂和蛋白酶,使内皮细胞及基膜损伤、胶原暴露,使血小板黏附、集聚,促进毛细血管内血栓形成,促进内皮细胞、系膜细胞和上皮细胞增生,从而导致肾小球的炎症反应。

二、基本病理变化

肾小球肾炎的基本病理变化包括:

1. 变质性变化　肾小球肾炎时,由于蛋白水解酶和细胞因子的作用,可导致血管基膜损伤,毛细血管壁发生纤维素样坏死。进一步可导致肾小球的细胞减少甚至消失,毛细血管袢塌陷、管腔闭塞,胶原纤维增加,发展成均质红染的玻璃样变性。最终导致节段性或弥漫性肾小球的硬化。

2. 渗出性变化　肾小球肾炎时,由于肾小球滤过膜的损伤致通透性增强而导致渗出,主要为中性粒细胞和单核细胞。渗出的中性粒细胞可释放多种蛋白水解酶,引起内皮细胞、上皮细胞的足突以及基膜的损伤,血管壁通透性进一步增强,引起纤维素渗出。此外,红细胞也可漏出。

3. 增生性变化　肾小球内细胞数目增多是肾小球肾炎的重要特征之一,增生的细胞主要是肾小球系膜细胞、血管内皮细胞和壁层上皮细胞。此外还可见肾小球基膜增厚,可以是基膜本身增厚,也可以是上皮下、内皮下或基膜内免疫复合物沉积所致。

三、临床病理联系

肾小球肾炎的病变类型较多,临床表现也不相同。包括尿量的改变(少尿、无尿、多尿或夜尿)、尿性状的改变(血尿、蛋白尿和管型尿)、水肿和高血压等。肾小球疾病常表现为具有结构和功能联系的症状组合,即综合征。肾炎的病变类型与临床表现虽有密切关系,但相似的症状可由不同的病变引起,而相似的病变也可引起不同的临床症状。肾炎的临床表现还与病变的程度和阶段等因素有关。一般可把肾炎的临床表现大致分为以下几种类型。

1. 急性肾炎综合征　多见于急性弥漫性增生性肾小球肾炎;起病急,进展快,常表现为明显血尿、不同程度的蛋白尿及水肿,高血压;病变严重者可出现氮质血症或肾功能不全。

2. 快速进行性肾炎综合征　主要见于新月体性(快速进行性)肾小球肾炎;出现血尿、水肿和蛋白尿后,迅速出现少尿(24 小时尿量少于 400ml)甚至无尿(24 小时尿量少于 100ml),伴氮质血症,快速进展为肾衰竭。

3. 肾病综合征　临床主要表现为大量蛋白尿(尿中蛋白含量达到或超过 3.5g/d)、高度水肿、低蛋白血症、高脂血症和脂尿。多种类型的肾小球肾炎均可引起肾病综合征,主要包括膜性肾小球肾炎、膜增生性肾小球肾炎、系膜增生性肾小球肾炎、局灶性节段性肾小球硬化和轻微病变性肾小球肾炎。

4. 慢性肾炎综合征　为各型肾小球肾炎终末阶段的表现。起病缓慢,临床表现主要有多尿、夜尿、低比重尿、高血压、贫血、氮质血症和尿毒症,逐渐发展为慢性肾功能不全。慢性肾衰竭时持续出现尿毒症的症状和体征。

5. 其他临床表现　无症状性血尿及蛋白尿主要表现为持续或反复发作的镜下或肉眼血尿,可伴有轻度蛋白尿。主要见于 IgA 肾病。

四、病理类型

目前国内较普遍采用的是根据肾组织活检的病理变化进行分类。在肾小球疾病的病理诊断中,应注意病变的分布状况。根据病变肾小球的数量和比例,肾小球肾炎分为弥漫性和局灶性两大类:弥漫性肾小球肾炎指病变累及全部或大多数(通常为 50% 以上)肾小球;局灶性肾小球肾炎指病变仅累及部分(50%以下)肾小球。根据病变肾小球受累毛细血管袢的范围,分为球性和节段性两大类:球性病变累及整个肾小球的全部或大部分毛细血管袢;而节段性病变仅累及肾小球的部分毛细血管袢(不超过肾小球切面的50%)。本节主要介绍常见的原发性肾小球肾炎的病理类型。

(一)急性弥漫性增生性肾小球肾炎

急性弥漫性增生性肾小球肾炎(acute diffuse proliferation glomerulonephritis)的病变特征是肾小球弥漫性受累,毛细血管内皮细胞及系膜细胞明显增生。多见于 6~10 岁学龄期儿童,成人也可发生,临床表现为急性肾炎综合征。

1. 病因与发病机制　发病与 A 组乙型溶血性链球菌感染有关,尤其是与其中的 12、4 和 1 型感染有关。临床上患者常有咽峡炎、猩红热等链球菌感染史,也称为链球菌感染后性肾小球肾炎。除链球菌外,其他细菌如葡萄球菌、肺炎球菌和某些病毒或寄生虫感染等也与本病相关,因此又称为感染后肾小球肾炎。发生机制是链球菌或其他病原体的抗原成分使机体产生相应的抗体,抗原抗体复合物在血液循环中形成,并沉积于肾小球内,引起肾小球肾炎。

2. 基本病理变化　大体,早期变化不明显。随着病变的发展,肾轻度或中度肿大,表面光滑、充血,被膜紧张,色较红,故称"大红肾"(图 10-6)。如果肾小球毛细血管破裂出血,肾表面和切面均可见散在的小出血点,如蚤咬状,又称"蚤咬肾"。切面可见肾皮质增厚,纹理模糊。

光镜,肾小球的病变为弥漫性,两侧肾脏同时受累,肾小球系膜细胞和内皮细胞增生肿胀,并有中性粒细胞及单核细胞浸润,致肾小球体积增大,细胞数目明显增多。随着病变发展,肾小球细胞增生加重,增生肿胀的系膜细胞和内皮细胞压迫毛细血管,使毛细血管腔狭窄甚至闭塞,肾小球呈缺血状态(图 10-7)。病变严重时,毛细血管腔内血栓形成,毛细血管壁可发生纤维素样坏死,坏死的毛细血管袢破裂出血。

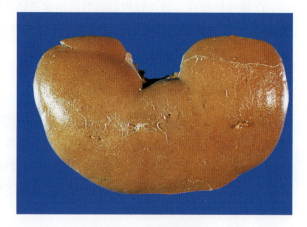

图 10-6　急性肾小球肾炎

电镜,肾小球系膜细胞和内皮细胞增生肿胀。基膜和脏层上皮细胞间有致密物质沉积(上皮下沉积),在基膜表面呈驼峰状或小丘状。沉积物表面的上皮细胞足突多消失。

免疫荧光检查显示,在肾小球基膜和系膜区有免疫球蛋白 IgG、IgM 和补体 C3 呈颗粒状荧光沉积。

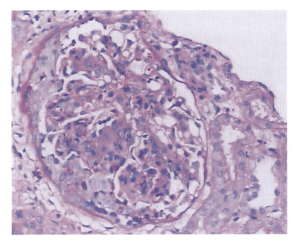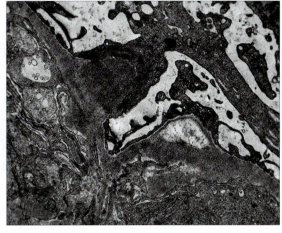

图 10-7　急性弥漫性增生性肾小球肾炎

肾小球系膜细胞和内皮细胞增生肿胀,中性粒细胞及单核细胞浸润,毛细血管腔狭窄、闭塞。电镜显示"驼峰状"沉积

肾小管上皮细胞常有水肿、玻璃样变和脂肪变等。管腔内出现各种管型,如蛋白管型、透明管型、细胞管型(如红细胞、白细胞或上皮细胞管型)、颗粒管型。肾间质充血、水肿和少量淋巴细胞、中性粒细胞浸润。

3. 临床病理联系　多见于儿童,临床主要表现为急性肾炎综合征。

(1)尿的改变:①血尿、蛋白尿和各种管型尿:由于肾小球毛细血管壁的损伤,滤过膜通透性增强引起血尿;尿中出现各种管型,以及轻度蛋白尿。②少尿甚至无尿:主要由于内皮细胞及系膜细胞的增生肿胀,压迫肾小球毛细血管,肾小球的血流量减少,滤过率降低,而肾小管的重吸收功能基本正常,出现少尿或无尿。

(2)高血压:本型肾小球肾炎的大多数患者均可出现高血压,主要原因是水、钠的潴留,引起血容量增加。过去曾认为,高血压是由于肾组织缺血而导致肾素的释放,但实验室检查本型肾小球肾炎患者血浆肾素水平一般不增高。

(3)水肿:主要因肾小球滤过率低,使钠、水潴留;另外,由于变态反应使毛细血管的通透性增强,导致患者水肿更加严重。

有的成人患者症状不典型,可出现氮质血症,这是由于肾小球的滤过率降低,氮的代谢产物在血液中潴留所致。

4. 预后及转归　儿童患者的预后好,95% 以上可在数周或数月内症状消失,完全恢复。少数患者病变消退较慢,肾小球系膜增生可持续数月甚至 1～2 年。也有少数患者虽然临床症状消失,但病变持续不退,症状可反复并逐渐发展为慢性硬化性肾小球肾炎。极少数患者病情严重,可发展为新月体性肾小球肾炎。成人患者预后较差,可发生肾衰竭或转变为慢性肾炎。

案例 10-1

患者女性,7 岁,三天前开始出现眼睑水肿,尿量减少,三周前曾有过咽喉疼痛病史。入院检查:体温 38℃,脉搏 124 次 / 分,呼吸 32 次 / 分,血压 130/90mmHg。面色苍白,眼睑水肿,咽部充血,扁桃体 I 度肿大。实验室检查:尿蛋白(+++),红细胞(++),白细胞(+),管型(+)。肾穿刺检查:肾小球体积增大,毛细血管充血,毛细血管内皮细胞和系膜细胞增生;可见中性粒细胞和单核细胞浸润。上皮下可见高密度电子致密物沉积;免疫球蛋白 IgG 和补体 C3 呈颗粒状沉积于肾小球基膜和系膜区。

思考:本例患者的主要诊断是什么? 该疾病的病理特征有哪些?

（二）新月体性肾小球肾炎

新月体性肾小球肾炎（crescentic glomerulonephritis），是以肾小球球囊壁层上皮细胞增生，形成大量新月体为主要特点（图 10-8）。临床上大多见于中青年，起病急，进展快。主要表现为快速进行性肾炎综合征。患者常在数周至数月内发生肾衰竭，死于尿毒症，故又称快速进行性肾小球肾炎或急进性肾小球肾炎。

1. 病因与发病机制　本病多为原因不明的原发性肾炎。根据免疫学和病理学检查结果可将新月体性肾小球肾炎大致分为 3 型：

（1）Ⅰ型，抗肾小球基膜型，免疫荧光检查显示基膜内 IgG 和 C3 沉积呈特征性的线性荧光。部分患者体内有抗肾小球基膜抗体，此种抗体可与肺泡基膜发生交叉反应，出现肺出血 - 肾炎综合征，表现为反复咯血，伴有血尿、蛋白尿和高血压等肾炎症状，常发

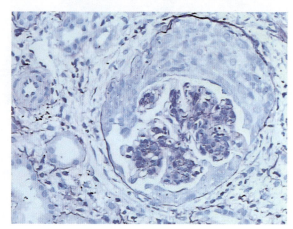

图 10-8　新月体性肾小球肾炎

展为肾衰竭。肺出血 - 肾炎综合征患者肺组织肺泡壁坏死、肺泡腔内出血、纤维结缔组织增生，大体呈红褐色实变灶。

（2）Ⅱ型，免疫复合物型，在我国较常见，特点是免疫复合物的存在和大量新月体的形成。免疫荧光显示基膜和系膜区颗粒状荧光，电镜观察见电子致密物沉积。可由免疫复合物性肾炎，如感染后肾小球肾炎、IgA 肾病、狼疮肾炎等疾病发展形成。

（3）Ⅲ型，免疫反应缺乏型，免疫荧光检查和电镜观察均不能显示有抗肾小球基膜抗体或抗原抗体复合物沉积。部分患者血清内可检出抗中性粒细胞胞质抗体（antineutrophil cytoplasmic antibody，ANCA），该抗体与某些血管炎的发生有关。本型可以是 Wegener 肉芽肿病或显微型多动脉炎等系统性血管炎的组成部分。但许多病例的原因和发病机制不清，为原发性疾病。

2. 基本病理变化　大体，双侧肾体积增大，颜色苍白，切面皮质增厚，皮质内有时可见散在的点状出血。

光镜，病变可呈弥漫分布，肾小球囊内有新月体形成。新月体主要由增生的肾小球囊壁层上皮细胞和渗出的单核巨噬细胞组成。在增生的壁层上皮细胞间可见中性粒细胞、红细胞及纤维蛋白渗出。以上增生和渗出的成分在球囊的一侧形成月牙状或环绕球囊一周，称其为新月体或环状体。早期的新月体以细胞成分为主称为细胞性新月体；随病变发展，纤维成分逐渐增多，称为纤维 - 细胞性新月体；最终新月体纤维化，成为纤维性新月体。随着肾小球内新月体形成，新月体压迫毛细血管袢，并与肾小球毛细血管袢黏连，使肾小球囊腔闭塞，肾小球的结构和功能严重破坏，影响血浆从肾小球滤过。最后毛细血管袢萎缩，整个肾小球纤维化、玻璃样变，功能丧失。

电镜，肾小球基膜断裂或缺损，可见新月体。

免疫荧光观察的结果与致病原因有关。有些病例在肾小球毛细血管基膜下呈现连续的线性荧光，可能与抗肾小球基膜性肾炎有关；有些在肾小球基膜上出现不规则的粗颗粒状荧光，可能为免疫复合物性肾小球肾炎；而免疫反应缺乏型，多为免疫荧光阴性。

肾小管上皮细胞可因吸收蛋白发生玻璃样变、萎缩甚至消失。肾间质水肿，炎细胞浸润。

3. 临床病理联系　临床主要表现为快速进行性肾炎综合征。由于肾小球毛细血管纤维素性坏死，基膜出现缺损和裂孔，血尿常比较明显，伴中度蛋白尿，出现不同程度的水肿。晚期大量肾单位纤维化及玻璃样变，肾组织缺血，肾素 - 血管紧张素系统的作用导致高血压。大量新月体形成后，阻塞肾小球囊腔，出现少尿甚至无尿，代谢废物不能排出，血清尿素氮、肌酐等持续升高，酸碱失衡和水、电解质紊乱，引起氮质血症，最后发展为肾衰竭。

4. 预后及转归 快速进行性肾小球肾炎由于病变广泛,发展迅速,预后较差,如不及时采取措施,多数患者往往于数周至数月内死于尿毒症。预后一般与病变的广泛程度和新月体的数量有关。如果双侧肾脏内有 80% 以上肾小球出现新月体形成,预后不佳,多死于尿毒症。新月体形成低于 80% 则进展较慢,存留的肾小球可保留部分功能,患者可维持较长时间,最终可发展为慢性硬化性肾小球肾炎。受累的肾小球少于 50% 者预后较好。对于多数严重或晚期新月体性肾小球肾炎患者,血液透析或肾移植为主要的临床治疗措施。

理论与实践

糖尿病肾病、高血压肾小动脉硬化、原发与继发性肾小球肾炎都是引起慢性肾衰竭的主要病因,其中透析治疗已成为慢性肾衰竭的主要治疗手段,其主要目的是维持生命。透析大致分为三类:血液透析、腹膜透析、结肠透析。透析需要长期进行,中断可能导致原来的疗效功亏一篑,甚至威胁生命。

血液透析(简称血透)又称为人工肾、洗肾,是最广泛的透析方法。其利用半透膜原理,通过扩散,对流体内各种有害以及多余的代谢废物和过多的电解质移出体外,达到净化血液的目的,并纠正水、电解质及酸碱平衡紊乱。急性肾衰竭、急性药物或毒物中毒、慢性肾衰竭、移植肾无功能等可进行血透。其相对禁忌症包括:病情极危重、严重感染败血症、严重心功能不全等。

无条件进行血透者,如高龄、心血管系统功能差、出血倾向严重、糖尿病肾病尿毒症等患者,应优先考虑腹膜透析(简称腹透)。其利用腹膜作半透膜,通过弥散原理清除毒素,纠正电解质及酸碱平衡紊乱,替代肾脏的排泄功能。腹透过程中易诱发感染、血中甘油三酯增加、蛋白质流失过多,故应多加注意。

(三) 膜性肾小球肾炎

膜性肾小球肾炎(membranous glomerulonephritis)的主要病变特点是弥漫性肾小球毛细血管基膜增厚。由于肾小球无明显炎症性反应,故又称为膜性肾病。是临床上引起成人肾病综合征的最常见原因。血尿、高血压和肾功能不全均不明显。

1. 病因与发病机制 多数原因不明。大多数患者属于原发性膜性肾小球肾炎,部分患者为继发性。原发性病变与 Heymann 肾炎极为相似,认为本病是由抗肾小球的自身抗体引起的自身免疫性疾病,与易感基因有关。自身抗体与肾小球毛细血管上皮细胞膜抗原反应,在上皮细胞和基膜间形成免疫复合物。病变肾小球内通常没有中性粒细胞和单核细胞浸润,但有补体成分出现。实验研究表明,补体 C5b ~ C9 组成的膜攻击复合体可激活肾小球上皮细胞和系膜细胞,使之释放蛋白酶和氧化剂,引起毛细血管壁损伤,蛋白漏出。

2. 基本病理变化 大体,双肾肿大,色苍白,故称为"大白肾"。切面皮质明显增宽,髓质无特殊改变(图 10-9)。

光镜,早期病变轻,不易观察,随着病变进一步进展,管壁增厚逐渐加重。病变为弥漫性,肾小球毛细血管壁明显增厚。过碘酸六胺银(PASM)特殊染色可清楚显示增厚的基膜(图 10-10)。银浸染色显示毛细血管基膜上有许多与基膜表面垂直的钉状突起,形如梳齿。

电镜,观察到肾小球囊脏层上皮细胞下有许多细小的丘状沉积物,基膜增生伸出许多钉状突起,如梳齿插入沉积物之间。随病变的发展,钉突或梳齿逐渐由细变粗,将沉积物包埋于基膜内,使基膜显著增厚及不规则。而后沉积物逐渐崩解和消失,使基膜出现虫蚀状空隙,这些空隙随后又被基膜样物质充填,使基膜增厚。此外,脏层上皮的足突可出现融合,变得扁平或完全消失。

免疫荧光染色常表现为 C3 和 IgG 呈不连续的颗粒状荧光沿肾小球毛细血管壁沉积(图 10-11)。

近曲小管上皮细胞内常见玻璃样小滴,间质有炎细胞浸润。

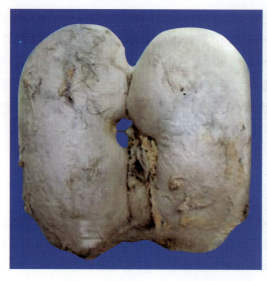
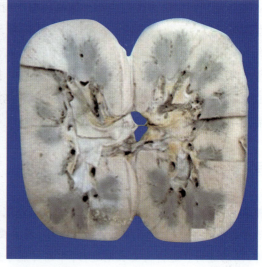

图10-9　膜性肾小球肾炎(大白肾)
双肾肿大,色苍白,皮质明显增宽

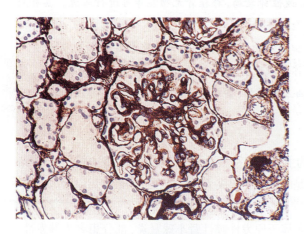

图10-10　膜性肾小球肾炎
肾小球基膜"钉突"形成(PASM染色)

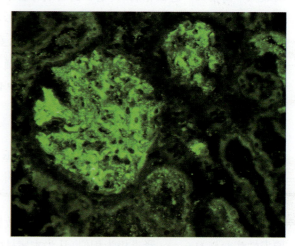

图10-11　膜性肾小球肾炎
免疫复合物沿肾小球毛细血管壁沉积,呈不连续的颗粒状荧光,免疫荧光染色FITC-IgG

3. 临床病理联系　临床主要表现肾病综合征。由于肾小球基膜严重损伤,通透性增高,大量球蛋白等大分子蛋白质均可由肾小球滤过,出现严重的非选择性蛋白尿,导致低蛋白血症,引起高脂血症。血浆胶体渗透压降低,引起明显水肿,严重者可有胸水和腹水。部分患者伴有血尿和高血压。

4. 预后与转归　膜性肾小球肾炎起病缓慢,病程较长。病变轻者症状可消退或部分缓解。多数患者反复发作,对皮质激素治疗效果不显著。晚期由于大量肾单位纤维化、硬化,可导致肾衰竭和尿毒症。

(四)膜性增生性肾小球肾炎

膜性增生性肾小球肾炎(membranoproliferative glomerulonephritis)的病变特点是弥漫性的系膜细胞增生、系膜基质增多及基膜不规则增厚。由于病变主要发生于系膜区,又称系膜毛细血管性肾小球肾炎。

此型肾炎多见于中年人和青年人。临床特点为起病缓慢,是一种慢性进行性疾病。早期症状一般不明显,临床表现不一,常有血尿、蛋白尿,也有约半数患者起病时就出现肾病综合征,常伴有高血压和肾功能不全。

1. 病因与发病机制　本病根据超微结构和免疫荧光检查分为Ⅰ型、Ⅱ型和Ⅲ型,Ⅰ型约占本病的90%,

由循环免疫复合物沉积引起,并有补体的激活。引起免疫反应的抗原成分尚未确定,可能是肝炎病毒等病原体蛋白成分。Ⅱ型常出现补体替代途径的异常激活,50%~60%的患者血清C3水平明显降低,但C1和C4等补体早期激活成分水平正常或仅轻度降低。

70%以上的患者血清中具有被称为C3肾炎因子的自身抗体,该抗体与C3转化酶结合,使该酶不被降解,导致C3持续被分解为C3b。但C3肾炎因子引起肾小球改变的机制尚不清楚。Ⅲ型的发病机制不清。

2. 基本病理变化　光镜,Ⅰ型和Ⅱ型膜性增生性肾小球肾炎病变基本相似。肾小球体积增大,细胞数目增多,主要为系膜细胞和内皮细胞增生,可有白细胞浸润。由于肾小球系膜细胞增生,基质增多,使系膜区增宽,导致毛细血管袢呈分叶状,增生的系膜细胞和系膜基质沿毛细血管内皮细胞和基膜之间嵌入,使基膜增厚(图10-12)。镀银染色和PAS染色显示增厚的基膜呈双轨状改变。

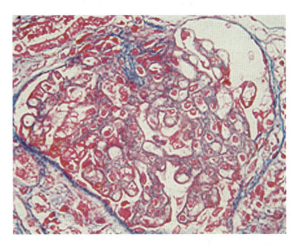

图10-12　膜性增生性肾小球肾炎
肾小球毛细血管袢系膜区增生使毛细血管丛呈分叶状

电镜,Ⅰ型的电子致密物沉积在肾小球基膜内侧的内皮细胞下,聚积成大团块状。系膜内和上皮细胞下偶然也可见少量小而不规则的沉积物。Ⅱ型肾小球毛细血管基膜不规则增厚。在基膜致密层内有高电子密度的呈带状的粗大沉积物。Ⅲ型肾小球毛细血管基膜内皮细胞下和上皮细胞下都有电子致密物沉积,并可伴有基膜断裂。

免疫荧光显示,Ⅰ型IgG和C3沿肾小球毛细血管壁和系膜区内呈颗粒状荧光分布。Ⅱ型免疫荧光显示C3沉积于基膜的任一侧或系膜区,一般没有IgG、C1q和C4沉积。

3. 临床病理联系　多表现为肾病综合征,儿童和青年多见。少数患者仅表现为无症状血尿或蛋白尿。常为慢性进展性,预后差。激素和免疫抑制剂治疗效果常不明显。同时伴有新月体形成的患者可出现急进性肾炎的表现。50%~70%的病例在10年内逐渐进展为肾衰竭。Ⅱ型膜增生性肾小球肾炎患者预后较Ⅰ型更差,肾移植后有复发倾向。

4. 预后与转归　膜性增生性肾小球肾炎预后较差,为一种慢性进行性疾病,对肾上腺皮质激素治疗不敏感。有的病例可转化为快速进行性肾小球肾炎。约50%的患者在10年内出现慢性肾衰竭。尤其是Ⅱ型膜性增生性肾小球肾炎预后更差。

(五)系膜增生性肾小球肾炎

系膜增生性肾小球肾炎(mesangial proliferative glomerulonephritis)的病变特点为弥漫性肾小球系膜细胞增生及基质增多。我国和亚太地区常见,多见于青少年。本病可为原发性,机制不清;也可为继发性疾病,如系统性红斑狼疮、过敏性紫癜等也可引起此型肾炎。

1. 病因与发病机制　本病的病因和发病机制尚不十分清楚,可能有多种致病途径,如循环免疫复合物沉积或原位免疫复合物形成等。免疫复合物通过相应炎症介质刺激系膜细胞,导致系膜细胞增生、系膜基质增多。

2. 基本病理变化　光镜,病变特点是肾小球系膜细胞和基质增生,系膜区增宽。毛细血管壁无明显变化,管腔通畅。系膜区内可有少数单核细胞和中性粒细胞浸润。病变严重可引起系膜硬化。

电镜,系膜区系膜细胞增生和基质增多,系膜区有电子致密物沉积。

免疫荧光法检查,系膜区内主要是IgG及C3免疫复合物沉积。

3. 临床病理联系　本病多发于青少年,男性多于女性。临床表现为肾病综合征,也可表现为无症状蛋白尿和(或)血尿。

4. 预后与转归　病变轻者预后较好,但可复发。病变严重者可导致系膜硬化,甚至出现肾衰竭,预后较差。

(六) 轻微病变性肾小球肾炎

轻微病变性肾小球肾炎(minimal change glomerulonephritis)是引起儿童肾病综合征的最常见原因。光镜下肾小球无明显变化,而电镜下可见弥漫性肾小球足细胞足突消失,故称为轻微病变性肾小球肾炎;又由于本病肾小管上皮细胞内常有大量脂质沉积,也称为脂性肾病。

1. 病因与发病机制　轻微病变性肾小球肾炎的病因和发病机制尚不清楚。许多证据表明本病与免疫机制有关,且对皮质类固醇激素治疗敏感。目前认为本病的发生与免疫功能失调,特别是 T 细胞功能异常有关,血液循环中细胞因子样物质的产生,引起脏层上皮细胞损伤。

2. 基本病理变化　大体,肾脏肿胀,色苍白。切面肾皮质因肾小管上皮细胞内脂质沉积而出现黄白色条纹。

光镜,肾小球结构基本正常,肾小管上皮细胞内有多数玻璃样小滴和脂类沉积。

电镜,肾小球脏层上皮细胞足突消失,细胞胞体扁平,可见空泡及微绒毛形成,故又称为足突病(图10-13)。免疫荧光检查无免疫球蛋白或补体沉积。

由于膜性肾小球病和糖尿病等也可引起足突消失,因此只有在光镜下肾小球结构正常,电镜下观察到足突消失时,才可诊断为轻微病变性肾小球肾炎。

3. 临床病理联系　临床上大多数表现为肾病综合征,尿内蛋白主要为小分子白蛋白,蛋白尿为高度选择性。本病多发生于 2～6 岁的儿童,可发生在呼吸道感染或预防接种后。肾小球的病变轻微,故一般无血尿和高血压,肾功能也不受影响。

4. 预后与转归　大多数患者对皮质类固醇激素治疗敏感,90% 以上的儿童可以完全恢复,病变在数周内消失。少数患者可有反复,一般不发展成慢性。

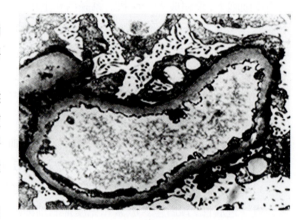

图 10-13　轻微病变性肾小球肾炎
电镜下见肾小球毛细血管上皮细胞部分足突融合

(七) 局灶性节段性肾小球硬化

局灶性节段性肾小球硬化(focal segmental glomerulosclerosis)的病变特点为少数或部分肾小球的硬化呈局灶性节段性(图10-14)。临床上主要表现为肾病综合征。

1. 病因与发病机制　原发性局灶性节段性肾小球硬化的发病机制尚未阐明。认为是引起通透性增高的循环因子(可能是细胞因子)损伤脏层上皮细胞。由于局部通透性明显增高,血浆蛋白和脂质在细胞外基膜内沉积,发生节段性玻璃样变和硬化。患者在接受肾移植后常在很短时间内出现蛋白尿,提示其体内可能有损伤脏层上皮细胞的循环因子。

2. 基本病理变化　光镜下,病变呈局灶性分布,病变的肾小球毛细血管袢的部分毛细血管萎陷,系膜增宽、硬化、玻璃样变。晚期肾小球毛细血管袢可全部纤维化、硬化、玻璃样变(球性硬化)。相应的肾小管萎缩、纤维化。肾间质纤维组织增生,有少量淋巴细胞和单核细胞浸润。最终由于大量肾小球硬化而导致肾功能不全。

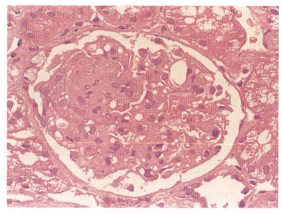

图 10-14　局灶性节段性肾小球硬化
肾小球毛细血管丛部分玻璃样变、硬化

电镜,部分毛细血管基膜增厚、塌陷,系膜区内基质增加,脏层上皮细胞足突消失。

免疫荧光检查,肾小球病变部位有免疫球蛋白IgM和补体C3沉积。

3. 临床病理联系和结局　临床上约80%的患者表现为肾病综合征,其中常伴有血尿和高血压。少数表现为非选择性蛋白尿。患者对激素治疗效果不明显,病变为进行性,常继续发展,可导致肾功能不全。儿童预后比成年人好。

(八) IgA肾病

IgA肾病(IgA nephropathy)由Berger于1968年最先描述,又称Berger病。多发生于儿童及青年,是我国较常见的肾病类型。发病前常有上呼吸道感染,临床主要表现为反复发作的镜下或肉眼血尿。病理学特征是免疫荧光显示系膜区有IgA沉积。

1. 病因与发病机制　原发性IgA肾病的发病机制尚未阐明。有资料表明本病与免疫调节异常有关。血尿发作时常伴上呼吸道感染,且血清中IgA水平升高。由于病毒、细菌和植物蛋白等对呼吸道或消化道的刺激,使黏膜IgA的合成增多。IgA或含IgA的免疫复合物在系膜区沉积,并激活补体替代系统,引起肾小球损伤。许多报道表明,IgA肾病的发生与某些HLA表型有关,说明遗传因素具有重要作用。

2. 基本病理变化　光镜,IgA肾病镜下病理变化呈多样性,HE染色肾小球正常或系膜增生,也可出现局灶节段性增生或弥漫性系膜增生,毛细血管袢与肾小球囊壁粘连,甚至有时可见新月体形成。局灶增生性改变可发展为局灶性硬化。

电镜,见系膜区内出现电子致密物沉积。

免疫荧光的特征性改变为系膜区内出现IgA沉积,常伴有C3和备解素。

3. 临床病理联系　临床表现主要是复发性血尿,有时伴有轻度蛋白尿,少数患者出现肾病综合征,部分患者晚期出现慢性肾衰竭。肾移植后仍可出现IgA沉积,并引起相应临床症状。

(九) 慢性硬化性肾小球肾炎

慢性硬化性肾小球肾炎(chronic sclerosing glomerulonephritis)是各型肾小球肾炎发展到晚期的病理类型,又称为慢性肾小球肾炎。病理特征为大量肾单位纤维化和瘢痕收缩,与残留肾单位代偿性肥大交错并存,引起肾脏缩小,表面呈弥漫颗粒状,形成继发性颗粒性固缩肾。临床表现为慢性肾炎综合征。多见于成人,预后差。

1. 病因与发病机制　慢性肾小球肾炎为其他肾小球肾炎发展的晚期变化。链球菌感染后的急性弥漫性增生性肾小球肾炎以及轻微病变性肾小球肾炎很少转变为慢性肾小球肾炎。但新月体性肾小球肾炎(快速进行性肾小球肾炎)度过急性期后,几乎全部发展为慢性肾小球肾炎。膜性肾小球肾炎和膜性增生性肾小球肾炎也可缓慢地进展为慢性肾小球肾炎。

2. 基本病理变化　大体,双侧肾脏对称性缩小,色苍白,质硬。表面呈弥漫性细颗粒状,颗粒大小比较一致,形成颗粒性固缩肾。切面可见肾皮质因萎缩而变薄,纹理模糊不清,有时有微小的囊肿形成。小动脉壁硬化、增厚,动脉切口呈哆开状。肾盂周围脂肪组织增多(图10-15)。

光镜,早期可观察到某种肾炎的残存病变,病变弥漫分布。晚期,肾小球纤维化、玻璃样变,相应肾小管萎缩甚至消失;间质的纤维组织增生也更显著,伴有淋巴细胞及浆细胞浸润;同时残存的相对正常的肾单位发生代偿性变化,肾小球体积增大,肾小管扩张。慢性肾小球肾炎时,由于肾单位一部分被破坏,发生纤维化和收缩,而另一部分呈代偿性肥大和扩大,形成肉眼所见的肾表面细颗粒状外观(图10-16)。

3. 临床病理联系　慢性肾小球肾炎常继发于其他类型肾炎,因此其临床早期表现一般保留了原肾小球肾炎的临床特点,病程可持续数月至数十年。

由于大量肾单位受损,血液只能通过少数残留的肾单位,血流通过肾小球的速度加快,肾小球的滤过速度和尿液通过肾小管的速度也加快,但肾小管的重吸收有一定限度,所以大量水分不能被重吸收,肾的浓缩功能降低,从而出现多尿、夜尿、尿的比重降低,常固定在1.010左右。此外,由于大量肾单位受损,残留的肾单位相对正常,尿常规变化不如急性肾炎时明显,水肿也较轻。

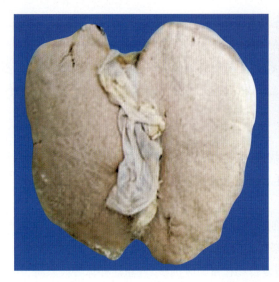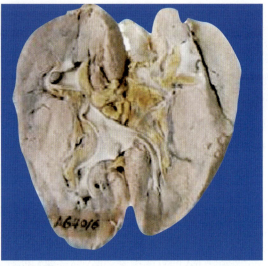

图 10-15　慢性肾小球肾炎
表面呈弥漫性细颗粒状、颗粒大小较一致,皮质变薄,动脉切口呈哆开

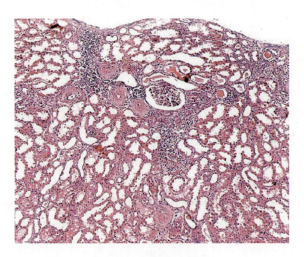

图 10-16　慢性肾小球肾炎
肾小球纤维化、玻璃样变,相应肾小管萎缩、消失;残存肾小球
体积增大,肾小管扩张

晚期由于大量肾单位纤维化,肾组织严重缺血,肾素分泌增加,患者出现明显高血压。晚期患者发生细动脉硬化可出现肾缺血和高血压。慢性肾炎时的高血压一般不出现波动,并保持在较高水平。长期高血压可引起左心室肥大,甚至导致左心衰竭。

由于大量肾单位被破坏,残留的相对正常的肾单位逐渐减少,最后出现体内代谢废物不能排出,水、电解质代谢和酸碱平衡发生障碍,最后可导致氮质血症和肾衰竭。

此外,由于肾组织大量被破坏,促红细胞生成素减少,加上长期肾功能不全引起的氮质血症和自身中毒抑制造血功能,患者常出现贫血。

4. 预后与转归　慢性肾小球肾炎早期进行合理治疗可控制疾病发展。晚期机体抵抗力降低引起继发感染;患者主要因肾功能不全引起的尿毒症死亡,还可死于脑出血和心力衰竭。

肾小球肾炎的特点总结于表 10-1。肾小球疾病的病理诊断和鉴别诊断需结合病史、临床表现、实验室检查和病理学检查进行全面分析。

表 10-1 肾小球肾炎特点小结

类型	临床表现	发病机制	病理特点		
			光镜	电镜	免疫荧光
急性弥漫性增生性肾小球肾炎	急性肾炎综合征	免疫复合物沉积	弥漫性内皮细胞和系膜细胞增生	上皮下驼峰状沉积物	IgG 和 C3 颗粒荧光
新月体性肾小球肾炎	快速进行性肾炎综合征	抗 GBM 型	新月体形成	无沉积物	IgG 和 C3 线性荧光
		免疫复合物型		有沉积物	颗粒状荧光
		免疫反应缺乏型		有沉积物	荧光阴性
膜性肾小球肾炎	肾病综合征	自身抗体与抗原原位反应	弥漫性基膜增厚,钉突形成	上皮下沉积物,基膜增厚	IgG 和 C3 颗粒荧光
轻微病变性肾小球肾炎	肾病综合征	不清,T 细胞异常,滤过膜阴离子丧失	肾小管脂质沉积	上皮细胞足突消失	荧光阴性
局灶性节段性肾小球硬化	肾病综合征蛋白尿	不清,通透性增高,循环因子损伤上皮细胞	局灶性节段性玻璃样变和硬化	上皮细胞足突消失,上皮细胞剥脱	IgM 和 C3 沉积
膜增生性肾小球肾炎	肾病综合征血尿、蛋白尿、慢性肾衰	免疫复合物补体替代途径	系膜增生嵌入,基膜增厚,双轨状	内皮下沉积物致密度极高沉积物	C3 + IgG;C1q + C4仅 C3
系膜增生性肾小球肾炎	肾病综合征,蛋白尿、血尿	不明	系膜细胞增生、系膜基质增多	同光镜,系膜区沉积物	IgG 和 C3 沉积
IgA 肾病	反复发作血尿或蛋白尿	IgA 分泌与清除异常	局灶性节段性增生或弥漫性系膜增宽	系膜区沉积物	IgA 和 C3 沉积
硬化性肾小球肾炎	慢性肾炎综合征、慢性肾衰竭	根据原病变类型	肾小球玻璃样变和硬化	因肾炎起始类型而异	因肾炎起始类型而异

理论与实践

糖尿病是因胰岛素绝对或相对分泌不足以及靶组织细胞对胰岛素敏感性降低,引起蛋白质、脂肪、水和电解质等一系列代谢紊乱综合征,其中以高血糖为主要标志。病程较长、控制较差的糖尿患者常伴有各种并发症或伴随症。在微血管病变基础上所致的病变如肾脏病变,是糖尿病患者的重要死亡原因。糖尿病肾病病变最初为肾脏体积增大、肾小球血流量增加,接着肾小球系膜细胞增殖、系膜细胞外基质增加、肾小球基底膜增厚,最后发展成为肾小球硬化。

高血压是我国最常见的心血管疾病之一,原因未明,是以体循环动脉压升高为主的独立性全身性疾病。高血压可引起肾脏一系列病变,主要表现为原发性颗粒性固缩肾。这是由于肾小球入球动脉的玻璃样变性和肌型小动脉的硬化,管壁增厚,管腔狭窄,致病变区的肾小球缺血,发生纤维化、硬化或玻璃样变性,相应的肾小管因缺血而萎缩、消失,出现间质纤维组织增生和淋巴细胞浸润。病变相对较轻的肾小球代偿性肥大,相应的肾小管代偿性扩张。大体,肾脏体积缩小,重量减轻,质地变硬,表面呈均匀的细小颗粒状。切面皮质变薄,肾盂及周围脂肪明显增生。

第二节 肾小管 - 间质性肾炎

肾小管 - 间质性肾炎(tubulointerstitial nephritis)是一组以肾小管和肾间质受累为主的炎症性疾病。肾功能不全有相当一部分是由于肾小管 - 间质性肾炎所致。原发性肾小管 - 间质性肾炎多由细菌等生物病原体感染引起,也可由药物、重金属等中毒引起。因肾盂病变明显,故常称肾盂肾炎(pyelonephritis)。

原发性肾小管 - 间质性肾炎根据病程可分为急性和慢性两类,急性肾小管 - 间质性肾炎表现为中性粒细胞浸润和间质水肿,常伴有局灶性肾小管坏死。慢性肾小管-间质性肾炎表现为淋巴细胞、单核细胞浸润,间质纤维化和肾小管萎缩。

一、肾盂肾炎

肾盂肾炎是由感染引起的以肾小管、肾盂和肾间质为主的化脓性炎症,是常见的肾脏疾病。肾盂肾炎分为急性和慢性两大类。急性肾盂肾炎主要由细菌感染引起,常与尿路感染有关。慢性肾盂肾炎除细菌感染外,还与膀胱输尿管反流和尿路阻塞等因素有关。可发生于任何年龄,多见于女性,发病率为男性的9~10倍。临床出现发热、腰部酸痛、血尿和脓尿等症状,并可出现尿频、尿急和尿痛等膀胱刺激症状。晚期可出现肾功能不全和高血压,甚至形成尿毒症。

(一)急性肾盂肾炎

1. 病因与发病机制　肾盂肾炎是细菌直接感染引起,最常见为大肠埃希菌,其次为变形杆菌、产气杆菌和葡萄球菌。肾盂肾炎的感染途径有两种:

(1)上行性感染:为较常见的感染途径,主要的致病菌是大肠埃希菌。细菌从尿道或膀胱通过输尿管管腔或输尿管周围的淋巴管上行至肾盂和肾组织引起化脓性炎症,病变可累及一侧或双侧肾脏。

(2)血源性(下行性)感染:为少见的感染途径,败血症或感染性心内膜炎时,细菌进入血流,形成细菌性栓子栓塞于肾小球或肾小管周围的毛细血管,从而引起肾脏化脓性炎症。病原菌以葡萄球菌为多见,两侧肾脏可同时受累。

(3)其他因素:导致肾盂肾炎发生的因素主要有以下几类:尿路阻塞、膀胱输尿管反流、尿道黏膜损伤、肾内反流和各种原因引起的机体抵抗力下降。

尿路阻塞是诱发肾盂肾炎的主要因素。引起阻塞的原因很多,如泌尿道结石、尿道炎或尿道损伤后的瘢痕收缩、前列腺肥大等均可引起尿路阻塞,进而引起尿液潴留。尿液是细菌良好的培养基,细菌可生长繁殖而引起肾盂肾炎。此外,先天性输尿管开口异常时,输尿管入膀胱处变短或部分缺失,排尿时膀胱输尿管瓣关闭不全引起的尿液反流使细菌得以通过输尿管进入肾盂。

导尿、膀胱镜检查和其他尿道手术有时可将细菌带入膀胱,并易损伤黏膜,导致细菌感染诱发肾盂肾炎。女性尿道短,上行感染机会较多。此外,妊娠子宫压迫输尿管可引起不完全梗阻;黄体酮可使输尿管的张力降低、蠕动减弱,容易引起尿潴留,可诱发感染。故女性肾盂肾炎的发病率比男性高。

引起肾盂肾炎的另一个因素是肾内反流,尿液通过肾乳头的乳头孔进入肾实质。位于肾上极或下极的肾乳头为扁平凹面状,而肾中部的乳头开口则为凸面状,故肾内反流易发生于肾的上极和下极。

慢性消耗性疾病、长期使用激素和免疫抑制剂等因素使机体抵抗力下降,有利于肾盂肾炎的发生。

2. 基本病理变化　大体,肾肿大、充血,表面散在多数大小不等的脓肿,呈黄色或黄白色,周围有紫红色充血带环绕。切面髓质内可见黄色条纹向皮质伸展,皮质和髓质可见脓肿形成。肾盂黏膜充血、水肿,可有散在的小出血点,有时黏膜表面有脓性渗出物覆盖,肾盂腔内可有脓性尿液。

光镜,上行性感染引起的急性肾盂肾炎首先引起肾盂肾炎,表现为肾盂黏膜充血、水肿,并有中性粒细胞等炎性细胞浸润。病变发展,炎症沿肾小管及其周围组织扩散,在肾间质内引起大量中性粒细胞浸润,并可形成大小不等的脓肿。肾小管腔内充满脓细胞和细菌,故常有脓尿和蛋白尿。尿培养可找到病菌。早期肾小球多不受影响,病变严重时大量肾组织坏死可破坏肾小球。血源性感染则病变首先累及肾小球或肾小管周围的间质,病变逐渐扩大,破坏邻近组织,肾组织内出现多数散在的小脓肿,并可破入肾小管,进而蔓延到肾盂,引起肾盂肾炎。

3. 临床病理联系　本病表现起病急,表现为发热、寒战,中性粒细胞增多等全身症状。肾区酸痛和叩痛。可出现脓尿、蛋白尿、管型尿、菌尿,可有血尿等。由于膀胱和尿道急性炎症的刺激,可出现尿频、尿急、尿痛等症状。一般不出现高血压、氮质血症和肾功能不全。

急性坏死性肾乳头炎时常有明显血尿。严重时肾小管破坏,相应的肾小球被阻塞可引起少尿和氮质血症。乳头坏死组织脱落可阻塞肾盂,有时坏死组织碎块通过输尿管排出可引起绞痛。

4. 并发症

(1)急性坏死性肾乳头炎:主要发生于糖尿病或有尿路阻塞的患者。病变可为单侧或双侧。大体可见肾切面乳头部坏死,范围大小不等。坏死区呈灰黄色,周围有充血带与邻近组织分界明显。镜下见坏死区为缺血性凝固性坏死,坏死区内可见肾小管轮廓,周围有充血和中性粒细胞浸润。

(2)肾盂积脓:在严重尿路阻塞,特别是高位完全性尿路阻塞时,脓性渗出物不能排出,淤积于肾盂,引起肾盂积脓。

(3)肾周围脓肿:病变严重时,肾内的化脓性炎穿透肾被膜扩展到肾周围的组织中,形成肾周围脓肿。

5. 预后与转归 急性肾盂肾炎如能及时彻底治疗,大多数可以治愈;如治疗不彻底或尿路阻塞未消除,则易反复发作而转为慢性。并发急性坏死性肾乳头炎时可发生急性肾衰竭。

(二)慢性肾盂肾炎

慢性肾盂肾炎为慢性肾小管-间质性肾炎。病理学特征是慢性炎症、间质纤维化和瘢痕形成,伴有肾盂和肾盏的纤维化和变形。慢性肾盂肾炎是慢性肾衰竭的常见原因之一。

1. 病因与发病机制 急性肾盂肾炎反复发作,可逐渐进展为慢性肾盂肾炎。有些患者起病隐匿,发现时已属慢性病变。慢性肾盂肾炎根据发生机制可分为两种类型:

(1)慢性反流性肾盂肾炎:又称反流性肾病。为常见的类型,多见于儿童。具有先天性膀胱输尿管反流或肾内反流的患者常反复发生感染,引起一侧或双侧肾脏出现慢性肾盂肾炎的改变。

(2)慢性阻塞性肾盂肾炎:由于尿路阻塞使感染反复发作,并有大量瘢痕形成。肾脏病变可因阻塞部位不同而分为双侧或单侧性。

2. 基本病理变化 大体,双侧肾脏大小不等,不对称性缩小,质地变硬。表面高低不平,有不规则的大的凹陷性瘢痕。肾脏瘢痕数量多少不等,分布不均,多见于肾的上极或下极。切面可见皮、髓质分界不清,肾乳头部萎缩。肾盂、肾盏因瘢痕收缩而变形。肾盂黏膜增厚、粗糙(图 10-17)。

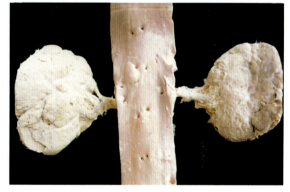

图 10-17 慢性肾盂肾炎

光镜,病变呈不规则片状,夹杂于相对正常的肾组织之间。瘢痕区的肾组织破坏,肾间质和肾盂黏膜纤维组织大量增生,其中有大量淋巴细胞、浆细胞等慢性炎性细胞浸润。肾小管多萎缩、坏死,由纤维组织替代;部分肾小管管腔扩张,腔内有红染的胶样管型,形似甲状腺滤泡。早期肾小球尚完好,由于间质的慢性炎症,使肾小球囊周围纤维化,肾小球囊壁常因纤维化增厚,这是慢性肾盂肾炎时肾小球病变的一个特点。后期肾间质病变严重,部分肾小球发生纤维化和玻璃样变,部分肾单位呈代偿性肥大(图 10-18)。

3. 临床病理联系 慢性肾盂肾炎时,病变首先累及肾小管,肾小管功能障碍出现较早,也比较严重。肾小管浓缩功能降低而出现多尿和夜尿;远端肾小管

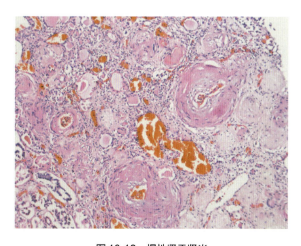

图 10-18 慢性肾盂肾炎
肾小管萎缩、坏死,纤维组织替代;肾小球囊周围纤维化

受累使钠、钾和碳酸氢盐丧失,可有缺钠、缺钾和酸中毒。患者常有菌尿,可有蛋白尿;在急性发作时,出现脓尿和菌尿,并伴有急性肾盂肾炎的其他症状。肾组织纤维化和小血管硬化引起肾缺血,肾素分泌增加,引起高血压。由于肾单位大量受损,可引起氮质血症甚至尿毒症,晚期引起慢性肾衰竭。

4. 预后与转归 慢性肾盂肾炎病变迁延,常反复急性发作,如不能及时彻底治疗可使病变发展,患者可死于心力衰竭或尿毒症。

二、药物与中毒引起的肾小管-间质性肾炎

药物和中毒可诱发肾间质的免疫反应,引起急性过敏性间质性肾炎,也可造成慢性肾小管损伤,最终导致慢性肾功能不全。

(一)急性药物性间质性肾炎

1. 病因与发病机制 急性药物性间质性肾炎由抗生素、利尿药、非甾体抗炎药(NSAIDs)等药物引起。通过抗原抗体反应的免疫机制损伤肾组织。药物作为半抗原与肾小管上皮细胞胞质或细胞外成分结合,产生抗原性,通过 IgE 的形成和细胞介导的免疫反应,导致肾小管上皮细胞和基膜免疫损伤及炎症反应。

2. 基本病理变化 肾间质显著水肿、淋巴细胞和巨噬细胞浸润,并伴有大量嗜酸性粒细胞浸润,可有少量嗜碱性粒细胞和浆细胞。新型青霉素 I 和噻嗪类利尿药可致间质肉芽肿性炎,肾小管不同程度地变性和坏死。肾小球通常不受累,但非甾体抗炎药引起的间质性肾炎可伴有轻微病变性肾小球肾炎和肾病综合征。

3. 临床病理联系 患者在用药后 2～40 天出现发热、一过性嗜酸性粒细胞增高等症状。25%～50% 的患者可出现皮疹,有血尿、轻度蛋白尿和白细胞尿。约 50% 的患者血清肌酐水平增高或出现少尿等症状。确诊后应及时停用相关药物,停药后病情可缓解,数月后肾功能恢复正常。少数老年患者的肾功能难以恢复。

(二)镇痛药性肾炎

镇痛药性肾炎又称镇痛药性肾病。病理学特征是慢性肾小管-间质性肾炎,伴有肾乳头坏死。

1. 病因与发病机制 镇痛药性肾炎由患者大量服用至少两种镇痛药引起。由于药物的毒性作用损伤细胞,再加上药物对前列腺素血管扩张作用的抑制而引起缺血,损伤细胞,导致肾乳头坏死,其后出现肾小管和间质的炎症。

2. 基本病理变化 大体,双肾体积轻度缩小,肾皮质厚薄不一。肾乳头发生不同程度的坏死、钙化和脱落。光镜下,肾乳头出现灶状坏死,甚至整个肾乳头坏死,皮质肾小管萎缩,间质纤维化并有淋巴细胞和巨噬细胞浸润。

3. 临床病理联系 患者常有由于肾乳头坏死引起肉眼血尿和肾绞痛,临床表现为慢性肾衰竭、高血压和贫血。实验室检查显示尿浓缩功能减退,表现为慢性肾衰竭。停药可使病情稳定,肾功能有所恢复。

第三节 泌尿系统常见肿瘤

一、尿路上皮肿瘤

尿路上皮癌(urothelial carcinoma)发病率占癌症总发病率的 3.2%,多发生于 50～70 岁之间,男性患者多于女性(男:女 = 3.5:1)。

尿路上皮癌的主要组织学类型是移行细胞癌,鳞状细胞癌和腺癌等类型少见。

1. 病因与发病机制 尿路上皮癌的发生与苯胺染料等化学物质、吸烟、病毒感染和膀胱黏膜的慢性炎症刺激有关。吸烟可明显增加膀胱癌发病的危险性,是最重要的影响因素。

关于尿路上皮癌的发生，细胞遗传学研究发现，最常见的是染色体区的获得和缺失，主要集中在2q、5q、8p、9p、9q、10q、11p、18q和Y染色体缺失以及1q、5p、8q和17q的获得，同时检测到数目众多的基因异常。

2. 基本病理变化　尿路上皮癌多发生于膀胱侧壁和膀胱三角区近输尿管开口处。

肿瘤可单发，也可多发，大小不等。分化好的形成乳头状、息肉状。分化差的呈扁平状突起、基底宽、无蒂，并可向周围浸润。

根据肿瘤细胞的分化程度可将其分为Ⅲ级：

尿路上皮癌Ⅰ级：肿瘤常呈乳头状，乳头细长、柔软，体积一般较小，表面可有出血或坏死，为浸润性生长。镜下可见肿瘤组织大多呈乳头状结构，乳头分支较多，和正常膀胱移行上皮细胞很相似。上皮层次增加，肿瘤细胞有一定的异型性，核大小不一致，核分裂象少见；癌细胞可浸润到固有膜。

尿路上皮癌Ⅱ级：肿瘤常呈乳头状或斑块状生长。镜下可见癌细胞除形成乳头状结构外，还形成不规则的癌细胞团或条索，向固有膜或肌层浸润。癌细胞层次显著增多，细胞分化较差，细胞和细胞核的大小和形状不一，核深染，核分裂象多见，细胞排列紊乱；癌组织可浸润到肌层（图10-19）。

尿路上皮癌Ⅲ级：肿瘤多为扁平的斑块状，可为菜花样隆起，基底宽，无蒂，肿瘤表面有坏死及溃疡形成。一般向膀胱深部浸润，后期侵犯邻近的前列腺、精囊、输尿管、后腹膜等。镜下可见癌细胞弥漫分布或形成不规则的实体性巢状结构，很少看到乳头状结构。癌细胞的分化很差，有明显的异型性。细胞大小不一，胞质少，核形状不规则、深染，核分裂象多见，可见病理性核分裂，有时可见瘤巨细胞，癌细胞排列紊乱。

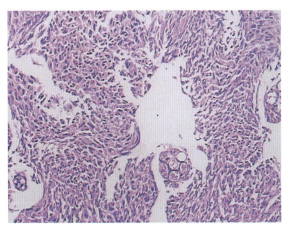

图10-19　尿路上皮癌Ⅱ级
癌细胞呈乳头状生长，细胞大小、形状不一，细胞核圆形或卵圆形，异型性显著

3. 临床病理联系　尿路上皮癌发生于膀胱的典型表现为无痛性血尿，是由于乳头状癌的乳头断裂，癌组织坏死或膀胱炎症引起。癌组织浸润膀胱黏膜或继发感染可出现尿频、疼痛等症状。如输尿管开口处阻塞，可导致肾盂肾炎和肾盂、输尿管积水。

尿路上皮癌易复发，浸润性癌易发生转移，主要通过淋巴道转移至局部淋巴结、髂动脉旁淋巴结和主动脉旁淋巴结。血道转移常见于分化较差的晚期肿瘤，可转移至肝、肺和骨髓。患者常因广泛转移或因癌组织浸润输尿管引起阻塞和感染而死亡。

二、肾细胞癌

肾细胞癌（renal cell carcinoma）是肾脏最常见的恶性肿瘤，是由肾小管上皮细胞发生的恶性肿瘤，简称肾癌，临床多以无症状性血尿为首发症状。肾癌占肾脏恶性肿瘤的85%，多见于56～60岁的老年人，男性发生率较高，男与女之比约为2:1。

1. 病因与发病机制　流行病学调查表明，吸烟是肾癌最重要的危险因素，其他危险因素包括肥胖（特别是女性）、高血压、接触石棉、石油产品及重金属等。

肾细胞癌有散发性和遗传性两种类型。绝大多数为散发病例，发病年龄大，多见于一侧肾脏。家族性肾细胞癌为常染色体显性遗传病，发病年龄小，肿瘤多为双侧肾脏，多灶发生，与Von Hippel-Lindau（VHL）综合征有关。

2. 基本病理变化　大体，肾细胞癌大多发生于一侧肾脏上极，少数同时发生于两侧肾脏。肿瘤一般为单个，圆形，大小不一。肿瘤与周围肾组织常有较明显分界，可有假包膜形成。透明细胞癌因肿瘤细胞富含脂质和糖原,并有坏死、钙化及出血等继发性变化,使切面呈灰黄色、灰白色或红棕色等多彩状特征。肿瘤可侵入肾静脉,沿着静脉管腔生长,并引起血道转移,这种血管内生长的倾向是肾细胞癌的特点之一。有时肿瘤可穿破肾被膜向外生长,侵犯肾上腺和肾周围纤维脂肪组织。乳头状癌可为双侧多灶性,常伴有出血和囊性变。

根据对家族性和散发性肾细胞癌的细胞遗传学、遗传学和组织病理学的综合研究,将肾细胞癌分为三个主要类型:①透明细胞癌(clear cell carcinoma),最为常见,约占肾细胞癌的 70%~80%,癌细胞呈圆形或多角形,胞质透明,排列成片状、梁状或管状,无乳头结构(图 10-20);间质具有丰富的毛细血管和血窦。②乳头状癌,瘤细胞呈立方或矮柱状,有明显乳头状结构形成;乳头中轴间质内可见砂粒体和泡沫细胞。③嫌色细胞癌,细胞大小不一,瘤细胞包膜清楚,胞质淡嗜碱性,核周常有空晕,癌细胞呈实性片状排列。

3. 临床病理联系 肾细胞癌的早期临床表现较为隐蔽,不易发现。仅有发热、乏力、消瘦等全身性症状;10% 的病例由于转移灶的出现才被发现。临床上主要表现为血尿、肾区疼痛和肿块三联征,但三者同时出现的比例很小。无痛性血尿是肾癌的主要症状,血尿常为间歇性,早期可仅表现为镜下血尿。

肿瘤可产生异位激素和激素样物质,导致患者出现多种副肿瘤综合征,如红细胞增多症、高钙血症、Cushing 综合征等。

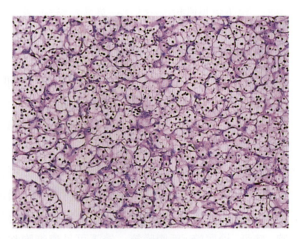

图 10-20 肾透明细胞癌
癌细胞胞质透明,排列成片状、梁状或管状

4. 扩散及转移 肾细胞癌可直接侵入肾盂、肾盏及输尿管引起尿路的阻塞,并突破肾被膜向周围邻近组织和器官蔓延扩散。肾细胞癌容易转移,可发生血道和淋巴道转移,最常见的血道转移部位是肺,其次是骨、肝、肾上腺和脑,淋巴道转移常先至肾门及主动脉旁淋巴结。肾细胞癌患者预后较差。

三、肾母细胞瘤

肾母细胞瘤(nephroblastoma)又称 Wilms 瘤,起源于肾内残留的后肾胚芽组织。是儿童肾脏最常见的原发性恶性肿瘤,98% 发生在 7 岁以下儿童,男女发病率无差别,偶发于成人。

1. 病因与发病机制 约有 10% 肾母细胞瘤的发生与一组先天畸形综合征有关:①虹膜缺失和生殖器异常(wilms tumor, aniridia, genital anomalies, mental retardation, WAGR):表现为 Wilms 瘤、无虹膜、生殖泌尿道畸形和神经系统发育迟缓。该病患者常发生染色体 11q13 的缺失。② Denys-Drash 综合征:表现为肾小球系膜的硬化和假两性畸形。WAGR 综合征和 Denys-Drash 综合征均与位于染色体 11p13 的抑癌基因 WT1 的缺失或突变有关。③ Beckwith-Wiedemann 综合征:表现为器官肥大、偏身肥大、巨舌、脐疝,并容易发生 Wilms瘤,其相关基因已经定位于 11p15,虽已命名为 WT2,但还有待进一步研究证实。约有 1% 的肾母细胞瘤患者有阳性家族史。

2. 基本病理变化 大体,肾母细胞瘤多为单个实性肿物,体积较大,呈圆形,常有假包膜,境界清楚。切面灰白或灰红色,呈鱼肉状,并可见钙化、出血和坏死,有时形成囊腔。有时可见少量骨或软骨。

光镜,肾母细胞瘤的特征是具有胚胎发育过程不同阶段的幼稚的肾小球或肾小管结构。细胞成分包括上皮样细胞、间叶组织和胚基幼稚细胞。上皮样细胞体积小,圆形、多边形或立方形,可形成肾小球样和肾小管样结构,也可见鳞状上皮分化。间叶细胞多为纤维性或黏液性,可出现横纹肌、软骨、骨或脂肪成分等分化。胚基幼稚细胞为小圆形或卵圆形的原始细胞,胞质少。

3. 临床病理联系 大多数患儿的主要症状是腹部肿块,肿块巨大时可越过中线并深达盆腔。大的肿块可压迫邻近组织，引起腹痛、呕吐、甚至肠梗阻。通过手术切除、放射及化学治疗的综合治疗方法能取得良好效果。

肾母细胞瘤可局部生长较长时间，也可经血道和淋巴道转移。血道转移多见肺转移，其次为肝脏。淋巴道转移主要在局部淋巴结和主动脉旁淋巴结。

（于燕妮）

学习小结

1. 肾小球肾炎的病变包括变质性变化、渗出性变化和增生性变化。

2. 各型肾炎的病理特点与临床病理联系主要是：①急性弥漫性增生性肾小球肾炎病理特点是弥漫性内皮细胞和系膜细胞增生，临床表现是急性肾炎综合征；②新月体性肾小球肾炎病变特点是新月体形成，临床表现是快速进行性肾炎综合征；③膜性肾小球肾炎病变特点是弥漫性基膜增厚，钉突形成，临床表现是肾病综合征；④轻微病变性肾小球肾炎病变特点是上皮细胞足突消失，临床表现是肾病综合征；⑤膜增生性肾小球肾炎病变特点是系膜增生嵌入，基膜增厚双轨状，临床表现是肾病综合征；⑥系膜增生性肾小球肾炎的病变特点是系膜细胞增生，系膜基质增多，临床表现是肾病综合征；⑦ IgA 肾病的病变特点是局灶性节段性增生或弥漫性系膜增宽，临床表现是反复发作的血尿或蛋白尿；⑧硬化性肾小球肾炎的病变特点是肾小球玻璃样变和硬化，临床表现是慢性肾炎综合征和慢性肾衰竭。

3. 急性肾盂肾炎是细菌感染引起的以肾盂、肾间质和肾小管为主的急性化脓性炎症；临床表现为腰酸痛、脓尿、蛋白尿。慢性肾盂肾炎表现为两侧肾脏不对称缩小，肾小管萎缩、坏死，球囊壁和肾小球纤维化；临床表现是多尿、夜尿、低钠、低钾，甚至出现氮质血症和尿毒症。

4. 肾细胞癌是肾脏最常见的恶性肿瘤，其中透明细胞癌最为常见；肾母细胞瘤是儿童肾脏最常见的原发性恶性肿瘤；尿路上皮癌主要组织学类型是移行细胞癌，多发生于膀胱侧壁和膀胱三角区近输尿管开口处。

复习思考题

1. 简述急性增生性肾小球肾炎的病理特点及临床病理特征。

2. 描述三种常见的引起成人肾病综合征的肾小球肾炎的病理特点。

3. 简述肾盂肾炎的发生机制。

第十一章　生殖系统与乳腺疾病

本章包括男、女生殖系统及乳腺发生的常见疾病,除炎症与肿瘤外,还有内分泌紊乱引起的疾病及与妊娠有关的疾病。目前子宫颈癌与乳腺癌是女性最常见两大恶性肿瘤。

第一节　子宫颈疾病

一、慢性子宫颈炎

慢性子宫颈炎(chronic cervicitis)是育龄期女性最常见的妇科疾病。子宫颈柱状上皮与鳞状上皮交界处是子宫颈疾病发生的常见部位。多与子宫颈机械性损伤、感染、分娩有关。常由链球菌、肠球菌、葡萄球菌、大肠埃希菌引起,也可由衣原体、淋球菌、乳头状瘤病毒(HPV)和单纯疱疹病毒等特殊病原微生物引起。上述病原微生物多经性途径传播,以沙眼衣原体最为常见。临床表现主要为白带增多,偶带血性分泌物。镜下,子宫颈黏膜充血、水肿,间质内有淋巴细胞、浆细胞和巨噬细胞等慢性炎细胞浸润,可伴有子宫颈腺上皮的增生和鳞状上皮化生。

根据慢性子宫颈炎的临床病理特点,将慢性子宫颈炎分为以下几种类型。

(一)子宫颈糜烂

慢性子宫颈炎时,子宫颈阴道部鳞状上皮坏死脱落形成表浅缺损,称子宫颈真性糜烂,较少见。临床上常见的子宫颈糜烂,实际上是子宫颈阴道部鳞状上皮被子宫颈管黏膜的柱状上皮增生向下延伸取代所致。由于单层柱状上皮很薄,上皮下血管容易显露而呈红色,临床检查时,病变区呈边界清楚的红色糜烂样改变,称为子宫颈假性糜烂。最终,病变处柱状上皮又被化生的鳞状上皮所取代,称糜烂愈复。此外,增生的鳞状上皮还向下面的腺体延伸,取代部分或全部腺上皮细胞,称为腺体鳞状上皮化生。

（二）子宫颈腺体囊肿

慢性子宫颈炎时，由于子宫颈腺上皮增生及鳞状上皮化生，如增生的鳞状上皮覆盖或阻塞子宫颈腺体的开口，使分泌物潴留在腺腔中，腺体扩张形成囊肿，又称纳博特囊肿（Nabothian cyst）。

（三）子宫颈息肉

由于子宫颈黏膜上皮、腺体和间质结缔组织呈局限性增生而形成带蒂的、突出于宫颈的息肉状肿块，称子宫颈息肉。大体观，表面光滑呈灰白色，如表面糜烂或有溃疡形成，可致阴道出血。镜下观，息肉表面被覆柱状或鳞状上皮，间质由增生的结缔组织、血管构成，伴充血、水肿、慢性炎细胞浸润。

慢性子宫颈炎多数可被治愈，如果病变严重且反复发作，少数病例可在致癌因子的作用下从鳞状上皮化生、上皮内瘤变发展为子宫颈癌。

二、子宫颈上皮内瘤变

（一）子宫颈上皮异型增生

子宫颈上皮异型增生（dysplasia of cervical epithelium）是指子宫颈上皮层内细胞出现不同程度的异型增生，表现为细胞大小不一、核大深染、核浆比例增大、核分裂象增多、细胞极性消失和排列紊乱，并由基底层逐渐向表层发展，属癌前病变。异型增生可分三级：Ⅰ级（轻度异型增生），指异型细胞局限于上皮层下1/3区；Ⅱ级（中度异型增生），指异型细胞占上皮层下1/3～2/3；Ⅲ级（重度异型增生），指异型细胞超过上皮全层的2/3，但未累及上皮全层（图11-1）。

（二）子宫颈原位癌

子宫颈原位癌（carcinoma in situ of the cervix）是指子宫颈上皮异型增生的细胞累及上皮全层，但局限于上皮层内，未突破基底膜，称子宫颈原位癌。原位癌癌细胞可沿基底膜伸入子宫颈腺体内，使整个腺体或其一部分为癌细胞所取代，但腺管轮廓尚存，腺体基底膜完整，称原位癌累及腺体，仍属原位癌范畴。原位癌进一步发展可演变为浸润癌。

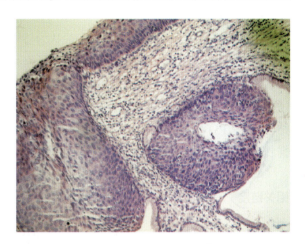

图 11-1　重度异型增生
异型细胞累及子宫颈上皮大于 2/3 并累及腺体

子宫颈上皮内瘤变（cervical intraepithelial neoplasm，CIN）是指子宫颈鳞状上皮不同程度异型增生和原位癌的统称，是处于正常鳞状上皮和浸润癌之间的一组病理变化，有连续关系，因而将子宫颈上皮异型增生和原位癌称为上皮内瘤变（表 10-1）。CIN 的发生可能多与 HPV16、18、31、33（高危险型）感染有关，90% 的 CIN 病变中可查出 HPV。

子宫颈上皮细胞的增生 - 异型增生 - 原位癌 - 浸润癌是一个连续的过程，但并非所有子宫颈浸润癌的形成均必须通过这一过程，也不是所有的上皮异型增生必然发展为子宫颈癌。癌前病变具有进展性和可逆性，决定于病变的范围及程度。一般而言，CIN 级别越高，发展为浸润癌的机会越多，级别越低，自然消退的机会也越多。因此在 2014 年的 WHO 中推荐使用鳞状上皮内病变来命名宫颈的病变，分为低级别鳞状上皮内病变（low-grade squamous intraepithelial lesion，LSIL）和高级别鳞状上皮内病变（high-grade squamous intraepithelial lesion，HSIL）两个级别。LSIL 包括 CIN Ⅰ 和扁平湿疣以及挖空细胞病变等。HSIL 包括 CIN Ⅱ 和 CIN Ⅲ（表 11-1）。

CIN 患者多无自觉症状，大体无特殊改变，子宫颈鳞状上皮与柱状上皮交界处是发病的高危部位，应用阴道涂片巴氏染色和液基薄层技术（TCT）可发现早期病变。可疑部位可用碘液或醋酸染色进行鉴别。正常鳞状上皮富含糖原，故对碘着色，如患处对碘不着色，提示病变；醋酸则可使病变区呈白色斑片状。

如果需要确定诊断，需要进行脱落细胞学或组织病理学检查。

表 11-1　CIN 与异型增生的分级及与子宫颈鳞状上皮内病变的关系

异型增生/原位癌	子宫颈上皮内瘤变（CIN）	子宫颈鳞状上皮内病变
轻度异型增生	CIN Ⅰ	LSIL
中度异型增生	CIN Ⅱ	HSIL
重度异型增生	CIN Ⅲ	HSIL
原位癌	CIN Ⅲ	HSIL

三、子宫颈癌

子宫颈癌（carcinoma of cervix）是女性生殖系统中常见的恶性肿瘤之一。曾是女性最常见的恶性肿瘤，多发生于 40~60 岁。由于国内广泛开展子宫颈癌的普查，以及妇科门诊进行常规脱落细胞学检查，许多子宫颈癌的癌前病变能被及时发现并得到及时治疗，5 年生存率明显提高。但由于社会环境的变化，国内子宫颈癌的发生有回升的趋势，目前仍是女性肿瘤死亡的主要原因之一。

（一）病因与发病机制

子宫颈癌的病因尚未完全明了，一般认为与早婚、多产、宫颈裂伤、包皮垢刺激等多种因素有关，流行病学调查说明，性生活过早和性生活紊乱与子宫颈癌有密切关系。经性途径感染 HPV 是子宫颈癌的主要因素之一，几乎所有的子宫颈癌都是由于持续感染一种 HPV 所致，尤其是 HPV16 和 18 型，属高危险亚型。HPV 的致癌机制可能与 HPV16、18 型的 $E6$、$E7$ 肿瘤基因有关。$E6$ 基因编码的肿瘤蛋白可与 $p53$ 抑癌基因结合，加速 P53 蛋白的降解，$E7$ 基因编码的肿瘤蛋白则可与视网膜母细胞瘤基因（Rb）编码的蛋白质结合，抑制 Rb 蛋白与转录因子结合，从而使细胞周期调控紊乱，上皮细胞无限增殖转化为癌细胞。

相关链接

HPV 与子宫颈癌

子宫颈癌的发病与人类乳头瘤状病毒（human papilloma virus，HPV）感染关系密切。HPV 是一种 DNA 病毒，病毒颗粒由单拷贝的 DNA 和蛋白质组成，为双链闭环 DNA 基因组。目前已鉴定 80 种以上的 HPV 型别。根据病毒致病力大小，可分为高危型及低危型两类。高危型有 HPV16，18，31，35，45，51，52，56，58，61 等，主要导致高级别宫颈上皮内瘤变（CIN），多见于高龄女性，不易自然缓解，因而与子宫颈癌关系密切；低危型 HPV 有 6，11，30，39，42，43，44 等，主要引起生殖道外生性湿疣、扁平湿疣类病变及低级别 CIN，多见于年轻女性，自然缓解率较高，其中 1% 可进展为子宫颈癌。

子宫颈 HPV 感染后有三种临床过程：①隐匿感染：病毒基因组呈稳定状态，不整合入上皮细胞基因组，但仍寄宿于宿主细胞内，子宫颈鳞状上皮无形态学改变，仅 DNA 技术显示有 HPV 感染；②显性感染：表现为 HPV 持续复制，使鳞状上皮增生为良性肿瘤；③致癌基因病毒 HPV：HPV 基因组整合至宿主基因组，干扰、控制癌基因和抑癌基因的表达，临床表现为 CIN Ⅰ 级及以上病变。

（二）基本病理变化

子宫颈癌的组织来源有三，即宫颈阴道部或移行带的鳞状上皮、柱状上皮下的储备细胞及子宫颈管黏膜柱状上皮。

1. 大体分为四型：

（1）糜烂型：病变处黏膜潮红、颗粒状，质脆，触之易出血。组织学多属于原位癌和早期浸润癌。

（2）外生菜花型：在子宫颈外口处可见乳头状或菜花状突起，呈红或暗红色，表面常有坏死和溃疡形成。

（3）内生浸润型：癌组织主要向子宫颈深部浸润生长，使宫颈变厚、变硬，而表面常较光滑。

（4）溃疡型：癌组织浸润生长同时伴有大块坏死脱落，形成较大溃疡，并可继发感染。

2. 镜下，组织学类型以鳞状细胞癌最常见，约占 80% 以上；腺癌其次，约占 15%；其余 5% 为腺鳞癌和神经内分泌癌等。由于腺癌、腺鳞癌和神经内分泌癌的细胞学筛查效果较差，发现时多已是晚期。

（1）鳞状细胞癌：几乎所有的子宫颈浸润性鳞状细胞癌都是经 CIN- 浸润癌的演变过程发展而来。多发生于子宫颈的移行带即子宫颈鳞状上皮和柱状上皮交界处，或来源于子宫颈内膜的鳞状上皮化生。

1）早期浸润癌或微浸润癌：是指癌细胞突破基底膜向固有膜间质浸润，浸润深度不超过基底膜下 5mm，在固有膜中形成一些不规则的癌细胞条索或小巢团，一般肉眼不能判断，只能在显微镜下证明有早期浸润癌。

2）浸润癌：指癌组织突破基底膜，在间质内浸润性生长，浸润深度超过基底膜下 5mm，并伴临床症状。按其分化程度分为：①高分化鳞癌，癌细胞分化好，有多数癌珠，可见细胞间桥，对放射治疗不敏感；②中分化鳞癌，癌细胞大多呈梭形，无明显角化珠及细胞间桥形成，对放射治疗较敏感；③低分化鳞癌，癌细胞体积小、梭形、有明显异型性，对放射治疗最敏感。

（2）子宫颈腺癌：原发性腺癌较鳞癌少见，其发生率占宫颈浸润癌的 10%～25% 左右，发病年龄较鳞癌患者大。组织发生主要来源于宫颈腺体的柱状上皮，少数来源于柱状上皮下储备细胞。按其分化程度分为：①高分化腺癌，组织结构与正常子宫颈腺体相似，细胞多呈高柱状，胞质富含黏液，核位于基底部；②中分化腺癌，最常见，癌组织有明显的腺管状结构，腺体散在分布于间质中，管腔不规则，大小不一，细胞层次不等，胞质内含多少不等的黏液；③低分化腺癌，常无腺管状结构，癌细胞排列成实体癌巢，细胞异型明显，可见黏液湖形成。宫颈腺癌对放疗和化疗均不敏感，易发生早期转移，预后较差。

（三）扩散和转移

1. 直接蔓延　癌组织向上可蔓延、破坏整个子宫颈，但很少侵犯子宫体；向下可侵犯阴道穹窿及阴道壁；向两侧侵犯宫旁及盆壁组织，可因浸润或压迫输尿管而引起肾盂积水和肾衰竭。晚期可侵犯膀胱和直肠，甚至形成膀胱阴道瘘或直肠阴道瘘。

2. 淋巴管转移　是子宫颈癌最重要和最常见的转移途径，癌组织首先转移至子宫颈旁淋巴结，然后依次至闭孔、髂内、髂外、髂总、腹股沟及骶前淋巴结，晚期可转移至锁骨上淋巴结。

3. 血道转移　血行转移较少见，晚期可转移至肺、骨及肝。

（四）临床病理联系

早期的子宫颈癌可无临床症状，有时可能因宫颈炎或阴道炎出现白带增多，所以女性进入生育期后要定期进行细胞学检查以早期发现。浸润癌破坏血管可出现不规则出血及接触性出血，癌组织坏死继发感染可出现阴道白带多并伴有特殊腥臭味。癌晚期侵犯周围组织可引起下腹部和腰骶部疼痛、输尿管梗阻、膀胱或直肠穿透形成瘘管等。

（五）临床分期与预后

子宫颈癌的预后与癌的临床病理分期（表 11-2）有关，原位癌与早期浸润癌经早期治疗，绝大多数预后

表 11-2　子宫颈癌的临床分期

分期	标准
0 期	原位癌
Ⅰ期	癌局限于子宫颈，未扩展到子宫体或子宫外
Ⅱ期	癌扩散到子宫颈旁或宫体旁与阴道上段，但未达盆腔壁及阴道下 1/3 段
Ⅲ期	癌侵及盆腔壁及阴道下 1/3，检查时子宫肿瘤与盆腔壁粘连在一起，其间空隙消失
Ⅳ期	癌已侵犯盆腔外器官，可有远处转移或膀胱及直肠黏膜受累

良好。局限于子宫颈的浸润癌Ⅱ期患者术后 5 年生存率可达 75%，Ⅲ期为 50%，而侵犯膀胱或直肠，或已发生远处转移的病例，5 年生存率仅为 10% 左右。

第二节　子宫体疾病

一、子宫内膜增生症

子宫内膜增生症（endometrial hyperplasia）是由于内源性或外源性雌激素增高而引起的子宫内膜腺体或间质增生。育龄期或更年期女性均可发病。临床主要表现为功能性子宫出血（月经过多、不规则子宫出血、月经期后出血等）。

病理变化：大体，子宫内膜弥漫或局灶性增厚，表面光滑，有时呈息肉状。镜下，子宫内膜腺上皮增生。根据细胞形态及腺体结构特点，增生和分化的程度不同，子宫内膜增生症可分为两种类型。

（一）无非典型性子宫内膜增生

即单纯性增生和复杂性增生的同时不伴有细胞的非典型性。以往的简单性增生主要特点为腺体数量增多或腺体不规则扩张呈小囊状。腺上皮呈柱状，单层或假复层，细胞无异型性。细胞形态和排列与增殖期子宫内膜相似。以往的复杂性增生主要特点是腺体增生明显，相互拥挤，出现背靠背现象。增生的腺体结构复杂且不规则，增生的上皮细胞常形成乳头突入腺腔中或形成套管状，增生的腺上皮细胞也无异型性。无非典型性子宫内膜增生，其发生子宫内膜样癌风险增加 3～4 倍，1%～3% 的无非典型性子宫内膜增生进展为高分化子宫内膜样癌。

（二）非典型子宫内膜增生

指子宫内膜增生伴有细胞非典型性。主要特点是管状或分支腺体排列拥挤，伴有部分腺上皮细胞呈异型增生，细胞体积增大，核大圆形，核浆比例增大，有明显核仁，细胞极性紊乱，并可见核分裂象。非典型子宫内膜增生属癌前期病变，约有 1/4～1/3 患者一年内可发展为子宫内膜样癌。

二、子宫内膜异位症

子宫内膜异位症（endometriosis）是指子宫内膜腺体和间质出现在子宫内膜以外的部位。80% 发生于卵巢，其次有子宫阔韧带、直肠阴道陷窝、盆腔腹膜、阴道、外阴和阑尾等处。如子宫内膜的腺体和间质异位于子宫肌层中（距离子宫内膜的基底层至少 2mm 以上），则称为子宫腺肌病（adenomyosis）。如异位的内膜周围平滑肌增生明显形成肌瘤样肿物则称为子宫腺肌瘤。子宫内膜异位症的临床表现依子宫内膜异位的部位不同而表现不一，患者主要表现为痛经或月经不调。

子宫内膜异位症的病因未明，有以下几种学说：月经期子宫内膜经输卵管反流至腹腔器官；子宫内膜因手术种植于手术切口或经血流播散至远处器官；异位的子宫内膜由体腔上皮化生而来。

病理变化：大体，为紫红或棕黄的小结节，质软似桑葚，由于出血和机化，结节与周围的器官可发生纤维性粘连。如发生在卵巢，反复出血可致卵巢体积增大，形成囊腔，内含咖啡色的液体，称为"巧克力囊肿"。镜下，在囊壁可见类似正常子宫内膜的子宫内膜腺体和间质以及吞噬有含铁血黄素的巨噬细胞。少数情况下，因时间较久，可仅见增生的纤维组织和吞噬有含铁血黄素的巨噬细胞。

三、子宫体肿瘤

（一）子宫内膜样癌

子宫内膜样癌是由子宫内膜腺上皮细胞发生的恶性肿瘤。大多数发生在绝经期和绝经期后妇女，55～65 岁为发病高峰，平均年龄 63 岁。近年来由于我国人口平均寿命延长以及更年期激素替代疗法的应用,发病率呈上升趋势。早期可无任何症状,最常见的临床表现是不规则阴道出血。部分患者可有阴道分泌物增多,如有继发感染,有腥臭味。晚期,癌组织累及盆腔神经,引起下腹部及腰骶部疼痛等症状。子宫内膜样癌的发生主要与雌激素长期持续作用有关。月经初潮年龄小、肥胖、绝经时间晚、未经产是其高危因素。

1. 基本病理变化　大体,子宫内膜样癌可分为弥漫型和局限型。弥漫型表现为子宫内膜弥漫性增厚,表面粗糙不平,灰白色,质脆,常有出血坏死或溃疡形成,并不同程度侵犯子宫肌层。局限型多位于子宫底或子宫角,常呈乳头状或息肉状,突向管腔。如果癌组织较小而且比较表浅,可在诊断性刮宫时全部清除,在切除的子宫内找不到癌组织。镜下,典型的子宫内膜样癌表现为腺样或绒毛腺样结构,被覆复层柱状上皮,伴有复杂拥挤的分支结构。癌组织依据结构分为高、中、低分化,以高分化腺癌居多。①高分化腺癌:腺体排列拥挤、紊乱,细胞轻度异型,实性生长区≤5%;②中分化腺癌:腺体不规则,排列紊乱,细胞向腺腔内生长可形成乳头或筛状结构(图11-2),细胞异型明显,实性生长区占6%~50%;③低分化腺癌:癌细胞分化差,很少形成腺样结构,多呈实性生长,细胞异型性明显,实性生长区>50%。约10%~25%的子宫内膜样癌伴有鳞状细胞化生。

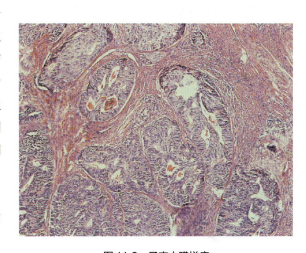

图 11-2　子宫内膜样癌
腺体不规则,排列紊乱,细胞向腺腔内生长形成筛状结构,癌组织浸润肌层

2. 扩散　子宫内膜样癌以直接蔓延为主。癌组织可直接向上蔓延到子宫角、输卵管、卵巢和其他盆腔组织;向下蔓延至子宫颈、阴道;向外可侵透肌层达浆膜、蔓延至腹膜、大网膜、膀胱或直肠等处。晚期可经淋巴道转移,子宫底的癌多转移至腹主动脉旁淋巴结;子宫角的癌可转移至腹股沟淋巴结;累及子宫颈的癌可转移至子宫旁、髂内和髂总淋巴结。血道转移比较少见,可转移至肺、肝及骨骼。

子宫内膜样癌预后与子宫壁的浸润深度相关。

(二)子宫平滑肌瘤

是女性生殖系统最常见的肿瘤。30 岁以上妇女中的发病率约 70%,其发生可能与长期和过度的雌激素刺激有关,多数肿瘤可在绝经期后逐渐萎缩。

基本病理变化:大体,子宫肌瘤大多数是多发性的,好发生于子宫肌层,部分位于黏膜下或浆膜下。瘤体小者显微镜下才可见到,大者直径可超过 30cm。肿瘤呈结节状,边界清楚,有假包膜形成。切面灰白色,质韧,编织状或漩涡状。有时肿瘤可出现囊性变、水肿、出血坏死或钙化。镜下,瘤细胞与正常平滑肌细胞相似,细胞呈梭形,核多呈杆状,细胞呈束状或漩涡状排列,异型性不明显,核分裂象少见。肿瘤与周围子宫平滑肌界限清楚。

平滑肌瘤极少恶变,如果肿瘤组织出现肿瘤性坏死,边界不清,细胞异型性明显,核分裂象增多,应考虑诊断平滑肌肉瘤。

第三节　滋养层细胞疾病

滋养层细胞疾病为一组以滋养层细胞异常增生为特征的疾病,包括葡萄胎、侵袭性葡萄胎、绒毛膜癌及胎盘部位滋养细胞肿瘤等。患者血液、尿液中人绒毛膜促性腺激素(HCG)浓度高于正常妊娠者,检测 HCG 的水平可作为妊娠滋养层细胞疾病的辅助诊断和临床治疗效果的随访指标。

一、葡萄胎

葡萄胎（hydatidiform mole）又称水泡状胎块，是胎盘绒毛的一种良性病变。可发生于育龄期的任何年龄，以 20 岁以下和 40 岁以上女性多见，可能与卵巢功能不足或衰退有关。东南亚地区葡萄胎发病率最高（3.8～13/1000 次妊娠），远高于欧美国家。

（一）病因与发病机制

原因未明，近年来葡萄胎染色体研究表明，90% 以上完全性葡萄胎的核型为 46XX，可能在受精时，父方的单倍体精子 23X 在丢失了所有母方染色体的空卵中自我复制而成纯合子 46XX（单精子或纯合子），两组染色体均来自父方，缺乏母方功能性染色体；或两个携带 X 染色体的单倍体精子在一个空卵中结合（双精子或杂合子）。另有 10% 的完全性葡萄胎为空卵在受精时与两个精子（23X 和 23Y）结合，染色体核型为 46XY。上述情况提示完全性葡萄胎均为男性遗传起源。由于缺乏卵细胞的染色体，故胎儿不能发育。

部分性葡萄胎的核型绝大多数为三倍体（69XXX 或 69XXY），偶见呈 4 倍体（92XXXY）。由带有母方染色体的正常卵细胞（23X）和一个没有减数分裂的双倍体精子（46XY）或两个单倍体精子（23X 或 23Y）结合所致。

（二）基本病理变化

大体，病变局限于子宫腔内，不侵入肌层。胎盘绒毛高度水肿，形成透明或半透明的薄壁水泡，内含清亮液体，有蒂相连，形似葡萄，透明肿胀的绒毛最大直径可达 2cm。若所有绒毛均呈葡萄状，称为完全性葡萄胎；若部分绒毛呈葡萄状，仍保留部分正常绒毛，伴有或不伴有胎儿及其附属器官者，称为不完全性或部分性葡萄胎。

镜下，葡萄胎有以下三个特征：①绒毛间质高度疏松，呈黏液性水肿状；②绒毛间质血管消失或见少量无功能毛细血管，内无红细胞；③绒毛滋养细胞有不同程度增生，包括合体滋养层细胞和细胞滋养层细胞，两种细胞以不同比例混合存在，并有轻度的异型性。滋养层细胞增生为葡萄胎最重要的特征。细胞滋养层细胞位于正常绒毛内层，呈立方形或多边形，胞质淡染，核圆居中，染色质稀疏；合体滋养层细胞位于正常绒毛的外层，细胞体积较大，形状不规则，胞质嗜酸呈深红色，多核，核深染。正常妊娠 3 个月后，滋养层细胞仅剩合体细胞滋养层细胞，而葡萄胎时，两种细胞均持续存在并增生活跃，失去正常排列，环绕绒毛或在绒毛外呈岛屿状增生（图 11-3）。

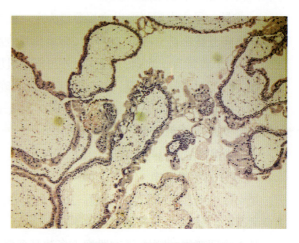

图 11-3　完全性葡萄胎
胎盘绒毛显著肿大，间质水肿，血管消失，滋养层细胞明显增生

（三）临床病理联系

患者多在妊娠 12～14 周出现症状，妊娠早期可经超声检查在出现症状前发现。妊娠子宫明显增大，超出正常月份的正常妊娠子宫体积。因胎儿早期已死亡，虽然子宫体积超过正常 5 个月妊娠，但听不到胎心，亦无胎动。由于滋养层细胞增生，患者血和尿中 HCG 明显高于正常妊娠，是协助临床诊断的重要指标。患者可表现为反复不规则出血，偶有葡萄状物流出。多数可经超声检查确诊。绝大多数葡萄胎经彻底清宫后痊愈，约 10% 的患者可转变为侵袭性葡萄胎，2% 左右可转变为绒毛膜癌。因葡萄胎有恶变潜能，一旦诊断，应彻底清宫，密切随访，定期监测血清 HCG。

二、侵袭性葡萄胎

侵袭性葡萄胎（invasive mole）是指葡萄胎中水泡状绒毛侵入子宫肌层。大多数侵袭性葡萄胎继发于完全性葡萄胎,特征性表现为葡萄胎治疗后,血清 HCG 水平出现下降,然后持续性升高,伴有阴道出血。

基本病理变化:大体,在子宫肌层中可见水泡状绒毛,往往伴有出血、坏死,局部浸润到阔韧带和阴道,也可引起子宫破裂,甚至导致腹腔内大出血而危及生命。镜下,滋养层细胞增生程度和异型性比葡萄胎显著,常见出血、坏死,其中可见水泡状绒毛或坏死的绒毛。

侵袭性葡萄胎和葡萄胎的主要区别就在于侵袭性葡萄胎的水泡状绒毛侵入子宫肌层,引起子宫肌层出血、坏死,甚至向子宫外侵袭(图 11-4),或经血管栓塞至肺、脑等远隔器官,绒毛不会在栓塞部位继续生长并可自然消退,与肿瘤转移有明显区别。

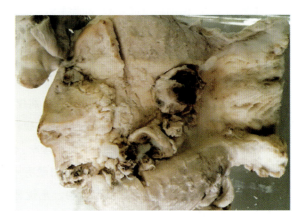

图 11-4　侵袭性葡萄胎
水泡状绒毛侵入子宫肌层

三、绒毛膜癌

绒毛膜癌(choriocarcinoma)简称绒癌,是一种绒毛滋养层细胞增生形成的高度恶性肿瘤,无绒毛结构。绝大多数与妊娠有关,绒毛膜癌常发生于正常妊娠和葡萄胎之后,少数也发生于异位妊娠之后。绒毛膜癌一般见于生育期妇女,临床主要表现为葡萄胎流产和分娩数月甚至数年后,阴道出现持续不规则出血,子宫增大迅速,血和尿中 HCG 显著升高,另外,还可出现血道转移所引起的相关临床表现。

基本病理变化:大体,癌结节呈单个或多个,位于子宫的不同部位,暗红色,中央出血明显、伴不同程度的坏死,质软,大者突入宫腔,常侵犯子宫深肌层,甚至穿透子宫壁达浆膜外。镜下,癌组织由异常增生的三种滋养层细胞构成:中间滋养层细胞、细胞滋养层细胞和合体滋养层细胞。细胞异型性明显,排列紊乱,核分裂象多见,这些细胞混合排列成巢片状结构(图 11-5)。肿瘤组织内没有间质和血管,依靠侵袭宿主血管获取营养,故癌组织和周围正常组织出血、坏死明显,有时癌组织大多坏死,仅在边缘见有少量残存的癌细胞。癌组织中无绒毛或水泡状结构形成,这一点与侵袭性葡萄胎明显不同。

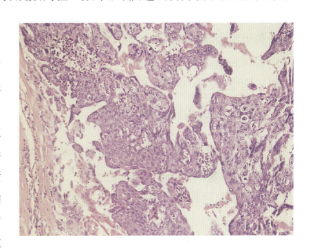

图 11-5　绒毛膜癌
肿瘤由异常增生的三种滋养层细胞构成,细胞混合排列成巢片状结构,肿瘤组织内没有间质和血管

绒毛膜癌侵袭破坏血管的能力很强,易经血道转移,以肺和阴道最常见,其次为脑、肝、肾、脾等。少数病例在切除原发灶后,转移灶可自行消退。自应用化疗后,90% 以上的患者可治愈。

四、胎盘部位滋养细胞肿瘤

胎盘部位滋养细胞肿瘤(placental site trophoblastic tumor)是一种来源于胎盘绒毛外中间滋养叶细胞的肿瘤,大多数发生于足月妊娠之后。

基本病理变化:大体,肿瘤位于胎盘种植部位,呈结节状,棕黄色,切面见肿瘤侵入肌层,与周围组织界限不清,少数可穿透子宫壁,部分可见灶性出血坏死。镜下,肿瘤细胞形态比较单一,多数为单核,细胞大,胞质丰富,常见大而卷曲的核,散在分布多核细胞,肿瘤细胞呈单个、条索状、片状排列。一般无坏死和绒毛。与绒毛膜癌不同的是,胎盘部位滋养细胞肿瘤由单一增生的胎盘中间滋养叶细胞组成,而绒毛膜癌是由三种细胞组成。免疫组织化学染色，人多数中间滋养叶细胞胎盘催乳素阳性，仅少部分细胞 HCG 阳性。少数情况下，瘤细胞出现异型，细胞丰富密集，核分裂象多见，并伴有广泛的坏死，呈恶性组织学表现。

案例 11-1

　　患者女性，30 岁。7 个月前曾患葡萄胎（病理确诊），经刮宫后阴道出血停止，HCG 转为阴性。半个月前咳嗽、咯血，1 周前出现阴道不规则出血。妇科检查：子宫约妊娠 3 个月大，形状不规则。HCG 阳性。X 线胸片：右肺下叶有两个圆形占位病变。诊断：侵袭性葡萄胎。行子宫及双侧附件切除。病理检查：子宫有 13cm×6cm×5cm 大小，剖开子宫见右侧壁有一 2cm 大息肉状暗红色结节，突入子宫腔，其深部子宫肌壁有出血、坏死，多个切面未见绒毛结构。光镜见息肉状结构由具有明显异型性的细胞构成，一种细胞胞质丰富、淡染，单核或多核，核大呈泡状；另一种细胞胞质亦丰富，深红色，多数为多核，少数为单核，核深染。细胞间有大量红细胞及坏死组织，未见间质和血管。肿瘤向子宫肌层浸润。经连续切片见少量绒毛。

　　思考：

　　1. 本例患者诊断为侵袭性葡萄胎，为什么？

　　2. 侵袭性葡萄胎的临床病理联系？

第四节　卵巢肿瘤

　　卵巢肿瘤种类繁多，结构复杂，依据组织发生分为三类：①上皮性肿瘤：浆液性肿瘤、黏液性肿瘤、子宫内膜样肿瘤、透明细胞肿瘤和 Brenner 肿瘤、浆 - 黏液性肿瘤；②性索间质肿瘤：纤维瘤、颗粒细胞瘤、卵泡膜细胞瘤、支持 - 间质细胞肿瘤；③生殖细胞肿瘤：畸胎瘤、无性细胞瘤、卵黄囊瘤和非妊娠性绒毛膜癌。

一、上皮性肿瘤

　　卵巢上皮性肿瘤是最常见的卵巢肿瘤，占卵巢肿瘤的 60%，大致上可分为良性、交界性和恶性。绝大多数上皮性肿瘤来源于卵巢的表面上皮，是由胚胎时期覆盖在生殖嵴表面的体腔上皮转化而来。表面上皮在卵巢发育过程中可向卵巢实质伸展并形成腺体和囊肿。在一定的条件下，这些腺体和囊肿可形成肿瘤。依据上皮的类型可将卵巢上皮性肿瘤分为浆液性、黏液性和子宫内膜样。

（一）卵巢浆液性肿瘤

　　浆液性囊性肿瘤是卵巢最常见的肿瘤，其中浆液性囊腺癌占全部卵巢癌的 40%。良性和交界性肿瘤多发于 30～40 岁的女性，囊腺癌的发病年龄偏大。浆液性囊腺瘤最大径 1～30cm 以上，表面光滑，切面由单个或多个纤维分隔的囊腔组成，囊内含有清亮液体，肿瘤的囊内壁光滑，被覆立方或柱状上皮，类似输卵管上皮，常见纤毛（图 11-6），一般无囊壁的上皮性增厚和乳头向囊内突起。交界性浆液性囊腺瘤是非浸润性肿瘤，比良性浆液性肿瘤出现上皮的增生和细胞异型性。肿瘤通常为囊性，可见较多的乳头形成，位于囊内壁或肿瘤表面，大约 1/3 患者为双侧发生。镜下，被覆上皮细胞层次增加，达两至三层，形成大量不规则乳头，细胞异型，核大深染。浆液性囊腺癌通

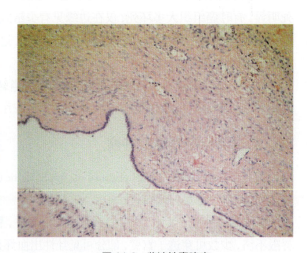

图 11-6　浆液性囊腺瘤

肿瘤的囊内壁被覆立方或柱状上皮，一般无囊壁的上皮性增厚和乳头向囊内突起

常为囊实性肿物，实性区灰白，常有坏死。镜下，癌细胞形成实性细胞团，常有乳头状、腺样和筛状结构区，最主要的特征是伴有明显的细胞破坏性间质浸润，癌细胞异型明显，核大，多形核，核仁明显，核分裂象多见，乳头分支多而复杂，常可见砂粒体。

（二）卵巢黏液性肿瘤

黏液性肿瘤较浆液性肿瘤少见，占所有卵巢肿瘤的 25%。其中 80% 是良性，交界性和恶性各占 10%。发病年龄与浆液性肿瘤相同。黏液性囊腺瘤通常为单侧性肿瘤，表面光滑，切面常为多房囊性，囊内为富于糖蛋白的黏稠液体，平均直径 10cm。镜下囊壁被覆单层高柱状子宫颈管型黏液上皮或肠型上皮，核位于基底部，核上面充满黏液，无纤毛（图 11-7）。交界性肿瘤由轻 - 中度异型性、含有黏液的胃肠型上皮组成，细胞增生程度大于良性黏液性肿瘤，无间质浸润。肿瘤直径平均 21.5cm，囊内可有实性区。黏液性囊腺癌占所有卵巢原发性癌的 3~4%。通常为较大的囊实性肿块，细胞异型明显，形成复杂的腺样和乳头结构，可有出芽、搭桥及实质巢状区，并有明显间质破坏性浸润。一般无砂粒体形成。

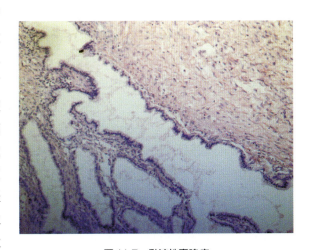

图 11-7　黏液性囊腺瘤
肿瘤囊腔被覆单层高柱状上皮，核位于基底部，胞质充满黏液

（三）子宫内膜样肿瘤

子宫内膜样肿瘤是卵巢上皮性肿瘤中的少见类型。上皮形态类似于子宫内膜上皮，有良性、交界性和恶性之分，以恶性者多见，类似于子宫内膜样癌。

二、性索 - 间质肿瘤

卵巢性索 - 间质肿瘤（sex cord-stromal tumors）是来源于原始性腺的性索及间质组织，分别在男性和女性衍化成各自不同的细胞，并形成一定的组织结构。约占所有卵巢肿瘤的 5%。女性性索 - 间质细胞称作颗粒细胞和卵泡膜细胞，男性则为支持细胞和间质细胞，它们可各自形成女性的颗粒细胞瘤和卵泡膜细胞瘤，男性的支持细胞瘤和间质细胞瘤，亦可混合构成颗粒 - 卵泡膜细胞瘤或支持 - 间质细胞瘤。卵泡膜细胞和间质细胞可分别产生雌激素和雄激素，患者常有内分泌功能改变。多数肿瘤类型为良性或潜在低度恶性，生长缓慢，预后一般较好。少数肿瘤为明显恶性。

（一）颗粒细胞瘤

颗粒细胞瘤是伴有雌激素分泌的功能性肿瘤，为低度恶性肿瘤。大多数发生于绝经期前后，育龄患者出现月经紊乱，绝经后患者则有不规则阴道出血。肿瘤多为单侧，囊实性最多见，大小不一，实性区通常质软，可见有出血坏死灶。镜下，肿瘤细胞较为一致，细胞呈圆形或椭圆形，体积较小，常有核沟形成，称为咖啡豆样核。瘤细胞排列成弥漫型、岛屿型、梁索状等，分化好的瘤细胞常围绕一腔隙，排列成微滤泡结构，腔隙内为嗜酸性分泌物，有时伴核碎屑，称为 Call-Exner 小体。

（二）卵泡膜细胞瘤

卵泡膜细胞瘤是卵巢的良性功能性肿瘤，绝大多数患者表现有雌激素增多产生的体征，患者常表现为月经不调和乳房增大，一般发生于绝经后的女性。卵泡膜细胞瘤通常直径 5~10cm，呈实体状，由于细胞含有脂质，切面呈黄色，囊性变、出血坏死少见。镜下，瘤细胞由成束的短梭形细胞组成，核卵圆形，胞质含有脂质而呈空泡状。玻璃样变的胶原纤维可将瘤细胞分割呈巢状。在卵泡膜细胞瘤中，网状纤维通常围绕单个细胞。

（三）支持 - 间质细胞瘤

支持 - 间质细胞瘤又称男性母细胞瘤，罕见，占卵巢肿瘤的 0.5% 以下。可发生于任何年龄的女性，主要内分泌功能表现为去女性化，可伴发男性化体征，也有一部分没有内分泌功能改变。肿瘤多为单侧，实性或囊实性，实性区呈肉样、色黄或棕黄。镜下，由支持细胞和间质细胞按不同的比例混合而成。高分化的肿瘤性支持细胞形成腺管样结构，与胎儿的曲细精管相似，细胞为柱状，腺管之间为纤维间质及间质细胞，间质细胞体积大，胞质丰富嗜酸性，核圆或卵圆形，核仁明显；中分化者，分化不成熟的支持细胞呈条索或小巢状排列；低分化者，细胞呈梭形，肉瘤样弥漫分布。分化好的肿瘤基本上为良性或潜在低度恶性，预后好，分化差的肿瘤呈恶性行为，常在 2 年内复发。

三、生殖细胞肿瘤

生殖细胞源性肿瘤比较常见，约占所有卵巢肿瘤的 1/4，大多数为良性畸胎瘤。儿童和青春期卵巢肿瘤中有 60% 为生殖细胞肿瘤，绝经期后则很少见。包括畸胎瘤、无性细胞瘤，卵黄囊瘤等。

（一）畸胎瘤

畸胎瘤（teratoma）是来源于生殖细胞的肿瘤，具有向体细胞分化的潜能，多数肿瘤含有两个或三个胚层组织成分。卵巢是其最常发生的器官，约占所有卵巢肿瘤的 20%，好发于 20～30 岁的女性。亦可见于睾丸，或偶见于纵隔、骶部及腹膜后等部位。根据其组织分化或成熟度不同，又分为成熟性畸胎瘤和未成熟性畸胎瘤。

1. 成熟性畸胎瘤　是最常见的生殖细胞肿瘤。

大体，肿瘤大多数呈囊性，通常 5～10cm，切面通常单房，囊内充满皮脂样物和毛发，囊壁上可见头节，亦可见牙齿。

镜下，肿瘤由三个胚层的各种成熟组织构成。常见有鳞状上皮、毛囊、汗腺、脂肪、肌肉、软骨、骨、呼吸道上皮、消化道上皮、甲状腺和脑等。以表皮和附件组成的单胚层畸胎瘤称为皮样囊肿；以甲状腺组织为主的单胚层畸胎瘤称为卵巢甲状腺肿。

1% 可发生恶性变，多发生于老年女性，组织学特点与发生在机体其他部位的癌相似。3/4 为鳞状细胞癌。

2. 未成熟性畸胎瘤　与成熟性畸胎瘤的主要不同是在肿瘤组织中含有数量不等的未成熟组织。未成熟畸胎瘤占 20 岁以下女性所有恶性肿瘤的 20%，平均年龄 18 岁，随年龄的增大，发病率逐渐减少。

大体，肿瘤通常单侧发生，体积大，呈实性、鱼肉样、灰褐色，可含有较多小囊腔，可有出血坏死。

镜下，在与成熟性畸胎瘤形似的背景上，可见未成熟性胚胎性组织，大多数为神经外胚层小管和菊形团，偶见神经母细胞瘤的成分，另外常见未成熟软骨、脂肪组织、骨和骨骼肌。未成熟性畸胎瘤根据不成熟性神经外胚层成分的相对含量，分为 1～3 级。预后与肿瘤分级相关。

（二）无性细胞瘤

无性细胞瘤是由未分化、多潜能原始生殖细胞组成的恶性肿瘤。发病年龄多在 10～30 岁之间。无性细胞瘤是卵巢最常见的恶性原始生殖细胞肿瘤，仅占卵巢所有恶性肿瘤的 1%～2%，同样的肿瘤发生在睾丸则称精原细胞瘤，精原细胞瘤则是睾丸最常见的肿瘤。临床表现主要为腹胀、腹部肿块或腹痛，多为单侧性。

大体，肿瘤体积比较大，通常 >10cm，质实，表面呈结节状，切面质软呈鱼肉状。

镜下，肿瘤由形态一致的类似于原始生殖细胞的瘤细胞组成。瘤细胞多为圆形或多角形，体积较大，胞质丰富而透明，富含糖原，细胞膜清楚，核居中，有 1～2 个明显核仁，核分裂象多见。瘤细胞排列成巢状或片状。肿瘤通常有纤维性间质分割，间质中常有淋巴细胞浸润和上皮样组织细胞，后者可形成肉芽肿结节。少数病例肿瘤组织中含有和胎盘滋养层细胞相似的合体滋养层细胞成分，但无细胞滋养层细胞。

无性细胞瘤对放射治疗较为敏感。5 年生存率在 80% 以上。晚期主要经淋巴道转移至髂部和主动脉旁淋巴结。

(三)胚胎性癌

胚胎性癌是起源于原始生殖细胞的一种未分化癌,常发生在儿童和年轻女性(＜30 岁),为高度恶性肿瘤。

大体,肿瘤体积较大,平均直径 15cm,瘤体无包膜,界限不清,质软鱼肉样,褐色或灰红色,常有明显出血和坏死。

镜下,瘤细胞大小不一,形态不规则,细胞质丰富,核大、深染、染色质粗,核仁明显,核分裂象多见,细胞排列成各种不规则的实性片状或巢状、有时形成乳头和不完整的腺样结构。常可见合体滋养层细胞。

胚胎性癌可与其他生殖细胞肿瘤混合存在,如伴有畸胎瘤、绒毛膜癌和卵黄囊瘤成分,应视为混合性生殖细胞肿瘤。胚胎性癌为侵袭性肿瘤,对化疗反应好。

(四)卵黄囊瘤

卵黄囊瘤又称内胚窦瘤,因组织形态与胚胎发育中的卵黄囊相似而得名。好发于 30 岁以下的女性,是婴幼儿最常见的生殖细胞肿瘤。

大体,肿瘤体积一般较大,结节分叶状,常有完整包膜,切面灰黄色,常见出血、坏死和囊性变区。

镜下,肿瘤呈多种组织形态:①疏松网状结构,是最常见的形态结构,相互交通的间隙形成微囊和乳头,内衬立方状或扁平上皮,背景呈黏液状;② S-D(Schiller-Duval)小体,由含有肾小球样结构的微囊构成,中央有一纤维血管轴心,免疫组化染色显示瘤细胞 AFP 和 α_1-抗胰蛋白酶阳性;③多泡性卵黄囊结构,形成与胚胎期卵黄囊相似、大小不等的囊腔,内衬扁平、立方状或柱状上皮,囊腔之间为致密的结缔组织;④嗜酸性小体也是常见的特征性结构,可位于细胞内和间质内。

第五节　前列腺疾病

一、前列腺增生症

良性前列腺增生(benign prostatic hyperplasia)又称结节状前列腺增生(nodular hyperplasia of the prostate),或前列腺肥大,以前列腺上皮和间质增生为特征。本病多发生于 50 岁以上的老年人,并随着年龄的增大,发生率也逐渐增高。临床主要表现为排尿困难、尿流不畅、淋漓不尽等尿道不完全梗阻症状。

本病原因不明,可能与内分泌失调有关,一般认为,雄激素睾酮活性产物二氢睾酮(DHT)是引起前列腺增生的重要介质,而雌激素则可通过增强二氢睾酮受体的表达,增强二氢睾酮致前列腺增生的作用。

基本病理变化:大体,增生的前列腺体积增大,表面呈结节状,重者可达 300g。切面呈大小不等的结节,尤其以尿道周围移行区最为明显。颜色和质地与增生的成分有关,以腺体增生为主的呈淡黄色,质地柔软,切面可见大小不一的蜂窝状腔隙,可挤出奶白色前列腺液;以纤维平滑肌增生为主的,色灰白,质地韧,与周围正常前列腺组织界限不清楚。

镜下,增生的成分主要是腺体、纤维组织和平滑肌,三种成分均不同程度增生。增生腺体在增生的间质中散在随机排列,腺腔大小不一,部分腺体可囊性扩张。腺体内衬上皮有两层细胞,内层为高柱状上皮或立方上皮,可形成乳头,外层为扁平的基底细胞,周围有完整的基膜包绕。腔内常有透明样团状凝聚物,HE 染色呈红色,称淀粉样小体。间质内有淋巴细胞浸润。此外,结节内可有小灶性坏死,腺上皮或尿道移行上皮亦可发生鳞状上皮化生。

本症的后果取决于尿道阻塞的程度,患者出现排尿困难、尿流变细、滴尿、尿频和夜尿等。严重者可引起尿潴留,伴发尿路感染、肾盂积水,甚至肾衰竭。

二、前列腺癌

前列腺癌（prostatic cancer）是来源于前列腺上皮的恶性肿瘤。发病原因尚未明了，现有研究显示，该病的发生与年龄、种族、地理环境和激素有关。前列腺癌是男性生殖系统中较为常见的恶性肿瘤，发病年龄多在 50 岁以上，随年龄增长，发病率逐步提高。主要症状是尿道受压所致的排尿困难、血尿及局部疼痛。

基本病理变化：大体，大约 70% 的前列腺癌发生在前列腺的周围区，以后叶多见，肿瘤较明显时可通过肛诊检查发现。前列腺体积不变或增大，表面可见灰白色质硬结节，界限不清，切面肿瘤呈界限不清的结节，质较硬，颗粒状，淡黄色，可有出血、坏死。

镜下，主要为腺癌，肿瘤腺泡排列拥挤，结构紊乱，可见背靠背现象，腺体大小、形状不一，腺体由正常时的双层上皮变为单层立方细胞，外层基底细胞层消失，细胞核体积增大，呈空泡状，核仁明显（图 11-8）。分化低的肿瘤中，癌细胞排列呈条索、巢状或片状。

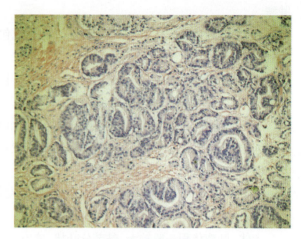

图 11-8　前列腺癌
腺泡排列拥挤，结构紊乱，腺体大小、形状不一

相关链接

前列腺特异性抗原

前列腺特异性抗原（prostatic specific antigen，PSA）是正常前列腺或前列腺癌上皮分泌的糖蛋白，具有器官特异性，是前列腺癌早期筛查的标记之一，也是鉴别转移性前列腺癌的特异性标记。此外，免疫组化标记前列腺酸性磷酸酶（PAP）和 P504S 在前列腺癌中也是阳性。

前列腺癌可发生局部浸润和远处转移，常直接向精囊和膀胱底部浸润。淋巴道转移首先转移至闭孔淋巴结，随后到达内脏淋巴结和髂内、骶前、主动脉旁淋巴结。血道转移可转移至骨、肺和肝，其中骨转移以椎骨最常见，其次是股骨近端、骨盆和肋骨。男性肿瘤骨转移首先考虑前列腺癌的可能。

相关链接

前列腺癌的 Gleason 分级

Gleason 分级是目前应用最广泛的组织学评估前列腺腺癌的分级系统，是指导前列腺癌患者治疗和评估预后最有力的病理因素。Gleason 分级标准：1 级组织学特征为单个分化良好的腺体密集排列，形成界限清楚的结节。2 级为单个分化良好的腺体较疏松排列，形成界限较清楚的结节。3 级为分散、独立的分化良好的腺体。4 级为分化不良、融合的或筛状的腺体。5 级为缺乏腺性分化，排列成片状、条索状、实性或单个细胞和（或）坏死。Gleason 评分是把组织学中主要分级区和次要分级区的分值相加，形成分级常数。然后在此基础上进行分级分组。前列腺腺癌分级分组 1 是 Gleason 评分 ≤6 分，分级分组 2 是 Gleason 评分 3＋4＝7 分，分级分组 3 是 Gleason 评分 4＋3＝7 分，分级分组 4 是 Gleason 评分 4＋4＝8 分、3＋5＝8 分和 5＋3＝8 分，分级分组 5 是 Gleason 评分 5＋4＝9 分、4＋5＝9 分和 5＋5＝10 分。分级分组越高，患者预后越差。

第六节 睾丸和阴茎肿瘤

一、睾丸肿瘤

除了卵巢囊腺瘤极少发生在睾丸以外，与卵巢生殖细胞及性索-间质细胞发生的肿瘤具有相同类型的肿瘤均可发生在睾丸。发生在睾丸或卵巢的同一类型的肿瘤，在大体形态、组织学特点及生物学行为上无明显区别。请参阅卵巢生殖细胞肿瘤的相关内容。

二、阴茎肿瘤

阴茎癌是起源于阴茎鳞状上皮的恶性肿瘤。多发生于40～70岁的男性。发病与HPV感染及包皮垢的刺激有关。

大体，阴茎癌通常发生于阴茎龟头或包皮内接近冠状沟的区域。大体呈乳头型或扁平型，乳头型似尖锐湿疣或呈菜花样外观；扁平型局部黏膜表面灰白色，增厚，表面可见裂隙，并逐渐形成溃疡。

镜下，为分化程度不一的鳞状细胞癌，一般分化较好，可见角化珠及细胞间桥。

疣状癌为发生于男性或女性的外阴黏膜的高分化鳞癌，低度恶性。肿瘤向外生长呈乳头状，仅在局部向下推进性浸润，极少转移。因大体和镜下特点与尖锐湿疣相似，外观似疣状而得名。

阴茎鳞状细胞癌进展缓慢，可局部转移。常伴有出血、坏死及溃疡形成。早期肿瘤可转移至腹股沟和髂内淋巴结。血道转移较少。

第七节 乳腺疾病

一、乳腺增生性病变

乳腺增生性病变是一组与女性激素有关、以乳腺组织增生为特征的疾病。好发于中年女性，较少在青春期前发病。病理改变复杂多样，名称繁多，本节主要介绍两种需要与肿瘤性病变相鉴别的病理类型。

（一）乳腺纤维囊性变

乳腺纤维囊性变又称乳腺纤维囊性病，是最常见的乳腺病变，以末梢导管和腺泡扩张、间质纤维组织和上皮细胞不同程度的增生为特点。多发于25～45岁女性，绝经前达发病高峰，绝经后一般不再进展，极少在青春期前发病。病理变化分为非增生型和增生型两种。

1. 非增生型纤维囊性变　大体，病变常为双侧，呈多灶小结节性分布，边界不清，囊肿大小不一，多少不等，混杂间质纤维组织增生。镜下，囊肿被覆的上皮是扁平、立方或柱状上皮，囊腔内可见分泌物和泡沫细胞，上皮常伴大汗腺化生，细胞体积较大，胞质丰富嗜酸性。

2. 增生性纤维囊性变　以末梢导管上皮和腺泡上皮的增生为特点，同时伴有囊肿形成和间质纤维组织增生。上皮增生使上皮层次增多，并可形成乳头突入腺腔内，乳头顶部相互融合，构成筛状结构。其中伴有上皮不典型增生者有演化为乳腺癌的可能，应视为癌前病变。依据上皮增生的程度不同分为：①轻度增生；②旺炽性增生；③非典型增生；④原位癌。

（二）硬化性腺病

硬化性腺病是增生性纤维囊性变的一种少见类型。主要特征为乳腺增生性病变中小叶中央或小叶间的纤维组织增生显著，使小叶腺泡受压而扭曲变形，同时有小叶内腺泡数目增多，一般不伴囊肿形成。

大体，灰白、质韧，与周围乳腺界限不清。镜下，乳腺小叶体积增大，轮廓尚存，终末导管的腺泡数目增加，病灶中央部位纤维组织不同程度增生，腺泡受压扭曲形成狭窄的小管，病灶周围腺泡扩张。腺泡可见双层结构,外层的肌上皮细胞存在。偶尔可见腺泡明显受挤压,管腔消失,成为细胞条索,组织学改变与浸润性癌相似,但细胞异型性不明显和肌上皮细胞的存在有助于与浸润性癌鉴别。

二、纤维上皮性肿瘤

（一）乳腺纤维腺瘤

纤维腺瘤是最常见的乳腺良性肿瘤,可发生于青春期后的任何年龄,多在 20～30 岁之间。单发或多发,单侧或双侧。大体,圆形结节状,边界清楚,切面灰白色、实性、质韧、膨胀性,可见裂隙状区域,常有黏液样外观。镜下,肿瘤实质由增生的腺体和纤维组织混合而成;管周型是导管周围的间质细胞呈环形增生而形成;管内型是增生的间质细胞将导管挤压成裂隙状而形成。间质通常较疏松,富于黏多糖,也可较致密,发生玻璃样变或发生钙化。

（二）叶状肿瘤

叶状肿瘤是一组界限清楚的纤维上皮性肿瘤,组织学与管内型纤维腺瘤相似,其特征是:双层上皮成分沿裂隙排列,周围围绕以细胞非常丰富的间质成分,形成复杂的叶状结构。根据间质细胞的丰富程度、核分裂象、细胞异型性、间质过度生长及肿瘤边界情况等组织学特征,叶状肿瘤分为良性、交界性和恶性。大多数叶状肿瘤是良性的,但复发并不少见,并且少数恶性肿瘤可以发生血行转移。

三、乳腺癌

乳腺癌是来源于乳腺终末导管小叶单位的恶性肿瘤。是女性最常见的恶性肿瘤,在我国发病率已超过子宫颈癌跃居女性恶性肿瘤的第一位。好发于 40～60 岁女性,男性乳腺癌罕见,约占全部乳腺癌的 1%左右。乳腺癌约半数以上发生在乳腺的外上象限,其次为乳腺中央区。

（一）病因与发病机制

目前流行病学的研究表明,与乳腺癌发生相关的危险因素甚多,如遗传倾向、生育过迟、肥胖、服用雌激素或避孕药、伴上皮不典型增生的乳腺病等,其中较为肯定的是:

1. 遗传　倾向大约 5～10% 乳腺癌患者具有家族遗传倾向,近年发现大多数乳腺癌与两个抑癌基因,即染色体 17q21 上的 *BRCA1* 及染色体 13q12 上的 *BRCA2* 有关。一级亲属乳腺癌家族史者发生乳腺癌的风险是一般人群的 2～3 倍。

2. 雌激素的作用　包括内源性雌激素水平失衡或外源性雌激素刺激。

3. 环境影响　乳腺癌有明显的地区分布,在北美和北欧发病率最高,而在亚洲和非洲国家发病率较低。可能与妊娠次数、哺乳方式、饮食习惯、生活环境不同及高脂饮食有关。

4. 其他因素　长时间大剂量放射线检查和治疗被认为是乳腺癌的诱发因素;增生性纤维囊性变,尤其是伴有非典型增生的病例,有进展为乳腺癌的潜在危险性。

（二）基本病理变化

乳腺癌组织形态十分复杂,类型较多,根据是否有浸润分为非浸润性癌和浸润性癌。

1. 非浸润性癌　分为导管原位癌和小叶原位癌,两者均来自终末导管——小叶单位的上皮细胞。

（1）导管原位癌:发生于乳腺小叶的终末导管,其导管明显扩张,癌细胞局限在扩张的导管内,导管基底膜完整。根据组织学改变分为粉刺癌和非粉刺型导管内癌:①粉刺癌:可以长得较大而易于触及,一半以上的病变位于乳腺中央区,切面可见灰黄色软膏样坏死物,挤压时可由导管溢出,似粉刺的挤出物,故而称粉刺癌。镜下,导管内可见实性增生的肿瘤细胞,癌细胞体积大,多形性,胞质嗜酸性,核仁明显,核分裂象多见。癌细胞排列呈实性,中央总会查见坏死,是其特征性改变（图 11-9）。坏死区常见钙化,导管周围见间质纤维组织增生和慢性炎细胞浸润。②非粉刺型导管内癌:癌细胞比粉刺癌偏小而一致,形态较规则,细胞异型性不如粉刺癌明显,一般无坏死,癌细胞在导管内排列成实性、乳头状或筛状等多种形式,导管周围间质纤维组织增生亦不如粉刺癌明显。

（2）小叶原位癌：小叶原位癌发生在乳腺小叶的终末导管和腺泡。经典性小叶原位癌腺泡被实性增生的细胞充满并膨胀，小叶结构存在，但大多数腺泡膨胀（图11-10）。肿瘤细胞大小、形状较为一致，胞质少，核呈圆形或卵圆形，核仁缺乏或不明显，核分裂象罕见，增生的癌细胞未突破基底膜。一般无癌细胞的坏死，亦无间质的炎症反应和纤维组织增生。

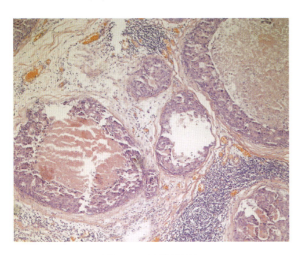

图11-9 乳腺粉刺癌

癌细胞排列呈实性，癌组织中见明显坏死

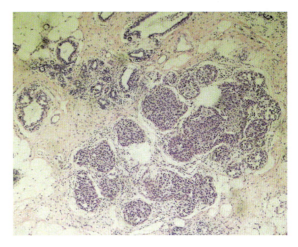

图11-10 小叶原位癌

小叶轮廓存在，末梢导管及腺泡高度扩张，充满实性排列的癌细胞，癌细胞小，大小一致，无多型性，未突破基底膜

小叶原位癌常为多中心性和双侧性，在乳腺切除标本中，多灶性病变占60%～70%，双侧性病变占50%～60%。由于肿块小而难以发现，在临床工作中应注意与乳腺小叶增生相鉴别。小叶原位癌如不进行任何治疗，部分病例可能发展为浸润性小叶癌。

2. 浸润性癌　分为非特殊型浸润性癌、浸润性小叶癌和其他特殊类型的癌。

（1）非特殊型浸润性癌：非特殊型浸润性癌是最常见的乳腺癌类型，占所有乳腺浸润性癌的40%～75%。

大体，肿瘤大小不定，呈灰白色，质硬，可有砂粒感，边界不清，切面可见肿瘤组织呈放射状向周围组织浸润。

镜下，组织学形态多样，癌细胞排列成条索状、巢状和小梁状，或伴少量腺样结构，被纤维组织所分隔，也可实性大片分布并缺乏间质；肿瘤细胞一般体积较大，形状各异，异型性明显，胞质较丰富，略嗜酸性，核大小一致或高度异型，可见明显核仁，核分裂象数量不一（图11-11）。

（2）浸润性小叶癌：浸润性小叶癌约占浸润性乳腺癌的5%～15%，常伴有小叶原位癌。肿瘤大体表现为不规则、界限不清的肿块，质地韧或硬。镜下，经典型浸润性小叶癌表现为单个散在的小细胞分布于纤维组织中，或呈单行条索状浸润于纤维间质中。浸润性条索常围绕正常导管呈向心性分布。肿瘤细胞小到中等大，形态一致，无黏附性，核圆形或卵圆形，无明显核仁，核分裂象少见（图11-12）。肿瘤可呈跳跃性分布，形成多灶性，大约有5%～19%的患者为双侧性，因此必须对另一侧乳腺加以仔细检查并随访。易发生转移，常见转移到骨、胃肠道、子宫、脑膜等部位。

（3）其他特殊类型癌：种类很多，如小管癌、筛状癌、伴髓样特征的癌、化生性癌、Paget病等。

佩吉特病（Paget disease）：伴有或不伴有间质浸润的导管内癌的癌细胞沿乳腺导管向上扩散，累及乳头和乳晕。在表皮内可见大而异型、胞质透明的肿瘤细胞，这些细胞可孤立散在或成簇分布。在病变下方可见导管内癌，或伴有浸润，其细胞形态与表皮内的肿瘤细胞相似。乳头和乳晕可见渗出和浅表溃疡，呈湿疹样改变，又称为湿疹样癌。

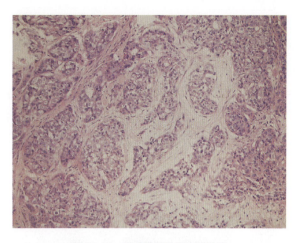

图 11-11　乳腺非特殊型浸润性癌
癌细胞排列成巢状、条索状或岛屿状,被纤维组织所分隔

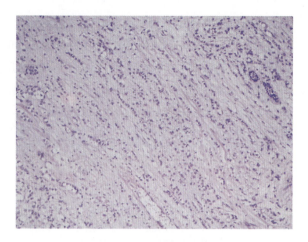

图 11-12　浸润性小叶癌
癌细胞单行条索状浸润于纤维间质中

(三) 扩散

1. **直接蔓延**　癌细胞沿乳腺导管直接蔓延,可累及相应的乳腺小叶腺泡,或沿导管周围间隙向周围扩散到脂肪组织,甚至可以浸润到胸大肌和胸壁。

2. **淋巴道转移**　乳腺淋巴管丰富,因而淋巴道的转移是最常见的转移途径。首先转移至同侧腋窝淋巴结,相继至锁骨下淋巴结和锁骨上淋巴结。位于内上象限的乳腺癌常转移至乳内动脉旁淋巴结,进一步至纵隔淋巴结,偶尔可转移至对侧腋窝淋巴结,少部分病例可通过胸壁浅部淋巴管或深筋膜淋巴管转移到对侧腋窝淋巴结。

3. **血道转移**　晚期乳腺癌可经血道转移至肺、肝、骨和脑等组织或器官。

(四) 临床病理联系

早期乳腺癌为无痛性肿块,当患者偶然自我发现或在体检时发现,部分病例已经发生了淋巴结转移。随着肿瘤的浸润性生长,可累及胸部肌肉和胸壁深筋膜,肿块固定而活动度小。如癌组织侵及乳头又伴有大量纤维组织增生时,由于癌组织周围增生的纤维收缩,可导致乳头下陷;如癌组织阻塞真皮内淋巴管,可致皮肤水肿,而毛囊汗腺处皮肤相对下陷,呈橘皮样改变。

(五) 治疗及预后评估

雌激素受体(ER)是一种细胞核转录因子,经雌激素激活后能刺激正常乳腺上皮细胞的生长。大约80% 的乳腺浸润性癌细胞核表达 ER,阳性细胞比从小于 1% 到 100%。孕激素受体(PR)的表达受 ER 调控,60%～70% 的浸润性乳腺癌细胞核表达 PR,阳性细胞比 0%～100%。受体表达阳性者,可以用内分泌治疗作为乳腺癌治疗的辅助手段,使患者生存期显著延长。其次,ER 和 PR 还与乳腺癌的预后有关,阳性者转移率低,存活期长。HER2 是原癌基因,编码正常乳腺上皮细胞表面的生长因子受体。研究显示大约15% 的乳腺癌有 HER2 基因的扩增,与蛋白表达升高相对应。HER2 在乳腺癌中过表达提示患者预后差,目前有HER2 基因的单克隆抗体上市,对 HER2 过表达的乳腺癌患者可进行靶向治疗。

相关链接

乳腺癌的分子学分型

根据乳腺癌基因表达谱,浸润性乳腺癌主要分为管腔型、HER2 型和基底细胞样型三个亚型(表 11-3)。这些亚型在基因表达模式、临床特征、治疗和预后均有不同。目前采用 ER、PR、HER2 联合免疫组化染色,可以替代基因表达谱的分子分型。

表 11-3　乳腺癌的分子亚型及其标志

乳腺癌的分子亚型	分子标志	治疗及预后
Luminal A（管腔 A 型）	ER+/PR+, HER2−	激素治疗敏感，预后较好
Luminal B（管腔 B 型）	ER+/PR+, HER2+	激素治疗敏感，预后相对差
HER2 过表达型	ER−/PR−, HER2+	靶向治疗，预后较差
基底细胞样型	ER−/PR−, HER2−	增殖活性高，预后最差

（贾永峰）

学习小结

生殖系统和乳腺肿瘤是本章学习的重点。

1. HPV 经性传播感染是子宫颈癌的主要致病因素。子宫颈上皮异型增生和原位癌称为子宫颈上皮内瘤变（CIN）。子宫内膜样癌的发生与雌激素长期持续作用有关。子宫内膜样癌可分为弥漫型和局限型，以高分化腺癌居多。

2. 滋养层细胞肿瘤包括葡萄胎、侵袭性葡萄胎和绒毛膜癌，其共同特征为滋养层细胞异常增生，患者血、尿中 HCG 异常升高。

3. 卵巢肿瘤依据组织发生分为上皮性肿瘤、性索 - 间质肿瘤和生殖细胞肿瘤。

4. 男性生殖系统肿瘤主要包括睾丸肿瘤和前列腺肿瘤。睾丸肿瘤与卵巢肿瘤的形态及命名相似；前列腺肿瘤主要见于老年男性，多为高分化腺癌。

5. 乳腺癌大致分为非浸润性癌和浸润性癌两大类。非浸润性癌包括导管内癌和小叶原位癌。非特殊型浸润性癌是乳腺浸润性癌中最常见的组织学类型，其次为浸润性小叶癌、筛状癌、小管癌、黏液癌及佩吉特病。目前 ER、PR 和 HER2 联合检测用于对乳腺癌患者进行指导治疗和预后评估。

复习思考题

1. 子宫颈上皮异型增生、子宫颈原位癌、子宫颈早期浸润癌和子宫颈浸润癌在组织学上有什么区别？

2. 子宫颈癌的病理改变？

3. 子宫内膜样癌的病理改变？

4. 葡萄胎的组织学特点？

5. 葡萄胎与侵袭性葡萄胎、侵袭性葡萄胎与绒毛膜癌的主要区别是什么？

6. 卵巢肿瘤是如何分类的？

7. 简述乳腺癌组织学类型，乳腺癌分子分型及其意义。

8. 解释下列名词：CIN、原位癌、原位癌累及腺体。

第十二章　淋巴造血系统疾病

12章

学习目标

掌握	霍奇金淋巴瘤的基本病变、分型及其病理变化。
熟悉	霍奇金淋巴瘤与非霍奇金淋巴瘤的区别；各型霍奇金淋巴瘤与预后的关系；常见非霍奇金淋巴瘤的病变及免疫表型、遗传学特点；慢性粒细胞白血病的病变、遗传学特点及临床表现。
了解	淋巴结反应性增生及淋巴结常见特殊感染的病变特征；急性髓系白血病的病变及临床表现；Langerhans 细胞组织细胞增生症的病变及临床特点。

淋巴造血系统包括髓样组织和淋巴样组织两个部分。髓样组织主要由骨髓和血液中的各种血细胞成分构成，淋巴样组织包括胸腺、脾脏、淋巴结以及散在分布的淋巴组织。淋巴系统和造血系统关系密切，在结构和生理功能上有交叉，发生的疾病如淋巴瘤、白血病等也有交融。淋巴造血系统的疾病种类繁多，本章重点叙述几种常见和重要的淋巴造血系统的增生性疾病和肿瘤。

第一节　淋巴结良性增生

淋巴结是机体重要的免疫器官，是接受抗原刺激产生免疫应答的场所。细菌、病毒等抗原成分随淋巴管引流到相应的淋巴结，引起淋巴结的良性增生。临床上表现为淋巴结肿大、触痛等。

一、淋巴结反应性增生

各种损伤因素和刺激引起淋巴结内淋巴细胞和组织细胞非肿瘤性增生和淋巴结肿大，称为淋巴结反应性增生（reactive hyperplasia of lymph nodes）。例如龋齿、牙周炎、扁桃体炎等可致颌下淋巴结肿大，急性反应者可有明显触痛。

大体观察，急性反应性增生时，淋巴结肿大、质软、灰红色；慢性反应性增生时淋巴结肿大、质地较硬，与周围组织和皮肤无粘连。镜下，急性反应性增生表现为淋巴结充血、淋巴滤泡增生、生发中心扩大，中性粒细胞浸润，淋巴窦扩张、窦内皮细胞增生，化脓菌感染严重时可出现小脓肿。慢性反应性增生可有淋巴滤泡反应性增生、副皮质区淋巴细胞增生和窦组织细胞反应性增生三种情况。以淋巴滤泡反应性增生为主时应注意与滤泡性淋巴瘤鉴别。

二、淋巴结的特殊感染

（一）结核性淋巴结炎

结核性淋巴结炎是淋巴结最常见的特殊感染，以儿童和青年人多见，多发生于颈部、腋窝、颌下、腹股沟及肠系膜淋巴结等。临床上常表现为一组淋巴结肿大。早期淋巴结可推动，以后则粘连形成不易推动的结节性肿块，与皮肤粘连时可引起窦道。基本病理变化为结核性肉芽肿和干酪样坏死（参见第十六章第一节结核病）。

（二）组织细胞性坏死性淋巴结炎

组织细胞性坏死性淋巴结炎（histiocytic necrotizing lymphadenitis）又称 Kikuchi 病，是一种特殊类型的淋巴结增生性疾病。多见于儿童及青年人，临床呈亚急性经过。主要表现有发热、颈部淋巴结肿大及末梢血白细胞不升高或轻度减少，少数患者伴有皮疹，应用抗生素治疗无效，发病前常有呼吸道感染史。目前认为本病与病毒感染有关。

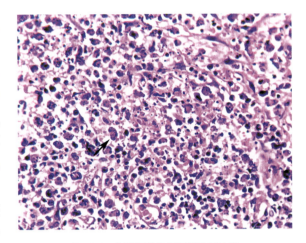

图 12-1 组织细胞性坏死性淋巴结炎
坏死灶处有大量明显吞噬现象的组织细胞

大体，受累淋巴结肿大，直径多在 1～2cm。镜下：①凝固性坏死病灶：早期主要在皮质区，单核组织细胞聚集，凋亡小体及吞噬现象较明显，坏死灶处缺乏中性粒细胞、嗜酸性粒细胞及浆细胞（图 12-1）；②坏死灶周围淋巴组织呈反应性增生，散在少数异型 T 免疫母细胞、浆细胞样单核细胞，核分裂象易见。

临床和病理上均应注意与非霍奇金淋巴瘤等疾病进行鉴别。本病具有自限性，绝大多数在 1～3 个月内自愈。免疫组织化学染色显示组织细胞 CD68 阳性，T、B 细胞标记均呈阳性（多克隆性），与淋巴瘤单克隆性增生明显不同。

（三）猫抓病

猫抓病（cat scratch disease）是因猫抓或猫咬伤后由杆菌状巴尔通体引起的一种皮肤和淋巴结急性感染性疾病。带菌的猫是主要传染源，多见于儿童和青少年。

大体，淋巴结肿大，以颈部和腋窝淋巴结受累常见。镜下，早期为组织细胞和淋巴滤泡增生，中期为肉芽肿性病变，组织细胞演变为上皮样细胞；晚期，肉芽肿中心组织坏死，伴有中性粒细胞浸润、聚集形成小脓肿，周围一般无朗格汉斯巨细胞。肉芽肿及小脓肿形成是本病的特征性病变。

临床主要表现为皮肤丘疹、脓疱和引流区域淋巴结肿大。淋巴结肿大在被猫抓伤后 2 周左右出现，少数患者还表现有发热、结膜炎，末梢血白细胞总数和中性粒细胞增高，血沉加快。本病为自限性疾病，多数在 2～3 个月内自行缓解，预后良好。

（四）淋巴结真菌感染

淋巴结较常见的真菌感染为曲菌和新型隐球菌感染，多发生于儿童和老年人。临床表现为淋巴结肿大、不规则发热等。镜下：曲菌感染主要为化脓性炎及脓肿形成，六胺银或 PAS 染色可见曲菌菌丝。新型隐球菌感染主要为肉芽肿性炎，伴有凝固性坏死，周围可见大量巨噬细胞增生、多核巨细胞形成，在坏死灶及巨噬细胞胞质内可见带厚层荚膜的菌体。

第二节 淋巴组织肿瘤

一、概述

淋巴组织肿瘤是指来源于淋巴细胞及其前体细胞的恶性肿瘤,其中以淋巴瘤最为常见。淋巴瘤可发生于淋巴结、骨髓、脾、胸腺和结外淋巴组织。根据瘤细胞的形态、免疫表型和分子生物学特点,分为霍奇金淋巴瘤和非霍奇金淋巴瘤两大类,后者又分为 B 细胞淋巴瘤、T 细胞淋巴瘤和 NK 细胞淋巴瘤。在我国以非霍奇金淋巴瘤多见,其中绝大多数为 B 细胞源性。近年来淋巴组织肿瘤的发病率在国内外均有上升的趋势。2016 年 WHO 淋巴组织肿瘤新分类出台,对于淋巴组织肿瘤的诊断、个性化治疗、预测预后等具有重要的指导意义。

二、霍奇金淋巴瘤

霍奇金淋巴瘤(Hodgkin lymphoma, HL)是起源于淋巴细胞的一种具有独特性的淋巴瘤,约占全部淋巴瘤的 10% ~ 20%。发病年龄有 15 ~ 27 岁和 50 岁左右两个高峰,男性多于女性。临床上主要表现为淋巴结无痛性肿大,以颈部淋巴结和锁骨上淋巴结最为常见,其次为纵隔、腹膜后、主动脉旁淋巴结等。HL 一般起源于一个或一组淋巴结,然后从淋巴结扩散到脾、肝,最后到骨髓和淋巴结外病变。

(一)基本病理变化

大体,受累的淋巴结肿大,早期无粘连、可活动。瘤组织浸润淋巴结被膜并侵入邻近组织时,相邻的淋巴结相互粘连,形成结节状巨大肿块,切面呈灰白色鱼肉样。

镜下,淋巴结正常结构被破坏,各种反应性增生的细胞(淋巴细胞、浆细胞、中性粒细胞、嗜酸性粒细胞、组织细胞及成纤维细胞)构成肿瘤细胞的背景。这在一定程度上反映了机体抗肿瘤的免疫状态,并与 HL 的分型及预后密切相关。肿瘤细胞分散存在,包括典型 R-S 细胞(Reed-Sternberg cell)、单核 R-S 细胞(霍奇金细胞)和变异型 R-S 细胞。典型 R-S 细胞呈双核或多核,直径约 15 ~ 45μm,椭圆形或不规则形,胞质丰富,呈双色性或嗜酸性,核大、核膜厚,核内有一大的嗜酸性核仁,直径约 3 ~ 4μm,周围有一透明晕。典型双核 R-S 细胞的两核并列,形似镜中之影,故称"镜影"细胞。典型 R-S 细胞对 HL 具有重要的诊断价值。变异型 R-S 细胞主要有陷窝细胞(lacunar cell)、多形性或未分化型细胞、淋巴细胞为主型细胞(LP 细胞)或"爆米花"样细胞(图 12-2)。肿瘤细胞可发生凋亡,胞质红染,核固缩或消失,有"木乃伊"细胞或"干尸"细胞之称。

(二)组织学分型及其基本病理变化

1. 结节性淋巴细胞为主型霍奇金淋巴瘤 多发生于 35 岁以下青年人,约占 5%,不伴 EB 病毒感染。病理特点:①肿瘤细胞与反应性增生的细胞混杂排列成结节状或弥漫排列;②肿瘤细胞以 LP 细胞为主,典型 R-S 细胞少见;③反应性增生的细胞主要为淋巴细胞和组织细胞,其中多数为小 B 细胞,少数为 CD4[+]、CD57[+] 的 T 细胞,嗜酸性粒细胞、中性粒细胞及浆细胞罕见或缺乏;④不出现坏死灶和纤维化病灶。肿瘤细胞免疫表型为 CD20[+]、CD79α[+]、CD45RA[+]、Bcl-6[+],通常 CD15[-]、CD30[-]。本型可转化为高度恶性的 B 细胞淋巴瘤。

2. 经典型霍奇金淋巴瘤 可分以下四个亚型:

(1)结节硬化型:最常见,在欧美国家约占经典霍奇金淋巴瘤的 70%,在我国约占 45%,多见于女性。病理特点:①淋巴结被膜呈纤维性增厚,纤维组织伸入淋巴结内形成粗大的胶原纤维带,将肿瘤组织分隔成许多大小不等的结节;②结节内背景以小淋巴细胞为主,有散在嗜酸性粒细胞;③肿瘤细胞以陷窝型 R-S 细胞为主,也可见多少不等的典型 R-S 细胞。肿瘤细胞免疫表型为 CD15[+],CD30[+],CD45[-],不表达 B 或 T 细胞抗原。

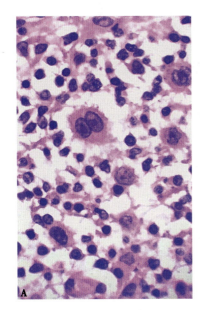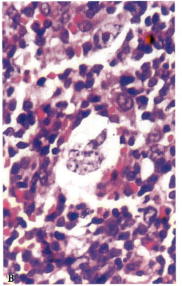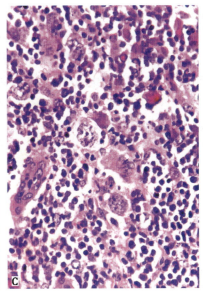

图 12-2　霍奇金淋巴瘤 R-S 细胞
A. "镜影"细胞；B. 陷窝细胞；C. "爆米花"样细胞

（2）混合细胞型：较常见，以 50 岁以上中年男性多见，常伴 EB 病毒感染。病理特点：①肿瘤细胞数量较多，以典型 R-S 细胞和单核 R-S 细胞为主；②嗜酸性粒细胞、浆细胞、组织细胞及淋巴细胞较多，中性粒细胞较少；③小坏死灶和少量纤维组织增生，较少形成胶原纤维束；④肿瘤细胞免疫表型同结节硬化型，80% 的患者 EBV 呈阳性。

（3）富于淋巴细胞型：少见，约占 5%，40% 的患者伴有 EBV 感染。病理特点：①大量 T 淋巴细胞和数量不等的组织细胞，呈弥漫性浸润或结节状，中性粒细胞和浆细胞很少，缺乏嗜酸性粒细胞；②典型 R-S 细胞和单核 R-S 细胞较少；③不伴坏死或纤维组织增生；④肿瘤细胞免疫表型同结节硬化型，反应性淋巴细胞几乎全为 T 细胞。

（4）淋巴细胞消减型：最少见，约占 1%，多为老年男性，与 EB 病毒感染有关。病理特点：典型 R-S 细胞和多形性 R-S 细胞较多，淋巴细胞数量少。肿瘤细胞免疫表型同结节硬化型，HIV 常呈阳性。

HL 患者预后与临床分期及组织类型有关。结节硬化型预后最好，其次为富于淋巴细胞型和结节性淋巴细胞为主型，混合细胞型在就诊时已有腹腔淋巴结和脾脏病变，预后较差，淋巴细胞消减型多见于老年人及 HIV 感染者，预后最差。HL 的临床分期在估计预后和治疗方案的选择上具有重要意义。

案例 12-1

患者女性，16 岁，因咳嗽 2 个月就诊。体检：左颈部及锁骨上淋巴结肿大。胸片显示双侧气管旁、左肺门、隆凸下淋巴结肿大，左主支气管受压，脾大。取左锁骨上淋巴结活检。

镜下，正常淋巴结结构完全消失，见较多成熟小淋巴细胞、嗜酸性粒细胞；散在分布体积较大的肿瘤细胞，核大、呈双核或多核，核内可见较大的嗜酸性核仁；散在较多细胞体积大、核淡染、小核仁的细胞，该细胞与周围细胞间有宽阔的透明空隙。组织内可见较宽阔的纤维带。

思考：结合镜下病理变化及临床表现做出病理诊断及具体类型，并写出诊断依据。

三、非霍奇金淋巴瘤

非霍奇金淋巴瘤（non-Hodgkin lymphoma，NHL）约占淋巴瘤的 80%～90%，约 2/3 原发于淋巴结，1/3 原发

于淋巴结以外的器官和组织。NHL可发生于任何年龄，但以儿童和青壮年人多见。在我国，发生于成人淋巴结最常见的NHL是弥漫性大B细胞淋巴瘤，在儿童和青少年则是淋巴母细胞白血病/淋巴瘤和Burkitt淋巴瘤，淋巴结外淋巴瘤主要有结外黏膜相关淋巴组织边缘区淋巴瘤和结外NK/T细胞淋巴瘤。

（一）慢性淋巴细胞白血病/小淋巴细胞淋巴瘤

慢性淋巴细胞白血病/小淋巴细胞淋巴瘤（chronic lymphocytic leukemia /small lymphocytic lymphoma，CLL/SLL）是成熟B细胞起源的惰性肿瘤。两者是同一种肿瘤，原发于骨髓者称CLL，原发于淋巴结者称SLL，临床上以CLL多见。多见于老年人，男性多于女性。

1. 基本病理变化　大体，全身浅表淋巴结增大，切面灰白色、鱼肉样。镜下：①淋巴结正常结构破坏，代之以接近成熟的小淋巴细胞弥漫浸润；②假滤泡或假生发中心；③骨髓受累；④肿瘤细胞常在脾的白髓、红髓及肝的汇管区处浸润；⑤外周血B淋巴细胞计数≥5×10^9/L，绝大多数为接近成熟的小淋巴细胞。

2. 免疫表型和细胞遗传学　肿瘤细胞表达B细胞标记，CD19$^+$、CD20$^+$、IgM$^+$，同时也反常表达T细胞抗原CD5$^+$。CD23$^+$对鉴别CLL与套细胞淋巴瘤有帮助。最常见的染色体异常为13q、11q缺失和12号染色体三体。

3. 临床表现及预后　全身淋巴结、肝及脾大，CLL骨髓和外周血异常。CLL/SLL的预后与临床分期有关，中位生存期为4~6年，有些可达10年以上。约10%的患者可转化为弥漫性大B细胞淋巴瘤（DLBCL），预后不良。

（二）滤泡性淋巴瘤

滤泡性淋巴瘤（follicular lymphoma，FL）是滤泡生发中心来源的惰性B细胞肿瘤。在欧美国家发病率较高，约占NHL的25%~45%，在我国约占NHL的10%。

1. 基本病理变化　大体，受累淋巴结肿大。镜下：①肿瘤性滤泡形成，滤泡主要由中心细胞和中心母细胞以不同比例混合组成，一般以中心细胞占多数；②随着病变进展，中心母细胞渐渐增多，生长方式由滤泡型转变为弥漫型，提示肿瘤的侵袭性增加。

2. 免疫表型和细胞遗传学　肿瘤细胞CD19$^+$、CD20$^+$、CD10$^+$、Bcl-6$^+$；表达单克隆抗体 sIg$^+$，IgM$^{+/-}$；约90%病例BCL-2$^+$。t（14；18）是FL的特征性遗传学改变。BCL-2是鉴别FL和滤泡反应性增生的常用标记物之一。在儿童型FL，BCL-2则呈阴性表达。

3. 临床表现及预后　发病年龄多为50~60岁，无性别差异，局部或全身淋巴结肿大，以腹股沟淋巴结受累多见，也可累及脾、骨髓及结外器官。多数呈惰性过程，5年生存率在75%以上。儿童型FL多见于儿童和年轻人，病变局限，预后好。

（三）弥漫大B细胞淋巴瘤

弥漫大B细胞淋巴瘤（diffuse large B-cell lymphoma，DLBCL）是一类形态变化较大、具有异质性及高侵袭性的B细胞淋巴瘤，占NHL的30%~40%。DLBCL可分为非特指型、特殊亚型和独立性疾病三类。

1. 基本病理变化　绝大多数DLBCL属于非特指型组。肿瘤细胞弥漫排列，形态相对单一，体积较大（图12-3），有中心母细胞、免疫母细胞和间变大细胞等。

2. 免疫表型和细胞遗传学　肿瘤细胞表达B细胞分化抗原，例如CD19、CD20、CD79α等。分子遗传学改变是 BCL-6 基因突变。DLBCL依据细胞起源（COO）进行分类分为生发中心来源（GCB）和活化B细胞来源

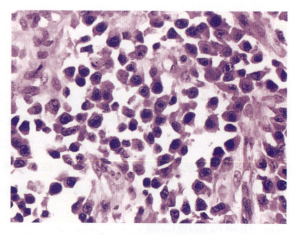

图12-3　弥漫大B细胞淋巴瘤
肿瘤细胞弥漫分布，体积较大，核大，淡染，可见明显核仁

（ABC）及少数不能分类型。近年来的研究表明 COO 分类对临床上预后判断及治疗至关重要。目前因不能普遍开展基因表达谱分析，WHO 推荐应用免疫表型的 Hans 分类方法替代。

3. 临床表现及预后　DLBCL 多发生于老年人，平均年龄 60 岁，男性略多见。以淋巴结进行性肿大为主要临床表现，40%～50% 的患者有结外症状，其中以胃肠道最多见。DLBCL 病变进展快，若未及时诊断和治疗会在短期内死亡。GCB 细胞为主的肿瘤预后比非 GCB 细胞为主的肿瘤预后要好。

相关链接

DLCBL 的免疫组织化学分型

简便易行的免疫组织化学分型也可以用于对 DLBCL 分型并被推荐使用，但要标明所使用的分型方法。目前常用的分型方法有 Hans 分型、Choi 分型及 Visco/Young 分型等。GCB 细胞：CD10$^+$、Bcl-6$^{+/-}$、MUM1（IRF4）$^{+/-}$ 或 CD10$^-$、Bcl-6$^+$、MUM1（IRF4）$^{+/-}$；非 GCB 细胞：CD10$^-$、BCL-6$^{+/-}$、MUM1（IRF4）$^+$ 或 CD10$^-$、BCL-6$^-$、MUM1（IRF4）$^{+/-}$。

5%～15% DLBCL 具有 MYC 重排，可与 *BCL-2* 易位同时发生，也可与 *BCL-6* 易位同时发生，称作双打击或三打击淋巴瘤，2016 版 WHO 分类中已将其作为一个独立类型，称为高级别 B 细胞淋巴瘤（HGBL）伴 MYC 和 *BCL-2/BCL-6* 重排。MYC 与 BCL-2 共表达被认为是新的不良预后标志物。

（四）伯基特淋巴瘤

伯基特淋巴瘤（Burkitt lymphoma，BL）是起源于淋巴滤泡生发中心，具有高侵袭性的 B 细胞肿瘤。BL 可有地方性（非洲）、散发性及 HIV 感染相关性三种临床类型。EB 病毒感染与 BL 的发生密切相关，尤其是非洲地区 BL。

1. 基本病理变化　镜下：①淋巴结正常结构破坏；②肿瘤细胞中等大小，形态相对一致，弥漫浸润，核分裂象多见；③肿瘤细胞间散布有吞噬现象的巨噬细胞，形成所谓"满天星"图像（图 12-4）。

2. 免疫表型和细胞遗传学　肿瘤细胞 CD20$^+$、CD10$^+$、BCL-6$^+$、sIgM$^+$、CD5$^-$、CD23$^-$、BCL-2$^-$；80% 出现 Ki-67 过表达；EBV 呈阳性。8 号染色体 *C-MYC* 易位引

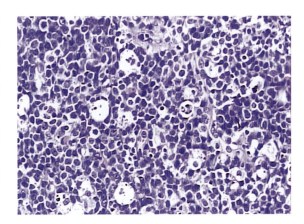

图 12-4　伯基特淋巴瘤
密集的肿瘤细胞间散在胞质透亮的巨噬细胞，即"满天星"现象

起 *C-MYC* 基因过表达。BL 在遗传学上存在 t（8；14）、t（2；8）及 t（8；22）。在伴 11q 异常的伯基特淋巴瘤缺乏 *MYC* 基因重排，2016 版 WHO 分类中增加 11q 异常的伯基特样淋巴瘤这一变型。

3. 临床表现及预后　BL 多见于儿童，病变主要累及结外器官和组织，地方性 BL 以颌骨、颅面骨最常见，散发性 BL 以腹部空肠、回肠常见，HIV 感染相关性 BL 常累及淋巴结和骨髓。BL 虽为高度侵袭性肿瘤，但能治愈，采用强烈的联合化疗治愈率可达 90%，晚期患者治愈率也可达 60%～80%。

（五）结外黏膜相关淋巴组织边缘区淋巴瘤

结外黏膜相关淋巴组织边缘区淋巴瘤是起源于淋巴结外的黏膜淋巴组织滤泡边缘区 B 细胞的恶性肿瘤，又称之为黏膜相关淋巴组织（mucosa associated lymphoid tissue，MALT）淋巴瘤，占所有 B 细胞淋巴瘤的 7%～8%。除回肠末端 Peyer 小结外，其他黏膜或器官没有淋巴组织，各器官反复感染或自身免疫性疾病获得淋巴组织，尤其是滤泡反应性增生是发生 MALT 淋巴瘤的基础。例如幽门螺杆菌与胃 MALT 淋巴瘤有关，自身免疫性疾病例如 Sjogren 综合征和 Hashimoto 甲状腺炎分别与唾液腺、甲状腺 MALT 淋巴瘤有关。

1. 基本病理变化　病变以胃肠道最多见,占 30%～50%。镜下:①肿瘤细胞位于淋巴滤泡套区的外侧,最终部分或全部取代淋巴滤泡;②肿瘤细胞多为中心细胞样细胞或单核样 B 细胞;③浆细胞样分化;④淋巴上皮病变:肿瘤细胞侵犯黏膜上皮和腺上皮(图 12-5);⑤肿瘤细胞植入反应性增生的滤泡生发中心。

2. 免疫表型和细胞遗传学　肿瘤细胞 CD19$^+$、CD20$^+$、CD79α$^+$、sIgM$^+$、IgA$^+$、CD5$^-$、CD10$^-$、CD23$^-$、cyclinD1$^-$。t(11;18)主要见于胃和肺的 MALT 淋巴瘤,t(14;18)主要见于眼附属器和涎腺的 MALT 淋巴瘤,t(3;14)主要见于甲状腺、眼附属器及皮肤的 MALT 淋巴瘤。

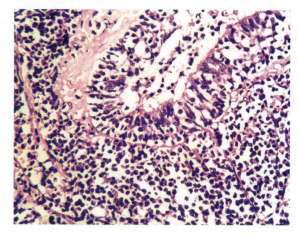

图 12-5　肺黏膜相关淋巴组织淋巴瘤
肿瘤细胞有明显浆细胞样分化,侵犯支气管上皮

3. 临床表现及预后　MALT 淋巴瘤多发生于中、老年人,主要表现为受累部位出现肿块。肿瘤呈惰性过程,晚期才可发生淋巴结、骨髓、肝、脾转移。预后主要与临床分期相关,Ⅰ～Ⅱ期患者 5 年生存率可达 85%～95%。

(六)结外 NK/T 细胞淋巴瘤

结外 NK/T 细胞淋巴瘤(natural killer/T-cell lymphoma)来源于 NK 细胞或细胞毒 T 细胞,占 NHL 的 2%～10%。约 2/3 原发于鼻腔和咽喉部以上,称为鼻腔结外 NK/T 细胞淋巴瘤,80%～100% 伴有 EB 病毒感染;1/3 发生于结外鼻外,称为鼻腔型结外 NK/T 细胞淋巴瘤,15%～50% 伴有 EB 病毒感染。

1. 基本病理变化　镜下:①肿瘤细胞大小不等、形态不规则,细胞核形态不规则。肿瘤细胞弥漫分布,常见浸润小血管和黏膜上皮(淋巴上皮病变)的现象。②凝固性坏死较明显,周围有混合性炎细胞浸润。

2. 免疫表型和细胞遗传学　肿瘤细胞表达 T 细胞分化抗原(CD2$^+$、CD45RO$^+$);表达 NK 细胞抗原(CD56$^+$);表达细胞毒性颗粒相关抗原(TIA-1$^+$)。同时检测出 EBV DNA 的克隆型整合和 EBV 编码的小分子量 RNA(EBER)。

3. 临床表现及预后　成年男性多见。鼻腔结外 NK/T 细胞淋巴瘤主要表现为鼻塞、流涕、血涕、鼻面部肿胀、发热等,病变黏膜进行性坏死、溃疡形成,甚至鼻中隔骨质破坏导致穿孔、面部变形。此型淋巴瘤对放疗敏感,同步放疗、化疗 5 年生存率可达 70% 以上,鼻腔型结外 NK/T 细胞淋巴瘤以皮肤最多见,躯干和肢端出现结节、红斑等,预后较差。

第三节　髓系肿瘤

髓系肿瘤是骨髓内具有多向分化潜能的造血干细胞的克隆性增生,向髓细胞方向克隆性增生形成粒细胞、单核细胞、红细胞和巨核细胞系别的肿瘤,向淋巴细胞方向克隆性增生则形成淋巴组织肿瘤。因干细胞位于骨髓内,异常的白细胞弥漫性增生取代正常骨髓组织,多数情况下可进入外周血和浸润肝、脾、淋巴结等组织,因而又称之为白血病(leukemia)。髓系肿瘤种类较多,本节主要介绍常见的急性髓系白血病和骨髓增殖性肿瘤中的慢性粒细胞性白血病。

一、急性髓性白血病

急性髓性白血病(acute myeloid leukemia,AML)是指起源于造血干细胞、分化停滞在原始或早幼阶段的恶性克隆性增生性疾病。AML 具有高度异质性,其病因尚不清楚,目前认为主要与各种电离辐射、有毒的化学物质、细胞毒性药物、病毒感染及遗传因素有关。

1. 基本病理变化 ①骨髓：肿瘤细胞在骨髓内弥漫性浸润，造血组织破坏，可见大量原始细胞，一般原始细胞≥20%，伴有细胞遗传学异常者原始细胞也可＜20%。②外周血：约半数患者末梢血白细胞升高，在（10～100）×10⁹/L 之间，有的病例可达 100×10⁹/L 以上。可见大量原始细胞，瑞士 - 吉姆萨染色在原始细胞胞质内常见红染的棒状小体（Auer 小体），血小板和红细胞数量减少。有些患者白细胞正常或减少。③内脏器官：淋巴结的副皮质区和淋巴窦、脾脏红髓及肝脏的肝窦可见肿瘤细胞浸润，在有单核细胞的肿瘤可浸润皮肤和牙龈组织。

AML 原始细胞或未成熟髓系细胞在骨髓以外的器官或组织增生聚集形成肿块时则称为髓系肉瘤（myeloid sarcoma）。髓系肉瘤占 AML 的 1%～2%，分为粒细胞肉瘤（最常见）、原始单核细胞肉瘤和三系造血细胞髓系肉瘤。肿瘤组织在新鲜时大体观察呈绿色，故又称绿色瘤（chloroma）。常发生于颅骨、胸骨、椎骨、肋骨、盆骨等不规则骨及扁骨等，若发生于眼眶下可引起突眼征。免疫组化染色 MPO + 有助于髓系肉瘤的诊断。

2. 细胞遗传学 WHO 分类中，AML 伴重现性细胞遗传学异常者共列出 9 种病，伴有较稳定的遗传学异常。例如 AML 伴 t(8；21)(q22；q22.1)；RUNX1-RUNX1T1。2016 版 WHO 分类中又增加两个临时病种：AML 伴 BCR-ABL1 和 AML 伴 RUNX1 突变。

3. 临床表现及预后 AML 多见于成人，占成人急性白血病的 80%～90%，仅占儿童急性白血病的 15%～20%，总体预后较差。临床上起病急，发展快，主要表现为贫血、出血、感染、发热、乏力及肝、脾大等白血病浸润现象。骨痛较常见。晚期表现为恶病质。出血、感染、多器官衰竭等是 AML 的常见死因。细胞遗传学在判断预后中有重要价值：t(8；21)、t(15；17)及 inv(16)预后较好，t(1；22)及 t(6；9)预后差。AML 需要大剂量化疗或骨髓移植，骨髓移植有良好的疗效。

二、骨髓增殖性肿瘤

骨髓增生性肿瘤（myeloproliferative neoplasms，MPN）是一组起源于造血干细胞，骨髓一系或多系（如粒细胞系统、红细胞系统、巨核细胞系统和肥大细胞）过度增殖为特征的肿瘤，其中以慢性粒细胞白血病，BCR-ABL1 阳性（chronic myelogenous leukemia，CML，BCR-ABL1 positive）最为常见。

CML（BCR-ABL1 阳性）是起源于多能造血干细胞、分化停滞在中、晚幼粒细胞阶段的恶性克隆性增生性疾病，有着特殊的遗传学异常，即 t(9；22)(q34；q11)、BCR-ABL 融合基因形成。90%～95% 可查到费城染色体（Philadelphia chromosome 1，Ph1）。

1. 基本病理变化 ①骨髓：增生极度活跃，以粒细胞系占优势，可见各分化阶段的粒细胞，以较成熟的中、晚幼粒细胞和成熟的杆状核、分叶核为主，原始细胞较少（＜10%），嗜酸性粒细胞和嗜碱性粒细胞增多；红细胞系常轻度减少，巨核细胞系在早期可伴增生，晚期骨髓发生纤维化。②外周血：白细胞总数显著升高，常超过 20×10⁹/L，半数患者在 100×10⁹/L 以上，细胞类型与骨髓相同。中性粒细胞碱性磷酸酶的活性降低或消失，有助于与类白血病反应鉴别。③脾脏：体积增大，可占据腹腔大部；脾窦内大量肿瘤细胞浸润。

2. 细胞遗传学 BCR-ABL1 融合基因阳性，Ph1 染色体阳性或阴性。

3. 临床表现及预后 CML 起病隐匿，进展缓慢。主要见于成年人，高峰年龄为 30～40 岁。主要表现有乏力、低热、消瘦、脾大等，可分为慢性期、加速期和急变期。中位生存期为 3～4 年，5 年生存率为 25%～35%，常因急性变死亡。注意与不典型 CML 区别，后者 BCR-ABL1 融合基因呈阴性，伴明显贫血，骨髓巨核细胞系增生活跃，1/3 的患者碱性磷酸酶活性升高，急性变少见，常以骨髓衰竭而死亡，中位生存期仅 1～1.5 年。

类白血病反应（leukemoid reaction）是指在某些情况下出现外周血白细胞明显增多（>50×10⁹/L）和（或）出现异常未成熟白细胞，类似白血病的现象，但随后的病程或尸检证实没有白血病。类白血病反应原因常较明确，因严重感染、恶性肿瘤、化学毒物或药物中毒及大量出血和溶血等因素刺激造血组织所致。多见于儿童和青少年，外周血白细胞一般<100×10⁹/L，一般无贫血和血小板减少，碱性磷酸酶活性升高，原因消除后血象恢复正常。骨髓增生活跃，但形态正常，Ph1染色体阴性。其治疗及预后与慢性粒细胞白血病也有明显不同，应注意鉴别。

相关链接

Ph1染色体是指畸形变短的22号染色体，是由于染色体t(9;22)形成的，在此易位中，原来位于9号染色体的 *ABL* 基因和原来位于22号染色体的 *BCR* 基因拼接形成的融合基因——*BCR-ABL* 基因，新融合的 *BCR-ABL* 基因定位于变短了的9号染色体。*BCR-ABL* 融合基因的蛋白产物具有酪氨酸激酶活性，可使细胞恶性转化和过度增殖。除CML外还可见于20%~30%的ALL。临床上采用酪氨酸激酶抑制剂治疗CML开创了肿瘤分子靶向治疗的新时代。目前酪氨酸激酶抑制剂用于CML和ALL（*BCR-ABL* 阳性）的一线或二线药物治疗。

第四节　组织细胞与树突状细胞肿瘤

一、概述

组织细胞是能捕捉、加工、处理抗原，并将抗原提呈给抗原特异性淋巴细胞的一类免疫辅佐细胞，它包括单核巨噬细胞系统和树突状细胞系统。树突状细胞是功能最强的抗原专职提呈细胞，具有免疫调节功能，分布于全身各组织（脑组织除外），例如表皮、胃肠道等黏膜上皮的Langerhans细胞，淋巴样组织中的滤泡树突状细胞、并指状树突状细胞、胸腺树突状细胞；心、肝、肺、肾及呼吸道、消化道、泌尿道等间质的间质树突状细胞；血液、淋巴循环中的循环树突状细胞等。常见的组织细胞与树突状细胞肿瘤有Langerhans细胞组织细胞增生症、组织细胞肉瘤、Langerhans细胞肉瘤、并指状树突状细胞肉瘤、滤泡树突状细胞肉瘤/肿瘤等。本节主要介绍Langerhans细胞组织细胞增生症。

二、Langerhans细胞组织细胞增生症

Langerhans细胞组织细胞增生症（Langerhans cell histiocytosis）是Langerhans细胞或其前身细胞的克隆性增生性疾病，包括Letterer-Siwe病、Hand-Schüller-Christian病和嗜酸性肉芽肿（eosinophilic granuloma）三种形式。

三者共同的基本病理变化是Langerhans细胞增生，伴有数量不等的嗜酸性粒细胞、淋巴细胞、中性粒细胞、泡沫样细胞、多核巨细胞和成纤维细胞浸润和增生。Langerhans细胞直径约12μm，胞质丰富、淡红染，核呈椭圆形或肾形，有纵形核沟。免疫组织化学染色CD1a⁺和S-100⁺。电镜下胞质内可见特征性的Birbeck颗粒。Birbeck颗粒是呈杆状的管状小体，中央有一纵形条纹和平行排列的周期性条纹，有时一端呈泡状膨大，似网球拍状。

上述三种形式的基本病理变化相同，但在临床表现、病理变化和生物学行为方面差异较大，现列表比较如下（表12-1）。

表 12-1　嗜酸性肉芽肿、Hand-Schüller-Christian 病和 Letterer-Siwe 病的比较

	嗜酸性肉芽肿	Hand-Schüller-Christian 病	Letterer-Siwe 病
年龄	儿童、青年	3 岁以上	3 岁以下
部位	单骨为主（颅骨、下颌骨、肋骨等）	单系统、多病灶（多骨性）	多系统、多病灶（皮肤、骨、脾、淋巴结等）
病变特点	大量接近成熟的 Langerhans 细胞增生，伴明显嗜酸性粒细胞浸润	大量 Langerhans 细胞，泡沫样巨噬细胞多	大量 Langerhans 细胞，无泡沫细胞
临床表现	骨骼破坏，在颌骨者可颌骨肿大，牙齿松动等	颅骨病变、突眼、尿崩症	高热、皮疹、肝脾淋巴结肿大、腹泻
病程及预后	慢性局限性，可自愈或经手术切除，预后好	慢性进行性，可治愈，但遗留后遗症	急性弥漫性，预后差，5 年生存率为 50%

（邓丽英）

学习小结

淋巴结内肉芽肿及小脓肿形成是猫抓病的病变特点。组织细胞坏死性淋巴结炎的病变主要有凝固性坏死、巨噬细胞吞噬现象明显及缺乏中性粒细胞等。淋巴瘤主要分为霍奇金淋巴瘤、非霍奇金淋巴瘤两大类，后者又分为 B 细胞、T 细胞和 NK 细胞淋巴瘤。霍奇金淋巴瘤分为结节性淋巴细胞为主型和经典型两型，后者又可分为 4 个亚型，不同的类型与预后关系密切。典型 R-S 细胞具有诊断价值。非霍奇金淋巴瘤以 B 细胞淋巴瘤常见，其中以弥漫大 B 细胞淋巴瘤最常见。伯基特淋巴瘤与 EB 病毒感染有关，"满天星"图像是其病变特点。MALT 最常见于胃肠道。髓系肉瘤又称绿色瘤，多见于急性髓系白血病。慢性粒细胞白血病的遗传学特点是 Ph1 染色体和 BCR-ABL 融合基因形成。Langerhans 细胞组织细胞增生症起源于树突状细胞，包括 Letterer-Siwe 病、Hand-Schüller-Christian 病和嗜酸性肉芽肿三种形式，肿瘤细胞胞质内可见 Birbeck 颗粒。

复习思考题

1. 简述霍奇金淋巴瘤的基本病变及各型与预后的关系。

2. 简述慢性粒细胞白血病的病变特点与遗传学特点。

3. 解释下列名词："镜影"细胞、髓系肉瘤（绿色瘤）、类白血病反应。

第十三章　免疫性疾病

学习目标	
掌握	自身免疫病概念。
熟悉	自身免疫病发病机制；原发性和继发性免疫缺陷病的种类；获得性免疫缺陷综合征（艾滋病）的概念、病因和发病机制、病理变化及临床病理联系；器官和骨髓移植排斥反应概念及发病机制。
了解	自身免疫病的常见类型及其病变特点；移植排斥反应的基本病变。

免疫反应是机体识别"自我"、排斥"异己"的一种重要自稳机制，其在多细胞生物进化过程中随造血及淋巴组织的形成而逐渐获得。在正常情况下，免疫系统通过细胞和（或）体液免疫机制以抵御外界入侵的病原微生物，清除突变细胞，保护机体自身的生理功能。

第一节　自身免疫病

自身免疫病（autoimmune disease）是指机体针对自身抗原产生免疫反应导致自身组织损伤所引起的疾病。自身抗体可引起自身免疫病，也可存在正常人，特别是老年人血中。有时受损或抗原性发生变化的组织也可激发自身抗体的产生，但此抗体并无致病作用，它是一种继发性免疫反应。因此，要确定自身免疫病的存在一般需要根据：有自身免疫反应的存在；排除继发性免疫反应的可能；排除其他病因的存在。

一、自身免疫病的发病机制

自身免疫病的确切发病机制尚未完全阐明，可能与下列因素有关：

（一）免疫耐受的丢失

免疫耐受的丢失是自身免疫病发生的根本机制。机体对特异性抗原不产生免疫应答的状态称免疫耐受（immune tolerance）。通常机体对自身抗原是耐受的，即自身耐受状态。免疫耐受的丢失可见于下列情况：

1. 抗原性质变异　机体大部分的自身抗原属于一种半抗原和载体的复合体，其中 B 细胞识别的是半抗原的决定簇，T 细胞识别的是载体的决定簇，引起免疫应答时两种信号缺一不可。而一般机体对自身抗原的耐受性往往只是限于相应 Th 细胞处于克隆消除或克隆无变应状态。

2. 交叉免疫反应　一些外来抗原与机体某些组织的抗原成分相同，因而机体针对外来抗原产生的抗体可与机体的有关组织发生免疫反应引起免疫损伤,称为交叉免疫反应(cross-immune reaction)。

3. 免疫反应调节异常　Th细胞和Ts细胞对自身反应性B细胞的调控作用十分重要,当Ts细胞功能过低或Th细胞功能过度时,可使B细胞反应性增强,形成多量自身抗体,诱发自身免疫病发生。

4. 隐蔽抗原释放　有些器官组织的抗原成分从胚胎期开始就与免疫系统隔离,成为隐蔽抗原,机体对这些组织细胞的抗原成分无免疫耐受性。一旦由于外伤、感染或其他原因使隐蔽抗原释放,则可发生自身免疫反应。

(二)遗传因素

自身免疫病与遗传因素有较密切的关系,因为:①一些自身免疫病如系统性红斑狼疮、自身免疫性溶血性贫血、自身免疫性甲状腺炎等均具有家族史;②有些自身免疫病与HLA特别是与HLA-Ⅱ型抗原有关;③在转基因大鼠可诱发自身免疫病。

(三)微生物感染

各种微生物包括细菌、病毒和支原体等都可导致自身免疫病的发生。其方式包括:①在微生物作用下,自身抗原决定簇发生改变或微生物抗原与组织的抗原结合形成复合抗原,回避了Th细胞的耐受;②病毒、细菌感染可激活自身反应B细胞产生大量自身抗体;③病毒基因可整合到宿主细胞的DNA中,从而引起体细胞变异,不能被识别而引起自身免疫反应。

此外,自身免疫病多见于女性,提示女性激素可能对某些自身免疫病有促发作用。

二、系统性自身免疫病

自身免疫病可分为器官或细胞特异性和系统性自身免疫病。前者的病理损伤和功能障碍仅限于抗体或致敏淋巴细胞针对的某一器官或某一类细胞;后者的自身抗原为多器官、组织的共有成分,故能引起多器官、组织的损伤,因其病变主要累及多器官的结缔组织或血管,又称为胶原病或结缔组织病。以下简述几种常见的系统性自身免疫病。

(一)系统性红斑狼疮

系统性红斑狼疮(systemic lupus erythematosus,SLE)是一种可累及全身各器官的自身免疫病,由抗核抗体为主的多种自身抗体引起,几乎累及全身各脏器。主要有发热及皮肤、肾、关节、心、肝、浆膜等损伤。多见于年轻女性,男女比近1:10。临床表现复杂多样,呈现多系统、多器官、多部位损伤;血清中可检出多种高滴度的自身抗体,以抗核抗体为主;80%患者末梢血中可检出狼疮细胞。病程迁延反复,预后差。

1. 病因与发病机制　免疫耐受的终止和破坏导致大量自身抗体主要是抗核抗体的产生为本病发生的根本原因。主要的自身抗体包括:①抗DNA抗体;②抗组蛋白抗体;③抗RNA-非组蛋白性蛋白抗体;④抗核仁抗原抗体。本病发病机制不明,目前的研究主要集中在以下三个方面。

(1)免疫因素:患者体内有多种自身抗体形成,主要是抗核抗体,提示B细胞活动亢进是本病的发病基础。

(2)遗传因素:表现为:①在纯合子双胎中有很高的一致性;②SLE患者家属成员中发病的可能性明显增加;③北美白人中SLE与HLA DR2、DR3有关;④有些患者表现为补体成分的遗传缺陷。

(3)其他:非遗传因素在启动自身免疫反应中亦起着一定的作用。

2. 组织损伤机制　SLE的组织损伤与自身抗体的存在有关,免疫复合物所介导的Ⅲ型超敏反应可导致多数内脏器官的病变,DNA-抗DNA复合物所致的血管和肾小球病变为主要病变,其次为抗血细胞抗体经Ⅱ型超敏反应导致相应血细胞的损伤溶解。抗核抗体通过与受损细胞的核发生反应,引起细胞核肿胀均质化,形成狼疮小体(LE小体)。狼疮小体呈圆形或椭圆形,HE染色呈紫红色或紫色,故又称为苏木素小体。LE小体主要位于肾小球或肾间质,其对中性粒细胞和巨噬细胞具有趋化作用,在补体存在下具有促进细胞吞噬的作用。吞噬了LE小体的细胞称为狼疮细胞(LE细胞)。

3. 基本病理变化　SLE 的基本病变表现为急性坏死性细、小动脉炎，可累及全身各器官。活动期以纤维素样坏死为主要表现，慢性期血管壁纤维增厚和管腔狭窄。

（1）肾脏：SLE 患者几乎均有不同程度的肾损伤，约 50% 以上的患者以狼疮肾炎为主要表现。原发性肾小球肾炎的各种组织学类型在狼疮肾炎中均可出现（图 13-1）。肾炎病变的发生主要基于肾小球中免疫复合物的沉积，其中弥漫增生型狼疮肾炎中内皮下有大量免疫复合物的沉积，是 SLE 急性期的特征性病变。在弥漫增生型及膜型病例中，约半数病例在间质及肾小管基膜上亦有免疫复合物沉积，因此肾小球病变和间质的炎症反应在狼疮肾炎中十分明显。苏木素小体的出现有明确的诊断意义。肾衰竭是 SLE 的主要死亡原因。

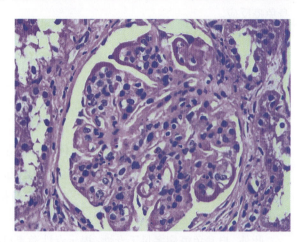

图 13-1　狼疮性肾小球肾炎
肾小球系膜增生、以基质为主，毛细血管壁增厚（PAS 染色）

（2）皮肤：约 80% 的 SLE 患者有明显皮肤损伤，以面部蝶形红斑最为典型，亦可累及躯干和四肢。镜下，病变皮肤表皮基底层液化，表皮与真皮交界处水肿，基底膜、小动脉壁及真皮胶原纤维可出现纤维素样坏死，血管周围可见淋巴细胞浸润和纤维化。纤维素样坏死性血管炎明显。免疫荧光可见真皮与表皮交界处有 IgG、IgM 及补体 C3 的沉积，呈颗粒状或团块状荧光带，即"狼疮带"，对本病有诊断意义。

（3）心：大约 50% 患者有心脏受累，最突出的病变为非细菌性疣赘性心内膜炎。表现为心瓣膜赘生物形成，常累及二尖瓣或三尖瓣。

（4）关节：关节受累很常见，表现为滑膜充血、水肿，单核细胞、淋巴细胞浸润，紧邻滑膜细胞处浅表部位的结缔组织可出现灶性纤维素样坏死，但很少侵犯关节软骨等深部组织，因此极少引起关节畸形。

（5）脾：体积略增大，滤泡增生常见。红髓中有多量浆细胞，最突出的变化是小动脉周围纤维化，形成洋葱皮样结构。

案例 13-1

患者女性，35 岁，自觉乏力约 1 年，伴有双下肢水肿，近 2 个月以来，鼻面部出现蝶形红斑，双手伴有轻微的晨僵。

思考：

1. 该患者最可能患有什么疾病？

2. 患者最有价值的实验室检查结果是什么？

（二）类风湿关节炎

类风湿关节炎（rheumatoid arthritis）是以多发性和对称性增生性关节滑膜炎为特征的慢性全身性自身免疫病。由于炎症的加剧和缓解反复交替进行，可引起关节内软骨和关节囊的破坏，最终导致关节强直畸形。本病高峰年龄 25～55 岁之间，女性比男性发病率高 3～5 倍。绝大多数患者血浆中有类风湿性因子（rheumatoid factor，RF）及其免疫复合物存在。

1. 病因与发病机制　可能与遗传、免疫及感染等因素有关。滑膜病变中浸润的淋巴细胞大部分是活化的 CD4⁺ Th 细胞，而此细胞可分泌多种细胞因子，从而激活其他免疫细胞及巨噬细胞，后者可分泌炎症介质和组织降解因子。RF 可在近 80% 的患者血清及关节滑膜液中存在，RF 的出现及滴度高低与疾病的严重程度一致,因此可作为临床诊断和判断预后的重要指标。

2. 基本病理变化

（1）关节病变：以累及全身关节为主的慢性滑膜炎最常见,包括手、足小关节,其次为肘、腕、膝、踝、髋等关节。病变常为多发性、对称性关节受累。镜下见滑膜细胞增生、肥大,滑膜及关节面大量纤维素及中性粒细胞渗出；滑膜结缔组织中可见大量 CD4$^+$ Th 细胞、浆细胞和巨噬细胞等炎细胞浸润,并可见淋巴滤泡形成,血管显著增生；骨组织可见溶骨性破坏,滑膜组织长入骨内；关节腔内大量肉芽组织增生,增生的肉芽组织侵蚀关节软骨面,形成血管翳（pannus）,最终关节腔纤维化及钙化,导致永久性关节强直。

（2）类风湿结节（rheumatoid nodules）：主要发生于皮肤,其次为肺、脾、心包、大动脉和心瓣膜,具有一定的特征性。约 1/4 的患者可出现皮下类风湿结节。镜下,表现为类风湿肉芽肿。该肉芽肿中央为大片的纤维素样坏死,周围为上皮样细胞呈栅栏状排列,外周为成纤维细胞、淋巴细胞、浆细胞等,最终可纤维化。

（三）口眼干燥综合征

口眼干燥综合征（Sjögren syndrome）是由自身免疫引起的泪腺及唾液腺损伤性疾病。临床表现为眼干、口干等特征。病变主要累及唾液腺及泪腺,表现为大量淋巴细胞和浆细胞浸润,有时可形成淋巴滤泡并有生发中心形成,伴腺体结构破坏。

（四）系统性硬化

系统性硬化（systemic sclerosis）是以全身多个器官间质纤维化和炎症性改变为特征的慢性、进行性全身性自身免疫病。主要累及皮肤,又称硬皮病。本病可发生于任何年龄,但以 30～50 岁多见,男女之比为 1:3。按其临床表现可分为两类：①弥漫性：以广泛皮肤病变伴早期、快速进行性内脏受累为特征；②局限性：皮肤病变相对局限,常仅累及手指和面部。

（五）多发性肌炎

多发性肌炎（polymyositis）罕见,是以肌肉损伤和炎症反应为特征的自身免疫病。主要发生在成人。临床表现主要为肌无力,常为双侧对称,往往起始于躯干、颈部和四肢的肌肉。病理变化：由 CD8$^+$ T 细胞直接引起肌纤维损伤,表现为淋巴细胞浸润及肌纤维的变性、坏死和再生。

案例 13-2

患者男性,48 岁。因出现吞咽困难 3 个月入院。2 年前诊断患有 SLE。近日出现四肢进行性肌力下降。体检发现四肢皮肤出现对称性红疹。临床诊断考虑为皮肌炎。取小块组织送病理活检,显微镜下见肌束的周边有少量萎缩的肌纤维。

思考：

1. 该患者最可能患有什么疾病？

2. 患者的临床特征和病理变化是什么？

第二节　免疫缺陷病

免疫缺陷病（immunodeficiency diseases）是一组由于免疫系统发育不全或遭受损伤所致的免疫功能缺陷引起的疾病。有两种类型：原发性免疫缺陷病,又称先天性免疫缺陷病；继发性免疫缺陷病,又称获得性免疫缺陷病。

一、原发性免疫缺陷病

原发性免疫缺陷病是一组少见病,与遗传相关,常发生在婴幼儿,出现反复感染,严重威胁生命。按免疫缺陷性质的不同,可分为体液免疫缺陷为主、细胞免疫缺陷为主以及两者兼有的联合性免疫缺陷三大类。

二、继发性免疫缺陷病

继发性免疫缺陷病较原发性者更为常见,其重要性在于机会性感染所引起的严重后果。本节叙述获得性免疫缺陷综合征(acquired immunodeficiency syndrome, AIDS),即艾滋病。

1. 病因与发病机制　本病是由一种反转录病毒即人类免疫缺陷病毒(human immunodeficiency virus, HIV)感染引起。我国已有 2 个病毒类型(HIV-1 和 HIV-2)及 8 个亚型存在。HIV-1 为单链 RNA 反转录病毒,呈圆形或椭圆形,病毒核心有两条 RNA 链、反转录酶和核心蛋白 P17、P24,并有来自宿主细胞的脂膜包被,膜上嵌有由病毒编码的糖蛋白 GP120 和 GP41(图 13-2)。

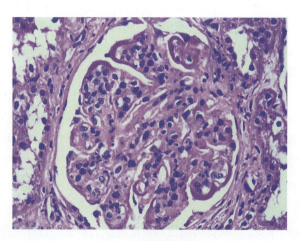

图 13-2　HIV-1 结构

患者和无症状病毒携带者是本病的传染源。HIV 主要存在于宿主血液、精液、子宫、阴道分泌物及乳汁中。AIDS 病的主要传播途径为:①性传播,是艾滋病的主要传播方式;②血行传播,包括吸毒者共用被污染的针头、注射器,输血和血制品的应用;③母婴传播,母体病毒经胎盘感染胎儿,也可在分娩时或通过哺乳等方式感染婴儿。极少数情况下医务人员或实验室工作人员在意外损伤过程中被感染。

严重的细胞免疫缺陷是艾滋病的主要特征。HIV 与 CD4 分子有高度的亲和力,当 HIV 进入人体后,嵌于病毒包膜上的 GP120 可与 CD4$^+$ T 细胞膜上的 CD4 受体结合,在特异性感染宿主靶细胞的过程中发挥着重要的作用。

2. 基本病理变化　病变可归纳为全身淋巴组织的变化、机会性感染和恶性肿瘤三个方面。

(1)淋巴组织的变化:HIV 感染早期,淋巴结肿大,淋巴滤泡增生,髓质出现较多浆细胞。随着病情的发展,滤泡外层淋巴细胞减少或消失,生发中心被零落分割。副皮质区的 CD4$^+$ T 细胞进行性减少,代之以浆细胞浸润。淋巴结内淋巴组织萎缩,呈现"燃尽"的现象。晚期的淋巴结呈现"一片荒芜",淋巴细胞几乎消失殆尽,仅有少许巨噬细胞和浆细胞残留(图 13-3)。由于免疫抑制,很少见到肉芽肿形成等细胞免疫反应性病变。除淋巴结外,脾、胸腺等器官也表现为淋巴细胞减少。

(2)继发性感染:多发性机会性感染是本病另一特点,感染的范围广泛,可累及各器官,其中以中枢神经系统、肺、消化道的疾病最为常见。多数 AIDS 患者肺部可有卡氏肺孢子菌感染,因而对本病的诊断有一定参考价值。其他感染有播散性弓形虫或新型隐球菌感染所致的脑炎或脑膜炎;巨细胞病毒和乳头多瘤空泡病毒所致的进行性多灶性白质脑病等。

(3)恶性肿瘤:AIDS 患者易患恶性肿瘤,尤其是 Kaposi 肉瘤。其他常见的伴发肿瘤为淋巴瘤。

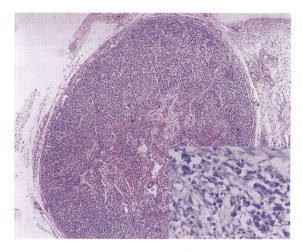

图 13-3　AIDS 的淋巴结改变
淋巴滤泡消失，淋巴细胞数目显著减少，呈现"一片荒芜"。抗
酸染色(右下)可见大量抗酸杆菌

理论与实践

　　某患者淋巴结穿刺组织学检查见滤泡外层淋巴细胞减少或消失，生发中心被零落分割，副皮质区的淋巴细胞减少，髓质出现较多浆细胞和少许巨噬细胞。肺穿刺组织学检查见肺泡腔扩张呈囊状，有的融合，囊内充满泡沫状或嗜酸性渗出物。

　　该患者的病理诊断是淋巴结出现了免疫学损伤的形态学表现，为 AIDS 患者晚期淋巴结病变表现，淋巴细胞包括 T 和 B 细胞明显减少，几乎消失殆尽，生发中心几乎全由 CD8⁺ 细胞所替代。无淋巴滤泡和副皮质区之分。在淋巴细胞消失区常由巨噬细胞替代。最后淋巴结结构完全消失，主要的细胞为巨噬细胞和浆细胞。有些区域纤维组织增生，甚至玻璃样变。

　　多数 AIDS 患者肺部可有卡氏肺孢子菌感染，属于机会性感染，表现为间质性肺炎，对本病的诊断有一定参考价值。AIDS 的特点为 T 细胞免疫缺陷伴机会性感染和(或)继发性肿瘤。临床表现为发热、乏力、体重下降、腹泻、全身淋巴结肿大及神经系统症状。

　　3. 临床病理联系　本病潜伏期较长，一般认为经数月至 10 年或更长时间才发展为 AIDS。临床上将 AIDS 的病程分为三个阶段：①早期或称急性期：感染病毒 3～6 周后可出现咽痛、发热、肌肉酸痛等一些非特异性表现；②中期或称慢性期：机体的免疫功能与病毒之间处于相互抗衡阶段，临床可以无明显症状或出现明显的全身淋巴结肿大，常伴发热、乏力、皮疹等；③后期或称危险期：患者持续发热、乏力、消瘦、腹泻，并出现神经系统症状，明显的机会性感染及恶性肿瘤，血液化验可见淋巴细胞明显减少，CD4⁺ 细胞减少尤为显著，细胞免疫反应丧失殆尽。

第三节　器官与骨髓的移植排斥反应

　　移植排斥反应(transplant rejection)是指在同种异体细胞、组织或器官移植时，移植物与宿主之间的相互排斥作用，包括宿主抗移植物反应和移植物抗宿主反应两个方面。宿主抗移植物反应(host versus graft reaction, HVGR)是指在同种异体细胞、组织或器官移植时，受者的免疫系统对移植物产生一系列免疫应答，导致移植物损伤、功能丧失、甚至死亡。HVGR 主要以Ⅲ型和Ⅳ型变态反应方式进行。移植物抗宿主反应(graft versus host reaction, GVHR)亦称移植物抗宿主病(graft versus host disease, GVHD)，是指宿主自身患免疫缺陷病或受到免疫抑制的情况下,宿主无力清除移植物内所含有的具有免疫活性的细胞,使得移植物内供体的免疫活性细胞产生针对宿主组织的免疫应答,导致宿主全身性的组织损伤。

一、移植排斥反应及其机制

移植排斥是一种复杂的免疫学现象,细胞免疫和体液免疫都参与了这一过程。

(一)细胞免疫介导的排斥反应

T 细胞介导的免疫排斥反应是移植排斥反应的关键。有实验证实,切除胸腺或先天性胸腺缺乏的新生期小鼠无同种移植物排斥能力;而 T 细胞的过继性转输,则可以传递排异能力;抑制 T 细胞的药物及抗 T 细胞抗体的使用,可使移植物存活时间延长。

同种组织和器官移植后,宿主 CD8⁺ T 细胞和 CD4⁺ T 细胞分别识别移植物中供者的淋巴细胞(过路细胞)及 DC 等表面的 HLA-Ⅰ、Ⅱ类抗原而活化,活化的 CD8⁺ T 细胞及 CD4⁺ T 细胞共同作用,导致移植物的破坏。

(二)体液免疫介导的排斥反应

T 细胞在移植排斥反应中发挥主要作用,但越来越多的研究证明,体液免疫也介导移植排斥反应,并发挥重要作用,尤其是在:①超急性排斥反应:主要发生在移植前的受者循环中就已存在抗供者 HLA 抗体的时候。此时,由于循环血中抗体与移植物的血管内皮细胞结合并激活补体,导致移植物的血管内皮细胞损伤、血栓形成及组织坏死,最终使移植物迅速被破坏(排斥)。曾多次妊娠、接受输血、人工透析或感染过与移植物抗原呈交叉反应的微生物等,是超急性排斥反应中抗体的主要来源。血型不相容的供、受者之间的移植也可引起超急性排斥反应。②在未致敏个体,产生 T 细胞介导的排斥反应的同时,可伴有抗供者 HLA 抗体的形成,该抗体在移植后接受免疫抑制剂治疗的患者中,对急性排斥反应的产生具有尤为重要的作用。体液免疫在慢性排斥反应中也具有重要作用。抗体依赖性补体介导的细胞毒作用、抗体依赖性细胞介导的细胞毒作用以及抗原抗体复合物形成等,均可引起移植物破坏。抗体亦可以通过增强免疫活性 T 淋巴细胞的功能,在细胞免疫性排斥反应中发挥作用。

二、实体器官移植排斥反应的基本病理变化

实体器官的移植排斥反应主要以 HVGR 为主,也就是说对移植物发生排斥反应时,所发生的病理改变以移植物的免疫损伤为主。根据发病机制及形态学改变不同,移植排斥主要分为超急性、急性和慢性排斥反应三种类型。下面以肾移植中各类排斥反应的病理变化为例加以说明。

(一)超急性排斥反应

是指宿主对移植物的一种迅速剧烈的排斥反应,发生在移植后数分钟至数小时。本型反应的发生与受体血液循环中已先有供体特异性 HLA 抗体存在,或受体、供体 ABO 血型不符有关。移植肾大体表现为肾颜色由粉红色迅速转变为暗红色,伴出血坏死,呈花斑状。镜下以广泛的急性小动脉炎、伴血栓形成和缺血性坏死为主要表现。

(二)急性排斥反应

是指在移植后数周至数月内出现的排斥反应,是较常见的一个类型。通常,未使用免疫抑制剂者多发生在移植后数周内,使用免疫抑制剂者则多发生在移植后数月、甚至数年后。免疫反应可主要为细胞免疫或体液免疫,或两者兼有。

1. 细胞型急性排斥反应　常发生在移植后数月,临床上表现为肾衰竭。镜下可见肾间质水肿,伴有大量的 CD4⁺、CD8⁺ T 细胞为主的单个核细胞浸润,并见肾小管炎(表现为单个核细胞侵袭肾小管壁),局部肾小管变性坏死。免疫抑制剂治疗效果较好。

2. 血管型急性排斥反应　主要为抗体介导的排斥反应,抗体及补体的沉积导致血管内皮细胞损伤、

血栓形成及梗死。常表现为亚急性血管炎，即血管内膜增厚、管腔狭窄或闭塞。临床表现为移植肾出现功能减退，大剂量免疫抑制剂疗效不佳。

（三）慢性排斥反应

常见于移植后数月至数年，可由急性排斥反应持续发展而来。表现为慢性进行性的移植器官损伤。其突出的病变是血管内膜纤维化，引起管腔严重狭窄，导致肾缺血。镜下特点为血管内膜纤维化导致血管管腔狭窄，肾小球萎缩、纤维化和玻璃样变，肾小管萎缩，肾间质纤维组织增生，单个核细胞浸润。肉眼见移植肾体积明显缩小，并可见多少不等的瘢痕形成（小瘢痕肾）。患者肾功能呈进行性减退。

理论与实践

目前，器官移植正成为医学发展最重要的方向之一。未来，器官移植技术可能向两个方向发展。

异种移植——猪等动物最有希望成为人类的"器官供应库"。猪的器官、基因都与人的较相似，有可能移植给人体。但动物器官进入人体后，人体一方面会对"异物"产生剧烈的免疫排斥反应，另一方面也存在感染动物疾病的可能。

细胞培养——我国已有医院成功开展了胰腺细胞移植术。然而，我们能用细胞培养出新的器官吗？

三、骨髓移植排斥反应的基本病理变化

骨髓移植目前已应用于造血系统肿瘤、再生障碍性贫血、免疫缺陷病和某些非造血系统肿瘤等疾病。骨髓移植成功的关键是克服 GVHD 或 HVGR。

具有免疫活性细胞或其前体细胞的骨髓移植入免疫功能缺陷的受者体内时可发生 GVHD，免疫功能缺陷常因原发性疾病或采用药物、放射线照射而致。骨髓移植后，来自供体骨髓的免疫活性细胞可识别受体组织并产生免疫应答，使 CD4$^+$ 和 CD8$^+$ T 细胞活化，导致受者组织损伤。GVHD 可分为急性、慢性两种。急性 GVHD 一般在移植后三个月内发生，可引起肝、皮肤和肠道上皮坏死，肝小胆管破坏可导致黄疸，肠道黏膜溃疡可导致血性腹泻，皮肤损伤主要表现为局部或全身性斑丘疹。慢性 GVHD 可以是急性 GVHD 的延续或在移植后三个月内自然发生，皮肤病变类似硬皮病。GVHD 为致死性并发症，可在移植前通过 HLA 配型降低其排斥反应的强度。

同种异体骨髓移植的排斥反应由宿主的 T 细胞和 NK 细胞介导。T 细胞介导的排斥反应机制与实体器官的排斥反应机制相同，而供体骨髓细胞因为不能与 NK 细胞表面的宿主自身 HLA-Ⅰ 分子特异性的抑制性受体结合，而被 NK 细胞直接破坏。

（孙丽梅）

学习小结

自身免疫性疾病是指机体所产生的自身抗体或致敏淋巴细胞破坏、损伤自身的组织和细胞成分，导致组织损害和器官功能障碍而引起的疾病。SLE 发生的根本原因是免疫耐受的终止和破坏导致大量自身抗体主要是抗核抗体的产生。狼疮小体（苏木素小体）形成，为诊断 SLE 的特征性依据。SLE 的基本病理改变是在肾脏、皮肤、血管及结缔组织中有免疫复合物的沉积，全身细小动脉急性坏死性血管炎。类风湿关节炎是以多发性和对称性增生性关节滑膜炎为特征的慢性全身性自身免疫性疾病。口眼干燥综合征是由自身免疫引起的泪腺及唾液腺损伤性疾病。系统性硬化是以全身多个器官间质纤维化和炎症性改变为特征的慢性、进行性全身性自身免疫性疾病。免疫缺陷病是一组由于免疫系统发育不全或遭受损害所致的免疫功能缺陷引起的疾病。有先天性免疫缺陷病和获得性免疫缺陷病两种类型。获得性免疫缺陷综合征，即艾滋病。

艾滋病的特点为 T 细胞免疫缺陷伴机会性感染和（或）继发性肿瘤。临床表现为发热、乏力、体重下降、腹泻、全身淋巴结肿大及神经系统症状。移植排斥反应是指在同种异体细胞、组织或器官移植时，移植物与宿主间的相互排斥作用，包括宿主抗移植物反应和移植物抗宿主反应两个方面。其损伤机制主要与Ⅳ型变态反应和 NK 细胞的自然杀伤作用有关。HVGR 过程很复杂，既有细胞介导的又有抗体介导的免疫反应参与作用。按形态变化及发病机制的不同有超急性排斥反应、急性排斥反应和慢性排斥反应三类。

复习思考题

1. 自身免疫病的发病机制可能与哪些因素有关？

2. 以系统性红斑狼疮为例，试述自身抗体引起组织损伤的发病机制。

3. SLE 特征性的诊断依据是什么？

4. 类风湿关节炎的临床诊断和判断预后的重要指标是什么？

5. 请简述艾滋病的病变特点。

6. 艾滋病的主要传播途径。

7. 艾滋病不同时期的淋巴组织变化是什么？

8. 以肾移植为例说明超急性排斥反应的大体和镜下病理变化。

9. 按形态变化及发病机制的不同将实体器官的移植排斥反应分为哪三类？

10. 解释下列名词：宿主抗移植物反应、移植物抗宿主病、自身免疫病、狼疮小体、抗核抗体。

第十四章　　内分泌系统疾病

内分泌系统(endocrine system)由内分泌腺、内分泌组织(如胰岛)及弥散分布的神经内分泌细胞摄取胺前体脱羧细胞(amine precursor uptake and decarboxylation cell, APUD cell)组成。激素(hormone)是由内分泌腺或散在的内分泌细胞所分泌的高效能生物活性物质,经组织液或血液传递而发挥其调节作用。激素的合成与分泌受神经系统的调控,同时也受下丘脑-垂体-靶器官之间的调节机制控制。激素有特定的靶器官和细胞,并通过与相应的受体结合发挥生理调节作用。各种病变引起的内分泌系统疾病大多是由于激素分泌的增多或减少,导致功能的亢进或减退,从而使相应的靶组织或器官增生、肥大或萎缩。本章主要介绍相对常见的垂体、甲状腺、肾上腺及胰腺等内分泌系统疾病。

第一节　垂体疾病

垂体位于颅底蝶鞍垂体窝内,呈椭圆形,灰红色,大小约0.5cm×0.9cm×1.5cm,重0.5~0.9g。垂体由腺垂体(远侧部、中间部和结节部)和神经垂体(神经部和漏斗)两部分构成,其中远侧部又称垂体前叶,神经部和中间部合称后叶。垂体通过漏斗与下丘脑相连,共同在内分泌腺系统与神经系统的相互联系过程中发挥重要作用。

一、下丘脑-垂体后叶疾病

下丘脑-垂体后叶轴发生任何功能性或器质性病变,均会引起自主神经功能紊乱及内分泌功能异常,从而导致尿崩症、性早熟症、肥胖性生殖无能等综合征的发生。

（一）尿崩症

尿崩症（diabetes insipidus）主要发生在下丘脑-神经垂体轴受损后，抗利尿激素（ADH）分泌减少，从而引起以多尿、烦渴、多饮与低比重尿等为主要特征的临床综合征。尿崩症的病因可分为以下几种类型：①继发性尿崩症：由于肿瘤、头部创伤、感染等造成下丘脑-神经垂体轴受损引起，此型较为多见；②垂体性尿崩症：由于神经垂体分泌ADH不足，致肾小管对水分再吸收功能下降引起；③肾性尿崩症：由于肾小管对ADH缺乏反应引起；④特发性或原发性尿崩症：原因不明。

（二）性早熟症

性早熟症（precocious puberty）主要由于脑肿瘤、脑积水等中枢神经系统疾病或遗传异常而使下丘脑-垂体过早分泌释放促性腺激素所致，可能与神经激肽B等有关。临床表现为女孩6～8岁、男孩8～10岁前出现性发育。

二、腺垂体功能异常

腺垂体功能亢进（hyperpituitarism）多因腺垂体功能性肿瘤导致垂体激素分泌增多，临床上出现垂体性巨人症、肢端肥大症、高催乳素血症以及库欣综合征（Cushing syndrome）等。腺垂体功能减退（hypopituitarism）多因肿瘤、外科手术或外伤和血液循环障碍等造成75%以上的腺垂体组织破坏，导致腺垂体激素分泌减少，临床上出现垂体性侏儒症、席蒙综合征（Simmond syndrome）和席汉综合征（Sheehan syndrome）等。

（一）垂体性巨人症及肢端肥大症

垂体性巨人症（pituitary gigantism）及肢端肥大症（acromegaly）多因垂体生长激素细胞腺瘤分泌过多的生长激素（growth hormone，GH）所致，两者的异同点简要列于表14-1。

表14-1　垂体性巨人症及肢端肥大症的异同点

	垂体性巨人症	肢端肥大症
病因	垂体生长激素细胞腺瘤	垂体生长激素细胞腺瘤
时期	青春期以前	青春期以后
骨骺	未闭合	已闭合
临床表现	骨骼、肌肉、内脏器官及其他组织按比例过度生长，身材异常高大，但生殖器官发育不全	指、趾、掌增大肥厚，四肢末端明显肥大；面容特异；半数患者可伴性功能减退

（二）高催乳素血症

高催乳素血症（hyperprolactinemia）可以由于垂体催乳激素细胞腺瘤分泌催乳素（PRL）过多所致，也可以由于下丘脑病变或摄入雌激素、多巴胺能阻断剂等药物所致。临床表现为溢乳-闭经综合征（galactorrhea-amenorrhea syndrome），具体为女性患者表现为闭经、不育及溢乳；男性患者表现为性功能降低，少数也可以溢乳。

（三）席蒙综合征

席蒙综合征，又称垂体性恶病质，由于垂体大面积损伤或无功能性垂体腺瘤造成腺垂体各种激素分泌障碍，导致甲状腺、肾上腺、卵巢、睾丸等靶器官萎缩、纤维化及淋巴细胞浸润，引起相应的功能障碍，并出现以恶病质及过早衰老为特征的慢性疾病。

（四）席汉综合征

席汉综合征，多由于分娩时大出血或休克等原因引起垂体大面积缺血性萎缩、坏死，导致腺垂体全部激素分泌减少的一种综合征。典型患者在分娩后2～3周出现乳腺急骤退缩、停止乳汁分泌，进而出现生殖器官萎缩、闭经，甲状腺、肾上腺萎缩及功能减退，皮肤色素脱失、体毛脱落，进而全身萎缩和老化。

（五）垂体性侏儒症

垂体性侏儒症（pituitary dwarfism）由于幼儿及儿童期腺垂体发育障碍或各种病变造成垂体损坏，引起GH缺乏（常伴促性腺激素缺乏）致儿童期生长发育障碍性疾病。临床表现为患者骨骼发育严重障碍、身体矮小、身体各部分比例停滞在儿童期及老人外貌，常伴有一定程度的性腺发育障碍，但智力正常。

三、垂体肿瘤

垂体部位发生的肿瘤种类较多，但以良性肿瘤多见，其中最常见的是垂体腺瘤。

（一）垂体腺瘤

垂体腺瘤（pituitary adenoma）起源于腺垂体上皮细胞，是一种良性肿瘤，发病率约占颅内肿瘤的 10% ~ 15%，多发于 30 ~ 60 岁。垂体腺瘤生长缓慢，大小不等，数毫米至 10cm 不等（图 14-1）。根据肿瘤细胞 HE 染色特点，可将垂体腺瘤分为嫌色性细胞腺瘤、嗜酸性细胞腺瘤、嗜碱性细胞腺瘤及混合细胞腺瘤四种。另外，根据肿瘤细胞能否分泌激素及分泌何种激素，可将垂体腺瘤分为生长激素细胞腺瘤、催乳素细胞腺瘤、促肾上腺皮质激素细胞腺瘤、促甲状腺素细胞腺瘤、促性腺激素细胞腺瘤、多种激素细胞腺瘤及无功能性细胞腺瘤。垂体腺瘤的主要临床表现为肿瘤细胞自身分泌某种激素过多，引起相应靶器官的功能亢进；若肿瘤压迫正常垂体组织，使其激素分泌功能减弱，则表现为功能减退；若肿瘤压迫视交叉、视神经，可引起视野缺损、视力下降或失明等。

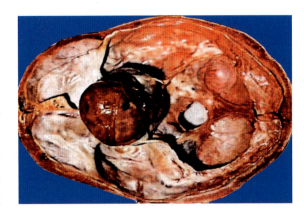

图 14-1　垂体腺瘤

（二）颅咽管瘤

颅咽管瘤（craniopharyngioma）是由胚胎期的颅咽囊残留上皮发生的肿瘤，发病率占约颅内肿瘤的 1.8% ~ 5.4%，多发生于 15 岁以下儿童。肿瘤大小不一，可为实性或囊性。光镜下结构特征与造釉细胞瘤相似。若肿瘤压迫垂体或下丘脑，则可以引起垂体功能减退；若肿瘤压迫第三脑室，则可引起脑积水；若肿瘤压迫视神经，则可引起视野缺失。

第二节　甲状腺疾病

甲状腺（thyroid gland）呈红褐色，分左、右两叶，中间以峡部相连，结构呈"H"形。甲状腺的基本构成单位是甲状腺滤泡，其中滤泡上皮细胞可以合成和分泌甲状腺素（thyroxine），包括 T_3 和 T_4。下丘脑 - 垂体 - 甲状腺轴可以维持甲状腺激素分泌的相对恒定。正常情况下，下丘脑在中枢神经系统的调控下释放促甲状腺激素释放激素（TRH），调节垂体促甲状腺激素（TSH）的分泌；TSH 则刺激甲状腺滤泡上皮细胞分泌 T_3 和 T_4。当血液中 T_3 和 T_4 浓度增高后，通过负反馈作用调控 TSH 及 TRH 分泌，从而降低 T_3 和 T_4 分泌不至于过高。甲状腺疾病为临床常见疾病之一，本节主要介绍弥漫性非毒性甲状腺肿、弥漫性毒性甲状腺肿、甲状腺功能减退、甲状腺炎及甲状腺肿瘤。

一、弥漫性非毒性甲状腺肿

弥漫性非毒性甲状腺肿（diffuse nontoxic goiter），又称为单纯性甲状腺肿（simple goiter），是由于甲状腺素分泌不足，促使 TSH 分泌增多，导致甲状腺滤泡上皮细胞增生，滤泡内胶质堆积引起的甲状腺肿大。本病根据地理分布可分为地方性和散发性两种,其中地方性甲状腺肿在我国分布相当广泛,但以内陆山区和半山区为主,病区人口超过3亿;散发者可见于全国各地。

(一)病因与发病机制

1. 缺碘 是本病最主要的致病因素。部分地区该疾病的分布与地理因素有明显关系,外源性因素即由于水、土壤、食物中缺碘,导致机体甲状腺素合成减少。内源性因素是由于机体在妊娠期、哺乳期或青春期对碘或甲状腺激素需求量增加,引起甲状腺激素相对缺乏。初期,机体通过反馈作用刺激垂体分泌过多TSH,甲状腺摄碘功能增强,因而可以代偿。如果缺碘症状长期持续,造成甲状腺滤泡上皮持续增生,而且合成的甲状腺球蛋白不能被充分碘化、被利用,造成大量胶质堆积在滤泡腔内,导致甲状腺肿大。用碘化食盐或其他富含碘的食品可预防和治疗本病。

2. 致甲状腺肿因子 致甲状腺肿因子可通过阻碍甲状腺素合成过程中的某个环节,使甲状腺肿大。水和食物中含有大量钙和氟会影响碘在肠道的吸收,且使甲状腺滤泡上皮细胞的胞质中钙离子增多,从而抑制甲状腺素的分泌。某些药物(如硫脲类、磺胺类药等)可抑制碘离子浓集或有机化。硫氰酸盐和过氯酸盐可妨碍碘向甲状腺集聚。另外,某些食物如卷心菜、木薯等亦可致甲状腺肿大。

3. 高碘 高碘通过影响酪氨酸氧化,导致碘离子有机化过程受阻。

4. 遗传与免疫 甲状腺激素合成有关的酶遗传性缺失,或与自身免疫有关。

(二)基本病理变化

按照发展过程及病变特点,可将其分为三个时期:

1. 增生期 又称弥漫性增生性甲状腺肿(diffuse hyperplastic goiter)。大体,甲状腺呈弥漫性肿大,表面光滑无结节。光镜下,滤泡上皮增生呈立方形或低柱状,伴有新生的小滤泡,胶质含量少,间质充血。

2. 胶质贮积期 又称弥漫性胶样甲状腺肿(diffuse colloid goiter)。大体,甲状腺弥漫性均匀肿大,重量可达200～300g(正常20～40g),表面光滑,无结节形成;切面呈淡褐色、半透明胶冻状。光镜下,大多数滤泡高度扩张,腔内大量胶质贮积,上皮细胞受压呈扁平状(图14-2)。

3. 结节期 又称结节性甲状腺肿(nodular goiter)。随着病程的发展,由于滤泡上皮增生与复旧不一致,分布不均,形成不规则的结节。大体,甲状腺呈不对称结节状肿大,结节大小不一、境界清楚,但多无完整包膜;切面呈深褐、淡褐或灰白色,可伴有出血、坏死、囊性变及钙化等。光镜下,结节为类圆形、境界清楚,无明显包膜;部分滤泡上皮增生呈柱状或乳头状;部分滤泡上皮复旧或萎缩,贮积大量胶质。

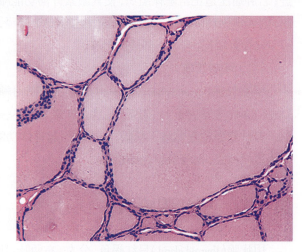

图14-2 弥漫性非毒性甲状腺肿(胶质贮积期)

(三)病理临床联系

本病主要表现为甲状腺肿大,一般无临床症状;部分患者后期可因周围组织器官受到甲状腺肿压迫,而出现呼吸困难、声音嘶哑等;极少数患者有癌变的可能性。

案例14-1

27岁女性,怀孕5个月。一个月前自觉"脖子变粗"来诊。查体及B超示甲状腺对称性轻度肿大,无结节;血清TSH正常,T_3和T_4正常。食用海带等2个月后,甲状腺大小恢复正常。

思考：

1. 请问患者得了什么病？

2. 食用海带与甲状腺大小恢复正常有何关系？

二、弥漫性毒性甲状腺肿

弥漫性毒性甲状腺肿（diffuse toxic goiter），是由于血中甲状腺素增高，导致甲状腺滤泡显著增生并伴有甲状腺功能亢进的疾病。临床表现主要为甲状腺肿大、T_4 和 T_3 增高、心悸、多汗、多食、消瘦等，由于约 1/3 患者临床表现为眼球突出，故又称为突眼性甲状腺肿（exophthalmic goiter），也被称为 Graves 病。本病以女性患者居多，与男性比例为（4～6）∶1，患者年龄多在 20～40 岁。

（一）病因与发病机制

本病的病因尚未完全清楚，目前一般认为属于自身免疫性疾病。大部分患者血中球蛋白增高，含有多种抗甲状腺的自身抗体，常与其他自身免疫性疾病同时发生；血中存在与 TSH 受体结合的自身抗体，具有类似 TSH 的生理学作用。本病也可能与遗传及精神创伤密切相关。

（二）基本病理变化

大体，甲状腺呈不同程度对称性弥漫肿大，可达正常体积的 2～4 倍。表面光滑，质较软；切面灰红，胶质含量少，质如肌肉。

镜下，以滤泡增生为主要特征，增生的滤泡大小不等，滤泡上皮多呈高柱状，部分呈乳头样增生；滤泡腔内胶质稀薄，胶质的周边部即靠近上皮处出现大小不等的吸收空泡，提示此处滤泡上皮的分泌及吸收功能均较强（图 14-3）；间质中血管丰富，显著充血，并有淋巴细胞浸润和淋巴滤泡形成。

除甲状腺病变外，还可有全身淋巴组织增生，胸腺和脾脏增大；心脏肥大、扩张，局灶性心肌坏死及纤维化；肝脂肪变、坏死及纤维化；部分病例有眼球突出，其原因是眼球外肌水肿、球后纤维脂肪组织增生、淋巴细胞浸润和黏液水肿。

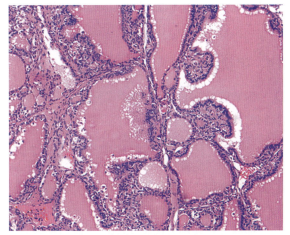

图 14-3　弥漫性毒性甲状腺肿
甲状腺滤泡上皮增生呈乳头状，靠近上皮的胶质内出现吸收空泡

（三）病理临床联系

主要有甲状腺肿大、甲亢和眼球突出三大表现。患者由于血中甲状腺素增高，各组织中糖、蛋白质、脂肪氧化加速，基础代谢明显增高，产热增多，故常有皮肤湿热、怕热、多汗、心输出量增加，体重减轻；同时甲状腺激素过高可影响磷酸化过程，ATP 产生减少，能量不足，患者常感疲乏无力，易饥饿。另有心悸、心跳加速、多虑、易激动、性情急躁、手震颤、肌肉感应力强等交感神经兴奋的表现。

理论与实践

Graves 病的发生具有明显的家族聚集性，近年表观遗传学研究发现 *DNMT3B* 和 *DNMT1* 基因参与甲基化影响其遗传易感性，且组蛋白 H4 乙酰化与该病的病情密切相关。此外，该病的发生与环境、T 细胞亚群失衡等免疫因素均密切相关。作为甲状腺功能亢进症最常见的病因，其临床治疗主要包括内科药物治疗、放射性治疗及外科手术治疗。内科药物治疗同时涵盖中药治疗，但周期长、停药易复发，患者依从性较差；放射性 ^{131}I 治疗较为常见，但不适宜青少年及孕妇；手术治疗发展较快，创伤趋向微创、美容切口，具有疗效确切、并发症少的特征。

三、甲状腺功能减退

甲状腺功能减退（hypothyroidism）是甲状腺素合成和分泌不足导致的综合征。主要病因包括：甲状腺实质性病变，如甲状腺肿瘤、炎症、外科手术或放射性核素治疗造成的腺组织破坏过多；甲状腺发育异常；甲状腺素合成障碍，如长期缺碘、使用抗甲状腺制剂或先天性碘代谢异常；垂体或下丘脑病变；自身免疫性疾病。根据发病年龄不同可分为克汀病及黏液水肿。

（一）克汀病

克汀病（cretinism）又称呆小症，多由于地方性缺碘，在胎儿或幼儿期开始出现重度甲状腺功能减退的表现。临床上主要表现为大脑发育不全，智力低下；骨形成及成熟障碍，即骨化中心出现及骨骺化骨延迟，致四肢短小，形成侏儒。身体发育障碍则表现为头颅较大，鼻根宽大、扁平，呈马鞍状，眼窝宽，表情痴呆，呈特有的愚钝颜貌。随着补碘的普及深入，典型的克汀病已基本得到控制。

（二）黏液水肿

黏液水肿（myxoedema）是少年及成人期由于甲状腺激素高度缺乏，基础代谢低下并由此导致各主要器官功能降低，组织间质含有大量氨基多糖沉积。光镜下可见间质胶原纤维分解、断裂、疏松，HE染色可见大量蓝色的黏液。临床表现为皮肤苍白，呈蜡样水肿，以面部、手背、足背及锁骨上部皮肤明显。此外，临床症状还受氨基多糖沉积的具体部位影响，如沉积在声带则表现为声嘶；沉积在心肌则表现为心室扩张；沉积在血管壁晚期可出现动脉硬化等。

四、甲状腺炎

甲状腺炎（thyroiditis）根据病程可分为急性、亚急性和慢性三种类型，其中亚急性及慢性甲状腺炎是甲状腺的特征性病变。

（一）急性甲状腺炎

急性甲状腺炎（acute thyroiditis）较少见。可因咽部、扁桃体、气管等部位感染灶内的病原菌经血流或淋巴道播散到甲状腺所致。通常表现为急性间质炎或化脓性炎。

（二）亚急性甲状腺炎

亚急性甲状腺炎（subacute thyroiditis）又称巨细胞性甲状腺炎或肉芽肿性甲状腺炎。目前仍病因不明，但一般认为与病毒感染有关。本病患者以女性居多，中、青年多见，病程从6周至半年不等，常伴发热、甲状腺压痛。

大体，甲状腺呈不对称结节状轻、中度肿大，结节大小不一，质硬，与周围组织粘连。光镜下表现为滤泡结构破坏，胶质外溢；间质内可见中性粒细胞及巨噬细胞等炎性细胞浸润，并可出现多核巨细胞，形成类似结核结节的病变，但无干酪样坏死；有些病变可形成微小脓肿。

（三）慢性甲状腺炎

根据病变特征，可分为慢性淋巴细胞性甲状腺炎及慢性纤维性甲状腺炎两种类型。

1. 慢性淋巴细胞性甲状腺炎（chronic lymphocytic thyroiditis） 亦称作桥本甲状腺炎（Hashimoto thyroiditis）或自身免疫性甲状腺炎（autoimmune thyroiditis），是一种自身免疫性疾病，患者多为中年女性。临床表现为甲状腺肿大及功能异常。早期可出现甲亢的临床表现，血中抗甲状腺抗体明显升高；晚期可有甲状腺功能减退的表现，TSH较高，T_3和T_4降低。大体，甲状腺弥漫性对称性肿大，质韧，被膜完整，极少与周围组织粘连；切面呈灰白色分叶状。光镜下，甲状腺实质广泛破坏、变形、萎缩，大量淋巴细胞及数量不等的嗜酸性粒细胞浸润，常有淋巴滤泡形成和不同程度的纤维组织增生（图14-4）。

2. 慢性纤维性甲状腺炎（chronic fibrous thyroiditis） 亦称Riedel甲状腺肿，病因不明，发病罕见。临床上早期患者无明显症状，晚期出现甲状腺功能减退，增生的纤维瘢痕组织压迫周围组织，可引起声音嘶哑、吞咽及呼吸困难等症状。甲状腺肿大先发于单侧，大体，表面略呈结节状，质硬，与周围组织明显粘连，切面灰白。光镜下，甲状腺滤泡显著萎缩，大量纤维组织增生和玻璃样变，伴淋巴细胞浸润。

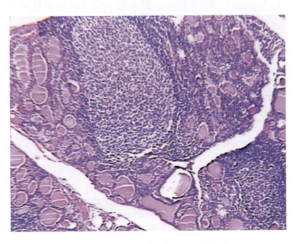

图 14-4　慢性淋巴细胞性甲状腺炎
甲状腺实质破坏，大量淋巴细胞浸润

五、甲状腺肿瘤

甲状腺发生的肿瘤及瘤样病变种类较多，组织学分类也有差异，本节主要介绍常见的甲状腺腺瘤及甲状腺癌。

（一）甲状腺腺瘤

甲状腺腺瘤（thyroid adenoma）是甲状腺最常见的良性肿瘤，中、青年女性多见。大体，肿瘤多为单发，直径从数毫米至 3～5cm 不等，边界清楚，有完整包膜，对周围组织出现压迫症状；瘤内组织结构比较一致，其形态与周围甲状腺组织不同。切面多为实性，色暗红，可伴有出血、囊性变、纤维化或钙化（图 14-5）。

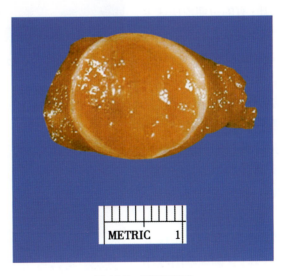

图 14-5　甲状腺腺瘤
腺瘤呈卵圆形，包膜完整，边界清楚

病理组织学上可分为以下类型：

1. 单纯型腺瘤（simple adenoma）　分化较好，包膜完整，构成腺瘤的滤泡与成人正常甲状腺滤泡结构、形态相似，滤泡腔内有胶质贮存。

2. 胶样型腺瘤（colloid adenoma）　滤泡较大，充满胶质，间质少。

3. 胎儿型腺瘤（fetal adenoma） 多由小而一致、滤泡腔内多不含胶质的小滤泡构成，滤泡上皮细胞呈立方形，与胎儿甲状腺组织相似。间质呈水肿状，黏液变。此型易发生囊性变和出血。

4. 胚胎型腺瘤（embryonal adenoma） 瘤细胞小，大小较一致，呈条索状或片状排列，散在少量不完整的小滤泡，无胶质，间质疏松呈水肿状。

5. 嗜酸细胞型腺瘤（acidophilic cell type adenoma） 瘤细胞体积较大，呈多角形或不规则形，核小，胞质丰富、嗜酸性，内含嗜酸性颗粒。瘤细胞呈条索状或巢状排列，极少形成滤泡。本型较为少见。

6. 非典型腺瘤（atypical adenoma） 瘤细胞丰富并有轻度非典型增生，可见核分裂象；瘤细胞呈实性排列，很少形成完整滤泡，不侵犯包膜和血管。如有包膜或血管浸润则诊断为恶性。

临床诊断中，甲状腺腺瘤需与结节性甲状腺肿鉴别，两者的鉴别要点见表14-2。

表14-2 甲状腺腺瘤与结节性甲状腺肿的鉴别要点

	结节性甲状腺肿	甲状腺腺瘤
数目	常为多发结节	多为单个
包膜	不完整或无	完整
包膜内外组织	相同	不同
滤泡大小	不一致，一般比正常大	多一致
周围组织压迫	有	无

（二）甲状腺癌

甲状腺癌（thyroid carcinoma）为一种较常见的恶性肿瘤，可见于各年龄段，40～50岁多见，女性略多见，男女之比约2:3。根据组织病理学特征可分为乳头状癌、滤泡癌、髓样癌及未分化癌等。各类型甲状腺癌生长规律差异很大，有的生长缓慢；有的原发灶很小，临床上常首先发现转移病灶；有的短期内快速生长，浸润周围组织引起相应的临床症状。

1. 乳头状癌（papillary carcinoma） 占甲状腺癌的40%～60%，是最常见的类型。本型多见于青少年女性，生长较慢，但局部淋巴结转移出现较早；恶性程度较低，预后较好，10年存活率超过80%，其预后与肿瘤大小及有无远隔转移有关，但与局部淋巴结转移无关。大体，肿瘤多为圆形，直径2～3cm，无包膜，少数有不完整的包膜；切面灰白，常伴有出血、坏死、纤维化和钙化（图14-6）。

镜下，癌细胞呈立方形或矮柱状，其特点是核染色质少，呈透明或毛玻璃样，无核仁；癌细胞围绕纤维血管间质呈乳头状排列，乳头分支较多，间质内常见同心圆状钙化小体，即砂粒体（psammoma body），有助于诊断（图14-7）。

乳头状癌有时在尸检或因其他疾病进行甲状腺切除时，以直径小于1cm的微小癌被发现，临床又称之为"隐匿性癌"。

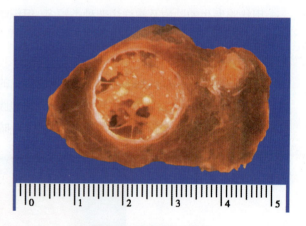

图14-6 甲状腺乳头状癌
肿瘤呈囊状，内见乳头状生长的癌组织

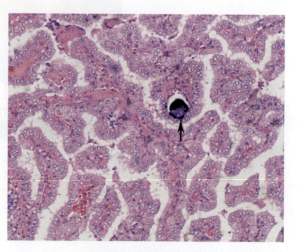

图14-7 甲状腺乳头状癌
可见真性乳头，间质有砂粒体分布

2. 滤泡癌(follicular carcinoma) 较常见,发病率仅次于乳头状癌,居第二位。本型多见于40岁以上女性,一般比乳头状癌恶性度高,血行转移出现早,预后差。大体,肿瘤呈结节状,包膜不完整;切面呈灰白色、质软。镜下,不同分化程度的滤泡,分化程度高的病变,滤泡结构较规整、细胞异型性亦低,因此,很难与腺瘤区别,需多处取材、切片,主要通过是否有包膜或血管浸润来加以鉴别;分化程度低的病变,滤泡少而不完整,有的呈实性细胞巢,细胞异型性明显。

3. 髓样癌(medullary carcinoma) 是来源于滤泡旁细胞(C细胞)的癌,约占甲状腺癌的5%~10%,部分具有家族遗传性。本型肿瘤约90%会分泌降钙素,可出现严重腹泻和低钙血症。大体,肿瘤为单发或多发,大小不一,可有假包膜;切面呈黄褐色,质软。镜下,瘤细胞可为圆形、多角形或梭形,呈簇状或条索状排列,间质内常有淀粉样物质沉着。电镜下,瘤细胞内有神经内分泌颗粒。

4. 未分化癌(undifferentiated carcinoma) 约占甲状腺癌的15%,患者多在50岁以上,此型恶性度高、生长快,早期即可发生浸润和转移,预后差。大体,肿块较大,无包膜,广泛浸润、破坏;切面灰白,常伴有出血、坏死等病理学变化。镜下,根据病理学特征可分为小细胞型、巨细胞型、梭形细胞型和混合细胞型。

散布在各组织内的内分泌细胞因能摄取胺的前体,经脱羧反应后,使其形成相应的胺(如多巴胺、5-羟色胺等)和多肽激素,故称为APUD(amine precursor uptake and decarboxylation)细胞;因其银染色阳性,又称嗜银细胞(argyrophilic cell)。由这类细胞发生的肿瘤称为APUD瘤(APUDoma)。光镜下嗜银染色的瘤细胞内大多有嗜银颗粒分布;电镜下可见神经内分泌颗粒分布。肠道的类癌、肺的类癌、小细胞肺癌、甲状腺的髓样癌均属于APUD瘤。APUD瘤有良、恶性及交界性肿瘤之别,良性的亦可发生癌变。此类肿瘤常同时分泌多种激素或激素样物质,如甲状腺的髓样癌除分泌降钙素外,还可分泌生长抑素、前列腺素、5-羟色胺等,从而引起多种复杂的症状。

第三节 肾上腺疾病

肾上腺位于双肾的上极,呈橙黄色,成人每个肾上腺重量约为4~6g。肾上腺的实质可分为皮质和髓质两部分,皮质约占肾上腺总重量的80%~90%。皮质由外向内可分为三层,外层为球状带,主要分泌醛固酮(属盐皮质激素),能促进肾远曲小管和集合管重吸收Na^+及排出K^+;中层为束状带,主要分泌皮质醇(属糖皮质激素),调节糖、蛋白质、脂肪的代谢;内层为网状带,分泌雄激素、雌激素和孕酮等性激素。髓质主要由嗜铬细胞组成,分泌儿茶酚胺类物质(肾上腺素和去甲肾上腺素),具有调节糖、脂肪代谢以及加强心血管收缩的作用。肾上腺疾病引起上述类固醇激素和儿茶酚胺的分泌与合成障碍,可引起多种复杂的临床表现,本节主要介绍常见的肾上腺皮质功能亢进、肾上腺皮质功能减退和肾上腺肿瘤。

一、肾上腺皮质功能亢进

肾上腺皮质功能亢进引起的各种肾上腺皮质激素分泌过多均可导致相应的临床综合征,常见的有库欣综合征(Cushing syndrome)和醛固酮增多症(hyperaldosteronism)两种。

(一)库欣综合征

库欣综合征又称皮质醇增多症(hypercortisolism),女性患者多于男性,成人多于儿童。本病是由于糖皮质激素长期分泌过多,促进蛋白质异化,继发脂肪沉积所致。临床表现为满月脸、向心性肥胖、皮肤紫纹、多毛、痤疮、高血压、糖耐量降低、月经失调及性功能减退、骨质疏松、肌肉无力等。本病可由垂体性Cushing综合征、肾上腺皮质功能性肿瘤或增生、异位分泌ACTH及长期大量使用糖皮质激素类药物引起。

(二)醛固酮增多症

醛固酮增多症可分为原发性和继发性两种。

1. 原发性醛固酮增多症(primary aldosteronism) 多由功能性肾上腺肿瘤引起,少数为原因不明的两侧肾上腺皮质增生所致。由于醛固酮分泌过多，造成高钠血症、低钾血症、高血压、钠潴留，使血容量增多，进而抑制肾素释放，导致血清中肾素降低。光镜下主要为球状带细胞增生，有时也可包含束状带细胞。

2. 继发性醛固酮增多症（secondary aldosteronism） 是由于各种原因造成肾素-血管紧张素分泌增多，刺激球状带细胞引起继发性醛固酮分泌增多的疾病。

二、肾上腺皮质功能减退

肾上腺皮质功能减退可分为急、慢性两类。

（一）急性肾上腺皮质功能减退

急性肾上腺皮质功能减退（acute adrenocortical hypofunction）主要由皮质大片出血或坏死，双侧肾上腺静脉血栓形成，多由重症感染、外伤引起的应激反应及长期皮质激素治疗后突然停药引起。临床表现为血压下降、休克、昏迷等，少数严重患者可出现死亡。

（二）慢性肾上腺皮质功能减退

慢性肾上腺皮质功能减退（chronic adrenocortical hypofunction）又称艾迪生病（Addison disease），多由双侧肾上腺结核和特发性肾上腺萎缩引起，极少数由于肿瘤转移。上述疾病严重破坏双侧肾上腺皮质（90% 以上），肾上腺皮质激素减少，促进垂体 ACTH 及 β-LPH 分泌增加，导致黑色素细胞合成过多的黑色素，引起皮肤和黏膜以及瘢痕处的黑色素沉着增加。此外，临床上还表现为低血糖、低血压、肌力降低、易疲劳、食欲减退、体重减轻等症状。

三、肾上腺肿瘤

肾上腺皮质和髓质均可发生肿瘤，根据瘤细胞是否具有内分泌功能，可分为功能性和无功能性两大类，前者是指瘤细胞具有内分泌功能并可引起相应的内分泌功能异常；后者则不引起内分泌功能改变。

（一）肾上腺皮质腺瘤

肾上腺皮质腺瘤大多为无功能性，少数为功能性，临床上可引起 Cushing 综合征或醛固酮增多症。大体，肿瘤一般较小，有完整包膜，切面呈实性，金黄色或棕黄色。镜下，肿瘤的主要结构为富含类脂质的透明细胞，瘤细胞形态与正常皮质细胞相似并排列成团。

（二）肾上腺皮质腺癌

肾上腺皮质腺癌发病率极低，多为功能性，常表现为女性男性化与肾上腺功能亢进，易发生局部浸润和转移，预后差。大体，一般体积较大，边界不清，切面呈棕黄色或彩色，常有出血、坏死、囊性变等病理变化。镜下，分化好的病变与腺瘤类似，一般直径大于 3cm 多考虑为腺癌；分化低的病变异型性明显。

（三）肾上腺髓质肿瘤

因肾上腺髓质起源于神经嵴，故可发生神经母细胞瘤及嗜铬细胞瘤等。

1. 神经母细胞瘤 来源于视网膜胚基的恶性肿瘤，绝大多数属常染色体显性遗传性疾病，发生于 3 岁以内儿童。大体，肿瘤呈灰白色或黄色的结节，切面有明显的出血或坏死，并可见钙化点。镜下，肿瘤由小圆形细胞构成，核圆形深染，胞质少；有的瘤细胞围成一个空腔，呈放射状排列，称为"菊形团"。

2. 嗜铬细胞瘤（pheochromocytoma） 大多数发生在肾上腺髓质，约 10% 发生在肾上腺髓质以外的器官和组织。因肿瘤细胞分泌儿茶酚胺增多，临床表现为间歇性或持续性血压增高，并伴有头痛、出汗、心动过速、心悸等症状，还可出现基础代谢率升高、高血糖，甚至出现心衰竭、肾衰竭、脑血管意外及猝死。大体，此型多单侧发生，右侧多发，肿瘤大小不一，可有完整包膜，切面呈灰白或粉红色，常伴出血、坏死、钙化及囊性变；经 Zenker 或 Helly 固定液（含重铬酸盐）固定后呈棕黄色或棕黑色。光镜下，瘤细胞较大，呈多角形，有时可见瘤巨细胞；瘤细胞呈索团状排列，胞质内有大量嗜铬颗粒。电镜下，瘤细胞的胞质内有大量被界膜包绕的具有一定电子密度的神经内分泌颗粒。良、恶性嗜铬细胞瘤从形态学难以进行区别，即使出现包膜浸润也不能作为恶性肿瘤的诊断依据,只有出现广泛的周围组织浸润或转移时,才能确诊为恶性肿瘤。

第四节　胰岛疾病

胰岛主要由四种细胞组成:A细胞(又称甲细胞、α细胞)约占20%,分泌胰高血糖素,可升高血糖;B细胞(又称乙细胞、β细胞)约占70%,分泌胰岛素,可降低血糖;D细胞(又称丁细胞、δ细胞)约占5%,分泌生长抑素;PP细胞极少,分泌胰多肽。上述各种细胞可以增生或形成肿瘤,引起有关激素分泌过多和功能亢进;也可以变性、萎缩,引起有关激素(如胰岛素)分泌不足和功能减退。

一、糖尿病

糖尿病(diabetes mellitus,DM)是由于胰岛素缺乏和(或)胰岛素的生物效应降低而引起的糖、脂肪和蛋白质代谢障碍,以持续性血糖升高和出现糖尿为主要特征的一种慢性疾病。临床上表现为"三多一少",即多饮、多食、多尿和体重减轻,同时,可以合并酮症酸中毒、肢体坏疽、多发性神经炎、失明和肾衰竭等。本病发病率随着生活水平的提高、老龄化、生活方式的改变而日益增高,已成为世界范围内的常见病、多发病。

(一)分类、病因与发病机制

按病因分为原发性糖尿病和继发性糖尿病两类。

1. 原发性糖尿病　即日常所指糖尿病,又分两种:

(1)胰岛素依赖型糖尿病(insulin-dependent diabetes mellitus,IDDM):又称1型或幼年型糖尿病,约占糖尿病的10%,患者多为青少年。本型起病急,病情重,发展快,胰岛B细胞明显减少,血中胰岛素明显降低,易合并酮症,治疗依赖胰岛素。目前认为此型糖尿病是在遗传易感性的基础上,由病毒感染或毒性化学物质等诱发的针对胰岛B细胞的自身免疫性疾病,其依据是:①患者血中可查出抗胰岛细胞抗体和细胞表面抗体,且部分患者同时患有其他自身免疫性疾病;②患者具有遗传易感性素质,血中HLA-DR3或HLA-DR4检出率超过平均值;③患者血清中抗病毒抗体滴度显著增高。

(2)非胰岛素依赖型糖尿病(non-insulin dependent diabetes mellitus,NIDDM):又称2型或成年型糖尿病,约占糖尿病的90%,患者多为成年人,肥胖者多见。本型起病缓慢,病情较轻,发展较慢,胰岛数目正常或轻度减少,血中胰岛素可正常、降低或增多,不易合并酮症,治疗上一般可以不依赖胰岛素。本型病因与发病机制不清楚,一般认为是由肥胖相关的胰岛素相对不足及组织对胰岛素不敏感所致。

2. 继发性糖尿病　是由于炎症、肿瘤、手术或某些内分泌疾病(肢端肥大症、甲亢、Cushing综合征、嗜铬细胞瘤和类癌综合征)等已知原因造成胰岛内分泌功能不足所致的糖尿病。

(二)基本病理变化

1. 胰岛病变　不同类型及病程不同时期的病变差异很大。1型糖尿病早期,胰岛呈炎性改变,表现为以淋巴细胞为主的炎性细胞浸润,继而出现胰岛B细胞变性、坏死、消失,胰岛破坏、数目减少、纤维化等。2型糖尿病早期,镜下无明显变化,后期B细胞可减少,常见胰岛淀粉样变性(图14-8)。

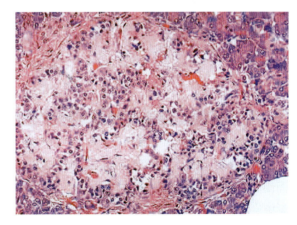

图14-8　糖尿病胰岛

胰岛内见粉染的淀粉样变性物质

2. 其他组织变化及并发症

（1）血管病变：不同血管病变有差异，其中大、中动脉粥样硬化，细、小动脉玻璃样变。

（2）肾脏病变：病变多种多样，主要表现为肾小球硬化（弥漫性及结节性肾小球硬化）、动脉硬化性肾硬化，急性和慢性肾盂肾炎，肾乳头坏死等。

（3）糖尿病性视网膜病：包括非增生性和增生性视网膜病，可造成白内障或失明。

（4）神经系统病变：周围神经可因血管病变引起缺血性损伤，出现相应症状。脑细胞也可发生广泛变性。

（5）其他器官病变：可出现肝细胞核内糖原沉积、皮肤黄色瘤结节等。

（6）糖尿病性昏迷：酮症酸中毒，高血糖引起高渗透性利尿脱水。

（7）感染：因代谢障碍及血管病变使组织缺血，极易合并各种感染。

案例 14-2

患者男性，63 岁。间断胸闷、胸痛 1 个月。突发气急、心前区剧痛向左肩部放散 3 小时来诊。既往糖尿病史 20 年。急诊抢救无效，呼吸、心跳停止死亡。病理解剖见心脏左室前壁多个形状不规则灰白色或暗红色区域，直径 0.5～1.2cm；左冠状动脉前降支粥样硬化；镜下左室前壁心肌纤维凝固性坏死，胰岛 B 细胞减少伴淀粉样变，肾小球系膜内见结节状玻璃样物质沉积。

思考：

1. 患者的诊断是什么？

2. 患者死亡原因是什么？

3. 患者血管病变、肾脏病变是否与糖尿病相关？

二、胰岛细胞瘤

胰岛细胞瘤（islet cell tumor）又称胰岛细胞腺瘤（islet cell adenoma），常见的发病年龄是 20～50 岁，好发部位依次为胰尾、体、头部，异位胰腺也可发生。大体，多为单发，圆形或椭圆形，可达鸡蛋大，切面呈黄色，包膜完整或不完整，质软。光镜下，瘤细胞似胰岛细胞，呈多角形或柱状，排列形式多样，可呈片状、巢索状、脑回状、腺样或菊形团样；间质可见黏液样变、淀粉样变或钙化等继发改变。胰岛细胞瘤多数具有分泌功能，已知的功能性胰岛细胞瘤有六种，即胰岛素瘤、胃泌素瘤、高血糖素瘤、生长抑素瘤、血管活性肠肽瘤和胰多肽瘤。功能性胰岛细胞瘤因起源的细胞和分泌的激素不同，从而引起不同的临床症状，这在 HE 染色的切片上不能鉴别，需借助特殊染色、电镜及免疫组化等技术。

（金 哲）

学习小结

各种病变引起的内分泌系统疾病大多由于激素分泌的增多或减少，导致器官功能的亢进或减退，从而使相应的靶组织或器官增生、肥大或萎缩。内分泌系统疾病多同时涉及多部位靶器官、多系统，以综合征的形式出现。不同部位不同性质的内分泌系统疾病，可能出现相同的临床表现，而同种疾病，由于发病年龄不同，可能产生的临床影响有差异。

内分泌系统的肿瘤分为良性、恶性两类，但其性质的鉴别不能单纯依据细胞异型性，必须依据浸润和转移来判断，因此早期增生性结节的性质较难判断。

1. 简述垂体性巨人症和肢端肥大症的异同。

2. 试述弥漫性非毒性甲状腺肿的主要病因、发病机制和病理变化。

3. 简述弥漫性毒性甲状腺肿的病理临床联系。

4. 简述甲状腺腺瘤与结节性甲状腺肿的鉴别要点。

5. 试述糖尿病的病理变化及临床病理联系。

6. 解释下列名词：尿崩症、弥漫性非毒性甲状腺肿、库欣综合征、糖尿病。

第十五章　神经系统疾病

神经系统由脑、脊髓构成的中枢神经系统及与它们相连的周围神经系统所组成，是体内起主导作用的功能调节系统。神经系统除可出现其他系统共有的病变（如局部血液循环障碍、炎症和肿瘤等）外，同时因其解剖学和生理学方面的特殊性，使神经系统的病变具有其自身的特点：①病变定位与功能障碍之间的关系密切；②相同的病变发生在不同部位可出现不同的后果；③不同类型的病变发生在相同部位可导致相同的后果；④可出现颅外器官不具有的特殊病变，如神经元发生变性、坏死，髓鞘的脱失，小胶质细胞的激活，星形胶质细胞的增生等；⑤某些解剖学特征具有双重影响，如颅骨对脑组织具有保护作用，也是颅内压升高的重要条件；⑥免疫的特点为无固定的淋巴组织与淋巴管，免疫活性细胞来自血液循环。

第一节　神经系统疾病的基本病变

神经系统由神经元、胶质细胞（包括星形胶质细胞、少突胶质细胞、小胶质细胞、室管膜细胞、周围神经系统胶质细胞、Schwan 细胞即施万细胞）、脑膜的组成细胞以及血管组成。

一、神经元及神经纤维的基本病变

神经元是神经系统结构与功能的基本单位，是机体内结构与功能最复杂、最特殊的细胞之一，由胞体、树突和轴突构成。神经元的轴突及包绕它的神经胶质细胞构成神经纤维。神经元对感染、中毒和缺氧等损伤极为敏感。

（一）神经元的基本病变

1. 神经元急性坏死　为急性缺血、缺氧、急性中毒或感染引起的神经元凝固性坏死，常见于大脑皮质的锥体细胞和小脑 Purkinje 细胞。神经元出现核固缩、胞体缩小变形、尼氏小体消失，HE 染色胞质呈强嗜酸性,故又称为红色神经元(red neuron)。若病变进一步发展,则出现核溶解、核消失,有时仅见残存细胞的轮廓或痕迹,称之为"鬼影"细胞(ghost cell)。

2. 单纯性神经元萎缩(simple neuronal atrophy) 为神经元的慢性进行性变性和坏死。其病变特点为神经元胞体缩小、核固缩,无明显的尼氏小体溶解,一般不伴有炎症反应。晚期可见局部胶质细胞增生。

3. 中央性尼氏小体溶解(central chromatolysis) 常见于病毒感染、轴突损伤、缺氧、维生素B缺乏及神经元与轴突断离等。尼氏小体从核周开始溶解并逐步向外扩展,仅在细胞周边部有少量残余,胞质着色浅而呈苍白均质状。此病变早期具有可逆性,但若病变长期存在,最终可导致神经元死亡。

4. 包涵体形成 包涵体(inclusion)是在神经元细胞质或细胞核内出现的均质红染的圆形小体,见于病毒感染或变性疾病。病毒性包涵体可见于神经元的胞质内(如患狂犬病时的Negri小体),也可于胞质和核内同时出现(如巨细胞病毒感染)。帕金森病患者黑质、蓝斑等处神经元细胞质内的路易小体(Lewy body)。这些包涵体的出现有利于疾病的诊断。

5. 神经原纤维缠结(neurofibrillary tangles) 神经原纤维增粗、扭曲,在细胞核周围凝结卷曲,镀银染色较为清晰,见于阿尔茨海默病等的皮层、海马等较大的神经元内,是神经元趋向死亡的一种标志。

(二)神经纤维的基本病变

1. 轴突反应 又称为Waller变性(Wallerian degeneration),是中枢或周围神经的轴索断离后出现的一系列变化。其整个过程包括:①远端和部分近端轴索断裂、崩解、被吞噬消化,近端轴突再生并向远端延伸;②髓鞘崩解脱失,游离出脂质与中性脂肪,苏丹Ⅲ染色呈阳性;③细胞增生反应,吞噬细胞增生并吞噬崩解产物;施万细胞(Schwann cell)或少突胶质细胞增生包绕再生的轴索,完成髓鞘化过程,轴突的损伤被修复。

2. 脱髓鞘(demyelination) 神经纤维受到感染、缺氧等损伤后,Schwann细胞变性,髓鞘肿胀、断裂、崩解成脂滴,进而完全脱失,但轴索相对保留。随着病情的发展,轴索也出现继发性损伤。

二、神经胶质细胞的基本病变

神经胶质细胞分布于神经元之间或神经纤维束内,其数量是神经元的10~50倍,在神经系统的疾病中发挥重要作用。

(一)星形胶质细胞的基本病变

星形胶质细胞除对神经元有支持作用外,还具有参与血-脑脊液屏障的形成、解毒、神经递质灭活、维持神经元所处内环境稳定、维持神经元正常兴奋性等功能。在病理情况下,其参与炎症过程和损伤后的修复。

1. 肿胀 星形胶质细胞肿胀是神经系统受到损伤后最早出现的形态学变化,表现为胞体与核明显肿大、淡染,突起增多变粗,常见于缺氧、中毒、低血糖和海绵状脑病等。

2. 反应性胶质化 反应性胶质化是神经系统受到损伤后的修复反应,出现星形胶质细胞的肥大和增生,其胞体和突起最终形成胶质瘢痕。

3. 胞质内包涵体形成 Rosenthal纤维是在星形胶质细胞胞质和突起中形成的一种均质、红染、毛玻璃样嗜酸性小体,呈圆形、卵圆形或长棒状,多见于缓慢生长的肿瘤和慢性肺肿瘤性疾病。

(二)少突胶质细胞的基本病变

少突胶质细胞的主要作用是形成中枢神经系统白质的髓鞘,其病变主要表现为脱髓鞘和白质营养不良(髓鞘形成不良)。在灰质中若一个神经元的胞体由5个或5个以上的少突胶质细胞所围绕,称之为神经细胞卫星现象(satellitosis)(图15-1),这种现象与神经元受损伤的程度和时间无确切关系,可能与神经营养及髓鞘的维持有关。

(三)室管膜细胞的基本病变

室管膜细胞成立方形覆盖于脑室系统内面。多种致病因素可引起局部室管膜细胞丢失,形成的缺损由室管膜下星形胶质细胞增生予以填充,形成许多向脑室面突起的小颗粒,称之为颗粒状室管膜炎。病毒感染时,可造成室管膜细胞的广泛损伤,残存的室管膜细胞内可出现病毒性包涵体。

(四)小胶质细胞的基本病变

小胶质细胞属单核巨噬细胞系统,各种损伤可导致小胶质细胞活化,出现下列改变:

1. 噬神经细胞现象　坏死的神经元被增生的小胶质细胞或血源性巨噬细胞包围、吞噬的现象,称为噬神经细胞现象(neuronophagia)(图15-2)。

2. 格子细胞　小胶质细胞或巨噬细胞吞噬神经组织崩解产物后,胞体增大,胞质中出现大量小脂滴,HE染色呈空泡状,称为格子细胞(gitter cell)或泡沫细胞,苏丹Ⅲ染色呈阳性反应。

3. 小胶质细胞结节　中枢神经系统感染,特别是病毒性脑炎时,小胶质细胞常呈局灶性增生,聚集成团,称之为小胶质细胞结节(microglial nodules)(图15-3)。

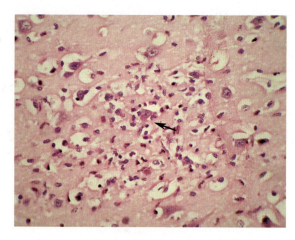

图 15-1　神经细胞卫星现象

神经元胞体周围有多个少突胶质细胞围绕,形成神经细胞卫星现象

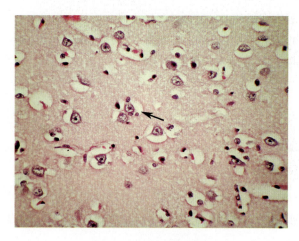

图 15-2　噬神经细胞现象

小胶质细胞进入神经元胞体内,形成噬神经细胞现象

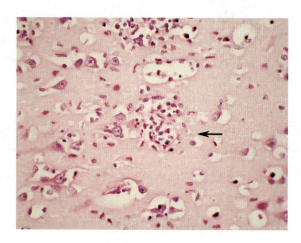

图 15-3　小胶质细胞结节

小胶质细胞增生,形成小胶质细胞结节

第二节　中枢神经系统疾病及常见并发症

颅内压升高、脑疝形成、脑水肿和脑积水为中枢神经系统疾病的常见并发症,它们常互为因果,同时存在,严重时可危及生命。

一、颅内压升高与脑疝形成

(一)颅内压升高

颅内的脑脊液压力(颅内压)正常情况下,侧卧位时,成人为 0.7～2.0kPa(5～15mmHg),儿童为 0.5～1.0kPa(3.5～7.5mmHg)。若脑组织肿胀、颅内占位性病变、脑血流灌注过多或脑脊液循环障碍等导致颅内压持续超过 2.0kPa,称为颅内压升高。头痛、呕吐、视力障碍是常见的临床症状。颅内压升高常见于脑出血、脑梗死、脑部原发性与转移性肿瘤、脑部炎症性病变等。颅内压升高的后果与病变的大小、程度及其增大的速度等有关。

（二）脑疝形成

颅内压持续升高可引起脑组织移位，脑室变形，使部分脑组织嵌入颅脑内的分隔和颅骨孔道形成脑疝（brain hernia）。常见的脑疝有以下三种类型。

1. 扣带回疝　又称大脑镰下疝。一侧大脑半球特别是额、顶、颞叶的占位性病变使中线向对侧移位，导致同侧脑扣带回从大脑镰的游离缘向对侧膨出，形成扣带回疝。疝出的扣带回背侧的脑组织受大脑镰边缘压迫，可发生出血与坏死；大脑前动脉的胼胝体支也可因受压而导致相应的脑组织梗死。

2. 小脑天幕疝　又称海马沟回疝。小脑天幕以上的脑部肿瘤、血肿、梗死等病变可引起脑组织体积肿大，导致颞叶的海马沟回经小脑天幕孔向下膨出，形成小脑天幕疝。其后果主要有：

（1）同侧动眼神经受压：同侧动眼神经在穿过小脑天幕孔处受压，引起同侧瞳孔一过性缩小，继之散大固定及同侧眼上视和内视障碍。

（2）中脑及脑干受压后移：中脑及脑干受压后移可致：①意识丧失；②导水管变窄，脑脊液循环受阻，加剧颅内压升高；③血管被牵引过度，引起中脑和脑桥上部出血、梗死，患者可出现昏迷甚至死亡。

（3）中脑侧移：海马沟回疝形成后常导致中脑移位，后者使对侧中脑的大脑脚与该侧小脑天幕锐利的游离缘相互挤压。

（4）同侧枕叶距状裂脑组织出血性梗死：海马沟回疝形成后，常使大脑后动脉受压迫，导致同侧枕叶距状裂脑组织出血性梗死。

3. 小脑扁桃体疝　又称为枕骨大孔疝。颅内压升高或后颅窝占位性病变将小脑和延髓推向枕骨大孔并向下移位，形成脑疝。疝入枕骨大孔的小脑扁桃体和延髓形成圆锥形，其腹侧出现枕骨大孔压迹（图15-4）。由于延髓受压，生命中枢受损，严重时可致呼吸变慢甚至呼吸与心跳骤停。在颅内压升高的情况下，若腰穿放出脑脊液过多、过快，可诱发或加重小脑扁桃体疝。

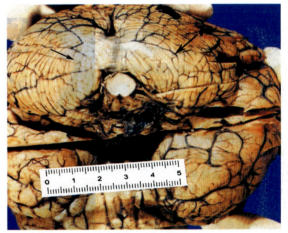

图15-4　小脑扁桃体疝
箭头示小脑扁桃体受压形成压迹

二、脑水肿

脑水肿（brain edema）是指脑组织内液体含量过多而引起脑体积增大的一种病理状态，也是颅内压升高的重要原因之一。脑部的缺氧、创伤、梗死、炎症、肿瘤和中毒等均可引起脑水肿，主要包括血管源性脑水肿和细胞毒性脑水肿两种类型。

1. 血管源性脑水肿　血管源性脑水肿是血管壁通透性增加，使富于蛋白质的液体自血管内渗入脑细胞外间隙的结果，白质水肿较灰质更为明显。此型脑水肿为最常见的类型，多见于脑肿瘤、脑出血、脑外伤、脑膜炎、脑膜脑炎等。

2. 细胞毒性脑水肿　脑组织因缺血、缺氧、中毒而出现细胞损伤时，细胞膜的 Na^+-K^+-ATP 酶功能失常，引起细胞内钠、水潴留，导致神经元、神经胶质细胞、血管内皮细胞肿胀，称为细胞毒性脑水肿。此型脑水肿常同时累及白质与灰质，并且可与血管源性脑水肿同时存在。

脑水肿时，脑组织的体积和重量增加，脑回宽而扁平，脑沟浅而窄，白质水肿明显，脑室缩小，严重者常形成脑疝。光镜下，血管源性脑水肿时，脑组织疏松，血管和细胞周围间隙增大；细胞毒性脑水肿时，神经元、神经胶质细胞及血管内皮细胞的体积增大，胞质淡染，而细胞外间隙和血管间隙增大不明显。

三、脑积水

脑室系统内脑脊液含量异常增多伴脑室持续性扩张的状态称为脑积水（hydrocephalus），其形成主要与以下因素有关。

1. 脑脊液循环通路阻塞　脑囊虫、脑肿瘤、先天性畸形、炎症，外伤、蛛网膜下腔出血等可使脑室内通路被阻塞，形成脑积水，此种脑积水又被称为阻塞性脑积水或非交通性脑积水。

2. 脑脊液产生过多或吸收障碍　常见于脉络丛乳头状瘤、慢性蛛网膜炎等，此种脑积水又被称为非阻塞性脑积水或交通性脑积水。

根据病变部位和程度不同，脑积水的病变也不完全相同。轻度脑积水时，脑室轻度扩张，脑组织轻度萎缩。严重者，脑室高度扩张，脑组织受压、变薄，脑实质萎缩、消失。颅骨未闭合前的婴幼儿如有脑积水则头颅渐进性增大，脑室扩张，颅骨缝分开，前囟扩张；因大脑皮质萎缩，患儿智力减退，并可出现肢体瘫痪。成人颅骨闭合后产生脑积水可导致颅内压进行性升高，严重者可形成脑疝。

第三节　中枢神经系统感染性疾病

中枢神经系统的感染性疾病可由细菌、病毒、真菌、螺旋体、立克次氏体和寄生虫等引起。生物病原体侵入中枢神经系统的途径主要为血源性感染、局部扩散、直接感染和经神经感染等。

最常见的中枢神经系统感染性疾病为脑膜炎（meningitis），包括硬脑膜炎和软脑膜炎。脑膜炎一般是指软脑膜的炎症，包括蛛网膜、软脑膜和脑脊液的感染，分为化脓性脑膜炎、淋巴细胞性脑膜炎和慢性脑膜炎三种基本类型。

一、细菌感染性疾病

中枢神经系统内常见的细菌性感染性疾病为脑膜炎和脑脓肿。后者常由血源性感染和局部炎症蔓延引起。本节主要介绍化脓性脑膜炎。

化脓性脑膜炎是指软脑膜和蛛网膜的化脓性炎症，可分为流行性脑脊髓膜炎和败血症性脑膜炎，前者常为散发性和流行性，后者为继发于体内的感染病灶，两者的病理变化相似。下面以流行性脑脊髓膜炎为例介绍化脓性脑膜炎。

流行性脑脊髓膜炎（epidemic cerebrospinal meningitis）是由脑膜炎双球菌引起的脑脊膜急性化脓性炎症，简称流脑。本病多为散发性，冬、春季多见。好发于儿童及青少年，特别是居住、生活、学习环境拥挤的人群。流脑发病急，在易感人群中传播迅速，易引起大流行。

（一）病因与发病机制

本病的致病菌为脑膜炎双球菌，为具有荚膜的革兰阴性球菌。

脑膜炎双球菌存在于患者或带菌者的鼻咽部，借飞沫经呼吸道传染。细菌进入上呼吸道后，大多数易感者仅出现局部炎症，成为带菌者。若机体抵抗力较弱，细菌进入血液循环形成菌血症与败血症。约2%～3%被感染者的机体抵抗力低下，细菌通过血脑屏障进入脑脊膜，定位于软脑膜，形成化脓性炎症。

（二）基本病理变化

根据病变进展，一般分为三期。

1. 上呼吸道感染期　本期的主要病变为上呼吸道黏膜充血、水肿和少量中性粒细胞浸润。

2. 败血症期　大部分患者的皮肤与黏膜出现瘀点、瘀斑，系小血管内有细菌栓塞和内毒素对血管壁损害所致的小出血灶。在瘀点与瘀斑处刮片可查到细菌，此期进行血液培养可呈阳性。

3. 脑膜炎期　本期的特征性病变为脑脊膜的化脓性炎症。大体，脑脊膜血管高度扩张、充血，蛛网膜下腔有脓性渗出物堆积。病变严重的部位,蛛网膜下腔充满灰黄色脓性渗出物,脑沟与脑回因被脓液覆盖而模糊不清;病变较轻的区域,脓性渗出物主要沿血管分布(图 15-5A)。部分病例由于炎性渗出物的阻塞,脑脊液循环发生障碍,可引起不同程度的脑室扩张。

镜下,蛛网膜血管高度扩张、充血,蛛网膜下腔增宽,其内有大量中性粒细胞和纤维素渗出以及少量单核细胞、淋巴细胞(图 15-5B)。脑实质一般不受累,邻近的脑皮质可有轻度水肿。严重病例可见脑膜邻近的脑实质被累及,出现神经元损伤,称为脑膜脑炎。病变严重者,脑动、静脉管壁受累,可导致脑实质发生缺血性或出血性梗死。

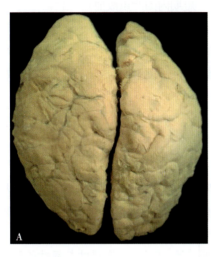
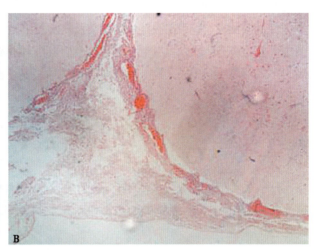

图 15-5 流行性脑脊髓膜炎

A. 脑顶部被黄色脓性渗出物覆盖,沟回结构不清;B. 软脑膜血管扩张、充血,蛛网膜下腔内大量脓性渗出物

(三)临床病理联系

1. 上呼吸道感染期 本期患者主要出现上呼吸道感染的表现,如低热、鼻塞、咽痛等,持续 1~2 天,此期易被忽视。

2. 败血症期 进入此期后,多数患者迅速出现寒战、高热等全身中毒表现,常伴有头痛和精神极度萎靡等。大多数患者的皮肤与黏膜出现瘀点、瘀斑,初呈鲜红色,迅速增多、扩大,常见于四肢、软腭、眼结膜及臀等部位。本期持续 1~2 天后进入脑膜炎期。

3. 脑膜炎期 本期一般持续 2~5 天,患者除败血症期全身中毒的表现外,同时伴有典型的脑脊膜炎症表现。

(1)脑膜刺激症状:脑膜受炎症刺激引起脑膜刺激症状,表现为颈项强直和 Kernig 征(屈髋伸膝征)阳性。颈项强直是由于炎症累及脊髓神经根周围的蛛网膜及软脊膜,使神经根在通过椎间孔处受压,当颈部或背部肌组织运动时可出现疼痛,导致颈部肌组织出现一种保护性的痉挛状态。在婴幼儿,腰背部肌组织发生保护性痉挛可引起角弓反张。Kernig 征是由于腰骶节段神经后根受到炎症波及而受压,当屈髋伸膝试验时,坐骨神经受到牵引,腰神经根受压疼痛而呈现阳性体征。

(2)颅内压升高:本病患者的脑膜血管扩张充血、蛛网膜下腔渗出物堆积和蛛网膜颗粒因脓性渗出物阻塞而影响脑脊液循环等,使颅内容物的体积增大,导致颅内压升高;若伴有严重脑水肿,则颅内压升高更加显著。患者出现头痛、喷射性呕吐、小儿前囟饱满等表现。

(3)脑脊液的变化:患者脑脊液压力升高,浑浊不清或呈脓性,蛋白增多,糖减少,经涂片和培养检查可找到病原体。

(四)结局与并发症

本病若能及时得到有效的抗生素治疗,大多数患者可痊愈。若治疗不当,可发生以下后遗症:①脑积水：由于脑膜粘连，引起脑脊液循环障碍所致；②脑神经受损麻痹：如耳聋、视力障碍、斜视、面神经瘫痪等；③脑缺血和梗死：脑底脉管炎致管腔阻塞所致。

少数病例（主要为儿童）起病急骤，病情凶险，称为暴发性流脑。根据病变特征，可将其分为以下两种类型。

1. 暴发型脑膜炎双球菌败血症　本型的主要表现为败血症性休克，脑膜炎的病变轻微。患者短时间内出现皮肤与黏膜的广泛瘀点、瘀斑和外周循环衰竭的表现，两侧肾上腺严重出血，肾上腺皮质功能衰竭，称为沃 - 弗综合征（Waterhouse-Friderichsen syndrome）。其发生机制主要为脑膜炎双球菌败血症时，细菌释放大量的内毒素引起中毒性休克及弥散性血管内凝血。患儿常于短期内因严重败血症死亡。

2. 暴发性脑膜脑炎　脑膜的炎症性病变波及软脑膜下的脑组织。细菌产生的内毒素导致脑的微循环障碍和微血管壁的通透性增大，使脑组织出现淤血与严重的脑水肿，颅内压急剧升高。临床上，患者出现突发高热、剧烈头痛、频繁呕吐，常伴有惊厥、意识模糊，甚至出现昏迷和脑疝形成。若不及时抢救，可危及生命。

案例 15-1

王某，男性，7 岁，因"感冒"、发热 4 天，伴剧烈头痛、频繁喷射性呕吐 2 天，神志模糊 1 天。其所在学校有类似患者发生。查体：体温 39.5℃，患儿神志不清，皮肤散在出血点，颈有抵抗。患儿于入院 1 天后因抢救无效死亡。

尸检：多处皮肤与黏膜有瘀点、瘀斑。脑膜与脊膜血管高度扩张、充血；双侧顶叶与额叶的脑血管周围有黄色脓性渗出物，颅底部有较多脓液；于小脑天幕处可见压迹。光镜下，蛛网膜下腔的血管高度扩张、充血，有大量蛋白质渗出与中性粒细胞为主的炎细胞浸润；查见革兰阴性双球菌。

思考：该患儿的死亡原因是什么？为何会出现剧烈头痛和频繁喷射性呕吐？

二、病毒感染性疾病

引起中枢神经系统病毒性疾病的病毒种类繁多，常见的有疱疹病毒类（DNA 病毒，包括单纯性疱疹病毒、带状疱疹病毒、EB 病毒、巨细胞病毒等）、肠源性病毒（小型 RNA 病毒，如脊髓灰质炎病毒）、虫媒病毒（RNA 病毒，如乙型脑炎病毒）、狂犬病病毒以及人类免疫缺陷病毒（HIV）等。本节主要介绍流行性乙型脑炎和狂犬病。

（一）流行性乙型脑炎

流行性乙型脑炎（epidemic encephalitis B）是乙型脑炎病毒感染所引起的急性传染病，多于夏、秋季流行。本病起病急、病情重、死亡率高，临床表现主要为高热、嗜睡、抽搐、昏迷等。儿童的发病率明显高于成人，尤以 10 岁以下儿童为多，约占乙型脑炎病例的 50%～70%。

1. 病因与传染途径　乙型脑炎病毒为一种嗜神经性 RNA 病毒。本病的传染源为乙型脑炎患者和中间宿主家畜，如牛、马、猪等，其传播媒介为库蚊、伊蚊和按蚊。带病毒的蚊叮咬人时，病毒可侵入人体，先在局部血管内皮细胞及全身单核 - 吞噬细胞系统中繁殖，然后入血引起短暂性病毒血症。病毒能否侵入中枢神经系统取决于机体免疫反应和血脑屏障的功能状态。若发生于免疫力强、血脑屏障功能正常者，病毒不能侵入脑组织，成为隐性感染。若发生于免疫功能低下、血脑屏障功能不健全者，病毒可侵入其中枢神经系统而致病。由于受感染的神经元表面有膜抗原存在，从而激发体液免疫和细胞免疫，导致神经元受损。

2. 基本病理变化　病变主要累及脑实质，以大脑皮质及基底核、视丘最为严重，小脑皮质、延髓及脑桥次之，脊髓病变最轻，常仅限于颈段脊髓。病变具有部位越低病变越轻的特点。

大体，脑膜明显充血、水肿，脑回变宽，脑沟变窄；切面，在皮质深层、基底核、视丘等部位可见粟粒或针尖大小的半透明软化灶，境界清楚，弥散分布或聚集成群。

镜下，可出现以下病变：

（1）神经细胞变性、坏死：神经元胞体肿胀，尼氏小体消失，严重者神经元可发生核固缩、溶解、消失。于损伤的神经元胞体处，可见神经细胞卫星现象和噬神经细胞现象（见图15-1、见图15-2）。

（2）软化灶形成：局灶性神经组织的坏死、液化，形成染色较浅、质地疏松、呈圆形或卵圆形、边界清楚的筛网状软化灶（reticular softening lesion）（图15-6）。随着病程的进展，软化灶可被吸收，胶质细胞增生形成胶质瘢痕。

（3）血管变化和炎症反应：脑实质血管高度扩张、充血，血管周围间隙增宽，以淋巴细胞为主的炎细胞常围绕血管呈袖套状浸润，又称围管浸润（图15-7）。

（4）胶质细胞增生：于小血管旁或坏死的神经元附近，小胶质细胞增生，形成小胶质细胞结节。

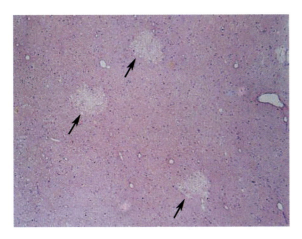

图15-6　流行性乙型脑炎
筛网状软化灶（箭头所示）

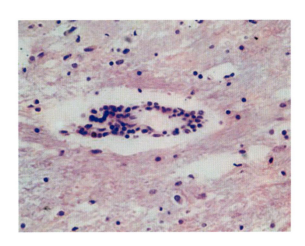

图15-7　流行性乙型脑炎
淋巴细胞袖套状浸润

3. 临床病理联系

（1）神经元受损表现：神经元广泛受损后，患者常出现嗜睡、昏睡甚至昏迷等表现。若脑神经核受损，可出现脑神经麻痹。当颅内运动神经元受损严重时，可出现肌张力增强、腱反射亢进、抽搐、痉挛等上运动神经元损害的表现。脑桥和延髓的运动神经元受损严重时，导致延髓性麻痹，患者出现吞咽困难，甚至发生呼吸与循环衰竭。

（2）颅内压升高表现：由于脑内血管扩张、充血和微血管壁通透性增高，形成脑水肿，导致颅内压升高。患者常出现头痛与呕吐。严重的颅内压升高可引起脑疝；若发生小脑扁桃体疝，延髓呼吸中枢受压，可出现呼吸骤停。

（3）脑膜刺激症状：脑膜有不同程度的炎症反应，患者出现脑膜刺激症状。

4. 结局与并发症　多数患者经过及时治疗，急性期过后可痊愈，脑部病变逐渐消失。少数病例不能完全恢复而留下痴呆、失语、精神异常等后遗症。

案例 15-2

李某，男，5岁，因高热8天，伴剧烈头痛、呕吐6天，嗜睡5天，昏迷3天，随即入院。查体：体温39.8℃，浅昏迷，无皮疹，瞳孔缩小，颈有抵抗。左上肢肌张力增高，腱反射亢进，腹壁反射消失。于入院后22小时死亡。尸检：大体，大脑表面血管扩张、充血，脑回饱满，脑沟变窄。切面，大脑皮质、基底核等处可见多个针帽大小的软化灶。光镜下，神经元变性坏死，脑实质血管扩张、充血，血管周围间隙增宽，小胶质细胞增生，形成小胶质细胞结节。

思考：该患儿的死亡原因是什么？为何会出现上肢肌张力增高，腱反射亢进？

（二）脊髓灰质炎

脊髓灰质炎（poliomyelitis）又称小儿麻痹症，是脊髓灰质炎病毒引起的急性传染病，呈散发性。本病多见于 1～6 岁儿童。由于计划免疫的开展，我国和欧洲、北美国家已基本消灭本病，然而在周边发展中国家仍有散发病例。

1. 病因与传染途径　脊髓灰质炎病毒存在于患者的粪便和鼻咽部分泌物中，直接或由苍蝇为媒介污染食物经消化道传染，偶尔也可借飞沫经呼吸道传染。

病毒侵入机体，于消化道黏膜上皮和局部淋巴结内繁殖后，进入血液循环形成短暂性的病毒血症。绝大多数被感染者表现为隐性感染；少数免疫功能低下者，病毒侵入其中枢神经系统并沿神经纤维扩散，最终到达运动神经元，特别是脊髓前角运动神经元，使之受损，导致肌肉瘫痪。

2. 基本病理变化　大体，脊髓运动神经元受累最重，以脊髓腰膨大最明显，其次为颈膨大。除脊髓外，脑内的运动神经元也受累，病变愈向上愈轻。脊膜和脊髓前角充血，严重者可发生出血与坏死。晚期，脊髓前角萎缩，前根（运动神经根）萎缩、变细。瘫痪的肌肉明显萎缩。

镜下，脊髓前角充血、水肿明显，运动神经元有不同程度的变性与坏死，伴炎细胞浸润和小胶质细胞增生。

3. 临床病理联系　患者出现发热、上呼吸道感染表现、肢体疼痛，少数病例出现肢体弛缓性瘫痪。由于病变部位和严重程度不同，临床表现各异。若神经元损伤达到一定程度，患者可出现瘫痪。脊髓腰膨大的病变最为严重，瘫痪常发生于下肢；其次为颈膨大，引起上肢瘫痪。若脑干的运动神经核受累，可引起脑神经麻痹，如面神经麻痹（Ⅶ对）、软腭瘫痪（Ⅸ对）、声音嘶哑（Ⅹ对）、吞咽困难（Ⅻ对）等。延髓网状结构受累可引起呼吸、心血管运动中枢障碍，导致中枢性呼吸和循环衰竭。

一般情况下，发病后 1～2 周即进入临床恢复期，瘫痪的肢体开始有不同程度的恢复。1～2 年后仍未能完全恢复者成为后遗症。若不积极治疗，则长期瘫痪的肢体可发生肌肉痉挛、萎缩和变形，如足马蹄内翻或外翻、脊柱畸形等。

三、海绵状脑病

海绵状脑病（spongiform encephalopathies）是一组以中枢神经系统慢性海绵状退行性变为特征的人畜共患疾病，包括克 - 雅病（Creutzfeldt-Jakob disease，CJD）、库鲁病、致死性家族性失眠症、以及动物的羊瘙痒症，疯牛病及猫抓病等。

该病的致病因子为一种被称为朊蛋白（prion protein，PrP）的糖脂蛋白出现结构异常，变异的 PrP（PrP^{SC}）不能被降解，在中枢神经系统中沉积，而且该蛋白具有传染性，故又称为朊蛋白病（PrP 病）。人类 PrP 基因定位于 20 号染色体，称为 *PRNP* 基因，该基因发生点突变引起的散发病例，与摄入含有 PrP^{SC} 的感染病例（如疯牛病）可同时存在。

该病的病变主要累及大脑皮质，有时基底核、丘脑、小脑皮质等也可受累。大体，大脑萎缩。镜下，神经突起构成的网状结构和神经元的胞质内出现大量空泡，呈现海绵状外观，伴有不同程度的神经元缺失和反应性胶质化，但无炎症反应。CJD 患者可有步态异常、共济失调、肌阵挛和进行性痴呆等。本病的死亡率达 100%，出现症状后平均存活期为 1 年。

第四节 神经系统变性疾病

神经系统变性疾病是一组原因不明的中枢神经系统疾病。其病变特点为选择性地累及某 1~2 个功能系统的神经元，出现受累部位特定的临床表现。若累及大脑皮层神经元，患者则主要表现为痴呆；如果累及基底核锥体外系，则导致运动障碍，常表现为震颤性麻痹；若累及小脑，患者出现共济失调。受累部位的神经元发生萎缩、坏死和星形胶质细胞增生为共同特点。

常见的神经系统变性疾病有阿尔茨海默病（Alzheimer disease，AD）、帕金森病（Parkinson disease，PD）、亨廷顿舞蹈症（Huntington 病）、肌萎缩性脊髓侧索硬化、Pick 病等。本节主要介绍阿尔茨海默病和帕金森病。

一、阿尔茨海默病

阿尔茨海默病（AD）又称为老年性痴呆，是以进行性痴呆为主要临床表现的大脑变性疾病。本病多于 50 岁以后起病，95% 为散发性，目前我国 65 岁以上老年人 AD 患者占 3.35%。随着人类寿命的延长，其发病率呈逐年升高趋势。临床表现为进行性认知功能障碍，包括记忆、智力、定向、判断能力和情感障碍，行为失常。患者通常在发病后 5~10 年内死于继发感染和全身衰竭。

本病的病因与发病机制尚不完全清楚。其发病可能与遗传性因素、神经元代谢异常、神经递质改变（如乙酰胆碱减少）等有关。β- 淀粉样蛋白（β-amyloid）的过度产生及沉积，tau 蛋白的过度磷酸化是引发各种病理改变的主要原因，氧化应激、炎症反应为主要发病机制。此外，本病的发病率还与受教育程度、生活方式等多种因素有关。

大体，大脑明显萎缩、重量减轻，脑回变窄，脑沟变宽，病变尤以额叶、顶叶及颞叶最为显著，海马、内嗅皮层最先受累。切面，可见脑室呈代偿性扩张。

光镜下，出现以下特征性病理学改变：①老年斑（senile plaque）为细胞外结构，多见于海马、内嗅区皮层，其次为额叶和顶叶皮层。斑块为圆形，中心为淀粉样蛋白，外周为变性的神经突起、轴索，周围可见激活的神经胶质细胞。②神经原纤维缠结为细胞内病变，神经原纤维增粗、扭曲，银染色更为清晰。多见于海马、额叶内侧、额叶皮质的锥体细胞。电镜下证实为双螺旋结构，主要成分是过度磷酸化的 tau 蛋白。③颗粒空泡变性（granulovacuolar degeneration）表现为神经细胞胞质中出现小空泡，内含嗜银颗粒，多见于海马锥体细胞。④ Hiranto 小体神经细胞树突近端出现棒形嗜酸性包含体，多见于海马锥体细胞。

上述病理改变均为非特异性，在其他变性病及老龄脑中也可出现。只有当病变数目增多达到诊断标准，并结合其特定的分布部位才能诊断 AD。

理论与实践

海马（Hippocampus）体位于丘脑和内侧颞叶之间，为边缘系统的重要组成部分，属于旧皮质，由分子层、锥体层和多形层三层构成。海马结构由海马、齿状回及下托组成，由于其弯曲的形状貌似海马而命名。大量研究表明海马与学习、记忆、认知功能密切相关，尤其是短期记忆与空间记忆，此外还与嗅觉、内脏活动、情绪反应及性活动密切相关。在阿尔兹海默病中海马是最先受损的区域，表现症状为记忆衰退及方向知觉的丧失。海马对缺氧十分敏感，严重动脉粥样硬化、心衰竭等导致的慢性脑血流低灌注可引起海马损伤，同时也是散发性 AD 发病的重要危险因素。长期反复癫痫发作导致的脑组织缺氧也可造成海马损伤，最终形成海马硬化，临床患者出现认知的下降。

二、帕金森病

帕金森病（PD）又称原发性震颤性麻痹，是一种以纹状体、黑质多巴胺系统损害为主的慢性进行性疾病,多发生于50～80岁,发病率随年龄的增加而升高。临床上患者出现震颤、肌强直、运动减少、姿势及步态不稳、起步及止步困难、假面具样面容等。本病的病程在10年以上,患者常死于继发感染或跌倒损伤。

本病的病因迄今尚不清楚,遗传因素及环境因素造成黑质多巴胺神经元的损伤,其投射到纹状体的多巴胺减少,纹状体抑制性神经元活动增强,后者使丘脑核团投射到皮层的兴奋性递质减少,从而降低了皮层运动区的兴奋性,产生运动减少和强直。

中脑黑质与脑桥的蓝斑色素脱失是本病相对特征性的肉眼改变。光镜下病变区神经黑色素细胞丢失,残存的神经细胞胞质中可见特征性的Lewy小体(Lewy body)形成。该小体圆形,嗜酸性,折光性强,边缘着色浅。

第五节　缺氧与脑血管病

人脑的重量仅为体重的2%,但其耗氧量则占全身耗氧量的20%,其所需的血液供应约占心输出量的15%。脑组织不能储存能量,也不能进行无氧糖酵解,因而对缺血、缺氧损伤非常敏感。尽管机体存在一系列的代偿调节机制,但这种调节机制有一定的限度,一旦超过此限度,就可导致神经元损伤。停止供血、供氧4～5分钟,脑组织内的神经元即可发生坏死。

一、缺血性脑病

缺血性脑病(ischemic encephalopathy)是指由于低血压、心搏骤停、低血糖、失血和窒息等原因引起的脑损伤。

(一)影响病变的因素

不同部位和不同特点的神经元对缺氧的敏感性不尽相同。大脑较脑干各级中枢对缺氧更为敏感,而大脑灰质较白质敏感。脑内各类细胞对缺氧敏感性由高至低依次为:神经元、星形胶质细胞、少突胶质细胞、内皮细胞。神经元中以皮质第Ⅲ、Ⅴ、Ⅵ层细胞和海马锥体细胞以及小脑浦肯野细胞最为敏感,在缺血(氧)时首先受累。

脑部受损伤的程度取决于缺血(氧)的程度和持续时间以及患者的存活时间。受损伤的部位还与局部的血管分布以及血管的状态有关。缺血(氧)时,动脉血管的远心端供血区域最易因血液灌流不足而发生缺血性脑病。

(二)基本病理变化

缺血12小时以后,脑组织才出现典型的组织学变化,神经元出现中央性尼氏小体溶解和坏死(红色神经元);髓鞘和轴突崩解;星形胶质细胞肿胀。1～2天后出现脑水肿,中性粒细胞和巨噬细胞浸润,并开始出现泡沫细胞。第4天星形胶质细胞明显增生,出现修复反应。大约30天左右形成蜂窝状胶质瘢痕。缺血性脑病的常见类型有:

(1)层状坏死:大脑皮质第Ⅲ、Ⅴ、Ⅵ层神经元坏死、脱失、胶质化,引起皮质神经细胞层的中断。

(2)海马硬化:海马锥体细胞损伤、脱失、胶质化。

(3)边缘带梗死(border zone infarction):脑内相邻动脉供血区之间的边缘带发生的梗死,又称脑分水岭梗死。梗死灶呈C形,梗死的范围与血压下降的程度和缺血的持续时间有关,若血压持续下降,则梗死区自远心端向次远心端扩大,称为向心性发展,即C形梗死区向其两侧扩大,并自大脑顶部向颅底发展。大脑缺血性脑病边缘带梗死的最严重情况是全大脑梗死,但脑干的各核团由于对缺血(氧)的敏感性较低仍可存活,患者意识丧失,成为植物人。一旦该病患者死亡其大脑成为由脑膜包裹的晦暗无结构的坏死组织,称为呼吸器脑。

二、阻塞性脑血管病

脑梗死是由于脑动脉血管阻塞,引起局部脑组织的血液供应中断,脑组织因缺血、缺氧而发生坏死,形成软化灶。

（一）阻塞类型

引起脑动脉血管阻塞的最常见原因为血栓性阻塞,其次为栓塞性阻塞。

1. 血栓性阻塞　血栓性阻塞常发生于动脉粥样硬化的基础上。动脉粥样硬化好发于颈内动脉、大脑前动脉、大脑中动脉分支及后交通动脉、基底动脉等处。粥样斑块本身、斑块内出血和继发血栓形成均可阻塞血管,所形成的阻塞发展较慢。临床上,血栓性阻塞所致脑梗死常在数小时或数日内不断发展,主要表现为偏瘫、神志不清、失语等。发生血管阻塞前,患者可出现一过性的局部神经系统症状与体征,称为短暂性脑缺血发作(transient ischemic attacks, TIA)。约 1/3 具有 TIA 病史的患者可在 5 年内出现脑梗死。

2. 栓塞性阻塞　栓子可来源于全身各处,但多为心源性。病变常累及大脑中动脉供血区。临床上,一般起病急骤,预后较差。

（二）基本病理变化

脑梗死可分为贫血性脑梗死和出血性脑梗死。由于局部动脉血液供应中断引起的梗死一般为贫血性梗死。若栓子碎裂并随再通灌流的血液向前方运行,使梗死区的血液供应又有部分复流,再灌流的血液可经因缺氧而受损的血管壁大量外溢,使贫血性梗死转变为出血性梗死。较大的静脉血栓形成先引起局部脑组织严重淤血,继而发展为淤血性梗死,也属出血性梗死。

大体,脑梗死发生数小时后才能被辨认。梗死区灰质暗淡,灰质与白质的分界不清,2～3 天后局部出现水肿,可见散在分布的出血点。一周后,坏死的脑组织发生软化,最后液化形成蜂窝状囊腔。由于脑膜和皮质之间有吻合支存在,梗死灶内皮质浅层的分子层结构常保存完好。

腔隙性脑梗死(lacunae)是在高血压和动脉硬化的基础上,脑深部的微小动脉发生阻塞或出现小出血灶,引起脑组织坏死。坏死灶的直径一般小于 1.5cm,以直径在 2～4mm 者最为常见,常呈多发性。多见于基底核、内囊、丘脑、脑桥基底部与大脑白质等处。因阻塞的血管不同,常出现不同的神经系统症状与体征。部分患者的临床表现较轻,主要为头痛、头晕、失眠、健忘、肢体麻木、动作失调,严重时可发生痴呆、偏瘫、失语等;部分病例临床上可无任何症状与体征。

三、脑出血

脑出血(brain hemorrhage)包括脑内出血、蛛网膜下腔出血和混合性出血。颅脑外伤则常引起硬脑膜外出血和硬脑膜下出血。

（一）脑内出血

脑内出血最常见的原因为高血压病,还可见于血管瘤破裂、血管壁淀粉样改变、血液病等。大块型脑出血常起病急骤,患者突感剧烈头痛,随即出现频繁呕吐、意识模糊,进而昏迷。大体病灶内脑组织消失,充满大量血凝块(图 15-8)。出血的部位和范围不同,患者出现的神经系统症状与体征也各不相同。基底核外侧型出血常引起对侧肢体偏瘫;内侧型出血易破入侧脑室和丘脑,脑脊液常为血性,预后极差;脑桥出血以两侧瞳孔极度缩小呈针尖样为特征;小脑出

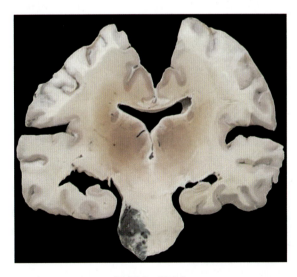

图 15-8　脑出血
脑干出血

血则出现出血侧后枕部剧痛及频繁呕吐。脑内出血的直接死亡原因多为并发脑室内出血或严重的脑疝。

（二）蛛网膜下腔出血

自发性蛛网膜下腔出血约占脑血管意外的10%~15%，其临床特征为突发剧烈头痛、脑膜刺激症状和血性脑脊液。其常见原因为先天性动脉瘤破裂，好发于基底动脉环的前半部，并常呈多发性，部分患者可出现反复出血。先天性囊性动脉瘤常见于动脉分支处，由于该处平滑肌或弹力纤维缺如，在动脉压的作用下膨大形成动脉瘤。动脉瘤一旦破裂，可引起整个蛛网膜下腔积血，血液被机化后可导致脑脊液循环障碍，形成脑积水。大量出血可导致患者死亡。

（三）混合性出血

常由动静脉畸形引起，动静脉畸形是指静脉走向扭曲、管壁结构异常、介于动脉和静脉之间的一类血管，其管腔大小不一，可以成簇、成堆出现。约90%动静脉畸形分布于大脑半球浅表层，因而其破裂常导致脑内和蛛网膜下腔的混合性出血。患者除出现脑出血和蛛网膜下腔出血的表现外，常有癫痫病史。若发生于脑干，可危及生命。

案例 15-3

刘某，男，78岁，有糖尿病史15年。5年前发生脑血栓形成与脑梗死后，右侧肢体活动受限。某日因过度激动后，突发头痛，随后出现频繁呕吐，继而出现意识模糊与失语，发病后1小时出现昏迷，紧急入院。入院3小时后经抢救无效，呼吸心跳停止。尸检：小脑体积明显增大，有血肿形成并破溃入第四脑室，小脑疝入枕骨大孔；多处脑动脉有粥样斑块，左侧大脑有陈旧性梗死灶。

思考： 请分析患者的死亡原因。

第六节　神经系统肿瘤

神经系统肿瘤分为原发性肿瘤和转移性肿瘤两大类，而原发性神经系统肿瘤又分为中枢神经系统肿瘤和周围神经肿瘤两类，以前者较多见。

一、中枢神经系统肿瘤

原发性中枢神经系统肿瘤以胶质瘤最为常见，其次为脑膜瘤。转移性肿瘤则以转移性肺癌为多见。儿童颅内恶性肿瘤的发生率仅次于白血病，以胶质瘤和髓母细胞瘤为常见。

颅内原发性中枢神经系统肿瘤有一些共同的特征：①肿瘤压迫或破坏周围脑组织引起相应的临床表现，如癫痫、瘫痪、视野缺损等；②颅内占位性病变引起颅内压升高的表现，如头痛、呕吐和视乳头水肿等；③颅内一些分化良好的肿瘤也可因压迫重要部位而危及生命。

（一）胶质瘤

胶质瘤（glioma）具有相对特异的生物学特性：①良、恶性的相对性，无论分化高低均呈浸润性生长，无包膜形成；②肿瘤细胞主要沿血管周围间隙、软脑膜、室管膜和神经纤维束间生长；③常发生脑脊液转移，经其他途径转移到颅外者罕见。

1. 星形胶质细胞瘤　星形胶质细胞瘤（astrocytoma）是最常见的胶质瘤，约占颅内肿瘤的30%，占胶质瘤的78%。男性患者多见，其发病的高峰年龄为30~40岁。最常见的发生部位为大脑额叶和颞叶。

大体，肿瘤一般境界不清，可为数厘米大的结节至巨大肿块不等，可伴出血与坏死。瘤体呈灰白色，质地因瘤内胶质纤维多少而异，可呈胶冻状外观，并形成大小不等的含有清澈透明液体的囊腔。脑的原有结构可因肿瘤的压迫而扭曲变形。

镜下,根据 WHO 的分类标准,可将星形胶质细胞瘤分为 I ~ IV 四级,见表 15-1。弥漫性星形细胞瘤,根据瘤细胞的形态又可分为纤维型、原浆型、肥胖型等亚型。纤维型星形胶质细胞瘤最常见,瘤细胞分化较好,但呈浸润性生长,瘤细胞之间可见红染的原纤维性背景(图 15-9)。间变型星形胶质细胞瘤为 III 级,预后差。高度恶性的胶质母细胞瘤(IV 级)多见于成人,进展迅速,预后极差,患者多于 2 年内死亡。

毛发细胞型星形胶质细胞瘤、室管膜下巨细胞星形细胞瘤和多形性黄色星形细胞瘤常发生于儿童与青少年,生长缓慢。大体,在囊泡壁上形成小结节,呈局限或浸润性。此类型胶质细胞瘤预后较好,部分患者在肿瘤切除后可生存 40 年以上。

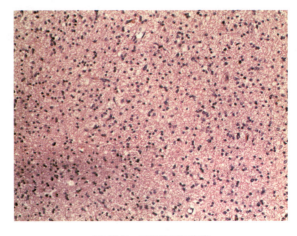

图 15-9　星形胶质细胞瘤
瘤细胞弥漫分布,瘤细胞之间见原纤维背景

表 15-1　星形细胞胶质细胞瘤 WHO 分类及分级

WHO 分类	WHO 分级
毛细胞性星形胶质细胞瘤	I
室管膜下巨细胞星形细胞瘤	I
多形性黄色星形细胞瘤	II
弥漫性星形细胞瘤	II
间变性星形细胞瘤	III
胶质母细胞瘤	IV

2. 少突胶质细胞瘤　包括少突胶质细胞瘤(oligodendrocytoma)和间变型少突胶质细胞瘤。前者相当于 WHO II 级,属于分化比较成熟的肿瘤,占胶质瘤的 5% ~ 6%,高发年龄为 30 ~ 50 岁,男性多于女性。本病好发于大脑皮质的浅层,肿瘤呈浸润性生长,灰红色,可出现出血、囊性变和钙化。瘤细胞大小一致、形态单一、呈圆形,瘤细胞核周的细胞质透亮,瘤细胞弥散排列,也有环绕神经元呈卫星状排列的倾向;间质血管呈丛状结构,可伴有不同程度的钙化和砂粒体形成。该种肿瘤生长缓慢,病程可长达十余年。临床上,患者常出现癫痫或局部性瘫痪。间变型少突胶质细胞瘤相当于 WHO III 级,瘤细胞分化差,异型性明显。此瘤生长迅速,术后易复发,预后差。

3. 室管膜瘤　室管膜瘤(ependymoma)来源于室管膜细胞,占神经上皮组织肿瘤的 3% ~ 9%。以第四脑室最为常见,也可见于脊髓中央管(好发于腰骶部及马尾部),多见于儿童和青少年。患者常出现脑积水和颅内压升高。

瘤体边界清楚,呈球形或分叶状,切面灰白色,质地均匀或颗粒状,有时可见出血、钙化和囊性变。肿瘤细胞大小形态较一致,排列密集,常可见瘤细胞围绕空腔呈腺管状排列,形成菊形团状结构(图 15-10),或围绕血管排列形成假菊形团。

本瘤生长缓慢,患者可存活 8 ~ 10 年。脊髓下端肿瘤切除后有望痊愈,而发生于第四脑室者预后较差,间变性室管膜瘤预后更差。

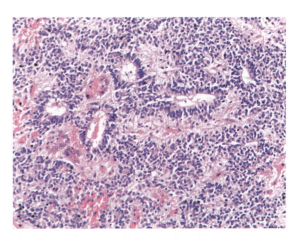

图 15-10　室管膜细胞瘤
瘤细胞围绕空腔呈腺管状排列,形成菊形团状结构

（二）髓母细胞肿瘤

髓母细胞瘤（medulloblastoma）是中枢神经系统中最常见的原始神经上皮肿瘤，WHO Ⅳ 级，占神经上皮组织肿瘤的 7%～8%。多见于小儿，发病的高峰年龄为 10 岁左右，其次为青年，偶见于成人。肿瘤常位于小脑蚓部，占据第四脑室顶部；部分病例可发生于小脑半球。该肿瘤是一种胚胎性肿瘤，起源于小脑蚓部的原始神经上皮细胞或小脑皮质的胚胎性外颗粒层细胞。

大体，肿瘤组织呈鱼肉状，灰红色。镜下，瘤细胞呈圆形、椭圆形或胡萝卜状，瘤细胞排列较密集，可形成菊形团状结构。本瘤易发生脑脊液播散，恶性程度高，预后差。

（三）脑膜瘤

脑膜瘤（meningioma）是颅内和椎管内最常见的肿瘤之一，WHO Ⅰ 级，好发于成人。脑膜瘤的发生率仅次于胶质瘤而居颅内肿瘤的第二位。脑膜瘤多为良性，生长缓慢，手术易切除，为中枢神经系统肿瘤中预后最好者。

脑膜瘤起源于蛛网膜颗粒的内皮细胞和成纤维细胞。肿瘤常见于上矢状窦两侧、蝶骨嵴、嗅沟，小脑脑桥角以及脊髓胸段脊神经在椎间孔的出口处。

脑膜瘤常为单发，局部可附着于硬脑膜。肿瘤的边界清楚，包膜完整，较大的肿瘤可呈分叶状，压迫下方的脑组织，与脑组织较易分离。切面，肿瘤多为灰白色，质实，偶见肿瘤内有囊肿形成，很少出现坏死，有砂粒体的脑膜瘤触之有砂粒感。镜下，肿瘤细胞呈大小不等的同心圆状或漩涡状排列，其中央的血管壁常有透明变性，可钙化形成砂粒体。

脑膜瘤手术切除后，约有 15% 的复发率。少数病例可发生恶变，细胞出现明显的异型性或呈浸润性生长，称为恶性脑膜瘤或间变性脑膜瘤，甚至出现颅外转移，主要转移到肺和淋巴结。

二、周围神经系统肿瘤

周围神经肿瘤一般可分两大类，一类来源于神经鞘膜，包括神经鞘瘤和神经纤维瘤。另一类为神经细胞源性肿瘤，主要发生于交感神经节和肾上腺髓质，其中原始而低分化的恶性肿瘤为神经母细胞瘤，高分化的良性肿瘤为节细胞神经瘤。

（一）神经鞘瘤

神经鞘瘤（neurilemoma）又称施万细胞瘤，是起源于胚胎期神经嵴来源的神经膜细胞或施万细胞的良性肿瘤。颅内的神经鞘瘤主要发生于听神经的前庭（又称听神经瘤）、小脑脑桥角和三叉神经等。发生于周围神经的神经鞘瘤多见于四肢屈侧较大的神经干。神经鞘瘤也是椎管内最常见的肿瘤。

大体，肿瘤有完整的包膜，边界清楚，呈圆形或结节状，常压迫周围组织，但不发生浸润，与其所发生的神经粘连在一起。切面呈灰白色或灰黄色，可见漩涡状结构，有时可见出血与囊性变。镜下，一般可见两种组织结构：一为束状型，细胞细长呈梭形，细胞境界不清，相互紧密平行排列呈栅栏状或不完全的漩涡状，称 Verocay 小体（图 15-11）；另一型为网状型，细胞稀少，排列成稀疏的网状结构，常有小囊腔形成。

本病的临床表现依肿瘤的大小和部位而异，较大者因受累神经受压而引起麻痹或疼痛，并沿神经放射。颅内听神经瘤可引起听觉障碍或耳鸣等症状。大多数肿瘤能手术根治，极少数与脑干或脊髓等紧密粘连而未能完全切除者易复发。

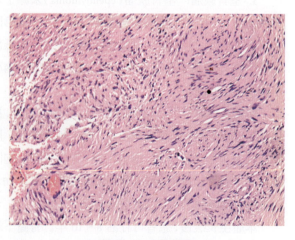

图 15-11 神经鞘瘤

瘤细胞呈梭形，细胞间界限不清，瘤细胞呈不完全的漩涡状排列

（二）神经纤维瘤

神经纤维瘤（neurofibroma）多发生于皮下，可单发或多发，多发性神经纤维瘤又称为神经纤维瘤病。

大体，皮肤及皮下单发性神经纤维瘤边界清楚，无包膜，质实。切面呈灰白略透明状，常找不到其发源的神经。若肿瘤发生于较大的神经，则可见神经纤维消失于肿瘤中，质实，可见漩涡状纤维，很少发生出血与囊性变。

镜下，肿瘤组织由增生的神经膜细胞和成纤维细胞构成，呈交织状排列，或呈小束并分散在神经纤维之间，伴大量网状纤维和胶质纤维及疏松的黏液样基质。若细胞密度增大、核有明显异型性并见核分裂象和血管增生，提示有恶性变的可能。

三、脑内转移性肿瘤

临床上，脑内的转移性肿瘤约占全部脑肿瘤的 20% 左右。恶性肿瘤的死亡病例中有 10%～15% 可有脑转移。最容易发生脑转移的恶性肿瘤是肺癌，其次为乳腺癌，其他为恶性黑色素瘤、胃癌、结肠癌、肾癌和绒毛膜上皮癌等。白血病时，脑膜或脑实质也可发生白血病细胞灶性浸润。颅内转移性肿瘤可有三种形式：①转移结节，多见于皮质与白质交界处及脑的深部。②软脑膜癌病，肿瘤细胞沿蛛网膜下腔弥漫性浸润，局部可呈现大小不等的结节或斑块，脑底部、腰骶部、马尾等处常明显受累。由于脑脊液循环受阻，可产生颅内高压和脑积水。③脑炎性转移，弥漫性血管周围瘤细胞浸润可形成局限性瘤结节或广泛浸润，并伴发软脑膜癌病。

转移瘤的组织形态与原发性肿瘤相似，常伴有出血、坏死、囊性变及液化。周围脑组织可有水肿，伴淋巴细胞及巨噬细胞浸润。颅内转移瘤的转移途径绝大部分是远隔部位的原发肿瘤经血道转移至颅内，另一途径是邻近部位的肿瘤直接侵入，如鼻咽癌、眶内肿瘤等。

（李　良）

学习小结

神经元、神经胶质及神经纤维在损伤时表现出独特的形态学特点，中枢神经系统常见的并发症包括颅内压升高、脑疝形成、脑水肿和脑积水，它们常互为因果、同时存在。流行性脑脊髓膜炎是由脑膜炎双球菌引起的脑脊膜急性化脓性炎症，患者出现脑膜刺激症状和颅内压升高的表现。流行性乙型脑炎是由乙型脑炎病毒引起的累及脑实质的变质性炎症，以大脑皮质及基底核、视丘最为严重，脊髓病变最轻；神经系统变性疾病常选择性地累及 1～2 个功能系统，患者出现特定的临床表现，主要包括痴呆（如阿尔茨海默病）和运动障碍（如帕金森病）；缺血性脑病最易发生于脑动脉供血区的远端；随着缺血加剧，病变呈向心性发展。阻塞性脑血管病的最常见原因为血栓形成及栓塞。高血压病、血管瘤破裂、脑血管畸形等可导致脑出血，包括脑内出血、蛛网膜下腔出血和混合性出血；原发性中枢神经系统肿瘤最多见，包括星形胶质细胞瘤、少突胶质细胞瘤、室管膜瘤、髓母细胞瘤、脑膜瘤等。原发性周围神经肿瘤包括神经鞘瘤、神经纤维瘤等。原发性神经系统肿瘤很少发生系统外转移，然而中枢神经系统却是转移瘤的好发部位。

复习思考题

1. 列出颅内压升高的原因与后果。

2. 列表比较流行性脑脊髓膜炎和流行性乙型脑炎的病因、病变特点及临床病理联系。

3. 简述脑动脉粥样硬化、脑血栓形成和脑梗死之间的关系。

4. 简述阿尔兹海默病的主要病理学特征。

5. 列出颅内出血的类型及其常见原因。

6. 颅内原发性肿瘤有哪些共同特征？

7. 解释下列名词：红色神经元、卫星现象、噬神经细胞现象、格子细胞、胶质结节、Waller 变性、颅内压升高、脑水肿、脑积水，老年斑。

第十六章　传　染　病

学习目标

掌握	原发性与继发性肺结核病变特点；掌握肠伤寒、细菌性痢疾、尖锐湿疣、淋病和梅毒的病理变化及临床病理联系。
熟悉	本章各种传染病的病因、传播途径；熟悉结核病的发生发展规律及肺外器官结核病的病变特点。
了解	麻风、钩端螺旋体病、流行性出血热、狂犬病的病理变化及临床病理联系；了解深部真菌病的病因及病理变化。

传染病（infectious disease）是由病原微生物通过一定的传播途径侵入易感人群所引起的具有传染性并能在人群中引起局部或广泛流行的一组疾病。病原微生物包括病毒、细菌、支原体、真菌和螺旋体等。传染病在人群中发生或流行必须具备传染源、传播途径和易感人群三个基本环节。传染病曾经在世界各地流行，严重威胁了人类健康。但随着社会的发展，卫生条件的改善，医疗水平的提高，人们生活习惯的改变，传染病的疾病谱也发生了较大的变化。在发达国家，传染病的发病率和死亡率处于次要地位，但在许多发展中国家，传染病的发病率和死亡率很高，仍然是主要的健康问题。在我国，传染病的发病率和死亡率已明显下降，天花等传染病已基本被消灭，麻风、脊髓灰质炎等传染病也接近被消灭。但由于种种原因，原本已经得到控制的传染病如梅毒、淋病、结核病等又死灰复燃，发病率上升或有上升趋势。此外，还出现了艾滋病、埃博拉出血热（Ebola hemorrhagic fever，EHF）、严重急性呼吸综合征（severe acute respiratory syndrome，SARS）和高致病性禽流感等新的传染病。目前我国的疾病谱兼有发达国家和发展中国家疾病谱的双重特征。近年来，由于广谱抗生素、激素和抗肿瘤药物的大量使用，真菌感染有明显增长趋势。

传染病的基本病理变化都是炎症，但每种传染病都有各自的特点。本章重点介绍结核病、伤寒、细菌性痢疾和性传播疾病等经典传染病，但真菌病增长明显，应予以关注。

第一节　结核病

一、概述

结核病（tuberculosis）是由结核分枝杆菌引起的一种慢性传染病。其典型病变特点是结核结节的形成伴有一定程度的干酪样坏死。结核病可发生于全身各器官，但以肺结核最常见。临床上常有低热、盗汗、食欲减退、消瘦等症状。结核病是一种古老的传染病，4500年前古埃及金字塔中法老查有脊柱结核，2122年前我国长沙马王堆辛追夫人左上肺有钙化结核病灶。结核病曾经严重威胁人类的身体健康，但抗结核药物的发明和应用使结核病的病死率明显降低。然而20世纪80年代以来，由于HIV相关结核和多重耐药结核的疫情加重，结核病的发病率又呈上升趋势。世界卫生组织数据显示，2013年全世界约有48万人患有耐多药结核病，中国是世界上耐多药结核病发病率最高的国家。结核病的全球控制愈加困难，1993年世界卫生组织宣布全球结核病已处于紧急状态。

（一）病因与发病机制

结核病的病原菌是结核分枝杆菌（mycobacterium tuberculosis），简称结核杆菌。对人致病的主要有人型和牛型，人型结核分枝杆菌感染的发病率最高，牛型次之。

结核分枝杆菌不产生内、外毒素，无侵袭性酶。其致病性与菌体成分有关。结核分枝杆菌含有脂质、蛋白和多糖类三种成分。脂质的含量与结核菌的毒力和形成特征性病变有关，含量越高则毒力越强。脂质与糖、蛋白质结合形成糖脂（索状因子，cord factor）和糖肽脂（蜡质D，wax D）。索状因子能破坏细胞线粒体膜，对细胞有强烈的损伤作用；蜡质D能引起强烈的变态反应，还能抑制巨噬细胞中吞噬体与溶酶体的融合，使结核分枝杆菌能在巨噬细胞中长期存活。糖脂和糖肽脂能刺激T淋巴细胞和巨噬细胞增殖，使炎症灶中的巨噬细胞转变为类上皮细胞，形成结核结节。

结核病主要经呼吸道传播，肺结核患者（主要是空洞型肺结核）经呼吸道排出大量含结核分枝杆菌的微滴。其中直径小于5μm的微滴在空气中悬浮时间长，能到达肺泡，因此其致病性最强。结核病也可通过食入带菌食物如含菌牛奶，经消化道传播。少数病例可经皮肤伤口传播。

结核病的发生、发展及结局取决于很多因素，其中感染细菌的数量、毒力的大小和机体的反应性（免疫反应和变态反应）是最重要的因素。结核分枝杆菌进入机体后，一方面引起机体的免疫反应，另一方面引起Ⅳ型变态反应，两者同时发生或相继发生。一般认为，结核病的免疫反应是以细胞免疫为主。机体初次感染结核分枝杆菌，使T细胞被致敏，当致敏的T细胞再次与结核分枝杆菌相遇时，便迅速分裂、增殖，并释放出各种淋巴因子，如巨噬细胞趋化因子、巨噬细胞激活因子等，使巨噬细胞移向细菌，并激活巨噬细胞杀灭结核分枝杆菌，使病灶局限，最终演变为结核性肉芽肿。变态反应是致敏的T细胞再次与结核分枝杆菌相遇时通过释放趋化因子、各种细胞因子（如肿瘤坏死因子、白介素等）及细胞介导的细胞毒作用，导致组织损伤，常引起干酪样坏死。其具体过程见图16-1。

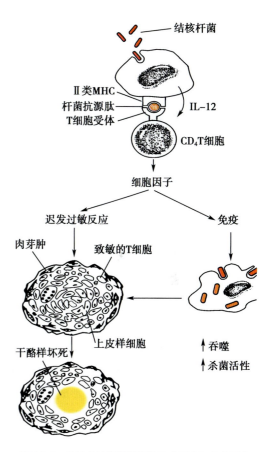

图16-1　结核分枝杆菌引起的免疫反应和变态反应

相关链接

结核菌素试验（PPD试验）

结核菌素试验（PPD试验）是基于Ⅳ型变态反应原理的一种皮肤试验，用来检测机体有无感染过结核分枝杆菌。凡感染过的机体，会产生相应的致敏淋巴细胞，具有对结核分枝杆菌的识别能力。当再次遇到少量的结核分枝杆菌或结核菌素时，致敏T淋巴细胞受相同抗原再次刺激会释放出多种细胞因子，引起血管通透性增加,巨噬细胞在局部集聚。约在48~72小时内,局部出现红肿硬节的阳性反应。若受试者未感染过结核分枝杆菌,则接种处无反应。

(二)基本病理变化

结核病的病变虽然属于炎症,具有一般炎症的变质、渗出和增生三种基本病理变化,但有其特殊性。机体的免疫反应和变态反应取决于细菌的数量、毒力以及机体的抵抗力。当细菌的数量少、毒力弱而机体的抵抗力强时,以免疫反应占优势,病变局限;反之,则以变态反应为主,病变扩散,疾病恶化。结核病基本病变与机体的免疫状态之间的关系见表16-1。

表16-1 结核病基本病变与机体的免疫状态

病理变化	机体状态		结核分枝杆菌		病理特征
	免疫力	变态反应	菌量	毒力	
渗出为主	低	较强	多	强	浆液性或浆液纤维素性炎
增生为主	较强	较弱	少	较低	结核结节
坏死为主	低	强	多	强	干酪样坏死

1. **以渗出为主的病变** 多发生于结核病的早期或机体抵抗力低下,细菌量多、毒力强或变态反应较强时,表现为浆液性或浆液纤维蛋白性炎。在渗出液和巨噬细胞中可查见结核分枝杆菌。此型病变好发于肺、浆膜、滑膜和脑膜等部位。渗出物可完全吸收不留痕迹,或转变为以增生为主或以坏死为主的病变。

2. **以增生为主的病变** 当机体免疫反应较强或细菌量少、毒力较弱时,则表现以增生性改变为主的病变,形成具有诊断价值的结核结节(tubercle)。单个结核结节很小,肉眼和X线不易看到,3~4个结节融合为较大结节时才可见。病灶约粟粒大小,灰白色,境界清楚,有干酪样坏死时则略呈黄色,可微隆起于器官表面。镜下,结核结节是由上皮样细胞(epithelioid cell)、朗汉斯巨细胞(langhans giant cell)、外周局部聚集的淋巴细胞及少量反应性增生的成纤维细胞构成(图16-2)。典型的结核结节中央是干酪样坏死,周围上皮样细胞呈梭形、鞋印样或多角形,胞质丰富,境界不清,呈淡染伊红色;细胞核圆或卵圆形,染色质少,甚至可呈空泡状,核内有1~2个核仁。上皮样细胞是由巨噬细胞吞噬结核分枝杆菌后逐渐转变形成。多个上皮样细胞相互融合成一个细胞,核分裂而胞质不分裂,形成多核巨细胞,称为朗汉斯巨细胞。其直径可达300μm,胞质丰富,核数目由十几个到几十个不等,排列在胞质周围呈花环状、马蹄形或密集在胞体的一端。

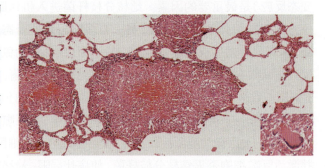

图16-2 结核结节

病灶呈结节状,结节中央是红染无结构的干酪样坏死。右下角示朗汉斯巨细胞

3. **以坏死为主的病变** 当机体抵抗力低下或变态反应强烈、细菌数量多、毒力强时,渗出或增生为主的病变可继发干酪样坏死(caseous necrosis)。大体,因坏死灶含较多脂质而使坏死物呈淡黄色,质地较实,均匀细腻,状似奶酪,故称为干酪样坏死。镜下为红染无结构的颗粒状物。干酪样坏死对结核病的病理诊断具有一定意义。干酪样坏死灶内含有抑制酶活性的物质,故坏死物不易溶解吸收。干酪样坏死物中大都含有一定量的结核分枝杆菌,可成为结核分枝杆菌在体内播散的来源,是结核病恶化进展的原因。

上述渗出、增生和坏死三种变化往往同时存在而以一种病变为主,并且可互相转化。

(三)基本转化规律

结核病的发展和结局取决于机体抵抗力和结核分枝杆菌致病力的关系。当机体抵抗力增强时,结核分枝杆菌被抑制、杀灭,病变转向愈合;反之,病变转向恶化。

1. 转向愈合

(1)吸收消散:是渗出性病变愈合的主要方式。渗出物经病灶附近淋巴道吸收,使病灶缩小或消散。X线检查可见由原来边缘模糊不清、密度不均、云絮状的渗出性病变影逐渐缩小或分割成小片,直到病灶完全消失。小的干酪样坏死灶及增生性病灶经适当的治疗可被吸收消散。

(2)纤维化、纤维包裹及钙化:增生性病变和小的干酪样坏死可通过机化、纤维化,最后形成瘢痕而愈合。小的坏死灶可完全纤维化,较大的坏死灶难以完全纤维化,则由纤维组织增生包裹,钙盐沉着而发生钙化。X线可见斑点状、密度较高、边缘清晰的结节影。钙化的结核病灶内常有少量结核分枝杆菌存活。此期称硬结钙化期,虽属临床痊愈,但当机体抵抗力降低时病变仍可复发。

2. 转向恶化

(1)浸润进展:当疾病恶化时,病灶周围出现渗出性病变,范围不断扩大,并继发干酪样坏死。X线检查时见原发灶周围出现边缘模糊的絮状阴影,临床上称之为浸润进展期。

(2)溶解播散:当病情恶化时,干酪样坏死发生液化,坏死物可经体内自然管道(支气管、输尿管等)从原发部位排出,在局部形成空洞。液化的干酪样坏死物含大量结核分枝杆菌,可通过自然管道播散到其他部位,形成新的结核病灶。X线检查见病灶阴影密度不一,并出现透亮区及大小不等的新播散病灶影,临床上称之为溶解播散期。结核分枝杆菌也可循血道、淋巴道播散到全身各处。

二、肺结核病

结核病可侵及多个脏器,以肺部结核感染最为常见。人体感染结核分枝杆菌后不一定发病,当抵抗力降低或细胞介导的变态反应增高时,才可能引起临床发病。由于结核分枝杆菌初次和再次感染机体时,机体的反应性不同,病变的发生、发展各有特点,通常将肺结核分为原发性和继发性肺结核两大类。

(一)原发性肺结核

原发性肺结核是指机体初次感染结核分枝杆菌所引起的肺结核。好发于儿童,但偶尔也可发生于未感染过结核分枝杆菌的青少年和成人。原发性肺结核病常无明显的临床症状和体征,患儿多在不知不觉中度过,但结核菌素试验为阳性。少数病情较重者可出现疲倦、食欲减退、盗汗和潮热等症状和体征。

1. 基本病理变化　结核分枝杆菌被吸入肺后,最先在通气较好的上叶下部或下叶上部近胸膜处形成直径1cm左右的灰白色原发灶,以右肺多见。结核分枝杆菌很快从原发灶侵入淋巴管,引起相应的结核性淋巴管炎。侵入淋巴管的结核分枝杆菌,循淋巴液引流到肺门淋巴结,引起肺门淋巴结结核。

肺的原发病灶、结核性淋巴管炎和肺门淋巴结结核三者合称肺原发综合征(primary complex)(图16-3)。这是原发性肺结核的特征性病变,X线检查时见哑铃状阴影。

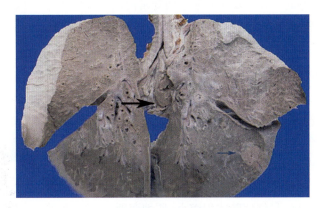

图16-3　肺结核病原发综合征
细箭头所示肺下叶上部近胸膜处灰黄色病灶为原发灶,粗箭头示肺门淋巴结结核

2. 病变的转归　原发综合征形成后,尽管在最初几周内有结核分枝杆菌通过血道或淋巴道播散到全身其他器官,但随着细胞免疫的建立,95%左右的病例病变不再发展而自然痊愈,小的病灶可完全吸收或纤维化,较大的干酪样坏死灶则发生纤维包裹及钙化。有时虽然肺内原发病灶已愈合,但肺门淋巴结病变仍继续进展,形成支气管淋巴结结核。此时经过适当的治疗,这些病灶仍可被包裹及钙化。

少数营养不良或同时患有其他传染病的患儿,机体抵抗力下降,病变恶化,病灶扩大,干酪样坏死和空洞形成。肺部或淋巴结的病灶可侵蚀破坏血管,结核分枝杆菌直接侵入血液;或由淋巴管经胸导管入血,发生血道播散,形成粟粒性肺结核病或全身粟粒性结核病。这种改变也可见于继发性肺结核病。

原发性肺结核发生支气管播散者较为少见,可能与儿童支气管未充分发育,易受外周病变的压迫,或与支气管管径较小,易发生阻塞有关。

(二)继发性肺结核

继发性肺结核是指机体再次感染结核分枝杆菌所引起的肺结核病,多见于成年人。大多在初次感染后数年或几十年后因机体抵抗力下降,静止的原发病灶再次活动,或者发生外源性感染而发病。

继发性肺结核病的病理变化和临床表现比较复杂,有以下几个特点:①病变多开始于肺尖;②由于患者有一定的免疫力,病变往往以增生改变为主,形成结核性肉芽肿;③病程较长,病情时好时坏,新旧病变混杂;④在肺内主要通过支气管播散。根据其病变特点和临床经过分为以下几种类型。

1. 局灶型肺结核　是继发性肺结核的早期病理改变。病灶多位于肺尖,直径0.5~1cm,单个或多个结节状病灶,边界清楚,有纤维包裹。镜下以增生改变为主,中央为干酪样坏死。X线显示肺尖部有单个或多个境界清楚的结节状阴影。患者常无自觉症状,多在体检时发现,属非活动性肺结核。当患者抵抗力降低时,可发展为浸润型肺结核。

2. 浸润型肺结核　是临床上最常见的活动性继发性肺结核,大多数由局灶型肺结核发展而来,少数一开始即为浸润型肺结核。病变多以渗出性病变为主,中央有干酪样坏死。X线显示锁骨下区域可见边缘模糊的云絮状阴影。

如发现及时,治疗合理,渗出性病变可以被吸收,增生、坏死性病变可通过纤维化、纤维包裹及钙化愈合。如患者抵抗力低或未及时进行合理的治疗,病变可继续发展而恶化。干酪样坏死不断扩大,坏死物液化,经支气管排出,病灶局部形成急性空洞。急性空洞洞壁较薄,又称薄壁空洞。急性空洞经适当治疗,洞壁逐渐缩小、闭合,也可通过空洞塌陷,最后形成瘢痕组织而愈合。空洞内的干酪样坏死物中含有大量结核分枝杆菌,当干酪样坏死发生液化时,含菌的液化坏死物,可经支气管播散于肺内而引起干酪性肺炎。如果急性空洞经久不愈,则可发展为慢性纤维空洞型肺结核。

3. 慢性纤维空洞型肺结核　是成年人慢性肺结核的常见类型,多在浸润型肺结核形成急性空洞的基础上发展而来。病变常侵蚀支气管并与支气管相通,含菌的坏死物可随支气管排出,故又称为开放性肺结核,是结核病的主要传染源。

该型肺结核病变特点有以下几点:①空洞多位于肺上叶,可为一个或多个厚壁空洞,大小不一,形状不规则,洞壁厚可达1cm以上(图16-4)。镜下洞壁由三层结构组成:内层是干酪样坏死物,其中含有大量结核分枝杆菌,中层为结核性肉芽组织,外层为纤维结缔组织。②在同侧或对侧的肺组织内,特别是在肺小叶内可见由支气管播散而引起的新旧不一、大小不等、病变类型不同的病灶,病灶位置越往下则病变越新鲜。③晚期因肺组织严重破坏,导致广泛纤维化,最终使肺体积缩小、质地变硬、变形,严重影响肺功能,并因肺广泛纤维化、肺动脉高压而致肺源性心脏病。

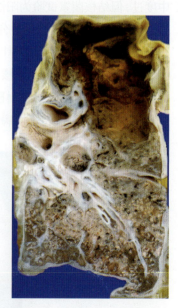

图16-4　慢性纤维空洞型肺结核
肺上叶见一厚壁空洞,其形状不规则,底部凹凸不平,可见土黄色干酪样坏死物

病变如侵蚀较大的血管，可引起大咯血，患者可因吸入大量血液而窒息死亡；如空洞突破胸膜可引起气胸或脓气胸；经常咳出带菌痰液可引起喉结核；如咽下含菌痰液则可引起肠结核。

较小的空洞经治疗一般可机化、缩小而闭塞。较大空洞洞壁的坏死组织脱落，肉芽组织逐渐形成瘢痕组织，而洞壁表面由支气管上皮增生覆盖。这种愈合空洞抗酸染色呈阴性，已无结核分枝杆菌存在，故称开放性愈合。

4. 干酪性肺炎　较少见，是一种病情危重的肺结核病，临床中毒症状明显，死亡率高。发生于机体免疫力极低，而对结核分枝杆菌的变态反应过高的患者。可由浸润型肺结核恶化而来，也可因急、慢性空洞带菌坏死物经支气管播散所致。按病灶范围的大小可分为小叶性和大叶性干酪性肺炎。大体肺叶大部实变，呈土黄色干酪样（图 16-5）。镜下肺组织广泛干酪样坏死，肺泡腔内充满大量浆液纤维素性渗出物，可见巨噬细胞等炎性细胞。

5. 结核球　结核球又称结核瘤（tuberculoma），直径约 2～5cm，有纤维组织包裹的孤立的境界清楚的球形干酪样坏死灶（图 16-6）。常位于肺上叶，一般为单发，有时也可多发。结核球可来源于：①浸润型肺结核的干酪样坏死纤维包裹；②结核性空洞因引流的支气管阻塞，空洞由干酪样坏死物填充。③多个小干酪样坏死灶融合并被纤维组织包裹。本型相对静止，可保持多年而无进展，临床上一般无症状。但由于结核球有纤维包裹，使抗结核药物不易发挥作用，故也可恶化进展，临床上多采取手术切除。

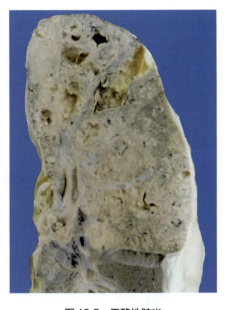

图 16-5　干酪性肺炎
肺叶肿大变实，切面呈土黄色干酪化，肺上叶
见多个不规则急性空洞

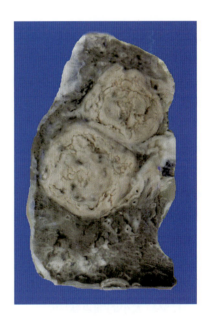

图 16-6　肺结核球
为纤维包裹、境界分明、略呈同心圆层状
的干酪样坏死灶

6. 结核性胸膜炎　按病变性质可分为干性和湿性两种，以湿性结核性胸膜炎常见。

（1）湿性结核性胸膜炎：又称渗出性结核性胸膜炎。较多见，好发于青年人。多由肺内原发病灶播散至胸膜引起。病变广泛，主要为浆液纤维素性炎，浆液渗出量多时可引起胸腔积液，有时呈血性胸水。

（2）干性结核性胸膜炎：又称增生性结核性胸膜炎，较少见。由胸膜下结核病灶直接蔓延至胸膜所致，常发生于肺尖。病变以增生性改变为主，多为局限性，很少有胸腔积液，一般通过纤维化而痊愈。

原发性肺结核与继发性肺结核在发病过程、病理变化等许多方面都有其不同的特点（表 16-2）。

艾滋病病人结核病不仅发病率明显增高，而且有不同的临床特征。其所发生的继发性肺结核病灶通常不存在于肺尖部，空洞也不常见，常见纵隔淋巴结结核，因此其改变更像原发性肺结核。艾滋病病人结核分枝杆菌感染者 50% 以上的病例有结核菌的扩散；60%～80% 病例有肺外结核病。

表 16-2　原发性和继发性肺结核病比较

	原发性肺结核病	继发性肺结核病
结核分枝杆菌感染	初次	再次
发病人群	儿童	成人
对结核分枝杆菌的免疫力	无	有
病理特征	原发综合征	病变多样，新旧病灶，较局限
起始病灶	上叶下部、下叶上部近胸膜处	肺尖部
主要播散途径	淋巴道或血道	支气管
病程	短，大多自愈	长，波动性，需治疗

（三）肺结核血源播散所致病变

结核分枝杆菌从原发性和继发性肺结核病的局部病灶入血或经胸导管入血后，循血流进行血道播散引起粟粒性结核病（miliary tuberculosis）和肺外结核病。血源播散性结核病可分为以下几种类型：

1. 急性全身粟粒性结核病　当肺结核恶性进展时，坏死灶扩大，破坏肺静脉分支，大量结核分枝杆菌侵入肺静脉，经左心进入大循环，播散至全身各脏器，如肺、肝、脾和脑膜等处，引起急性全身粟粒性结核病。大体，各脏器内均匀密布粟粒大小、灰白色、圆形、境界清楚的小结节。镜下，以增生性病变为主，也可见坏死性和渗出性病变。

临床上病情险恶，出现高热、衰竭、烦躁不安等中毒症状。若能及时有效治疗，预后仍属良好。少数病例可因结核性脑膜炎而死亡。

2. 慢性全身粟粒性结核病　如急性期病情不能及时控制而使病程迁延 3 周以上，或结核分枝杆菌长期、少量、反复多次进入血液，则形成慢性全身粟粒性结核病。此时的病变性质、病灶大小和分布状态均不一致。

3. 急性肺粟粒性结核病　可以是急性全身粟粒性结核病的一部分；也可因肺门、纵隔、支气管旁淋巴结干酪样坏死破入邻近大静脉；或因含有结核分枝杆菌的淋巴液经胸导管回流入右心，沿肺动脉播散于两肺而引起。大体可见肺表面和切面密布灰黄或灰白色粟粒大小的结节，微隆起于表面。镜下可见肺组织内散在分布的结核结节。X 线检查可见两肺有弥漫分布、密度均匀、粟粒大小的细点状阴影。

4. 慢性肺粟粒性结核病　多见于成年人，患者原发灶已痊愈，由肺外器官结核病灶的结核分枝杆菌间歇入血而致病。病程长，病变新旧并存，大小不一，以增生性改变为主（图 16-7）。

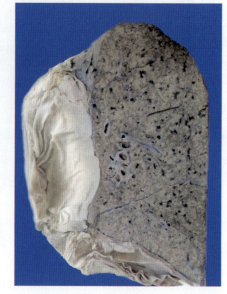

图 16-7　慢性粟粒性肺结核
切面可见灰黄色或灰白色结节弥漫分布，大小不一

三、肺外结核病

结核病可侵及多个脏器，除肺结核外，常见有淋巴结、肠道、肾脏结核等。淋巴结结核由淋巴道播散所致，消化道结核可由吞下含菌的食物或痰液感染所致，皮肤结核则可由损伤的皮肤感染所致，其余器官的结核病则大多为原发性肺结核病血源播散所致。

（一）肠结核病

肠结核病可分为原发性和继发性两型。原发性者很少见，主要见于小儿。多因饮用含有结核分枝杆菌的牛奶或乳制品而感染。肠道的病变可表现为与原发性肺结核原发综合征相似的肠原发综合征，即肠的原发性结核性病灶、结核性淋巴管炎和肠系膜淋巴结炎。绝大多数继发性肠结核继发于活动性空洞型肺结核，因反复咽下含结核分枝杆菌的痰液所引起。肠结核可发生于任何肠段，但以回盲部最常见，按病变特点不同分为两型。

1. 溃疡型 较多见。结核分枝杆菌首先侵入肠壁淋巴组织形成结核结节，继而结节相互融合并发生干酪样坏死，病变处黏膜破溃后形成溃疡。因为结核分枝杆菌随肠壁淋巴管环形播散，所以典型的肠结核溃疡多呈环形，其长轴与肠管的长轴相垂直（图16-8）。溃疡一般较浅，边缘不整，似鼠咬状，底部为干酪样坏死物，其下是结核性肉芽组织。当溃疡愈合后，瘢痕收缩使肠腔狭窄而引起肠梗阻症状。临床上可出现腹痛、腹泻与便秘交替、营养不良和结核中毒症状。

2. 增生型 少见。病变特点是肠壁大量结核性肉芽组织形成和纤维组织增生，致肠黏膜多发小息肉形成及肠腔狭窄（图16-9）。临床上表现为慢性不完全低位肠梗阻，右下腹可触及包块，故应与大肠癌鉴别。

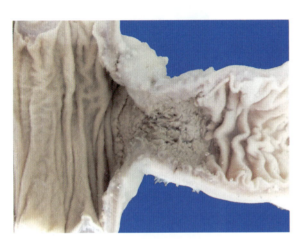

图16-8 肠溃疡型结核
溃疡呈条带状，其长径与肠轴垂直，边缘不整，似鼠咬状，伴肠腔狭窄

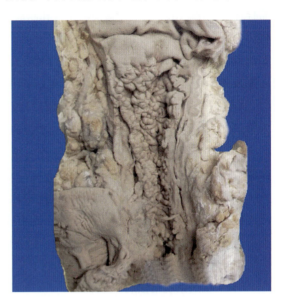

图16-9 肠增生型结核
肠壁内有大量结核性小息肉伴肠腔狭窄

（二）结核性腹膜炎

多见于青少年。主要由腹腔内结核灶直接蔓延所致，经血行播散者少。最常见的腹内原发灶是溃疡型肠结核，其次是肠系膜淋巴结结核或结核性输卵管炎。按病变特点分干性和湿性两型，以混合型多见。其共同的病变特征是腹膜上密布无数结核性小结节。

1. 干性结核性腹膜炎 其病变特点为除腹膜上结核性小结节外，尚有大量纤维素性渗出物，其机化后可引起腹腔内广泛粘连。患者可出现慢性肠梗阻症状。

2. 湿性结核性腹膜炎 以大量结核性渗出形成腹水为特征，其腹水多呈草黄色，也可为血性。患者常有腹胀、腹痛、腹泻及结核中毒症状。

（三）结核性脑膜炎

以儿童多见，主要由血道播散所致。结核分枝杆菌的来源包括儿童的肺原发综合征、成人的肺结核、骨关节结核和泌尿生殖系统结核病；部分病例也可因脑实质内干酪样坏死物液化、破溃进入蛛网膜下腔所致。

病变以脑底最明显。大体，在脑桥、脚间池、视神经交叉的大脑外侧裂等处的蛛网膜下腔内，可见多量灰黄色混浊的胶冻样渗出物，偶见细小的灰白色小结节。镜下，蛛网膜下腔内有浆液、纤维素、巨噬细胞及淋巴细胞等炎性渗出物，常有干酪样坏死，偶见结核结节。病变严重者可累及脑皮质而引起脑膜脑炎；病程较长者则可发生闭塞性血管内膜炎，从而引起多发性脑软化。未经适当治疗病程迁延者，由于蛛网膜下腔的渗出物发生机化而引起蛛网膜粘连,可使第四脑室正中孔和外侧孔堵塞,引起脑积水。渗出物压迫或损伤脑神经时,可引起相应的脑神经损害症状。脑脊液检查表现为脑脊液压力增高,外观清亮或毛玻璃状,细胞数增多,以淋巴细胞为主,脑脊液中可查到结核分枝杆菌。

(四)肾结核病

最常见于 20～40 岁男性,一般累及单侧肾脏。结核分枝杆菌来自原发性肺结核病血道播散。病变起始于肾脏皮、髓质交界处或肾锥体乳头。最初为局灶性结核病变,继而不断扩大,并发生干酪样坏死,病灶破溃入肾盂,部分坏死物质液化排出形成结核性空洞。随着病变继续不断扩大,空洞越来越多并相互融合,最后肾仅剩一空壳,肾功能丧失(图 16-10)。干酪样坏死物随尿液下行,可感染输尿管和膀胱。受累的输尿管黏膜可发生溃疡及结核性肉芽肿,使管壁增厚,管腔狭窄,甚至阻塞,引起肾盂积水或积脓。累及膀胱时,膀胱三角区最先受累,而后累及整个膀胱。膀胱壁可有溃疡形成,当肌层被破坏而纤维化时,膀胱挛缩,膀胱容积缩小。膀胱溃疡和纤维化可影响健侧的输尿管口,使其狭窄或失去正常的括约肌功能,造成健侧输尿管阻塞,最终可引起健侧肾盂积水,肾功能受损。结核分枝杆菌也可逆行感染对侧肾。

临床上,患者因肾实质被破坏而出现血尿。当干酪样坏死物液化排出时可形成脓尿,同时尿中可查到结核分枝杆菌。当膀胱受到波及时,可出现膀胱刺激征,晚期出现膀胱挛缩时,甚至出现尿失禁。若双侧肾严重受损可导致肾功能不全。

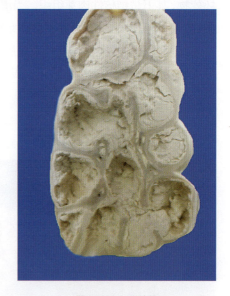

图 16-10　肾结核
肾实质大部分被破坏,坏死灶呈灰黄色奶酪样,坏死物液化排出,形成大小不等的空洞

(五)生殖系统结核病

男性生殖系统结核病与泌尿系统结核病密切相关,主要见于附睾。结核分枝杆菌可经尿道至前列腺和精囊,而后蔓延至输精管、附睾等处。病变表现为结核结节形成和干酪样坏死。附睾结核是男性不育的重要原因之一。

女性生殖系统结核以输卵管结核最多见,是女性不孕的原因之一,其次是子宫内膜和卵巢结核,多因血道或淋巴道播散所致,也可由邻近器官病变蔓延而来。

(六)骨、关节结核病

骨、关节结核病好发于儿童和青少年,主要由血源播散所致。骨、关节结核可以出现在原发性结核的活动期,但大多数发生于原发病灶已静止,甚至愈合多年以后。

1. 骨结核　骨结核主要侵犯脊椎骨、指骨及长骨骨骺等部位。病变常由松质骨内的小结核病灶开始,按病变特征可分为干酪样坏死型和增生型病变。

干酪样坏死型的病变特点是有明显干酪样坏死和死骨形成。病变常累及周围软组织,引起干酪样坏死和结核性肉芽组织形成。坏死物液化后在骨旁形成局灶性结核性液化病灶,似"脓肿",因局部无红、热、痛,故称"冷脓肿"。病变穿破皮肤后可形成经久不愈的窦道。增生型较少见,病变以形成结核性肉芽组织为主,而无明显的干酪样坏死和死骨形成。

脊椎结核是骨结核中最常见的一种,多发生于第 10 胸椎至第 2 腰椎。病变起自椎体,常发生干酪样坏死,病变发展可破坏椎间盘和邻近的椎体。因重力作用使病变的椎体塌陷,造成脊柱后突畸形。当病变穿破骨皮质可侵犯周围软组织,可在局部的脊椎两侧形成"冷脓肿",或液化的干酪样坏死物沿筋膜间隙向下流,在远隔部位形成"冷脓肿"。

2. 关节结核　多继发于骨结核,以髋、膝、踝、肘等大关节多见。当骨骺或干骺端内的结核病灶进一步发展,侵入关节软骨和滑膜时则形成关节结核。病灶处软骨破坏,结核性肉芽肿形成,关节腔内有浆液和纤维素渗出,渗出的纤维素凝集并长期撞击,可形成白色的圆形或卵圆形小体,称为"关节鼠"。关节结核痊愈时,关节腔常被大量纤维组织充填,导致关节强直而失去运动功能。

(七)淋巴结结核病

淋巴结结核病好发于儿童和青年,以颈部、支气管和肠系膜淋巴结多见,其中颈部淋巴结结核最常见。大体,可见受累淋巴结体积增大,淋巴结彼此粘连形成较大的包块。镜下,病灶内可见结核结节和干酪样坏死。当局部病灶干酪坏死物液化并穿破皮肤,可形成窦道。

案例 16-1

患者男性,58岁。以"反复咳嗽咳痰3个月"为主诉入院。

体检:患者消瘦,神清。体温38.5℃,脉搏80次/分,血压138/65mmHg。痰涂片检查:未见肿瘤细胞。胸部X线示:左肺上叶见一直径1.5cm的边缘模糊的云絮状阴影,病灶周围散在点状致密阴影。PPD实验强阳性。CT引导下经皮肺穿刺活检,病理镜下可见结节状病灶,病灶中央为干酪样坏死,周围见大量上皮样细胞和散在的郎格汉斯巨细胞,外围见淋巴细胞浸润和少量增生的成纤维细胞。周围肺泡腔见多量浆液及纤维素渗出。

思考:结合临床和病理所见,分析本例的病理诊断和鉴别诊断。

第二节 伤寒

伤寒(typhoid fever)是由伤寒杆菌引起的一种急性肠道传染病,以全身单核巨噬细胞系统反应性增生为主要特征,尤以回肠末段淋巴组织的病变最为显著。全年均可发病,以夏、秋两季发病率最高。好发于青壮年。其主要临床表现为持续发热、相对缓脉、表情淡漠、脾大、皮肤玫瑰疹、血中白细胞减少和腹胀、腹泻等消化道症状。患病后可获得比较稳固的免疫力。

一、病因与发病机制

伤寒杆菌属肠道杆菌沙门菌属,革兰阴性杆菌。在普通的培养基上可生长,在含胆汁的培养基中生长更好。伤寒杆菌的菌体(O)抗原、鞭毛(H)抗原和表面(Vi)抗原都能使机体产生相应的抗体,其中由于O及H抗原性较强,因此可用血清凝集试验(肥达反应)测定血清中增高的O及H抗体,以此作为临床诊断伤寒的依据之一。伤寒杆菌释放的内毒素是致病的主要因素。

传染源是伤寒患者和带菌者。伤寒杆菌随粪、尿排出而污染食物、饮用水和牛奶等,或以苍蝇为媒介污染食品经口感染。

伤寒杆菌随被污染的饮食进入消化道后,一般可被胃酸杀灭。但如果感染的菌量较多或胃酸缺乏时,未被杀灭的细菌侵入肠黏膜,此时部分细菌被巨噬细胞吞噬,并在其中生长繁殖,部分细菌经淋巴管进入回肠集合淋巴结、孤立淋巴滤泡和肠系膜淋巴结中生长繁殖,并经胸导管进入血液,引起第一次菌血症。这阶段临床上无明显症状,称为潜伏期,约10天左右。血液中的细菌很快被全身的巨噬细胞吞噬,并在其中大量繁殖,致使肝、脾、淋巴结肿大。大量繁殖的细菌及其内毒素再次释放入血,引起败血症。患者出现全身中毒的症状。病程的第1~2周,症状逐渐加重,血培养常为阳性。病程第2~3周,细菌随血流播散到全身多个器官和皮肤。细菌经胆管入肠可随粪便排出,经肾脏随尿液排出。此时粪便和尿液培养可阳性。当胆囊中大量的伤寒杆菌随胆汁再次到达小肠并侵入已致敏的淋巴组织时,发生强烈的过敏反应,致使肠黏膜坏死、脱落及溃疡形成(图16-11)。

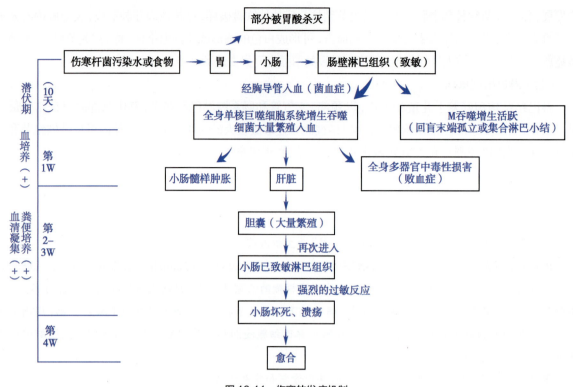

图 16-11 伤寒的发病机制

二、基本病理变化与临床病理联系

伤寒的病变是以巨噬细胞增生为主的急性增生性炎症。增生活跃的巨噬细胞吞噬伤寒杆菌、红细胞和细胞碎片,称为伤寒细胞(图 16-12)。伤寒细胞聚集成团,形成小结节状,称为伤寒肉芽肿(typhoid granuloma)或伤寒小结(typhoid nodule),是伤寒的特征性病变,具有诊断意义。

(一)肠道病变

肠伤寒主要发生在回肠下段集合和孤立淋巴小结。按病变发展过程分四期,每期大约持续一周。

1. 髓样肿胀期 起病第一周。大体可见回肠下段淋巴组织增生、肿胀,以集合淋巴小结病变最显著,呈圆形或椭圆形向肠腔突出,灰红色,质软,高低不平,似脑膜表面沟回状(图 16-13),故称"髓样肿胀"。镜下见病变周围肠壁组织充血、水肿,淋巴细胞及浆细胞浸润,肠壁淋巴组织内伤寒细胞聚集成团,形成伤寒肉芽肿。

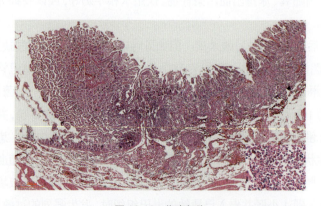

图 16-12 伤寒细胞
增生的巨噬细胞聚集成团,形成小结节状。右下角示伤寒细胞

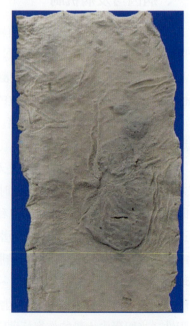

图 16-13 肠伤寒髓样肿胀期
可见肿胀的集合淋巴小结似脑的沟回状

2. 坏死期 发病第二周。肿胀的肠组织发生多处灶性坏死,坏死组织失去正常光泽,灰白色或被胆汁染成黄绿色。

3. 溃疡期 发病第三周。坏死组织脱落形成溃疡,边缘隆起,底部高低不平。溃疡呈圆形或椭圆形,其长轴与肠管的长轴平行。溃疡的深度一般可达黏膜下层,深者可达肌层和浆膜层,甚至穿孔。如累及小动脉,可引起严重出血。

4. 愈合期 发病第四周。肉芽组织形成并填补溃疡,溃疡边缘上皮再生覆盖而告愈合。小而浅表的溃疡愈合后一般不留瘢痕,较大而深的溃疡愈合后虽形成了瘢痕,但不会因瘢痕收缩而引起肠狭窄。

由于临床积极治疗,上述典型的四期病变已很少见。

(二)其他病变

巨噬细胞增生活跃导致肠系膜淋巴结、肝、脾等器官肿大。镜下可见伤寒肉芽肿。皮肤出现玫瑰疹,大小约 2~4mm,压之褪色,多见下胸壁和上腹壁。心肌纤维可见水肿、坏死及中毒性心肌炎,临床上出现相对缓脉。腹直肌、膈肌等可发生凝固性坏死(又称蜡样变),临床上出现肌痛和皮肤知觉过敏。伤寒杆菌可在胆汁中大量繁殖,即使在患者临床痊愈后细菌仍可在胆汁中生存,由肠道排出,具有传染性,但大多数患者胆囊无明显病变。

伤寒患者可出现肠出血、肠穿孔、败血症、中毒性心肌炎等并发症。败血症、肠穿孔和肠出血是本病的重要死亡原因。

第三节 细菌性痢疾

细菌性痢疾(bacillary dysentery)简称菌痢,是由痢疾杆菌引起的一种常见肠道传染病。全年均可发生,但以夏、秋季多见。好发于儿童,其次是青壮年。病变主要限于大肠,以大量纤维素渗出并形成假膜为特征,假膜脱落后形成不规则浅表溃疡。临床表现为腹痛、腹泻、里急后重和黏液脓血便。中毒型痢疾是细菌性痢疾的危重临床类型,起病急骤、突然高热、反复惊厥、嗜睡、昏迷、迅速发生循环衰竭和呼吸衰竭,而肠道症状轻或无,病情凶险。

一、病因与发病机制

痢疾杆菌属革兰阴性短杆菌。根据抗原和生化反应不同可分福氏、宋氏、鲍氏和志贺氏四群,均可产生内毒素。志贺氏菌还可以产生外毒素,有肠毒性、神经毒性和细胞毒性。

菌痢患者和带菌者是本病的传染源。痢疾杆菌随粪便排出后可直接或间接经口传染给健康人,污染的食物和饮用水可引起菌痢的暴发流行。

痢疾杆菌经口进入消化道后,大部分在胃内被胃酸杀死,仅少部分可进入肠道;肠道正常菌群对痢疾杆菌具有拮抗作用,或肠道分泌型 IgA 阻断痢疾杆菌对肠黏膜的吸附而无法致病。但如果暴饮暴食、胃酸缺乏或营养不良等因素使机体的抵抗力低下,痢疾杆菌可侵入肠黏膜,并在固有层内增殖,释放毒素,使肠黏膜组织坏死脱落,从而形成溃疡。志贺氏菌释放的外毒素是引起水样腹泻的主要原因。

二、基本病理变化与临床病理联系

菌痢的病理变化主要累及大肠,尤以乙状结肠和直肠为重,严重时可波及整个结肠甚至回肠下段,肠道以外的组织一般不受累。根据肠道病变特征及临床经过,菌痢可分以下三种类型。

(一)急性细菌性痢疾

病变初期为急性卡他性炎,表现为黏膜充血、水肿,黏液分泌亢进,中性粒细胞和巨噬细胞浸润,并出现点状出血。病变进一步发展形成假膜性炎,为菌痢的特征性病变。表现为黏膜浅表坏死,并有大量纤维素、中性粒细胞渗出，形成特征性的假膜（图 16-14）。假膜首先出现于黏膜皱襞的顶部，呈糠皮状，并不断融合成片，脱落后形成大小不等、形状不规则的"地图状"溃疡，多数较表浅，很少穿破黏膜肌层。当病变趋向愈合时，肠黏膜的渗出物和坏死组织逐渐被吸收、排出，缺损的组织经再生修复。因溃疡浅表，故一般无明显瘢痕，较大而深的溃疡愈合后可形成浅表瘢痕，但很少引起肠腔狭窄。

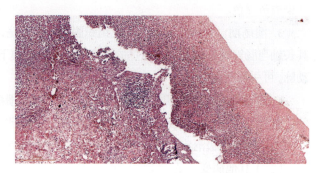

图 16-14　急性细菌性痢疾
黏膜浅表坏死，并有大量纤维素、中性粒细胞渗出，形成假膜

在临床上，患者因毒血症可有发热、头痛、乏力、食欲减退及白细胞总数增高等全身表现；因炎症刺激，肠管蠕动增强、痉挛，引起阵发性腹痛、腹泻等症状；刺激直肠壁的神经末梢及肛门括约肌，导致里急后重和排便次数增多。随着肠道病变的进展，患者由最初混有黏液的稀便转为黏液脓血便，偶尔排出片状假膜。病程一般持续 1～2 周，适当治疗后大多痊愈，少数病例转为慢性。

（二）慢性细菌性痢疾

病程超过两个月者称为慢性菌痢，部分病例病程可长达数月或数年。一般是由急性菌痢转变而来，病变不稳定，时好时坏，新旧病灶同时存在。由于炎症反复发生，肠黏膜可增生呈指状突起。后期纤维组织增生、瘢痕形成，使肠壁不规则增厚、变硬，严重者可致肠腔狭窄。

临床表现视肠道病变而定。当炎症加重时，患者出现急性菌痢的症状；少数慢性菌痢患者无明显症状和体征，但大便培养持续阳性，或为慢性带菌者。

（三）中毒型细菌性痢疾

多见于 2～7 岁儿童，其特征是起病急骤，肠道病变和症状不明显，但有严重的全身中毒症状。常因短时间内出现中毒性休克或呼吸衰竭而死亡。致病菌通常是毒力较弱的福氏或宋氏痢疾杆菌。肠道病变轻，一般为卡他性炎症，有时呈滤泡性肠炎改变。病变初期可无腹痛、腹泻及脓血便表现，但病后 24 小时可出现肠道症状。

第四节　麻风

麻风（leprosy）是由麻风杆菌感染引起的一种慢性传染病，主要侵犯皮肤和周围神经，临床上表现为麻木性皮肤损害，神经粗大，重者可致肢端残疾。本病分布于全球，以热带地区为多，目前该病在我国已基本消灭。

一、病因与发病机制

麻风分枝杆菌（mycobacterium leprae）简称麻风杆菌，是一种抗酸性分枝杆菌。其传播途径尚不十分明确。麻风杆菌侵入人体后，先潜伏在周围神经的鞘膜细胞或组织中的巨噬细胞内，感染后是否发病和发展为何种病理类型，取决于机体的免疫力。机体对麻风杆菌的免疫反应以细胞免疫为主。麻风病变主要分为两型，70% 为结核样型麻风（tuberculoid leprosy），20% 为瘤型麻风（lepromatous leprosy）。不能归入这两大类的病变又分为界限类麻风（borderline leprosy）和未定类麻风（indeterminate leprosy）。

二、基本病理变化与临床病理联系

结核样型麻风免疫反应较强，病变较为局限。镜下可见真皮浅层结核样结节形成，可见多量上皮样细胞和朗汉斯细胞，但极少有干酪样坏死；而神经病变常有干酪样坏死，坏死物液化形成"神经脓肿"。瘤型麻风免疫反应弱,组织器官受损范围较广泛,其病变特征为麻风肉芽肿形成。麻风肉芽肿由多量泡沫细胞及少量淋巴细胞组成。泡沫细胞为巨噬细胞吞噬麻风杆菌演变而来。麻风杆菌释放的脂质聚集在巨噬细胞胞质内,使胞质呈空泡状,此时又称为麻风细胞。病灶围绕小血管和皮肤附属器,随病变发展而融合成片,但在表皮与浸润灶之间有一条无细胞浸润的区域,这是瘤型麻风的病理特征之一。界限类麻风介于结核样型和瘤型之间,病灶中同时有结核样型和瘤型病变特征。未定类麻风是麻风病的早期改变,病变没有特异性,仅在皮肤血管或小神经周围有灶性淋巴细胞浸润,抗酸染色不易找到麻风杆菌,以后多数病例转变为结核样型,少数转变为瘤型。

第五节　钩端螺旋体病

钩端螺旋体病(leptospirosis)是由钩端螺旋体引起的一组自然疫源性传染病,为人畜共患病。鼠类和猪是主要传染源,经皮肤或黏膜接触疫水而感染。全年均可发病,主要集中在夏、秋季水稻收割期间,8~9月是发病高峰期。呈世界范围内流行,我国绝大部分地区均有发病,尤以长江以南地区较为常见。人群普遍易感,感染后可获得较强免疫力。病变可累及全身,表现为高热、头痛、全身酸痛和腓肠肌痛、浅表淋巴结肿大、眼结膜充血、皮疹等全身感染症状。本病死亡率高,尤以黄疸出血型最高,可达30%,患者通常死于肾衰竭,或因弥漫肺出血窒息死亡。

一、病因与发病机制

钩端螺旋体在动物肾小管中长期生长繁殖,随尿排出后污染水源、稻田、沟渠、坑道等周围环境。当人接触污染的水和其他物品时,经皮肤尤其是破损的皮肤侵入机体;污染的水和食物也可经消化道黏膜引起感染;钩端螺旋体还可经胎盘感染胎儿。洪水或大雨后可造成本病的流行,主要是因猪的排泄物污染水源所致。

钩端螺旋体具有类似细菌外毒素和内毒素的致病物质。钩端螺旋体侵入机体后,经淋巴道或直接进入血液繁殖,裂解释放毒素而发病。钩端螺旋体病的潜伏期是1~2周,病程可分为三期:①钩体血症期(发病约1~3天),主要表现为急性感染症状;②器官损伤期(发病约4~10天),表现为内脏器官的损伤及轻重不等的出血、黄疸和肾衰竭等,重症者多死于此阶段;③恢复期(发病约2~3个月),病变逐渐恢复,一般不留后遗症,有时发生眼和(或)神经系统后遗症。

二、基本病理变化与临床病理联系

钩端螺旋体病的病变主要累及全身毛细血管,造成不同程度的循环障碍、出血以及广泛的实质器官变性、坏死而导致功能障碍,可累及肺、肝、肾、心脏、神经肌肉系统等。

肺以出血改变为重。最初为点状出血,以后不断扩大、融合,严重可形成全肺弥漫性出血。患者因肺弥漫性出血而伴发进行性呼吸、循环衰竭等致死,是近年无黄疸型钩体病引起死亡的常见原因。

肝脏轻至中度肿大,触痛伴肝区叩痛。镜下可见肝细胞水肿、脂肪变性及小灶状坏死,伴有汇管区炎性细胞浸润和小胆管淤胆。由于肝细胞受损引起凝血因子合成障碍和淤胆,临床上可见广泛的皮肤、黏膜出血和重度黄疸。

肾脏主要表现肾小管上皮细胞不同程度的变性坏死和间质性肾炎。严重者可见明显的管型。

心脏表现为心肌细胞变性、灶状坏死。临床上可出现心动过速、心律失常和心肌炎等表现。

脑膜及脑实质充血、水肿、出血,炎性细胞浸润及神经细胞变性。临床表现脑炎或脑膜炎的症状和体征。

横纹肌出现肌纤维节段性肿胀、变性等改变,以腓肠肌病变最明显,表现腓肠肌压痛。

第六节　流行性出血热

流行性出血热（epidemic hemorrhagic fever，EHF）又称肾综合征出血热，是汉坦病毒引起的一种以鼠类为主要传染源的自然疫源性急性传染病。广泛流行于亚欧国家，我国是本病的高发区，国内已有 26 个省、市、自治区有本病流行，多发生在低洼、潮湿、江河沿岸等地区。冬季是发病高峰，多见于青壮年。以发热、出血倾向及肾脏损害为主要临床特征，如治疗不及时或重症者可在短期内死于急性肾衰竭。

一、病因与发病机制

汉坦病毒归属布尼亚病毒科，是一种有包膜分节段的负链 RNA 病毒。病毒可经呼吸道、消化道、接触、垂直和虫媒传播。传染源是黑线姬鼠、褐家鼠。家兔、猫、犬等 66 种脊椎动物均是宿主。

EHF 的发病机制还不十分清楚。从患者血液中能分离出特异性识别汉坦病毒的 CD8+、CD4+ 细胞毒 T 淋巴细胞。多数研究提示：一方面汉坦病毒感染能导致感染细胞功能和结构的损害；另一方面病毒感染诱发人体的免疫应答和各种细胞因子的释放，引起机体组织损伤，免疫复合物沉积于血管壁、肾脏等组织，激活补体系统引起血管通透性升高，造成低血容量性休克、DIC、出血、肾衰竭等临床表现。

二、基本病理变化与临床病理联系

EHF 的基本病变是小血管广泛损害，以毛细血管最为突出。表现为血管高度扩张、充血和淤血；血管内皮细胞肿胀、变性，重者血管壁变成网状或纤维蛋白样坏死，内皮细胞可与基底膜分离或坏死脱落；微血栓形成，严重者可引起 DIC。

皮肤、黏膜和多器官广泛充血、水肿和出血，严重者伴有凝固性坏死。其中以肾、心、腺垂体、肾上腺皮质最明显。

临床上约 2/3 以上病例病情较轻，仅有发热和上呼吸道感染等轻微中毒症状，肾脏损害轻。约 1/3 以下病例病情较重，起病急，发热、全身极度乏力、食欲减退、恶心、呕吐、腹痛、腹泻，皮下和结膜出血点及其他部位出血表现，在躯干和肩部出现紫红色的斑丘疹，少尿、无尿等肾脏损害。常有"三痛"（头、腰和眼眶痛）、"三红"（颜面、颈和上胸部潮红似酒醉外观）等表现。

第七节　狂犬病

狂犬病（rabies）是由狂犬病毒引起的以侵犯中枢神经系统为主的人畜共患传染病。临床表现为恐水、恐声、怕风、恐惧不安、咽肌痉挛等，因此又称为恐水病。人群普遍易感，死亡率几乎 100%，人因病兽咬伤而感染，但若及时预防接种可避免发病。

一、病因与发病机制

狂犬病毒属弹状病毒科，为 RNA 病毒。犬、猫等为病毒的主要贮存宿主。狂犬病病毒蛋白质由 5 个主要蛋白质和 2 个微小蛋白构成，其中糖蛋白能和乙酰胆碱受体结合，故其有嗜神经特性。病兽咬伤人后，唾液中的病毒经伤口侵入体内，病毒对神经组织有强大的亲和力，并沿周围神经上行到中枢神经系统，至脊髓的背根神经节大量繁殖，入侵脊髓后快速到达脑部，主要侵犯脑干、小脑引起病变。而后病毒从中枢神经系统向周围神经扩散，侵入各组织、器官而引起临床症状。后期患者因呼吸、循环衰竭而死亡。潜伏期一般 1～3 个月，视咬伤的部位及伤口的深浅、大小而有所不同，咬伤部位在颈部以上且伤口大者，潜伏期可短至数日，咬伤在四肢远端且伤口轻者，潜伏期较长，可至几年或十几年。

二、基本病理变化与临床病理联系

病理变化主要为急性弥漫性脑脊髓炎，以大脑基底、海马回、脑干及小脑损害最为严重。脑实质和脊髓充血、水肿及微小出血。镜下，神经细胞内出现特征性的内基（Negri）小体（图 16-15），具有病理诊断价值。Negri 小体是在神经细胞胞质内出现的一个到数个嗜酸性包涵体，圆形或椭圆形，直径 3～10μm，边界清楚，多见于海马锥体细胞和大脑锥体细胞胞质中。血管周围有淋巴细胞、浆细胞浸润，形成血管套袖现象。

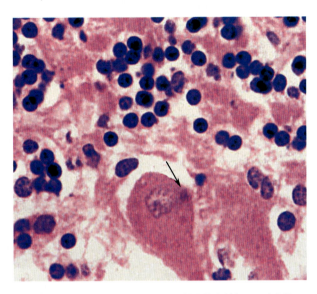

图 16-15　狂犬病患者神经细胞胞质内的内基（Negri）小体

由于迷走、舌咽及舌下脑神经核受损，使吞咽肌及呼吸肌痉挛，临床表现为恐水、吞咽和呼吸困难；交感神经受累时出现唾液分泌及出汗增多；迷走神经节和心脏神经节受损时，患者心血管功能紊乱或猝死。

第八节　性传播性疾病

性传播性疾病（sexually transmitted diseases，STD）是以性行为为主要传播途径的一类传染病，近年来在我国发病率呈上升趋势，种类已达二十余种。本节仅叙述淋病、尖锐湿疣和梅毒。

一、淋病

淋病（gonorrhea）是由淋球菌引起的急性化脓性炎症，为最常见的性传播性疾病。好发年龄为 15～30 岁年龄段，男女均可发病。人类是淋球菌的唯一宿主，细菌有极强的传染性，患者和无症状的带菌者是本病的主要传染源。主要通过性接触传播，部分患者可通过接触患者用过的衣、物等间接传染，分娩时新生儿可以因患病母亲产道含菌分泌物感染引起淋病性眼结膜炎。

淋球菌对柱状上皮和移行上皮有特别强的亲和力，主要侵犯泌尿生殖系统。男性一般从前尿道开始发病，随后可逆行蔓延到后尿道，波及前列腺、精囊和附睾。女性的病变累及外阴和阴道腺体、子宫颈内膜、输卵管及尿道。病理变化为急性化脓性炎症伴肉芽组织形成。镜下可见黏膜充血、水肿伴溃疡形成，黏膜及黏膜下大量中性粒细胞浸润。慢性炎症晚期可瘢痕化，导致尿道狭窄、男性不育或女性不孕。

临床表现局部疼痛、烧灼感和尿频、尿急、尿痛等急性尿道炎的症状。尿道口、女性的外阴、阴道口可见黄色脓性分泌物，严重可引发淋球菌性败血症。

二、尖锐湿疣

尖锐湿疣（condyloma acuminatum）是由人乳头瘤病毒（human papilloma virus，HPV）引起的一种性传播性疾病，表现为生殖道上皮良性增生性疣状物。最常发生于 20～40 岁年龄组。主要病原体是 HPV 6 型和 11 型，人类是其唯一的自然宿主。常发于潮湿温暖的黏膜和皮肤交界部位，男性多见于阴茎冠状龟头、系带、尿道口或肛门附近，女性主要见于阴蒂、阴唇、会阴部及肛周，此外也可发生于身体的其他部位如腋窝等。尖锐湿疣主要通过性接触传播，部分病例可以通过非性接触的间接感染而致病。

本病潜伏期通常为 3 个月。HPV 经直接或间接接触传播到达宿主皮肤和黏膜，经受损的上皮细胞进入细胞内，停留在感染部位的上皮细胞核内复制并转录，但不进入血液循环，不产生病毒血症。病毒 DNA 还可以整合入宿主细胞 DNA 中，随细胞 DNA 同步复制，致使被感染细胞的所有子细胞处于潜伏感染状态。

大体，为疣状小突起，质软，颜色淡红或暗红。较大者呈菜花状，表面凹凸不平，顶端可破溃，触之易出血。镜下见上皮呈乳头状增生，上皮脚下延伸呈假上皮瘤样增生，棘细胞层增厚，细胞正常或轻度不典型增生，表皮过度角化或角化不全。棘细胞层可见具有诊断价值的凹空细胞（koilocyte），其特点为细胞体积增大，胞质空泡状，核大深染呈圆形、椭圆形或不规则形，可见双核（图 16-16）。真皮层可见血管扩张充血，少量慢性炎症细胞浸润。电镜下可见核内病毒颗粒。应用免疫组织化学方法可检测 HPV 抗原；用原位杂交和原位 PCR 技术可检测 HPV DNA。

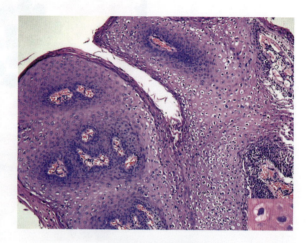

图 16-16　尖锐湿疣
上皮呈乳头状增生，棘细胞层中可见凹空细胞，细胞体积大，胞质空泡状，核大深染。右下角示凹空细胞

相关链接

人乳头瘤病毒

人乳头瘤病毒（human papilloma virus，HPV）属于乳头瘤病毒科的乳头瘤病毒属，为球形无包膜的双链 DNA 病毒。应用基因克隆和分子杂交方法检测，HPV 有 200 多个不同的型别，人们根据其致癌性将其分为高危型、低危型 HPV。高危型 HPV 主要有 16、18、26、31、33、35、39、45、51、52、53、56、58、59、66、68、82 型；低危型 HPV 有 6、11、40、42、43、44、55、61、81、83 型等。一般认为，高危型 HPV 与宫颈癌发病有关，低危型 HPV 与生殖道良性病变有关。事实上，70%～80% 的女性在其一生中都曾感染过 HPV，绝大多数通过自身的免疫力，在感染后的 1～2 年内自行清除。

HPV 具有宿主和组织特异性，只能感染人的皮肤和黏膜，不能感染动物，不产生病毒血症。病毒复制能诱导上皮细胞增殖，使表皮变厚，也可伴有棘层增生和表皮角化。HPV 感染后，机体可产生特异性抗体，但该抗体无保护作用。HPV 的检测方法有很多种，包括杂交捕获法、荧光原位杂交法、芯片技术杂交法、实时荧光 PCR 法和斑点印记法等，每种检测方法的敏感性、特异性均有所不同。

三、梅毒

梅毒（syphilis）是由梅毒螺旋体引起的慢性系统性性传播疾病。病原体可侵犯多器官，临床表现多样性，也可隐匿多年无临床症状。流行于世界各地。据 WHO 估计，全球每年约有 1200 万新发病例，主要集中在南亚、东南亚和撒哈拉非洲。近年来梅毒在我国增长迅速。梅毒分为先天性和后天性两种。

（一）病因和传播途径

梅毒螺旋体是梅毒的病原体，体外活力低，不易生存。感染了梅毒螺旋体的人的皮损分泌物和血液中含大量梅毒螺旋体，显性和隐性梅毒患者是唯一传染源。后天性梅毒主要通过性交传播，占95%以上；部分为间接接触传染，即共用衣服、毛巾、牙刷、剃刀、餐具等传播；少数可因输血、接吻、医务人员意外感染等直接接触传播；患有梅毒的孕妇可通过胎盘传染给胎儿，引起胎儿宫内感染，可导致流产、早产、死胎或分娩胎传梅毒儿。早期梅毒的传染性最强，随着病期的延长传染性越来越小，一般认为感染后4年以上性接触的传染性十分微弱。

在机体感染梅毒第6周，血清出现梅毒螺旋体特异性抗体及反应素，具有诊断价值。随着抗体不断产生，机体免疫力不断增强，病变部位的螺旋体数量减少，以致早期梅毒病变有不治自愈的倾向。但不治疗或治疗不彻底者，播散在全身的螺旋体常难以完全消灭，成为复发梅毒、晚期梅毒发生的主要原因。

（二）基本病变

1. 闭塞性动脉内膜炎和小血管周围炎　小动脉内皮细胞增生、肿胀，管壁增厚，管腔狭窄闭塞，小动脉周围多量淋巴细胞、单核细胞和浆细胞浸润。血管性病变可见于各期梅毒，浆细胞恒定出现是本病的病变特点之一。

2. 树胶样肿（gumma）又称梅毒瘤（syphiloma）　病灶灰白色，不痛不痒，大小不一，质韧而有弹性，如树胶，故而得名树胶样肿。镜下似结核结节，但中央为凝固性坏死，形态类似干酪样坏死，但坏死不够彻底，弹力纤维尚存。弹力纤维染色可见组织内原有血管壁的轮廓。坏死组织周围见淋巴细胞和浆细胞浸润。此外上皮样细胞和朗汉斯巨细胞较少，且有闭塞性小动脉内膜炎和动脉周围炎。树胶样肿可被吸收、纤维化，使器官变形，但较少钙化。以上几点可与典型结核结节鉴别。树胶样肿仅见于第三期梅毒，可发生于任何器官，最常见于皮肤、黏膜、肝脏、骨和睾丸。

（三）后天性梅毒

后天性梅毒分为三期，第一、二期梅毒称早期梅毒，有传染性；第三期梅毒称晚期梅毒，常累及内脏，故又称内脏梅毒。

1. 第一期梅毒　梅毒螺旋体侵入人体后3周左右，侵入部位发生炎症反应，形成下疳。下疳常为单个，直径约1cm，无痛，表面可发生糜烂或溃疡，溃疡底部及边缘质硬。因其质硬称为硬性下疳。病变多见于阴茎冠状沟、龟头、子宫颈、阴唇，亦可发生于口唇、舌、肛周等处。镜下病变为闭塞性小动脉内膜炎和动脉周围炎。下疳出现后1~2周，局部淋巴结肿大，呈反应性增生。下疳经过1个月左右多自然消退，仅留浅表的瘢痕，肿大的淋巴结也消退。临床上处于静止状态，但体内螺旋体仍继续繁殖。

2. 第二期梅毒　下疳发生后7~8周，体内螺旋体又大量繁殖，由于免疫复合物的沉积，引起全身皮肤、黏膜广泛的梅毒疹和全身性非特异性淋巴结肿大。先是发热、头痛、骨关节酸痛、肝脾大、淋巴结肿大，3~5日好转，接着出现梅毒疹。梅毒疹淡红或暗红色，少量鳞屑附着，不痛不痒、大小不一、数目较多、常对称分布，多发生于胸腹部、背部、躯干侧面等。镜下见典型的血管周围炎改变，病变区内可找到螺旋体，故此期梅毒传染性大。梅毒疹可自行消退。

3. 第三期梅毒　1/3的未经治疗的显性感染者可发生三期梅毒。此期梅毒常发生于感染后4~5年，病变累及内脏，特别是心血管和中枢神经系统，形成特征性的树胶样肿。树胶样肿纤维化、瘢痕收缩引起严重的组织破坏、器官变形和功能障碍。

晚期梅毒80%~85%可发生心血管梅毒，病变侵犯主动脉，可引起梅毒性主动脉炎、主动脉瓣关闭不全、主动脉瘤等；梅毒性主动脉瘤破裂常是患者猝死的主要原因。神经系统病变主要累及中枢神经和脑脊髓膜，发生率约10%。可导致麻痹性痴呆和脊髓痨，后者表现为脊髓后根及后索的退行性变，出现闪电样痛、下肢感觉异常、共济失调等多种病征。累及肝脏，肝呈结节性肿大，继而发生纤维化、瘢痕收缩，以致肝呈分叶状。此外，病变常造成骨和关节损害，鼻骨被破坏形成马鞍鼻。

（四）先天性梅毒

先天性梅毒是指梅毒螺旋体感染的妇女受孕后，经胎盘感染胎儿而引起的梅毒。根据被感染胎儿发病的早晚，分为早发性和晚发性。

1. 早发性先天性梅毒　指胎儿或婴儿期发病的先天性梅毒，发生在 2 岁之内。因梅毒螺旋体在胎儿组织和胎盘中大量繁殖，可造成流产、早产或死胎。皮肤、黏膜出现大疱、大片剥脱性皮炎和多种梅毒疹。内脏病变表现为淋巴细胞和浆细胞浸润、动脉内膜炎、发育不良等。肺发生阶段性纤维化，间质血管床减少，颜色苍白故称白色肺炎。

2. 晚发性先天性梅毒　发生在 2 岁以后。患儿发育不良、智力低下，可引发间质性角膜炎、神经性耳聋及楔形门齿，并有骨膜炎及马鞍鼻等表现。

第九节　深部真菌病

真菌病（mycosis）是由真菌（fungi）感染引起的疾病的统称。真菌是广泛存在于自然界的一类真核细胞生物，种类繁多，目前发现有十万多种，与细菌相比，大多数对人不致病。据 WHO 统计，现在已知可引起人类疾病的真菌大约有 270 余种。真菌的基本形态是单细胞个体（孢子）和多细胞丝状体（菌丝）。一般不产生内、外毒素，其致病作用可能和真菌在体内繁殖所引起的机械性损伤以及所产生的酶类和酸性代谢产物有关。

真菌的致病力一般比较弱，只有当机体的抵抗力降低时，才能引起疾病。近年来因为广谱抗生素、肾上腺皮质激素及免疫抑制剂的大量使用，使真菌感染明显增多。真菌感染是 AIDS 的重要机会性感染，约 1/3 病患因真菌感染而死亡。根据病变部位的不同，真菌病可分为浅部和深部两大类。浅部真菌病在我国极为普遍，主要侵犯含有角质的组织，如皮肤、毛发和指甲等，引起各种癣病。深部真菌病侵犯皮肤的深层和内脏，危害较大。常见的深部真菌病主要有念珠菌病、曲菌病、毛霉菌病和隐球菌病等。

真菌病常见的基本病理变化有：①轻度非特异性炎，病灶中只有少数淋巴细胞和单核细胞浸润，甚至无明显的组织反应，如脑的隐球菌感染；②化脓性炎，病灶中有大量中性粒细胞浸润形成小脓肿，如念珠菌病、曲菌病和毛霉菌病等；③坏死性炎，以坏死改变为主，但炎症细胞相对较少，如毛霉菌和曲菌感染等；④肉芽肿性炎，类似典型的结核结节。真菌在人体引起的病变没有特异性，上述病变可以单独存在，也可以同时存在。诊断依据是分离培养证实有真菌存在，或在病灶中找到病原菌。真菌的染色方法有六胺银和 PAS 染色等多种特殊染色；奥辛蓝和黏液卡红染色用于隐球菌检测。

一、念珠菌病

念珠菌病（candidiasis）是由念珠菌属，尤其是白色念珠菌引起的一种真菌病。念珠菌广泛存在于自然界，在正常人的皮肤、口腔黏膜、阴道和消化道均可检出该菌，属条件致病菌。念珠菌患者、带菌者或携带念珠菌的动物是本病的传染源。通过内源性或外源性接触感染。好发于有严重基础疾病及机体免疫低下患者，如糖尿病、肺结核、肿瘤、严重烧伤、器官移植等。

病变可累及皮肤、口腔、阴道和消化道，病理变化可表现为化脓性、坏死性或肉芽肿性炎。

二、曲菌病

曲菌病（aspergillosis）由曲菌引起的一种真菌病。曲菌是最常见的污染杂菌，种类很多。曲菌生长迅速，在潮湿霉烂的谷物、稻草或腐烂的枯树叶中繁殖很快。在人类曲菌病中，最常见的致病菌为烟曲菌，可以在身体多部位引起病变，但以肺部病变最为常见。曲菌主要感染途径为呼吸道，并可侵入血流播散至全身，其次为皮肤创伤性接种。常侵犯皮肤、肺、脑、眼、耳、鼻窦、胃肠道、神经系统和骨骼，严重者可发生败血症,甚至导致死亡。此外,曲菌可引起变态反应,一些曲菌毒素如黄曲霉素可引起急性中毒和致癌。

曲菌在组织内可引起化脓性炎,形成小脓肿;或坏死性病变;慢性病变呈肉芽肿改变。脓肿和坏死组织中有大量的菌丝。曲菌菌丝粗细均匀,直径约2~7μm,有隔,分支状,常呈约45°的锐角分支,HE染色可见,六胺银染色更为清晰(图16-17)。

支气管和肺的曲菌病表现为支气管炎或支气管肺炎。鼻窦的曲菌病可直接蔓延到眼眶、脑及脑膜。

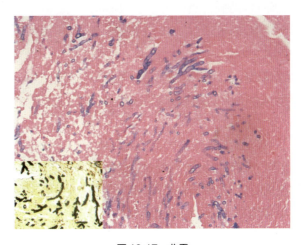

图16-17 曲霉

曲菌菌丝直径约2~7μm,有隔,分支状,呈45°的锐角分支,左下
角为六胺银染色

三、毛霉菌病

毛霉菌病(mucormycosis)由毛霉菌引起的一种严重感染的真菌病。毛霉菌属为常见的污染菌之一,为条件致病菌。本菌多寄生于土壤、肥料及水果。孢子可由呼吸进入人的肺和鼻窦引起发病,亦可吞入引起胃肠道感染。取病变组织直接镜检,可见无隔菌丝,与曲霉菌比较,菌丝较粗大,分枝少,孢子亦不多(图16-18)。

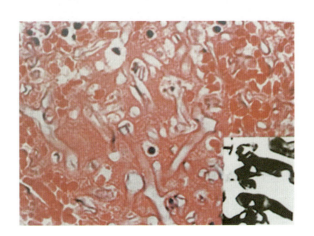

图16-18 毛霉菌

菌丝粗大,壁厚,无隔,分支少而不规则,常呈钝角或直角分支,
右下插图为银染色

病菌侵犯血管壁及血管腔,引起急性化脓性炎症、血栓形成及梗死。该病的起始病灶常位于鼻腔,严重者后迅速扩展到鼻窦、中枢神经系统等处,引起鼻脑型毛霉菌病,形成鼻-眼-脑综合征。本型病情凶险,累及脑可致短期内死亡。

四、隐球菌病

隐球菌病(cryptococcosis)是由隐球菌属中的新型隐球菌引起的一种亚急性或慢性真菌病。新型隐球菌广泛存在于自然界中,主要传染源是鸽子粪,为条件致病菌,宿主细胞免疫功能不全是本病重要的诱因。病菌圆形或卵圆形,直径可达 5～20μm,菌体周围有肥厚的荚膜,折光性强,黏液卡红、PAS 等特殊染色清晰可见(图 16-19)。

可侵犯肺、皮肤、骨等组织器官,但以侵犯中枢神经系统最常见。近年来由于艾滋病的出现和蔓延,隐球菌感染呈明显上升的趋势。

隐球菌主要经呼吸道,也可以经皮肤或消化道进入人体。一般最初感染肺,而后经血道播散到其他部位,特别是脑膜。隐球菌在组织内引起亚急性或慢性炎症,初期病变轻微,继而肉芽肿形成,可见大量淋巴细胞、巨噬细胞、多核巨细胞、纤维组织增生等,病灶中巨噬细胞内可见隐球菌(图 16-20)。

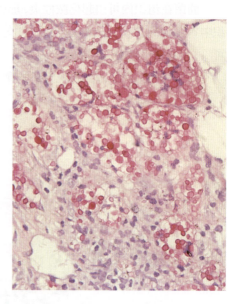

图 16-19　隐球菌
病菌圆形或卵圆形,折光性强,黏液卡红染色

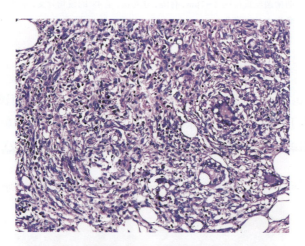

图 16-20　软组织隐球菌感染
软组织内可见大量淋巴细胞、巨噬细胞、多核巨细胞、纤维组织增生等,病灶中巨噬细胞内可见圆形或椭圆形有折光性强的菌体

隐球菌对中枢神经组织有特殊的亲和力,90% 发生新型隐球菌性脑膜脑炎,临床上有时被误认为结核性脑膜炎。脑及脑膜的隐球菌病预后不佳,死亡率高。肺部病变较轻,但晚期结节状病灶应与结核球或肺癌相鉴别。

五、放线菌病

放线菌病(actinomycosis)是由放线菌引起的一种慢性化脓性肉芽肿性疾病。引起人类放线菌病常见的病原菌是以色列放线菌。按现代的生物学分类,放线菌不属于真菌而是厌氧菌。由于放线菌可产生菌丝和孢子,很像真菌,且因为它们所引起疾病的临床表现与真菌病难以鉴别。因此从传统习惯和临床实际出发,我们仍把放线菌及其引起的疾病放入本章阐述。

以色列氏放线菌是人口腔正常菌群中的腐物寄生菌，在拔牙、外伤或其他原因引起口腔黏膜损伤时，放线菌可由伤口侵入，也可通过吞咽或吸入带菌物质进入胃肠道或肺。因此放线菌病主要发生于颈面部和胸腹部。

放线菌侵入组织后，可引起组织坏死及脓肿形成，严重者可见瘘管形成并流出细小黄色颗粒（硫磺颗粒），直径约 1~2mm。该病典型的病理变化为脓肿形成及伴有明显纤维化的肉芽肿性炎症。脓肿周围可见浆细胞、多核巨细胞及泡沫样巨噬细胞。最外层为致密的纤维结缔组织。有时可见硫磺颗粒，该颗粒由菌体和菌丝组成，中央部呈均一嗜碱性，边缘菌丝呈放射状，细丝顶端常有伊红色玻璃样杵状体（图16-21）。

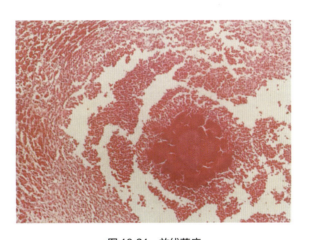

图 16-21 放线菌病
菌落中央的细颗粒染成蓝色，为"硫磺颗粒"，周边为放线状的菌丝，菌丝末端膨大呈棒状，左侧为肝组织

（晋 雯）

学习小结

结核病是由结核杆菌引起的一种慢性传染病。以肺结核最常见。原发性肺结核好发于儿童，肺原发综合征为其。继发性肺结核多见于成年人，病变多始于右侧肺尖，常经过支气管播散，病变特点为结核性肉芽肿形成。

伤寒是由伤寒杆菌引起的一种以巨噬细胞增生为主的急性肠道传染病。好发于回肠末段，形成具有诊断意义的伤寒肉芽肿。

细菌性痢疾是由痢疾杆菌引起的一种常见肠道传染病。病变主要累及大肠，尤以乙状结肠和直肠为重，以大量纤维素渗出并形成假膜为特征。

钩端螺旋体病是由钩端螺旋体引起的一组自然疫源性传染病，为人畜共患病。鼠类和猪是主要传染源。病变主要累及全身毛细血管，出现循环障碍、出血以及广泛的实质器官变性坏死。

流行性出血热是汉坦病毒引起的一种自然疫源性急性传染病。基本病变是皮肤、粘膜和多器官广泛充血、水肿和出血，严重者伴有凝固性坏死。

狂犬病是由狂犬病毒引起的以侵犯中枢神经系统为主的人畜共患传染病。

淋病由淋球菌感染引起，主要侵犯泌尿生殖道黏膜的急性化脓性炎症。尖锐湿疣由人乳头瘤病毒感染引起的生殖道上皮良性增生性疣状病变，凹空细胞有助于诊断。梅毒由梅毒螺旋体引起的慢性多器官疾病，基本病变为闭塞性动脉内膜炎、血管周围炎及树胶样肿。

真菌病常见的基本病理变化有轻度非特异性炎、化脓性炎、坏死性炎或肉芽肿性炎。

1. 阐述结核病基本病变及其与机体免疫状态的关系。

2. 简述伤寒病的病理特征及病变过程。

3. 简述细菌性痢疾的类型及各自的病理特点。

4. 哪些疾病可以在肠道发生溃疡？并简述其各自溃疡形态特点。

5. 简述尖锐湿疣的镜下特点。

6. 简述梅毒的基本病理变化和各期梅毒的病变特点。

7. 名词解释：肺原发综合征、结核球、冷脓肿、伤寒肉芽肿、树胶样肿、凹空细胞。

第十七章　寄　生　虫　病

学习目标	
掌握	肠阿米巴病和肠外阿米巴病的病变特点；血吸虫病基本病理变化和主要脏器的病变特点；丝虫病基本病理变化与临床病理联系。
熟悉	阿米巴病的病因与感染途径；血吸虫病的病因、感染途径和发病机制；肺吸虫病、华支睾吸虫病及棘球蚴病的基本病理变化、临床病理联系及并发症。
了解	阿米巴病的发病机制；丝虫病、肺吸虫病、华支睾吸虫病及棘球蚴病的病因与发病机制。

　　寄生虫对人体的危害主要包括其作为病原引起寄生虫病及作为疾病的传播媒介两方面。寄生虫病（parasitosis）是由寄生虫作为病原所引起的一类疾病的总称，属于感染性疾病的范畴。寄生虫病在人群中的发生或流行需要具备传染源（被寄生虫感染的人、动物或污染的土壤、水体等）、传播途径（适于寄生虫生活的环境条件、感染方式和感染途径）及易感人群（对寄生虫感染缺乏免疫力或免疫力低下的个体）三个相互关联的基本环节。寄生虫病的传播不仅与生物因素有关，而且还受到自然因素和社会因素的影响，其发生具有地理分布的区域性、明显的季节性和人畜共患病的自然疫源性等特点。

　　寄生虫病发病的过程是宿主与虫体相互斗争的结果。按其发病的急缓可分为急性和慢性，其中大多属于慢性。寄生虫病的发病情况主要取决于侵入体内寄生虫的数量和毒力以及宿主的免疫力。侵入的虫体数量愈多、毒力愈强，发病的机会就愈多，病情也较重；宿主的抵抗力愈强，感染后发病的机会就愈小，即使发病，病情也较轻。寄生虫病的病理变化主要包括虫体对宿主组织的机械性损伤引起的损害、虫体分泌的毒素或酶引起的组织坏死以及宿主反应引起的嗜酸性粒细胞和其他炎性细胞的浸润，甚至形成嗜酸性脓肿和对幼虫或虫卵产生的肉芽肿。临床诊断主要依赖以下几个方面：①流行病学史；②临床表现；③病原学诊断；④免疫学诊断；⑤其他检查，如超声检查、CT 检查等。

　　寄生虫病是世界范围内一类严重危害人类健康的疾病，热带和亚热带地区多见，尤其在一些经济和生活条件落后的国家和地区更为常见，如非洲、亚洲等发展中国家，感染的人群主要是接触疫源较多的劳动人民及免疫力较低的儿童。狭义的热带病即指寄生虫病。世界卫生组织热带病研究和培训特别规划署（简称 WHO/TDR）要求重点防治的 7 类热带病中，除麻风病、结核病外，其余 5 类都是寄生虫病，即疟疾（malaria）、血吸虫病（schistosomiasis）、丝虫病（filariasis）、利什曼病（leishmaniasis）和锥虫病（trypanosomiasis）。我国寄生虫病的防治工作在新中国成立后取得了显著成效，多种寄生虫病如血吸虫病、丝虫病和利什曼病等得到了极大的控制,感染率和发病率已有明显下降。当前我国寄生虫病呈现两种变化趋势,一是随着农村经济水平的提高,部分肠道寄生虫感染率呈下降趋势;二是由于市场开放,管理措施不够完善,生食和半生食人数有增无减,以及流动人口增加,一些食源性寄生虫病流行范围和波及人群有不断扩大趋势。此外,机会性致病寄生虫病近年也有增多的趋势,值得高度重视。

人体的寄生虫病有许多种,按其病原种类分为:①原虫病,如阿米巴病、疟疾和利什曼病等;②吸虫病,如华支睾吸虫病、肺吸虫病和血吸虫病等;③绦虫病,如棘球蚴病和囊虫病等;④线虫病,如丝虫病、钩虫病和蛔虫病等。按其在寄主体内寄生部位的不同,又可分为:①腔道寄生虫病;②组织内寄生虫病;③血液及淋巴系统内寄生虫病;④皮肤寄生虫病。

本章仅介绍阿米巴病、血吸虫病、丝虫病、肺吸虫病、华支睾吸虫病和棘球蚴病。

理论与实践

有些寄生虫在宿主免疫功能正常时处于隐性感染状态,当宿主免疫功能低下时,虫体大量繁殖,致病力增强,导致宿主出现临床症状,称为机会性致病寄生虫病(opportunistic pathogenic parasitic diseases)。弓形虫病、隐孢子虫病等是最常见的机会性致病寄生虫病。近年来由于激素广泛应用、器官移植后免疫抑制剂的应用、恶性肿瘤及肿瘤的化学或放射治疗等原因,以及免疫功能缺陷病的日益增多,尤其是获得性免疫缺陷综合征(AIDS,艾滋病)的泛滥,机会性致病寄生虫引起的感染越来越常见,其病死率高,已日益引起人们的重视。因此,对免疫缺陷病人等进行寄生虫检查及给予有效的预防性治疗十分必要。此外,增强营养,加强锻炼,提高机体抵抗力也非常重要。

第一节　阿米巴病

阿米巴病(amoebiasis)是由溶组织内阿米巴(entamoeba histolytica)原虫感染所引起的一种寄生虫病。病变主要累及结肠,少数病例可随血流运行或以直接侵袭的方式到达肝、肺、脑、皮肤和泌尿生殖器等肠外器官,引起以液化性坏死为主的变质性炎。

本病遍及世界各地,但以热带及亚热带地区为多见。其发病以秋季为多,夏季次之。在我国多见于南方,但在夏季也常见于北方。其感染率的高低与各地经济条件、环境卫生和居民营养状况的好坏密切相关,分为高、中、低度三种流行区,我国属于中度流行区。据统计,全球每年新增阿米巴病病例约4000多万例,因其死亡人数至少在4万以上,仅次于疟疾和血吸虫病,严重危害人体健康。本病的感染人群男性多于女性,儿童多于成人。近年来随着我国卫生状况的不断改善,本病的流行和急性病例已显著降低。

一、病因与发病机制

(一)病原和感染途径

寄生在人类结肠中的阿米巴原虫主要有四种,其中只有溶组织内阿米巴与人类疾病有关。溶组织内阿米巴的生活史一般分滋养体和包囊两期,其基本生活史过程为包囊→滋养体→包囊,其中成熟的四核包囊是阿米巴的传染阶段,而滋养体则为致病阶段。包囊存在于慢性阿米巴病患者或包囊携带者的粪便中,人的感染途径多为食入被包囊污染的食物和水而引起。包囊进入消化道后,它能耐受胃酸的消化作用,通常在小肠下段经碱性消化液作用脱囊,发育成小滋养体。当结肠功能正常时,小滋养体逐渐发育成包囊,随粪便排出,成为感染源;而当宿主抵抗力下降,肠道功能紊乱时,小滋养体则可侵入肠壁黏膜,吞噬红细胞和组织细胞转变为大滋养体,并大量繁殖,破坏宿主组织,引起肠黏膜的溃疡性病变。

（二）发病机制

溶组织内阿米巴原虫的致病机制至今尚未完全阐明，其毒力和侵袭力主要表现在对宿主组织的溶解破坏作用，其致病作用是其化学性、机械性和免疫等多种因素综合作用的结果，具体表现在：

1. **接触溶解作用**　电镜观察显示，大滋养体对细胞的破坏作用是通过接触溶解。大滋养体质膜具有丰富的溶酶体，当它与宿主接触时，质膜溶酶体释放活性物质，如胰蛋白酶、透明质酸酶等，溶解、破坏肠黏膜组织或细胞。致病株阿米巴可通过表面凝集素吸附于肠黏膜上，借助穿孔素和半胱氨酸蛋白酶等溶解破坏组织。

2. **细胞毒素作用**　从溶组织内阿米巴的培养中可分离出一种不耐热的蛋白质——肠毒素，其具有细胞毒性，在肠阿米巴病黏膜损伤和腹泻中可能起重要作用。

3. **机械性损伤和吞噬作用**　阿米巴滋养体通过在组织中的伪足运动破坏组织，同时吞噬和降解已受破坏的细胞。

4. **免疫抑制与逃逸**　阿米巴抗原中含有激发机体免疫抑制的决定簇。阿米巴原虫的凝集素对补体介导的溶解作用有抵抗力，半胱氨酸蛋白酶也能降解补体 C3 为 C3a，从而逃逸宿主的免疫攻击。

此外，宿主对病原体易感性增加和抵抗力下降，以及合并其他肠道细菌感染和肠道功能紊乱等，都有利于阿米巴滋养体对机体的侵袭与致病。由于缺乏有效的获得性免疫，患过阿米巴病的人仍是易感者。

二、肠阿米巴病

肠阿米巴病（intestinal amoebiasis）是由致病性溶组织内阿米巴寄生于结肠所致。因临床上常出现腹痛、腹泻和里急后重等痢疾症状，故又称为阿米巴痢疾（amoebic dysentery）。肠阿米巴病的病变好发于结肠，这可能与肠内氧分压较低和肠内容物生理性滞留有关。病变部位主要在盲肠、升结肠，其次为乙状结肠和直肠。基本病理变化以组织溶解、液化坏死为主，可分为急性期和慢性期。

1. **急性期**　溶组织内阿米巴滋养体侵入肠壁组织，在肠腺隐窝内繁殖，破坏黏膜表层或隐窝上皮细胞。大体，早期在黏膜表面形成多个散在分布灰黄色帽针头大小的点状坏死或浅溃疡，周围有充血出血带围绕（图 17-1）。继而侵入黏膜下层。由于黏膜下层组织疏松，阿米巴易于向四周蔓延，造成组织明显液化性坏死，坏死物脱落后形成口小底大的烧瓶状溃疡（flask shaped ulcer），边缘呈潜行性（图 17-2），对本病具有诊断意义。周围黏膜肿胀，但溃疡间黏膜组织尚属正常或仅表现轻度卡他性炎症。病变进一步扩大，黏膜下层组织坏死灶相互沟通，形成隧道样病变。表面黏膜大片坏死脱落，犹如破絮状悬挂于肠腔表面（图 17-3），或坏死脱落融合形成边缘潜行的巨大溃疡（直径可达 8～12cm）。少数溃疡严重者可深及浆膜层造成肠穿孔，引起腹膜炎。

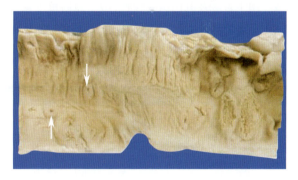

图 17-1　肠阿米巴病
肠黏膜表面见圆形或椭圆形帽针头大小溃疡（箭头所示）

镜下，病变组织坏死溶解，病灶周围炎症反应轻微，仅见充血、水肿和少量淋巴细胞、浆细胞和巨噬细胞浸润。溃疡底和边缘可见残存的坏死组织，在坏死组织与正常组织交界处和肠壁小静脉腔内，常可见到阿米巴滋养体（图 17-4）。滋养体通常呈圆形，体积一般较巨噬细胞大，直径约 20～60μm，核小而圆，胞质略嗜碱性，胞质内含有糖原空泡或吞入的红细胞、淋巴细胞或组织碎片。阿米巴滋养体周围常因组织被溶解而留有空隙。

临床上，由于肠蠕动增强和黏液分泌增多，急性期患者出现腹痛、腹泻。由于粪便内含大量黏液、血液和坏死溶解的组织，多呈暗红色果酱样，并常伴有腥臭，粪检时易找到阿米巴滋养体。全身中毒表现轻

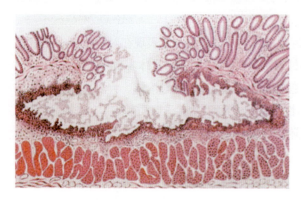

图 17-2　肠阿米巴病(模式图)
示肠壁形成边缘潜行性口小底大的烧瓶状溃疡

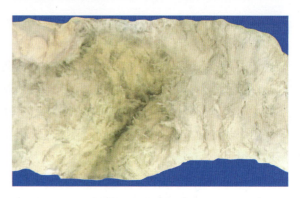

图 17-3　肠阿米巴病
黏膜大片坏死脱落,形成破絮状悬挂于肠腔表面

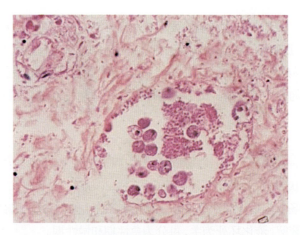

图 17-4　阿米巴滋养体
小静脉腔内阿米巴大滋养体,呈圆形,胞质丰富,略嗜碱性,核小而圆

微。由于直肠及肛门病变较轻,故里急后重现象也不明显。本期肠阿米巴病须与细菌性痢疾相鉴别,两者区别见表 17-1。多数急性期患者可治愈,少数因治疗不及时或不彻底而转入慢性期。

表 17-1　肠阿米巴病和细菌性痢疾的鉴别

	肠阿米巴病	细菌性痢疾
病原体	溶组织内阿米巴原虫	痢疾杆菌
好发部位	盲肠、升结肠	直肠、乙状结肠
病变性质	局限性坏死性炎	弥漫性假膜性炎
溃疡表现	较深,烧瓶状、边缘潜行	表浅,不规则
溃疡间黏膜	大致正常	炎性假膜
全身中毒症状	轻、发热少	重、常发热
肠道临床症状	右下腹压痛	左下腹压痛
	腹泻、里急后重轻	腹泻常伴里急后重
粪便检查	暗红色果酱样,伴腥臭,可见黏液脓血便,脓细胞多	阿米巴滋养体

2. 慢性期　肠道病变复杂,溃疡的修复、愈合常与病灶的进行性扩大同时并存,坏死、溃疡、肉芽组织增生和瘢痕形成反复交错发生,黏膜可增生形成息肉,最终可使肠黏膜完全失去正常形态。肠壁可因纤维组织增生而增厚变硬,甚至造成肠腔狭窄。有时可因肉芽组织增生过度而形成局限性包块,称为阿米巴肿(amoeboma),多见于盲肠,临床上需与结肠癌相鉴别。慢性患者和包囊携带者是阿米巴病的主要传染源。

临床上,慢性期患者可有轻度腹泻、腹痛、腹胀、腹部不适等肠道功能紊乱症状,并可出现肠梗阻。久病不愈者可引起营养不良和消瘦。

肠阿米巴的并发症有肠穿孔、肠出血、肠腔狭窄、阑尾炎及阿米巴肛瘘等,亦可引起肝、肺和脑等肠外器官的病变。因本病病变发展缓慢,往往在穿孔前溃疡底的浆膜层已与邻近组织粘连,故穿孔时通常仅形成局限性脓肿,很少引起弥漫性腹膜炎。

三、肠外阿米巴病

肠外阿米巴病(extraintestinal amoebiasis)多为直接蔓延或血流播散所致,常见于肝、肺、脑,也可累及脑膜、皮肤和泌尿生殖系统等。

(一)阿米巴肝脓肿

阿米巴肝脓肿(amoebic liver abscess)多继发于肠阿米巴发病后1~3个月内,亦可发生于肠道症状消失数年之后,是最常见的肠外阿米巴病。极少数病例也可无肠阿米巴病的临床表现而单独发生。阿米巴滋养体一般通过侵入肠壁小静脉血行播散至肝脏,偶尔也可直接移行进入腹腔侵犯肝脏。阿米巴肝脓肿多为单个,多位于肝右叶(80%),这与肝右叶体积大,滋养体进入的机会较多,以及肠阿米巴病好发于盲肠和升结肠,该处的血液回流常因门静脉分流现象而到达肝右叶有关。

大体,脓肿大小不等,大者几乎占据整个肝右叶。脓肿腔内可见液化性坏死物质和陈旧性血液的混合物,呈棕褐色果酱样。脓肿壁上附有尚未彻底液化坏死的汇管区结缔组织、胆管、血管等,形成具有一定特征性的破絮状外观(图17-5)。

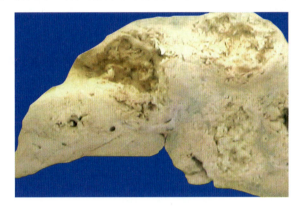

图 17-5　阿米巴肝脓肿
肝右叶有一巨大脓肿,脓肿壁呈破絮状

镜下,脓肿腔内为液化性红染无结构坏死组织,缺乏中性粒细胞或脓细胞,这与一般化脓菌引起的脓肿不同。脓肿与正常组织交界处可查找到阿米巴滋养体。慢性脓肿周围常有较多肉芽组织和纤维组织包绕。

阿米巴肝脓肿的临床表现与脓肿的位置、大小以及是否伴有感染有关。常表现为肝大、右上腹痛及压痛,并有发热、黄疸、全身消耗等症状和体征。阿米巴肝脓肿若未能被及时诊断和治疗,病灶可继续扩大并向周围组织溃破,引起腹膜炎、膈下脓肿、肺脓肿、脓胸、胸膜-肺-支气管瘘和心包炎等。

(二)阿米巴肺脓肿

阿米巴肺脓肿(amoebic lung abscess)远较肝脓肿少见,绝大多数由阿米巴肝脓肿穿破横膈直接蔓延而来,少数为肠阿米巴滋养体经血流到肺所致。脓肿多发生于右肺下叶,常为单发,经常与膈下或肝脓肿相通。脓腔内含咖啡色液化性坏死物质,坏死物质破入支气管排出后则可形成肺空洞。临床上,患者常表现发热、胸痛、咳嗽、咯血和咳大量褐色脓样痰,痰内可检到阿米巴滋养体。

(三)阿米巴脑脓肿

阿米巴脑脓肿(amoebic brain abscess)极少见,多因肠、肝和肺部的阿米巴滋养体经血流进入脑而引起。脑脓肿多见于大脑半球,常为多发性。脓腔内充满咖啡色液化坏死物,周围有慢性炎细胞浸润和增生的神经胶质细胞构成的脓肿壁。患者可有发热、头痛、昏迷、惊厥等症状,预后极差。

(四)其他器官病变

皮肤、心包、尿道、阴道和子宫颈、前列腺等器官亦可被侵犯,引起皮肤阿米巴病以及阿米巴性心包炎、尿道炎、阴道炎、子宫颈炎、前列腺炎。

在阿米巴病的众多诊断方法中(如粪便检查、人工培养、组织检查和免疫学诊断),以在病变组织中检到滋养体为最可靠的诊断依据。近年来分子生物学诊断技术的应用有效提高了本病诊断的敏感性。

患者男性，49岁，因右下腹疼痛、腹泻、低热3天来就诊。粪便呈果酱样伴腥臭。查体：脐周及下腹部有压痛，肠鸣音亢进，腹肌不紧张。粪便化验检查：红细胞(+++)，白细胞(+)，其中可检出阿米巴滋养体。

肠镜检查：整个结肠和回肠下段可见絮片状坏死物附着，并有多发性、大小不等的溃疡形成，溃疡呈边缘潜行、口小底大烧瓶状，溃疡间肠黏膜呈轻度炎症变化。

思考：

1. 该患者患有何种疾病？依据是什么？
2. 该病的病理变化及临床特点是什么？
3. 试述阿米巴痢疾与细菌性痢疾的区别。

第二节　血吸虫病

血吸虫病(schistosomiasis)是由血吸虫寄生于人体引起的一种地方性寄生虫病。人类一般通过皮肤接触含尾蚴的疫水而感染。主要病变是由虫卵引起肝、肠的肉芽肿形成和纤维化。寄生于人体的血吸虫主要有日本血吸虫、曼氏血吸虫和埃及血吸虫三种，在我国流行的血吸虫病是由于感染日本血吸虫所致，称为日本血吸虫病，简称血吸虫病。这是一种人畜共患的地方性寄生虫病，主要流行于长江流域及其江南的广大地区。

一、病因与发病机制

日本血吸虫属裂体吸虫，其生活史包括虫卵、毛蚴、母胞蚴、子胞蚴、尾蚴、童虫和成虫等发育阶段(图 17-6)。在日本血吸虫的传播途径中，含有虫卵的粪便污染水源、钉螺内的孳生以及人体接触疫水是三个必备条件。随患者或病畜的粪便排出的血吸虫卵进入水中，在适当条件下孵出毛蚴；毛蚴钻入中间宿

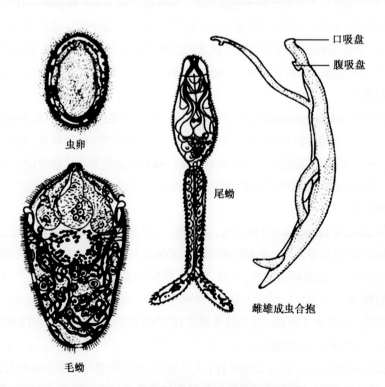

图 17-6　日本血吸虫虫卵、毛蚴、尾蚴和成虫形态

主钉螺体内继续繁殖，经过母胞蚴和子胞蚴阶段后发育成大量尾蚴游于水中，如遇人或牛、马、羊、猪等终宿主，尾蚴可借其头腺分泌的溶组织酶和机械性运动钻入其皮肤或黏膜，脱去尾部变为童虫；童虫穿入小静脉和淋巴管到达右心，经肺循环进入体循环散布到全身各处，其中只有抵达肠系膜静脉者才能发育为成虫并大量产卵，其余皆在沿途死亡。虫卵随血流入肝，或逆流入肠壁，沉积于组织中引起病变。肠壁内成熟的虫卵可破坏肠黏膜而进入肠腔，并随粪便排出体外，再重演生活周期（图 17-7）。从感染尾蚴到患者粪便内检出虫卵需一个月以上。

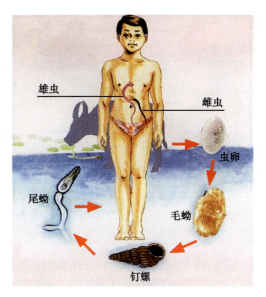

图 17-7　血吸虫生活史

二、基本病理变化

日本血吸虫的尾蚴、童虫、成虫和虫卵等均可引起病变，但以虫卵引起的病变危害性最大。

（一）尾蚴及童虫引起的病变

尾蚴钻入皮肤后，局部常出现奇痒的红色小丘疹，数日后可自然消退。镜下见，真皮血管周围炎性水肿伴有中性粒细胞及嗜酸性粒细胞浸润，称为尾蚴性皮炎，可能与Ⅰ型及Ⅳ型变态反应有关。童虫在体内穿行可引起轻度血管炎和血管周围炎，尤以肺血管病变明显，患者可出现短暂的咳嗽、痰中带血丝等症状。其机制与童虫移行时的机械性损伤及其代谢产物或死亡虫体引起的变态反应有关。

（二）成虫及其代谢产物引起的病变

主要为肠系膜静脉炎、静脉周围炎以及所引起的过敏反应，患者可出现发热、嗜酸性粒细胞增多、贫血和肝脾大等症状。贫血可能与成虫吞食红细胞和由成虫引起的过敏反应及毒性作用有关。被吞食的红细胞在成虫体内经珠蛋白酶作用，血红蛋白分解产生一种黑褐色的血吸虫色素。后者主要被肝、脾增生的巨噬细胞所吞噬。死亡虫体周围组织坏死，大量嗜酸性粒细胞浸润，形成嗜酸性脓肿。

（三）虫卵引起的病变

虫卵引起的病变是本病最严重的病变。血吸虫寿命长、日产卵量大，其中仅少部分虫卵随粪便排出，其余大部分虫卵沉积于结肠壁和肝内，少数虫卵可沉积于小肠、阑尾、肺、脑等处。未成熟虫卵因其内的毛蚴不成熟，无毒性分泌物，所致病变轻微。成熟虫卵内的毛蚴能分泌可溶性虫卵抗原（soluble egg antigens，SEA），病变早期 SEA 可刺激机体产生抗体，在虫卵周围形成免疫复合物，后期则主要通过致敏的 T 淋巴细胞介导的迟发型变态反应，引起特征性急性和慢性虫卵结节（血吸虫性肉芽肿）形成。

1. 急性虫卵结节　大体，呈灰黄色、颗粒状，直径 0.5～4mm 大小。镜下，结节中央常见多个成熟虫卵，卵壳薄，有折光性，表面附有放射状嗜酸性棒状体（称 Hoeppli 现象），用免疫荧光法证明为虫卵抗原抗体复合物。虫卵周围见大量嗜酸性粒细胞聚集并发生坏死，形成嗜酸性脓肿（图 17-8），其中可见菱形或多面形有折光性的蛋白性晶体，即 Charcot-Leyden 结晶（系嗜酸性粒细胞中嗜酸性颗粒互相融合而成）。随后毛蚴死亡，脓肿周围出现肉芽组织增生，伴有大量嗜酸性粒细胞及少量巨噬细胞、淋巴细胞浸润。随着病变的发展，嗜酸性粒细胞逐渐被巨噬细胞、淋巴细胞取代，并出现围绕结节呈放射状排列的类上皮细胞，构成晚期急性虫卵结节。

2. 慢性虫卵结节　在晚期急性虫卵结节的基础上，结节内坏死物质被吸收，虫卵破裂或钙化，周围有许多类上皮细胞增生并出现多核异物巨细胞，伴有淋巴细胞浸润，其形态类似结核结节，故称为假结核结节，即为慢性虫卵结节（图 17-9）。最后结节内大量成纤维细胞增生，逐渐发生纤维化和玻璃样变，其中死亡、钙化的虫卵可长期存留，可作为血吸虫病诊断的重要病理依据。

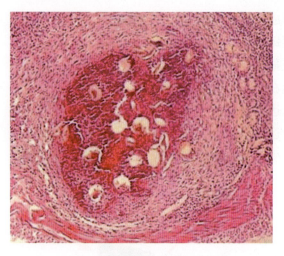

图 17-8　急性虫卵结节（嗜酸性脓肿）

结节中央有多个成熟的虫卵，虫卵周围见大量嗜酸性粒细胞浸润

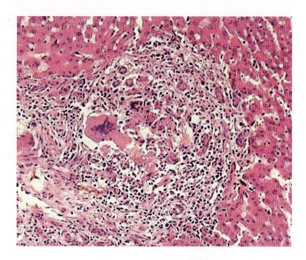

图 17-9　慢性虫卵结节

结节中央有死亡的虫卵，外周见类上皮细胞和异物巨细胞，形成假结核结节

三、主要脏器病变

（一）肠道

病变主要累及直肠、乙状结肠和降结肠。急性期，黏膜层或黏膜下层有许多急性虫卵结节，外观呈灰黄色细颗粒状或呈细小溃疡，为表浅处虫卵结节向肠腔穿破所致。肠黏膜充血水肿及点状出血。临床上可出现腹痛、腹泻和便血等痢疾样症状。慢性期，由于成虫不断排卵，反复沉积于肠壁，形成许多新旧不一的虫卵结节，最终因虫卵结节纤维化导致肠壁增厚变硬，使虫卵难以排入肠腔。由于虫卵和慢性炎症刺激，可使肠黏膜过度增生形成多发性息肉，甚至形成绒毛状腺瘤，其中少数可恶变为结肠腺癌。

（二）肝脏

虫卵随血流栓塞于汇管区门静脉末梢分支内。急性期：汇管区内有多数虫卵结节形成，使肝表面及切面呈粟粒状灰白色或灰黄色结节。汇管区邻近的肝窦扩张充血，Kupffer 细胞增生，并吞噬血吸虫色素。慢性期：尤其是重度感染的病例，以汇管区慢性虫卵结节和纤维化为特征，并使汇管区不断扩展，但肝小叶结构一般不遭破坏，不形成假小叶。大体，肝体积缩小、变形、变硬，尤以肝左叶为甚。表面起伏不平，可见散在地图状浅沟纹将肝划分为若干大小不等、形态不规则的微隆起区。切面见大量增生的纤维组织沿门静脉分支呈树枝状分布，构成典型的血吸虫病肝硬化，又称为干线型或管道型肝硬化（pipestem hepatic fibrosis）。镜下见，汇管区有许多慢性虫卵结节形成，并因显著纤维化而增宽，伴有慢性炎性细胞浸润。肝小叶本身破坏不严重，无明显假小叶形成。由于虫卵较大不能进入肝窦，虫卵结节主要位于汇管区，大量增生的纤维组织和虫卵本身可压迫、阻塞肝内门静脉分支，并可伴血栓性静脉炎，易引起窦前性门脉高压，临床上较早出现腹水、巨脾及食管下段静脉曲张等体征，而肝功能损害一般较轻。

（三）脾脏

早期可轻度肿大，系因成虫代谢产物刺激单核巨噬细胞增生所致。晚期主要是严重的门脉高压引起重度淤血性脾大，重量可达 4000g 以上。大体，呈青紫色，被膜增厚，质地坚韧。切面暗红色，脾小梁增粗，脾小体萎缩，可见散在黄褐色含铁小结，偶见多数陈旧性梗死灶。镜下，脾窦高度扩张淤血，脾髓纤维化，中央动脉管壁增厚、玻璃样变。单核巨噬细胞增生，并吞噬血吸虫色素。临床上患者有脾功能亢进症。

（四）肺脏

肺脏是日本血吸虫常见的异位寄生部位（门静脉系统以外的组织和器官中出现血吸虫成虫和虫卵，则称为异位寄生），常见于严重感染的早期病例。虫卵经门 - 腔静脉或门 - 肝静脉交通支进入肺脏，形成急性虫卵结节，肉眼及 X 线所见类似粟粒性肺结核。通常肺的病变轻微，一般无严重后果。

（五）脑

虫卵入脑途径说法不一，最有可能是肺的虫卵经肺静脉入左心，以栓子的形式到达脑。多在大脑顶叶形成急性或慢性虫卵结节。临床上可出现急性脑炎或局限性癫痫发作以及颅内压升高等症状。

（六）其他部位

严重感染病例，在肠系膜及腹膜后淋巴结、胃、胰、胆囊、皮肤、心包、肾、膀胱及子宫颈等处，偶见有少数血吸虫虫卵沉积。

案例 17-2

患者男性，42 岁。自幼生长在农村，经常在河、湖边洗澡、洗脚，手臂等处皮肤常有小米粒状的红色丘疹，发痒，自以为是蚊虫叮咬。近两年来，经常腹泻，有便血史。体检：较消瘦，腹部膨隆，肝未触及，脾脏明显增大，下缘在季肋下 5cm，腹部移动性浊音（＋）。粪便化验检查出血吸虫卵。患者因突发大呕血而死亡。

尸检可见肝脏变小、变硬，表面和切面见散在的浅沟纹和大小不等结节。显微镜下观察显示，汇管区增宽，大量纤维组织增生，肉芽肿形成。

思考：

1. 该患者患有何种疾病？依据是什么？
2. 该病的基本病理变化及主要脏器病变是什么？

第三节　丝虫病

丝虫病（filariasis）是以蚊为传播媒介，由寄生于人体淋巴系统的丝虫引起的疾病。早期引起淋巴管炎及淋巴结炎，晚期出现淋巴液回流障碍，产生阴囊鞘膜积液、乳糜尿和肢体象皮肿等。本病世界流行，以热带和亚热带地区为高发区。我国在中原和南方各省皆有流行，在沿海各省的农村中尤为严重，为我国五大寄生虫病之一。

一、病因与发病机制

寄生于人体的丝虫共有 8 种，在我国主要有班氏丝虫（*Wuchereria bancrofti*）和马来丝虫（*Brugia malayi*）两种病原体流行。前者主要由库蚊传播，后者主要由中华按蚊传播。两者生活史基本相似，都经历两个发育阶段，即在蚊体（中间宿主）的幼虫和人体（终宿主）的成虫。体内雌雄成虫交配后其虫卵发育成微丝蚴，先停留于淋巴液中，再随淋巴液的回流而进入血液循环，白天滞留于肺等器官的毛细血管内，夜晚则出现于外周血液，这种现象称为夜现周期性。通常班氏丝虫出现的高峰期为 22 时至次晨 2 时，而马来丝虫的高峰期则为 20 时至次晨 4 时。微丝蚴在外周血液中夜间周期性出现的机制尚不清楚，但却为临床检查患者体内的微丝蚴提供了便利。血液中的微丝蚴被蚊吸入后仅有少数能发育成为感染性蚴虫，当蚊虫再度吮吸人血时，蚴虫穿过皮肤进入人体，在宿主淋巴系统内发育成熟。班氏丝虫多寄生于四肢、腹腔及精索的深部淋巴系统，而马来丝虫则多寄生在四肢（尤其是下肢）浅表淋巴系统。自蚴虫侵入人体至发育为成虫并产生微丝蚴，一般约需 2～6 个月。成虫在人体内的寿命为 10～15 年或更长。

本病的发病机制尚未完全明了，丝虫的类别、感染程度、虫体发育、重复感染情况和寄居部位等都影响本病的发生与发展。一般认为丝虫的虫体或各种代谢产物、子宫分泌物以及死虫及其分解产物等均可成为人体的异种抗原，刺激机体产生局部或全身性变态反应，导致淋巴管炎和淋巴结炎。而晚期丝虫病患者，成虫阻塞淋巴管，使淋巴液回流受阻，引起淋巴水肿。此外，尽管机体在感染丝虫后可产生特异性抗体，血清中 IgG、IgE 水平均可上升，但这种获得性免疫并不能消除或防止丝虫的感染和再感染。

二、基本病理变化与临床病理联系

丝虫病的基本病理变化主要是由成虫或短期内大量死亡、钙化的微丝蚴引起的淋巴管炎、淋巴结炎以及淋巴管阻塞所致的一系列变化，其中以成虫对机体致病作用为重。

（一）淋巴管炎和淋巴结炎

病变早期以急性淋巴管炎和淋巴结炎为主要改变。主要累及下肢、精囊、附睾、腹腔、乳腺等处淋巴管以及腹股沟、腘窝、腋窝等处的淋巴结。大体，受累淋巴结肿大，淋巴管呈一条红线样自近端向远端蔓延，形成离心性淋巴管炎。当皮肤表浅微细淋巴管被波及时，局部皮肤呈弥漫性红肿，称为丹毒性皮炎。镜下见淋巴结充血肿大，淋巴管扩张，内皮细胞肿胀增生，管壁水肿增厚，嗜酸性粒细胞及单核细胞浸润。虫体死亡后引起局部组织凝固性坏死和大量嗜酸性粒细胞浸润，形成嗜酸性脓肿。慢性期在坏死灶周围出现巨噬细胞、类上皮细胞和多核巨细胞，形成结核样肉芽肿。随着死亡虫体的钙化和肉芽肿纤维化，导致淋巴管壁增厚，管腔闭塞，从而引起淋巴液回流障碍等一系列继发病变。

（二）淋巴系统阻塞引起的病变

长期反复丝虫感染性淋巴结炎和淋巴管炎可导致淋巴液回流障碍，使受阻部位远端淋巴管内压力增高，从而造成淋巴管曲张或破裂，使淋巴液流入周围组织导致淋巴肿或淋巴积液。由于阻塞部位不同，患者的临床表现亦各异，常见的病变有：

1. 淋巴窦及淋巴管扩张　淋巴结内的淋巴窦扩张，形成局部囊状肿块，常见于腹股沟淋巴结，其淋巴液中可找到微丝蚴。阻塞远端的淋巴管曲张，常见于精索、阴囊及大腿内侧，造成局部组织水肿。当肠干淋巴管入口的上方或主动脉前淋巴结发生阻塞时，小肠吸收来的乳糜液不能回流至乳糜池，致使胸导管以下的远端淋巴管均发生曲张。同时，乳糜液经侧支循环反流至泌尿系统淋巴管使其肿胀破裂，溢入尿中形成洗米水样小便，称为乳糜尿（chyluir），或称为"米汤尿"，是班氏丝虫病最常见的症状；乳糜液如由精索淋巴管流入睾丸鞘膜内，则引起鞘膜乳糜积液；如通过肠系膜淋巴管进入腹腔则形成乳糜腹水。

2. 象皮肿（elephantiasis）　多见于四肢（约占 90%），特别是小腿，由于淋巴管炎和淋巴管曲张使富含蛋白质的淋巴液淤积于皮下，刺激皮下纤维组织增生，小腿变得粗大，皮肤极度肿胀，表面增厚粗糙，以后皮肤肥大而下垂，形成许多深凹横跨的皮皱，似大象皮肤外观，故名象皮肿。镜下皮肤表皮过度角化和萎缩，棘细胞层肥厚，皮下组织水肿，真皮及皮下纤维结缔组织显著增生。真皮淋巴管内皮细胞增生，管腔狭窄甚至完全闭塞。象皮肿多在丝虫感染后 10～15 年以上才能达到显著程度。除四肢外，象皮肿也可发生于阴囊、女阴及乳房，发生于乳房者易被误诊为乳腺癌。上、下肢象皮肿可见于两种丝虫病，而生殖系统的象皮肿仅见于班氏丝虫病（图 17-10）。近年认为丝虫性象皮肿淋巴液的淤积，并非单纯机械性淋巴管阻塞所致，而是淋巴管扩张、淋巴循环动力学发生障碍的结果。

丝虫病一般对生命威胁不大，但反复发作的淋巴管炎、淋巴结炎和晚期象皮肿，可影响劳动力，顽固、持续性乳糜尿可导致营养不良、贫血等。

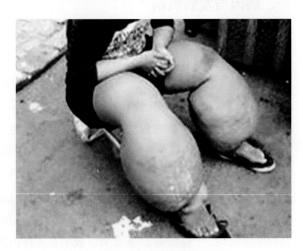

图 17-10　象皮肿
下肢象皮肿

第四节 肺吸虫病

肺吸虫病(paragonimiasis)是肺型并殖吸虫病(pulmonary type paragonimiasis)的简称,是由并殖吸虫的童虫、成虫在人体组织内穿行或寄居所引起的疾病。该虫主要寄生于肺脏,引起肺吸虫病。其主要病变特点是在器官或组织内形成窦道和相互沟通的多房性小囊肿。本病流行于世界各国,在我国东北、西南及东南诸省为主要流行区。夏秋季为其主要感染季节。

一、病因与发病机制

并殖吸虫有 50 多个变种和亚种,在我国主要的致病虫种是卫氏并殖吸虫(*Paragonimus westermani*)和斯氏并殖吸虫(*Paragonimus skrjabini*),以前者较为常见,而后者则是我国危害较重的致病虫种(图 17-11)。并殖吸虫各虫种的生活史及其与宿主的关系基本相同。成虫主要寄生在人和其他哺乳动物如虎、豹、猫、犬、猪等的肺和肺外组织中,虫卵主要随痰液咳出,在水或潮湿的土壤中孵化出毛蚴。毛蚴侵入第一中间宿主淡水螺内,经胞蚴、雷蚴等阶段发育成为尾蚴,尾蚴离开螺体后又进入第二中间宿主淡水石蟹或蝲蛄,在其体内发育成为囊蚴。囊蚴是并殖吸虫的感染型。含有囊蚴的石蟹或蝲蛄被人生食或未煮熟食入后,囊蚴进入消化道,经消化液的作用脱囊成为童虫。童虫可穿过肠壁进入腹腔。多数童虫从腹腔先钻入腹背部肌肉,后经横膈进入胸腔,再侵入肺部发育为成虫并产卵。少数童虫先停留于腹腔内发育,再穿行于肝脏浅层或大网膜成为成虫。偶尔也穿行于肾脏、纵隔、皮下组织、甚至脑、脊髓等处。从囊蚴进入机体到在肺内成熟产卵约需 2~3 个月,成虫在宿主体内一般可存活 5~6 年以上。斯氏并殖吸虫迄今为我国独有的虫种,是人兽共患以兽为主的致病虫种,由于人是斯氏并殖吸虫的非正常宿主,故该虫在人体内多停留在童虫阶段,造成局部或全身幼虫移行症,但不能最终发育为成虫。

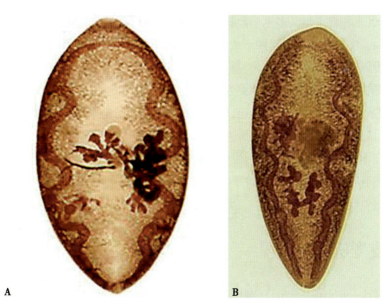

图 17-11 并殖吸虫形态
A:卫氏并殖吸虫;B:斯氏并殖吸虫

肺吸虫病的主要发病机制是并殖吸虫的机械性损伤和免疫病理反应。并殖吸虫童虫和成虫虫体在组织内穿行和定居,对局部组织造成机械性损伤,引起组织破坏及窦道形成;虫体代谢产物、虫体或虫卵死亡后分解的异物蛋白,可刺激组织产生免疫病理反应;此外,死亡虫卵诱发的异物肉芽肿病变也起到一定作用。

二、基本病理变化及临床病理联系

1. 浆膜炎 并殖吸虫虫体穿行和寄生于肠壁、肝、横膈、肺等处时，可损伤血管，并引起纤维素性或浆液纤维素性胸膜炎或腹膜炎。渗出物中可找到虫卵，具有临床诊断价值。渗出物机化可导致腹膜及腹腔脏器间粘连，胸膜粘连甚至胸腔闭锁。患者出现胸痛、腹痛、肠梗阻等症状。

2. 组织破坏及窦道形成 虫体在组织中穿行可引起组织破坏和出血，形成迂曲的窦道或窟穴状病灶，其中可有虫卵，周围窦道壁内可见嗜酸性粒细胞、淋巴细胞浸润以及 Charcot-Leyden 结晶和纤维组织增生。

3. 虫囊肿形成 童虫或成虫在脏器内定居，引起组织坏死和炎症反应，有大量中性粒细胞、嗜酸性粒细胞浸润，坏死组织液化形成脓肿。脓肿周围肉芽组织增生而形成纤维膜，因囊肿内有虫体，故称虫囊肿。囊内为棕色黏稠液体，含有虫体、虫卵、Charcot-Lcyden 结晶及坏死组织、脓血性炎性渗出物等。囊肿壁厚而有突起，呈结节状，囊壁内有虫卵沉积。囊肿常通过窦道互相沟通，形成多房性囊肿。虫体死亡或游走他处，囊肿逐渐被肉芽组织填充而形成瘢痕结节，导致器官变形、硬化。窦道、虫囊肿和结节形成是肺吸虫病的主要特征病变。

三、主要脏器病变

1. 肺脏 因虫体多穿过横膈经胸腔侵入肺，故胸膜增厚并广泛粘连。在增厚的胸膜和肺组织内，可见分散或群集的虫囊肿，囊肿内可找到虫体或虫卵。肺的虫囊肿常侵犯支气管管壁，使之与囊肿相通，形成肺空洞，虫卵可随痰咳出。管壁内衬的支气管柱状上皮可发生鳞状上皮化生。临床上患者表现胸痛、咳嗽、痰中带血或烂桃样血痰等症状与体征，痰中可找到虫卵。囊肿及其周围肺组织可继发细菌感染，严重者可并发气胸、脓胸甚至血胸。慢性病例有明显的肺纤维化。

2. 脑 好发于儿童和青少年。多见于大脑颞叶、枕叶，也可蔓延至基底节、内囊、丘脑、顶叶和额叶等处，小脑受累者少见。主要病变为虫囊肿形成，周围脑组织可有出血、软化和胶质细胞增生。临床上可引起感觉、运动或意识障碍等。

3. 肝 肝组织的损害以斯氏肺吸虫病更为常见，主要表现为肝大，重者可发生肺吸虫性肝硬化。

4. 腹腔 腹腔各脏器间往往有广泛粘连，许多脏器表面可见分散或成群的虫囊肿。

5. 皮下结节 成虫多由腹腔穿过腹肌到达腹部、大腿、阴囊等皮下组织，也可经腹膜后组织、背部肌肉而到达背、臀部的皮下组织。病变多表现为虫囊肿构成的游走性皮下结节，如穿透皮肤则形成溃疡。结节切面呈囊性，结节内有坏死和窦道形成。镜下为嗜酸性粒细胞为主要成分的肉芽组织或嗜酸性脓肿，有时可找到幼虫或成虫。

第五节 华支睾吸虫病

华支睾吸虫病（clonorchiasis sinensis）是由华支睾吸虫成虫寄生于肝内胆道系统引起的一种人兽共患寄生虫病，俗称肝吸虫病。本病主要流行于亚洲。在我国，除西北地区之外有 25 个省区都有不同程度流行或散发，但以广东省、广西壮族自治区和台湾地区多见。

一、病因与发病机制

华支睾吸虫的成虫寄生在人或动物（如猫、狗和猪等）的肝内胆管。成虫产卵后，含有成熟毛蚴的虫卵随终宿主粪便排出体外，在水中可被第一中间宿主淡水螺吞食，在其消化道内，经包蚴、雷蚴阶段发育成尾蚴。尾蚴自螺体逸出后侵入第二中间宿主淡水鱼或淡水虾的体内发育成囊蚴。当食入含有活囊蚴的鱼或虾后，囊蚴经胃肠消化酶和胆汁作用，在十二指肠内发育成童虫，童虫沿胆汁流动方向逆行，经由总胆管逆行至肝内胆管内发育为成虫，在此长期寄生并产卵。从食入囊蚴至成虫排卵约需 1 个月左右，此时粪便内可找到虫卵。成虫在体内一般可存活 15 ~ 20 年（图 17-12）。

华支睾吸虫病的发病除与虫体的机械性损伤、阻塞及代谢或崩解产物的化学刺激有关外，虫体产生的抗原所引起的过敏反应也起一定作用。病变程度主要与感染虫数、寄生时间长短和机体状态等因素相关。

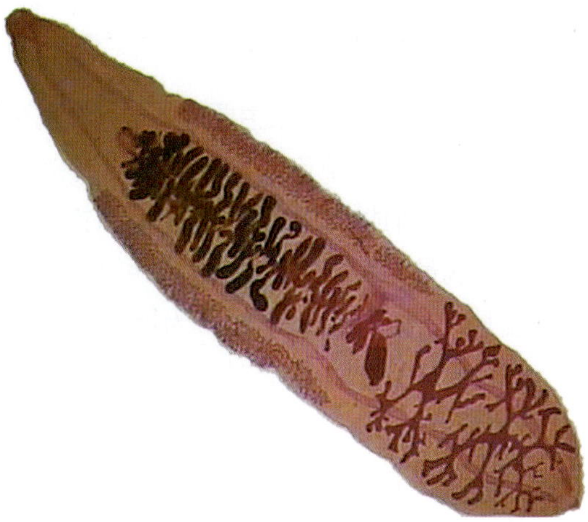

图 17-12　华支睾吸虫形态

二、基本病理变化与并发症

华支睾吸虫主要寄生于肝内中等大小的二级胆管。重度感染者亦见于肝外胆管、胆囊和胰腺导管等。肝内胆管扩张是其最突出的病变。感染早期或轻度感染，肝脏一般无明显改变。感染晚期或重度感染者，肝脏体积增大，重量增加，肝包膜下可见扩大或曲张的胆管相互靠近而集中。这种局部性胆管扩张以肝左叶为甚，可能与左肝管较平直更有利于幼虫进入有关。胆管管壁明显增厚，管腔扩张，充满胆汁和数量不等的成虫。有时甚至可从肝内胆管中挤压出似葵花子样半透明成虫。胆管上皮细胞和黏膜下腺体呈不同程度的增生，严重者呈乳头状、腺瘤样或不典型增生，部分胆管上皮细胞还可发生杯状细胞化生。管壁和门管区见不等量淋巴细胞、浆细胞和嗜酸性粒细胞浸润。慢性病例常伴有纤维结缔组织增生，甚至引起肝纤维化。肝细胞一般无明显改变。与血吸虫引起肝损害的区别见表 17-2。

由于成虫在肝内胆管寄生，使胆管内胆汁淤积，可引起阻塞性黄疸并易继发细菌感染，导致胆管炎和胆囊炎。扩张胆管附近的肝细胞可见压迫性萎缩。长期反复严重感染的病例可发生胆汁性肝硬化。死亡的虫体、虫卵和脱落的胆管上皮还可成为胆石的核心，促进胆石的形成。成虫寄生于胰管并不少见，可引起胰管扩张，胰管上皮增生，并可伴不同程度的鳞状上皮化生，管壁增厚，管壁有纤维组织增生和少量淋巴细胞浸润。胰腺实质一般无明显改变，但偶可继发胰腺炎。

表 17-2　血吸虫和华支睾吸虫引起的肝损害的区别

	血吸虫	华支睾吸虫
致病体	虫卵	成虫
病变部位	肝内汇管区、门静脉分支	肝内胆管
病理变化	急性期，肝细胞变性、坏死，慢性期，干线型肝硬化	早期无明显异常；晚期胆管管壁增厚，胆管上皮增生
结局	干线型肝硬化；窦前性门脉高压	胆石形成，胆管细胞癌

华支睾吸虫病本身并不致命，但可引起胆道阻塞、胆管炎、胆囊炎、胆管旁脓肿、胆石形成、胆管细胞型肝癌和肝硬化、胰腺炎等并发症，从而导致严重后果。

第六节　棘球蚴病

棘球蚴病（echinococcosis）又称包虫病（hydatidosis），是人类感染棘球绦虫的幼虫所致的人畜共患的寄生虫病。本病几乎遍布世界各地，在我国主要分布于新疆、甘肃、宁夏等西北的畜牧区。寄生于人体的棘球蚴主要有细粒棘球绦虫（Echinococcus granulosus）和泡状棘球绦虫（Echinococcus alveolaris）两种，我国以细粒棘球绦虫感染较为常见。病变好发于肝脏，其次为肺脏，肌肉、心、肾、脑、骨等脏器有时也可被侵犯。

一、病因与发病机制

细粒棘球绦虫的成虫主要寄生于终宿主狗、狼等动物的小肠,雌雄同体。成熟的成虫由头节和三个体节(即幼节、成节和孕节)组成。孕节含有感染性虫卵,随终宿主粪便排出,被中间宿主牛、羊、猪等家畜及人食入后,在胃或十二指肠内孵化为六钩蚴,后脱壳钻入肠壁,经小肠黏膜血管随血流经门静脉入肝,故肝棘球蚴病最为多见。少数六钩蚴可通过肝脏经右心到肺,极少数可由肺循环到达全身其他器官。六钩蚴经数月发育成为囊状幼虫,称为棘球蚴或包虫囊。

泡状棘球绦虫的成虫与细粒棘球绦虫相似,但虫体更短小。与细粒棘球蚴不同,泡球蚴的囊泡呈小泡海绵状,生长较快。子囊为外生性,原头蚴数目较少。泡状棘球绦虫成虫终宿主主要为狐,其次为狗、狼、猫等。中间宿主主要是鼠类,人非适宜的中间宿主,感染较少。

棘球蚴病的发病机制是多方面的,棘球蚴对机体的危害主要表现为:①棘球蚴压迫和破坏邻近组织,导致组织、细胞变性、坏死;②囊肿破裂后,囊液中所含的异种蛋白可引起机体产生过敏反应;③棘球蚴生长发育过程中摄取宿主营养,影响机体健康。

二、细粒棘球蚴病

(一)基本病理变化

基本病理变化主要是棘球蚴囊形成及其对邻近组织的压迫。六钩蚴侵入组织后,大部分被巨噬细胞吞噬破坏,仅少数存活发育成圆形或不规则形单房棘球蚴囊。棘球蚴囊由囊内容物和囊壁组成,囊内容物包括无色或微黄色液体和原头蚴等,其中含有的蛋白质具抗原性,若囊壁破裂,囊液流出,可引起过敏反应。囊壁分内、外两层。囊壁外层为角皮层,大体呈白色半透明粉皮状,镜下为红染平行排列的板层状结构,具有吸收营养物质及保护生发层作用。内层为生发层,由单层或多层生发细胞构成,具有芽生繁殖能力,向囊内壁形成无数小突起状的生发囊。生发囊脱落发育为子囊,其内壁又可生出多个原头蚴。子囊与母囊结构相同,还可再产生生发囊或孙囊。随着棘球蚴囊的增大,对宿主组织的机械性压迫日益加重,使周围组织发生萎缩、变性甚至坏死。棘球蚴囊在生长过程中,可因外伤或继发感染而发生退化或死亡,此时母囊及子囊发生钙化,囊肿内囊液逐渐被吸收变为混浊的胶胨样物质。

(二)主要器官病变及后果

1. 肝棘球蚴囊肿 最常见,多位于肝右叶,多为单发,常位于膈面,向腹腔突出。肝棘球蚴囊肿使肝大、肝组织受压,导致肝细胞萎缩、变性、坏死,囊肿外纤维组织增生,形成一层纤维性外囊。肝内小胆管及血管也常因受压而移位,或被包入囊壁内。

肝棘球蚴囊肿的主要并发症为继发感染和囊肿破裂。囊肿破裂为其常见而严重的并发症,多由继发感染、外伤或穿刺而引起,可导致过敏性休克甚至死亡,有时还可造成腹腔内继发性棘球蚴囊肿。少数慢性胆道梗阻的病例可因胆汁淤积、导致肝内纤维组织增生而引起肝硬化。

2. 肺棘球蚴囊肿 囊肿多位于右肺下叶,以其周边部多见,通常为单发。由于肺组织血液循环丰富、组织疏松,故棘球蚴囊肿生长较快,易破裂。病变主要表现为棘球蚴囊肿压迫周围肺组织引起肺萎陷和纤维化。临床上可出现胸部隐痛,刺激性咳嗽。若囊肿破入支气管,囊内容物可被咳出而自行痊愈,但囊内容物过多时可阻塞支气管导致窒息。少数病例可破入胸腔,引起棘球蚴性胸膜炎和胸腔积液。

三、泡状棘球蚴病

泡状棘球蚴病又称多房棘球蚴病或泡型包虫病,是由泡状棘球蚴引起的一种严重人畜共患病,较少见。

泡球蚴绝大多数寄生在肝脏,偶见于肺、脑。其病变及后果均较细粒棘球蚴病为重,表现在泡球蚴囊泡外周无完整纤维包膜,与周围组织分界不清,呈浸润性生长,对周围组织的破坏较大,并可侵入血管或淋巴管,甚至向其他器官转移,肉眼上易误诊为肝癌。肝的泡状棘球蚴囊肿多呈单个巨块型,有时也为弥漫结节型。囊泡呈灰白色,质较硬,由无数小囊泡集合成海绵状或蜂窝状,囊泡内容物为豆腐渣样蚴体碎屑及小泡,部分可发生变性、坏死或溶解呈胶冻样液体,如继发感染,可似脓肿。镜下肝组织中散在大小不等的泡球蚴小囊泡,一般仅见角皮层。病灶内可见嗜酸性粒细胞、淋巴细胞和浆细胞浸润,伴有结核样肉芽肿形成及纤维组织增生。病灶周围肝细胞因机械性压迫或过敏反应发生萎缩、变性、淤胆或凝固性坏死。临床上出现肝硬化、黄疸、门静脉高压、肝衰竭和恶病质等表现。若泡球蚴转移至肺、脑等部位,则可发生咯血、自发性气胸、癫痫和偏瘫等相应的呼吸道和神经系统症状。

(董志恒)

学习小结

溶组织内阿米巴原虫所致的阿米巴病是以液化性坏死为主的变质性炎,主要累及结肠,形成典型的烧瓶状溃疡。肠外阿米巴病主要累及肝、肺和脑,形成阿米巴肝脓肿、阿米巴肺脓肿和阿米巴脑脓肿。

在我国流行的日本血吸虫病以血吸虫性肉芽肿形成为主要病变特征,虫卵对组织的损害最大,形成急性虫卵结节(嗜酸性脓肿)和慢性虫卵结节(假结核结节),主要累及肝、肠、脾等门脉系统组织,也可异位寄生于肺、脑等器官。

丝虫病主要累及淋巴系统,以嗜酸性脓肿和结核样肉芽肿形成为主要特征。成虫对人体的危害性最大,临床上可表现为急性和慢性两种类型。

肺吸虫病、华支睾吸虫病和棘球蚴病为人兽共患寄生虫病。肺吸虫病是由并殖吸虫的童虫、成虫在人体组织内穿行或寄居所引起的疾病,主要累及肺脏,其主要病变特点是在器官或组织内形成窦道和相互沟通的多房性小囊肿。华支睾吸虫病主要累及肝内胆管,肝内胆管扩张是其最突出的病变。棘球蚴病发病部位主要在肝脏,以包虫囊形成为主要病变特征。

复习思考题

1. 肠阿米巴溃疡与结核病、细菌性痢疾、伤寒的肠道溃疡有何形态学区别?

2. 试述阿米巴肝脓肿与细菌性肝脓肿的区别。

3. 试述血吸虫性肝硬化与门脉性肝硬化的区别。

4. 简述血吸虫发育各阶段所致病变的特点。

5. 常见寄生虫疾病中哪些可以形成肉芽肿性病变?与结核性肉芽肿有何不同?

6. 本章所学寄生虫病中哪些可以引起肝脏损害?简述其病变特点。

7. 解释下列名词:机会性致病寄生虫病、嗜酸性脓肿、人兽共患寄生虫病、象皮肿、干线型或管道型肝硬化、异位寄生。

第十八章　病理学常用技术的原理与应用

学习目标

掌握　大体、组织和细胞病理学技术；病理学常用 HE 染色技术；免疫组织化学与免疫细胞化学染色的原理及应用。

熟悉　其他各种分子病理学常用技术的原理及应用。

了解　分子生物学技术在病理学中的应用。

病理学的发展与病理技术的进步互为促进。肉眼的大体观察和光学显微镜水平的形态学观察技术，是病理学研究和学习的最传统、最基本的技术。随着分子生物学研究的进展和分子病理学相应技术的建立，一些新的先进的技术手段已经应用在病理学的研究和对疾病的病理诊断上。

第一节　大体、组织和细胞病理学技术

一、大体观察

主要运用肉眼或辅以放大镜、量尺和磅秤等工具，对大体标本的病变性状（形状、大小、重量、色泽、质地、界限、表面及切面形态、与周围组织和器官的关系等）进行细致的剖检、观察、测量、取材和记录，必要时可摄影留作资料。大体观察不仅是病理医师的基本功和正确病理诊断的第一步，也是医学生学习病理学的主要方法之一。

二、组织病理学观察

将肉眼确定为病变的组织取材后，以甲醛（福尔马林，formalin）溶液固定和石蜡包埋制成切片，经不同的方法染色后用光学显微镜观察。通过分析、综合病变特点，可作出疾病的病理诊断。组织切片最常用的染色方法是苏木素 - 伊红（hematoxylin and eosin，HE）染色。迄今，这种传统的方法仍然是诊断和研究疾病最基本和最常用的方法。若仍不能做出诊断或需要进一步研究时，则可辅以一些特殊染色、免疫组化和其他观察技术。

三、细胞病理学观察

采集病变处的细胞，涂片染色后进行观察和诊断。细胞的来源可以是运用各种采集器在口腔、食管、鼻咽部、女性生殖道等病变部位直接采集脱落的细胞，也可以是自然分泌物（如痰、乳腺溢液和前列腺液）、

体液(如胸腹腔积液、心包积液和脑积液)及排泄物(如尿)中的细胞,以及通过内镜采集的细胞或用细针直接穿刺病变部位(如乳腺、甲状腺、前列腺、淋巴结、胰腺、肝、肾等)即细针穿刺(fine needle aspiration,FNA)所吸取的细胞。细胞学检查除了用于临床诊断外,还用于肿瘤的筛查。该方法设备简单,操作简便,患者痛苦少,易于接受,但最后确定是否为恶性病变尚需进一步经活检证实。此外,细胞学检查还可用于对激素水平的测定(如阴道脱落细胞涂片)及为细胞培养和DNA提取等提供标本。

第二节　组织化学与免疫组织(细胞)化学技术

一、组织化学

组织化学(histochemistry)一般称为特殊染色,通过应用某些能与组织或细胞的化学成分进行特异性结合的显色试剂,定位地显示病变组织、细胞的特殊化学成分(如蛋白质、酶类、核酸、糖类、脂类等)同时又能保存组织原有的形态改变,达到形态与代谢的结合。如用过碘酸Schiff反应(PAS)显示细胞内糖原的变化,用苏丹Ⅲ染色显示细胞内的脂肪滴等。在肿瘤的诊断和鉴别诊断中也可用特殊染色方法。如用PAS染色可区别骨Ewing肉瘤和恶性淋巴瘤,前者含有糖原而呈阳性,后者不含糖原呈阴性;用磷钨酸苏木素(PTAH)染色可显示横纹肌肉瘤中瘤细胞胞质内的横纹。

二、免疫组织化学与免疫细胞化学

免疫组织化学(immunohistochemistry, IHC)和免疫细胞化学(immunocytochemistry, ICC)是利用抗原-抗体的特异性结合反应来检测和定位组织或细胞中的某种化学物质的一种技术,由免疫学和传统的组织化学相结合而形成。IHC不仅有较高的敏感性和特异性,同时具有将形态学改变与功能和代谢变化结合起来,直接在组织切片、细胞涂片或培养细胞爬片上原位确定某些蛋白质或多肽类物质的存在的特点,并对可精确到亚细胞结构水平,结合电子计算机图像分析技术或激光扫描共聚焦显微技术等,可对被检测物质进行定量分析。

1. IHC染色方法和检测系统　IHC染色方法有很多,按标记物的性质可分为荧光法(荧光素标记)、酶法(辣根过氧化物酶、碱性磷酸酶等)、免疫金银及铁标记技术等;按染色步骤可分为直接法(又称一步法)和间接法(又称二步、三步或多步法);按结合方式可分为抗原-抗体结合,如PAP法和标记的葡聚糖聚合物(labeled dextran polymer, LDP)法,以及亲和连接,如ABC法标记的链霉亲和素-生物素(labelled streptavidin-biotin, LSAB)法等,其中LSAB法和LDP法是最常使用的方法。两步LDP法即Envision法,具有省时、操作简便、受内源性生物素干扰少等优点,但成本高于LSAB法。免疫组化染色常用的检测显示系统见表18-1。最常用的检测显示系统是辣根过氧化物酶(HRP)-二甲基联苯胺(DAB)系统,阳性信号呈棕色细颗粒状。

表18-1　免疫组化染色中常用的标记酶及其底物

检测系统	产物颜色	封片
HRP-AEC	红色	甘油
HRP-DAB	棕色	中性树胶
AKP-BCIP/NBT	深蓝色	中性树胶

2. IHC染色的反应结果和质量控制　IHC中常见的抗原表达模式有以下几种(图18-1):①细胞膜线性阳性反应:如CD20、P120等的标记呈细胞膜线性阳性反应;②细胞质的阳性反应,根据抗原的亚细胞结构定位不同,又有数种表现形式,如细胞角蛋白(cytokeratin, CK)以及一些中间丝蛋白(vimentin)主要分布在

近细胞膜处的胞质内，CD15 和 CD30 等抗体的染色呈胞质内局限性点状阳性反应；BCL-2 蛋白等定位于线粒体的抗原常表现为细胞质内弥漫性阳性反应；③细胞核阳性反应，如 Ki-67、雌激素受体（ER）蛋白、孕激素受体（PR）蛋白等。有些抗体可同时出现细胞质和细胞膜的阳性表达，如 EMA 可呈细胞膜阳性和胞质内弥漫性阳性反应，CD15 和 CD30 抗体可同时呈细胞膜阳性和胞质内点状阳性反应等。

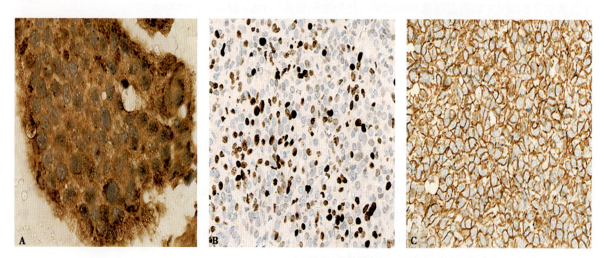

图 18-1　免疫组织化学染色阳性信号定位

A. 细胞质内弥漫阳性（血管内皮生长因子）；B. 细胞核阳性（Ki-67）；C. 细胞膜阳性（P120）

影响 IHC 染色质量的因素很多，在实验过程中应注意组织的取材和固定，选择高质量的商品化抗体，恰当地选择和使用封闭和抗原修复手段，规范技术操作，合理设立对照等。假阴性反应可发生于以下情况：①组织内待测抗原已被分解破坏，或抗原含量过低；②固定剂使用不当，而使抗原被遮盖（使用醛类固定剂使大分子蛋白接醛键形成交联而遮盖待测抗原）；③抗体质量不佳或稀释度不当等；④操作失误等。假阳性可发生在以下情况：①抗体特异性差，与非待检抗原发生交叉反应；②组织对抗体的非特异性吸附；③内源性过氧化物酶（endogenous peroxidase）的作用。若内源性过氧化物酶未被阻断，则可出现假阳性结果。这些都可能造成结果判断的失误。

3. IHC 染色技术的应用　随着大量商品化的单克隆和多克隆抗体的出现，配套试剂盒的使用及方法学的不断完善，IHC 染色已经成为医学基础研究和临床病理诊断中应用最为广泛的不可或缺的病理技术手段之一。IHC 可用于各种蛋白质或肽类物质表达水平的检测、细胞属性的判定、淋巴细胞的免疫表型分析、细胞增殖和凋亡的研究、激素受体和耐药基因蛋白表达的检测，以及细胞周期和信号转导的研究等。此外，有些组织特异性抗原的检测有助于肿瘤组织来源的判断、内分泌系统肿瘤的功能分类、肿瘤预后的评估以及指导临床对某些靶向治疗药物适用病例的筛选等。近年来，IHC 技术在组织芯片上的应用使得染色效率明显提高，与激光共聚焦显微术的结合使阳性信号的定位识别更加精确。

第三节　电子显微镜技术

1931 年德国的 Knoll 和 Ruska 研制成功了世界上第一台电子显微镜，通过由电子束和电子透镜组合成的电子光学系统的多级放大后，可以将微小物体放大成像，极大地提高了分辨率。普通光学显微镜的分辨极限是 0.2μm，而目前最好的电子显微镜的分辨率可达 0.14nm，有效放大倍数为 100 万倍。透射电子显微镜（transmission electron microscope，TEM）是最早、最广泛应用于医学领域的一种电镜，之后又相继诞生了扫描电镜（scanning electron microscope，SEM）、超高压电镜等。电子显微镜和光学显微镜的基本原理相同，不同的是光镜的照明源是可见光，而电镜是以电子束为光源。电镜的透镜不是玻璃而是轴对称的电场或磁场。

电镜技术使病理学对疾病的认识从组织、细胞水平深入到细胞内超微结构水平,观察到了细胞膜、细胞器和细胞核的细微结构及其病理变化,大大开阔了人们的视野,并由此产生了亚细胞结构病理学(subcellular structure pathology),又称超微结构病理学(ultrastructural pathology)。

由于电镜的分辨率高,因此电镜样本的处理和超薄切片的制作技术比光镜制片更为精细和复杂,但基本过程相似,仍包括组织取材、固定、脱水、浸透、包埋、切片和染色等。电镜样本的制备与常规病理制片的不同之处有:①要求组织新鲜,选择有代表性的区域进行小块多点取材;②双重组织固定,常用的化学固定剂有锇酸、醛类固定剂和高锰酸钾等;③环氧树脂包埋;④半薄切片经甲苯胺蓝或HE染色进行组织定位;⑤切制超薄切片;⑥重金属盐如醋酸铀或枸橼酸铅等染色。

电子显微镜技术观察样本的细微结构与形态,是病理学诊断和研究的基本技术之一。电镜技术的应用领域广泛:①在胚胎及组织发生学方面的观察和研究,通过电镜可以了解新生血管芽的发生和形态特点;②临床上多种疾病亚细胞结构病变的观察和诊断,尤其是神经肌肉疾病和肾小球疾病的诊断(图18-2~图18-3);③有些疑难肿瘤(如未分化、低分化或多向分化肿瘤)的组织来源和细胞属性的判断;④细胞凋亡的形态学观察;⑤扫描电镜对样本三维形貌的细微显示和定量等。随着电镜技术的不断发展以及与其他方法的综合使用,还出现了免疫电镜技术、电镜细胞化学技术、电镜图像分析技术及全息显微技术等。但电镜技术也有其局限性,如样本制作较复杂、样本取材少、观察范围有限等,因此需要结合组织学观察结果综合分析判断。

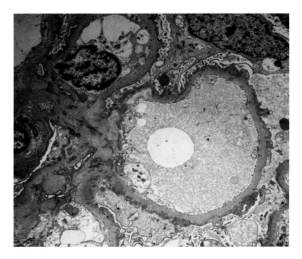

图18-2 膜性肾病肾小球的电镜观察

肾小球毛细血管基底膜增厚,足细胞侧高密度电子致密物沉积,足细胞足突广泛融合

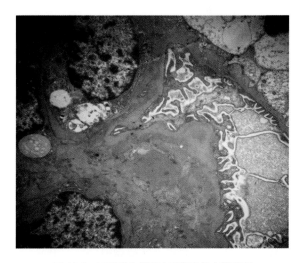

图18-3 系膜增生性肾小球肾炎的电镜观察

可见肾小球系膜区高密度电子致密物沉积,系膜细胞及基质增生

第四节 显微切割技术

显微切割术(microdissection)是20世纪90年代初发展起来的一门新技术,它能够从组织切片或细胞涂片上的任一区域内切割下几百个、几十个同类细胞,甚至一单个细胞(图18-4),再进行如PCR、PCR-SSCP及比较基因组杂交等有关的分子水平的研究。

用于显微切割的组织切片可以是冷冻切片、石蜡包埋的组织切片或细胞涂片。切片的厚度可为4~10μm,冷冻切片需经甲醛或乙醇固定。另外,用于显微切割的组织切片还必须染色,以便于进行目标细胞群或单一细胞的定位。染色可以用普通方法,如甲基绿、核固红、瑞氏染液或苏木素等,也可用免疫组织化学染色,如要切割霍奇金淋巴瘤组织切片上的R-S细胞时,用CD15或CD30单克隆抗体染色进

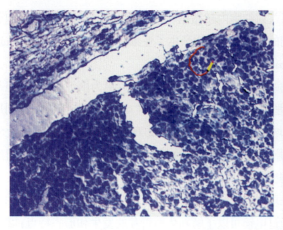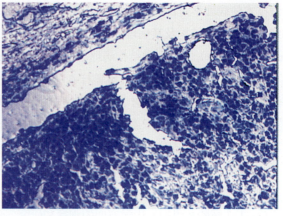

图 18-4　冷冻切片的激光显微切割

左图：被切割的细胞定位；右图切割后组织切片上留下的空隙

行靶细胞示踪。显微切割的方法有手工操作法和激光捕获显微切割法。激光捕获显微切割（laser capture microdissection，LCM）技术的基本原理是：将组织切片放在倒置显微镜的载物台上，并在切片表面预盖一层乙烯 - 醋酸乙烯酯（enthylene vinyl acetate，EVA）薄膜。激光束从切片的上方垂直照射下来，其光路与显微镜聚光器的光路共轴，光斑恰好落在显微镜视野中心，即要切割的区域。该区的 EVA 膜揭起来时，与之相连的细胞也随之被完好地从切片上切割下来。将带有细胞的 EVA 膜放入试管内经蛋白酶消化使细胞与膜分开，同时也将细胞裂解，获得待提取物质，如 DNA、RNA 和蛋白质等。

显微切割技术的特点是可从构成复杂的组织中获得某一特定的同类细胞群或单个细胞，尤其适用于肿瘤的分子生物学研究，如肿瘤的克隆性分析、肿瘤发生和演进过程中各阶段细胞基因改变的比较研究以及肿瘤细胞内某些酶活性的定量检测等。该技术的不足之处是手工操作法的技术难度大；用 LCM 虽然操作简便，耗时少，取材准确，但需特殊的设备，激光器造价高。

第五节　激光扫描共聚焦显微技术

激光扫描共聚焦显微镜（laser scanning confocal microscopy，LSCM）是近代生物医学图像分析仪器研究最重要的成就之一，它是将光学显微镜、激光扫描技术和计算机图像处理技术相结合而形成的高技术设备。其主要部件有激光器、扫描头、显微镜和计算机等。共聚焦成像利用照明点与探测点共轭这一特性，可有效抑制同一聚焦平面上非测量点的杂散荧光及来自样品的非焦平面荧光，从而获得普通光学显微镜无法达到的分辨率，同时具有深度识别能力（最大深度一般为 200～400μm）及纵向分辨率，因而能看到较厚生物样本中的细节。

一、LSCM 的主要功能

LSCM 的主要功能有：①细胞、组织光学切片：利用计算机及图像处理系统对组织、细胞及亚细胞结构进行断层扫描，该功能也被形象地称为"细胞 CT"或"显微 CT"（图 18-5）；②三维立体空间结构重建；③对活细胞的长时间观察；④细胞内酸碱度及细胞离子的定量测定；⑤采用荧光漂白恢复技术（flourescence redistribution after photobleaching，FRAP）进行细胞间通信、细胞骨架的构成、生物膜结构和大分子组装等的研究。FRAP 利用高强度脉冲式激光照射细胞的某一区域，造成该区域荧光分子的漂白，而该区域周围的非漂白荧光分子将以一定速率向受照射区域扩散，LSCM 可直接对其扩散速率进行监测；⑥细胞膜流动性测定和光活化技术等。

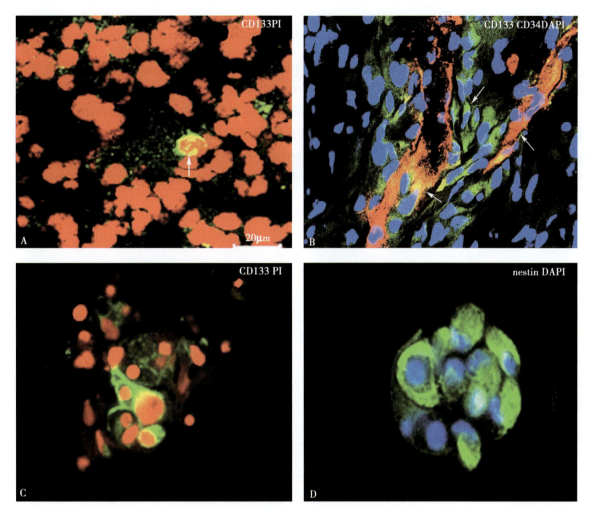

图 18-5　胶质瘤干细胞的分布和培养

肿瘤干细胞在胶质瘤组织中散在分布(图 A),微血管附近相对较多(图 B);体外培养的胶质瘤干细胞呈球体样生长,干细胞标记物 CD133(图 C)和 nestin(图 D)呈阳性表达

二、激光扫描共聚焦显微镜对样本的要求及其局限性

用于 LSCM 的样本最好是培养细胞样本,如培养细胞涂片或细胞爬片,也可以是冷冻组织切片,但石蜡包埋组织切片不适用于该技术。LSCM 主要使用直接或间接免疫荧光染色和荧光原位杂交技术。荧光标记的探针或抗体的质量将直接影响实验结果。

第六节　核酸原位杂交技术

原位杂交(in situ hybridization,ISH)是核酸分子杂交的一部分,是将组织化学与分子生物学技术相结合以检测和定位核酸的技术。它是用标记的已知序列的核苷酸片段作为探针(probe),通过杂交直接在组织切片、细胞涂片或培养细胞爬片上检测和定位某一特定靶 DNA 或 RNA 的存在。ISH 的生物化学基础是 DNA 变性、复性和碱基互补配对结合。根据所选用的探针和待检测靶序列的不同,分为 DNA-DNA 杂交、DNA-RNA 杂交和 RNA-RNA 杂交。

一、探针的选择和标记

用于 ISH 的探针有双链 cDNA 探针、单链 cDNA 探针、单链 cRNA 探针以及合成的寡核苷酸探针等。一般而言，探针的长度以 50～300bp 为宜，用于染色体 ISH 的探针可为 1.2～1.5kb。探针标记物有放射性和非放射性之分，前者如放射性核素 ^{3}H、^{35}S、^{32}P 等，这类探针的敏感性高，但有半衰期及放射性污染，成本高且耗时，故其使用受到限制；非放射性探针标记物有荧光素、地高辛和生物素等，尽管其敏感性不如放射性标记探针，但因其性能稳定、操作简便、成本低和耗时短等优点，正越来越广泛地得到应用。双链 cDNA 探针的标记可用缺口平移法或随机引物法；单链 cRNA 探针可通过转录进行标记；合成的寡核苷酸探针可用5' 末端标记法，即加尾标记法。

二、原位杂交的主要程序

ISH 的实验材料可以是常规石蜡包埋组织切片、冷冻组织切片、细胞涂片和培养细胞爬片等。主要程序包括杂交前准备、预处理、杂交、杂交后处理 - 清洗和杂交体的检测等。操作中应注意的问题有：①对 DNA-RNA 杂交和 RNA-RNA 杂交，需进行灭活 RNA 酶处理，包括用 0.5‰的二乙基焦碳酸盐（diethylpyrocarbonate，DEPC）水配制有关试剂和 160～180℃烘烤实验用器皿等；当使用双链 cDNA 探针和（或）待测靶序列是 DNA 时，需进行变性处理使 DNA 解链；②杂交温度应低于杂交体的解链温度（T_m）25℃左右；③对照实验：ISH 远较 IHC 染色复杂，影响因素颇多，故对照实验必不可少，有组织对照、探针对照、杂交反应体系对照和检测系统的对照等，可根据具体情况选用。

三、荧光原位杂交

可以用直接法或间接法进行荧光原位杂交（fluorescence in situ hybridization，FISH）。直接法 FISH 是以荧光素直接标记已知 DNA 探针，所检测的靶序列为 DNA。间接法 FISH 是以非荧光标记物标记已知 DNA 探针，再桥连一个荧光标记的抗体。用于 FISH 的探针有不同的类型，如重复序列探针、位点特异性探针和全染色体探针等，目前已有大量商品化的荧光标记探针，使 FISH 技术得到越来越广泛的应用。FISH 的实验材料可以是间期细胞、分裂中期的染色体，也可以是冷冻或石蜡切片组织（图 18-6）。

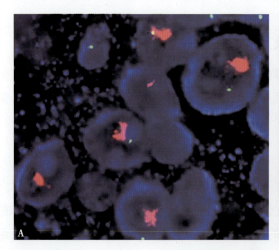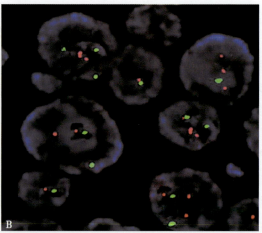

图 18-6 染色体的荧光原位杂交
A: 乳腺癌 her-2 阳性；B: 乳腺癌 her-2 阴性

四、原位杂交技术的应用

ISH 可应用于：①细胞特异性 mRNA 转录的定位，可用于基因图谱、基因表达和基因组进化的研究；②受感染组织中病毒 DNA/RNA 的检测和定位，如 EB 病毒 mRNA（图 18-7）、人乳头瘤病毒（HPV）DNA 和巨细胞病毒 DNA 的检测；③癌基因、抑癌基因及各种功能基因在转录水平的表达及其变化的检测；④基因在染色体上的定位；⑤染色体变化的检测，如染色体数量异常和染色体易位等；⑥分裂间期细胞遗传学的研究，如遗传病的产前诊断和某些遗传病基因携带者的确定，某些肿瘤的诊断等。ISH 与 IHC 染色技术相比较，IHC 使用的是抗体，其检测对象是抗原，机制是抗原 - 抗体的特异性结合，是蛋白质表达水平的检测；ISH 使用的是探针，遵循碱基互补配对的原则，与待检测的靶序列结合，是 DNA 或转录（mRNA）水平的检测。两者均有较高的敏感性和特异性，但 ISH 更容易受到外界因素的影响。

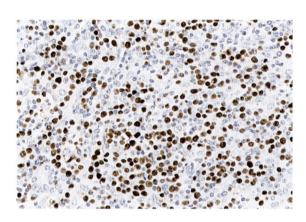

图 18-7　原位杂交测 EB 病毒

用生物素标记的针对 EB 病毒的 mRNA 探针进行原位杂交，在石蜡包埋组织切片上检测 EB 病毒的 mRNA，示肿瘤细胞呈明显的细胞核阳性（棕色），DAB 显色

第七节　原位聚合酶链反应技术

原位聚合酶链反应技术是聚合酶链反应（polymerse chain reaction，PCR）技术的一部分，PCR 是在体外经酶促反应将某一特定 DNA 序列进行高效、快速扩增，它可将单一拷贝或低拷贝的待测核酸以指数的形式扩增而达到常规方法可检测的水平，但不能进行组织学定位。原位 PCR（in situ PCR）技术是将 PCR 的高效扩增与原位杂交的细胞及组织学定位相结合，在冷冻切片或石蜡包埋组织切片、细胞涂片或培养细胞爬片上检测和定位核酸的技术。

一、原位 PCR 技术方法

原位 PCR 技术有直接法原位 PCR、间接法原位 PCR、原位反转录 PCR（in situ reverse transcription-PCR，in situ RT-PCR）和原位再生式序列复制反应（self-sustained sequence replication reaction，3SR）等方法，其中应用相对较为广泛的是间接法原位 PCR。其主要程序有：组织固定、预处理（如蛋白酶 K 和 RNA 酶消化）、原位扩增及扩增产物的原位杂交和检测等。由于使用 ISH 技术对扩增产物进行检测，使该方法的特异性较直接法原位 PCR 高。

二、原位 PCR 技术的应用及存在的问题

原位 PCR 技术可对低拷贝的内源性基因进行检测和定位，在完整的细胞样本上能检测出单一拷贝的

DNA 序列，可用于基因突变、基因重排等的研究和观察。还可用于外源性基因的检测和定位，如对各种感染性疾病病原的基因检测，如 EB 病毒、HPV、肝炎病毒、巨细胞病毒和 HIV 基因组及结核分枝杆菌、麻风杆菌基因的检测等，在临床上还可用于对接受了基因治疗的患者体内导入基因的检测等。

从理论上说，原位 PCR 是一个较完美的技术，兼具较高的敏感性和基因的细胞内定位功能，但目前该技术方法还欠完善，主要表现在以下几个方面：①特异性不高，尤其是假阳性问题。可能产生假阳性的原因有引物扩增序列的弥散、引物与模板的错配等。为提高其检测结果的特异性，必须设计严格的实验对照，包括已知阳性和阴性对照、引物对照、PCR 反应体系对照以及用 DNA 酶和 RNA 酶处理后样本的阴性对照等。②技术操作复杂，影响因素太多。③需要特殊的设备，如原位 PCR 仪，价格昂贵，加之技术方法上存在的问题等，短时间内还难以在国内大面积推广使用，但有一定的潜在应用前景。

第八节　流式细胞术

流式细胞术（flow ctyometry，FCM）是利用流式细胞仪进行的一种单细胞定量分析和分选的技术。FCM 是 ICC 技术、激光和电子计算机科学等综合利用的技术。

一、流式细胞仪的基本结构和工作原理

流式细胞仪由三部分构成：①传感系统，包括样本递送系统、样品池、监测系统、电子传感器和激光源等；②计算机系统；③电路、光路和水路系统，有电源、光学传导和滤片、鞘液循环和回收部分等。流式细胞仪的工作原理是使悬浮在液体中分散的经荧光标记的细胞或微粒在稳定的液流推动装置作用下，依次通过样品池，流速可达 9m/s，同时由荧光探测器捕获荧光信号并转换为分别代表前向散射角、侧向散射角和不同荧光强度的电脉冲信号，经计算机处理形成相应的点图、直方图和假三维结构图像进行分析。

二、样本制备的基本原则

用于 FCM 的样本是单细胞悬液，可以是血液、悬浮细胞培养液和各种体液，如胸水、腹水及脑脊液、新鲜实体瘤或石蜡包埋组织的单细胞悬液等。样本制备的基本原则是：①保持各种体液和悬浮细胞样本新鲜，尽快完成样本的制备和检测。②针对不同的细胞样本进行适当的洗涤、酶消化或 EDTA 处理，以清除杂质，使黏附的细胞彼此分离而成单细胞状态。③对新鲜实体瘤组织可选用或联合使用酶消化法、机械打散法和化学分散法来获得有足够细胞数量的单细胞悬液。常用的酶有胃蛋白酶、胰蛋白酶和胶原酶等。④对石蜡包埋组织应先切成若干 40～50μm 厚的石蜡切片，经二甲苯脱蜡至水化，再选用前述方法制备单细胞悬液。⑤单细胞悬液的细胞数应不少于 10^6。

三、流式细胞技术的应用

FCM 具有准确、快速和高分辨力等特性，在医学基础研究和临床检测中的应用广泛，具体表现在：①分析细胞周期、细胞的增殖与凋亡：用于研究细胞增殖动力学，定量分析细胞周期并加以分选，分析测定凋亡细胞比例和数量，定量分析生物大分子如核酸、蛋白质等与细胞周期和凋亡的关系；②分析细胞分化、辅助鉴别良恶性肿瘤：利用分化标志物可分析待测细胞的分化状态或恶性程度，利用 DNA 含量的测定和倍体分析可对肿瘤的遗传学特征和良恶性程度进行辅助判断；③快速进行细胞分选和细胞收集：根据细胞的理化特性、表面标记特性，可分析、分选出目标细胞，研究目标亚群的生物学特性（图 18-8）；④细胞多药耐药基因的检测：可检测分析药物在细胞中的含量、分布及作用机制等。

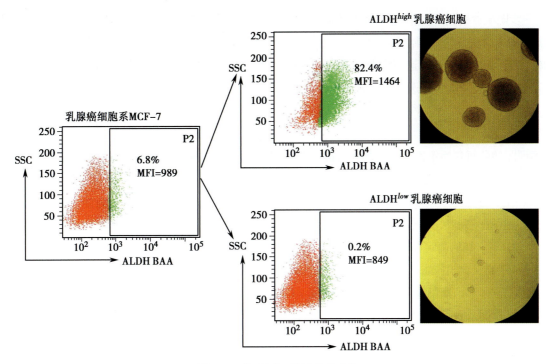

图 18-8　流式细胞术进行细胞分选

采用乳腺癌干细胞已知标记物将乳腺癌细胞系 MCF-7 中 ALDH 高表达细胞和低表达细胞进行标记、分选,前者体外细胞成球速率快(免疫标记和流式细胞术)

第九节　图像采集和分析技术

一、病理图像采集

随着网络信息技术的快速发展,远程数字病理诊断已逐渐成为现代医学不可缺少的一个平台。数字切片(digital slides)又称虚拟切片(virtual slides),是指系统通过计算机控制自动显微镜移动,并对观察到的病理切片(或图像)进行全自动聚焦扫描,逐幅自动采集数字化的显微图像,高精度多视野无缝隙自动拼图,拼接成一幅完整切片的数字图像。

1. 数字切片制作的原理　数字切片制作系统主要由硬件系统和软件系统组成。硬件系统主要包括显微镜加装步进电机、摄像机和控制键盘。软件系统主要由图像采集和控制以及图像融合和拼接功能模块组成。制作数字切片,首先,利用全自动显微镜在低倍物镜下对玻璃切片进行快速扫描,显微扫描平台自动将切片沿 X/Y 轴方向扫描移动和 Z 轴方向自动聚焦得到图像。在选定扫描区域后转到高倍物镜下进一步扫描,以获得高分辨率的数字图像。相应的扫描控制软件和图像压缩与存储软件将扫描的切片自动进行无缝拼接和处理,存储并建立数字切片库。

2. 数字切片的优点与应用　数字切片包含切片的全视野信息,具有高清晰度、高分辨率、色彩逼真、操作便捷、易于保存、便于检索及教学管理等优点。具体应用主要表现在以下几个方面:①在病理科信息管理中的应用:数字切片的诞生将医院病理科的信息管理提高到一个新的水平,极大地方便病理资料的查询、调阅和会诊。病理档案电子文档的建立,为防止病理切片损坏、解决医疗会诊、医疗纠纷提供了重要的依据。②在教学中的应用:数字切片为病理教学、医师培训及学术交流提供了有效的教学工具,具有信息量大、操作简便、病变直观等特点,给来形态学教学带革命性的突破。③在远程会诊中的应用:医院或患者通过网络,将数字切片与相关病史上传到诊断平台,专家通过登录平台,对患者的病情进行分析和讨论,进一步明确诊断,指导确定治疗方案,从而实现医学资源、专家资源、技术设备资源和医学科技成果信息资源共享。④在病理学科学研究中的应用:数字切片可以实现切片后处理,如进行切片基本实验数据信息的标注,运用标尺等工具进行病变范围、病变程度等相关实验参数的测定;结合应用软件系统进行实验数据定量分析,用于药物筛选和基因表达分析等。

二、病理图像分析

病理图像分析包括定性和定量两个方面,以往受技术所限,常规病理形态学观察基本上是定性的,缺乏精确的更为客观的定量标准和方法。图像分析技术(image analysis,IA)的出现弥补了这个缺点。随着电子计算机技术的发展,形态定量技术已从二维空间向三维空间发展。在肿瘤病理学方面,图像分析技术主要用于细胞核形态参数的测定(如核直径、周长、面积及体积等)、肿瘤的组织病理学分级和预后判断等、也可用于DNA倍体的测定和显色反应(如IHC)的半定量等。

目前,随着计算机技术的发展和形态结构测试手段的改进,一种基于二维切片观察而准确获得组织细胞和亚细胞三维形态定量特征的方法——体视学(stereology)已广泛应用于图像分析技术中。其优势在于以三维定量数据来表达特征结构信息,在生物学、基础医学和临床医学中得到广泛应用。

第十节　比较基因组杂交技术

比较基因组杂交(comparative genomic hybridization,CGH)是近年来发展起来的一种分子细胞学技术,它通过单一的一次杂交可对某一肿瘤全基因组的染色体拷贝数量的变化进行检查。其基本原理是利用不同的荧光染料分别标记肿瘤组织DNA和正常细胞或组织的DNA,制成探针,并与正常人的分裂中期染色体进行共杂交,通过检测染色体上显示的肿瘤组织与正常对照组织不同的荧光强度,来反映整个肿瘤基因组DNA表达状况的变化,再借助于图像分析技术可对染色体拷贝数量的变化进行定量研究(图18-9)。

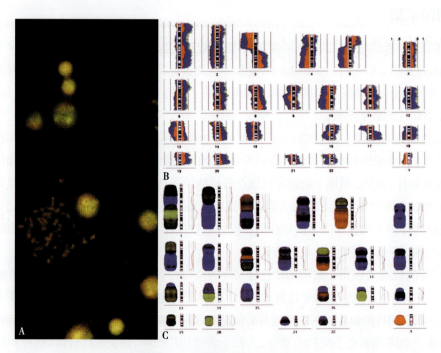

图18-9　比较基因组杂交(CGH)

A示CGH在共聚焦显微镜下合成的图像。B和C为肺小细胞癌的CGH结果的计算机分析图,
B示与各染色体相伴的曲线走向,表示染色体的不均衡性;B原发瘤和转移瘤有大量相同的变
化提示其单一克隆关系。红色为DNA丢失;绿色为DNA获得

CGH 技术的优点是：①实验所需样本 DNA 量较少，做单一的一次杂交即可检查肿瘤全基因组的染色体拷贝数量的变化；②该方法不仅适用于外周血、培养细胞和新鲜组织样本的研究，还可用于甲醛固定石蜡包埋组织样本的研究，也可用于因 DNA 量过少而经 PCR 扩增的样本的研究。尽管 CGH 是研究 DNA 拷贝数量变化的有力工具，但也有其局限性：一是用 CGH 技术所能检测到的最小的 DNA 扩增或缺失是 3～5Mb，故对于低水平的 DNA 扩增和小片段的缺失就会漏检；二是在染色体的拷贝数量无变化时，CGH 技术不能检测出平行染色体的易位。CGH 已广泛应用于肿瘤发病的分子机制等方面的研究，通过对肿瘤基因拷贝数整体水平的研究，有助于理解肿瘤细胞为何会失去正常调控功能获得无限增殖的潜能，并促进肿瘤性新生物的形成。

第十一节　生物芯片技术

生物芯片技术（biochip technique）是近年来发展起来的生物医学高新技术，包括基因芯片、蛋白质芯片和组织芯片等。

一、基因芯片

基因芯片（protein chip）又称 DNA 芯片（DNA chip），是指固着在固相载体上的高密度的 DNA 微点阵。即将大量靶基因或寡核苷酸片段有序、高密度地（点与点间距一般小于 500μm）排列在如硅片、玻璃片、聚丙烯或尼龙膜等载体上，形成基因芯片。一套完整的基因芯片分析系统包括芯片阵列仪、激光扫描仪、计算机及生物信息软件处理系统等。

1. 基因芯片的分类和工作原理　按基因芯片的功能用途可将其分为三类：表达谱基因芯片、诊断芯片和检测芯片。表达谱基因芯片主要用于基因功能的研究；后两者可用于遗传病、代谢性疾病和某些肿瘤的诊断、病原微生物的检测等。基因芯片检测的基本原理是：用不同的荧光染料通过反转录反应将不同组织的 mRNA 分别标记制成探针，将探针混合后与芯片上的 DNA 片段进行杂交、洗涤，然后用特有的荧光波长扫描芯片，得到这些基因在不同组织或细胞中的表达谱图片，再通过计算机分析出这些基因在不同组织的表达差异的重要信息（图 18-10）。

2. 基因芯片的应用　可用于生命科学研究的各个领域，在基础研究方面有基因表达谱分析、肿瘤基因分型、基因突变的检

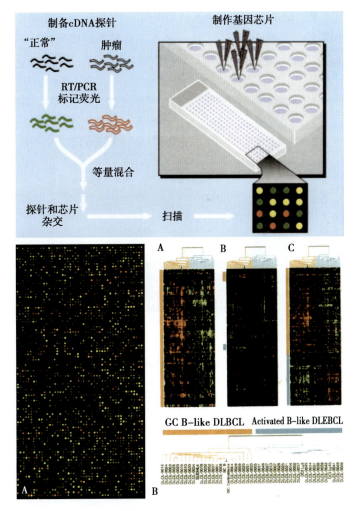

图 18-10　表达谱基因芯片

上图为表达谱基因芯片的检测原理模式图；下图 A 为 cDNA 芯片的扫描图；B 对一组弥漫性大 B 细胞淋巴瘤（DLBCL）的基因表达谱的聚类分析（clattering analysis），讲 DLBCL 分为两个亚类，即生发中心 B 样 DLBCL（GC B-like DLBCL，黄色）和活化 B 样 DLBCL（activated B-like DLBCL，蓝色）

测、新基因的寻找、遗传作图和重测序等；在临床上可用于抗生素和抗肿瘤药物的筛选和疾病的诊断等方面。利用基因芯片技术，可以大规模、高通量地对成千上万个基因同时进行研究，从而解决了传统的核酸印迹杂交技术操作复杂、自动化程度低、检测效率低等问题。通过设计不同的探针阵列和使用特定的分析方法使该技术具有广阔的应用前景。应用基因芯片技术要求实验材料是从新鲜组织或培养细胞中提取的mRNA，对外周血或培养细胞样本的研究相对容易，对实体瘤的研究则受到一定限制。

二、蛋白质芯片

蛋白质芯片（protein chip）又称蛋白质微阵列（protein microarray），它是继基因芯片之后发展起来的对基因功能产物表达水平进行检测的技术。蛋白质芯片也是在一个载体上高密度地点布不同种类的蛋白质，再用荧光标记的已知抗体或配体与待测样本中的抗体或配体一起与芯片上的蛋白质竞争结合，利用荧光扫描仪测定芯片上各点阵的荧光强度，再经计算机分析计算出待测样本结果。随着蛋白质芯片制作技术的不断完善，检测容量已达一万三千多个点，并实现了整个过程全自动化检测，具有高效率、低成本的特点，尤其适合于蛋白表达的大规模、多种类筛查，并能用于受体-配体、多种感染因素的筛查和肿瘤的诊断。

三、组织芯片

组织芯片（tissue chip）又称组织微阵列（tissue microarray），是由Kononen等1998年首次提出这一概念。组织芯片是将数十个至数百个小的组织片整齐地排列在某一载体上（通常是载玻片）而成的微缩组织切片。组织芯片的制作流程主要包括组织筛选和定位、阵列蜡块的制作和切片等步骤（图18-11）。

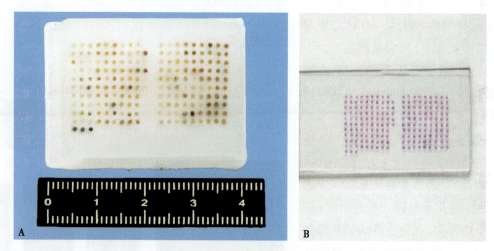

图18-11 组织芯片
A. 阵列蜡块；B. 经HE染色的组织芯片，其中共有188张组织片

组织芯片的特点是体积小、信息含量大，并可根据不同的需求进行组合制成各种组织芯片，能高效、快速和低消耗地进行各种组织学的原位研究和观察，如形态学、免疫组织化学、原位杂交和原位PCR等，并有较好的内对照及实验条件的可比性。在科研工作中可单独应用或与基因芯片联合应用，用于基因及其蛋白表达产物的分析和基因功能的研究；用于基因探针的筛选和抗体等生物制剂的鉴定；组织芯片还可作为组织学和病理学实习教材和外科病理学微缩图谱等。

第十二节 生物信息学技术

生物信息学（bioinformatics）是一门研究生物系统中信息现象的新兴的交叉学科，涉及生物学、数学、物理学、计算机科学和信息科学等多个领域。生物信息学以计算机、网络为工具，以数据库为载体，利用数学和信息科学的理论、方法和技术研究生物大分子，建立各种计算模型，对实验生物学中产生的大量生物学数据进行收集、存储、集成、查询、处理及分析，揭示蕴含在这些数据中的丰富内涵，发现生物分子信息的组织规律，从而掌握复杂的生命现象包括生命起源、生物进化以及细胞、器官和个体的发生、发育、病变及衰亡的规律和时空联系。人类基因组计划产生的生物分子数据是生物信息学的源泉，而人类基因组计划所需要解决的问题则是生物信息学发展的动力。

生物信息学的研究范畴是以基因组 DNA 序列的信息分析作为源头，分析基因组结构，寻找或发现新基因，分析基因调控信息，并在此基础上研究基因的功能，模拟和预测蛋白质的空间结构，分析蛋白质的性质以及蛋白质结构与功能之间的关系，为基于靶分子结构的药物分子设计和蛋白质分子设计提供依据。

生物信息学的主要任务是研究生物分子数据的获取、存储和查询，发展数据分析方法，主要包括三个方面：①生物信息的收集、存储、管理与提供：建立生物信息数据库是生物信息学的重要内容，提供数据查询、搜索、筛选和序列比对，并为信息分析和数据挖掘打下基础。目前，生物信息数据库种类繁多，归纳起来大体可以分为 4 个大类，即核酸和蛋白质一级结构序列数据库、生物大分子（主要是蛋白质）三维空间结构数据库以及基因组数据库。②生物学数据的处理和分析：通过数据分析，发现数据之间的关系，认识数据的本质，并在此基础上了解基因与疾病的关系，了解疾病产生的机制，为疾病的诊断和治疗提供依据。帮助确定新药的作用靶点和作用方式，设计新的药物分子，为进一步的研究和应用打下基础。③生物学数据的有效利用：开发研制管理分析数据的新工具和实用软件，为生物信息学的具体应用服务。如与大规模基因表达谱分析相关的算法和软件研究，基因表达调控网络的研究，与基因组信息相关的核酸、蛋白质空间结构的预测和模拟，以及蛋白质功能预测的研究等。

（戚基萍）

学习小结

通过常规 HE 染色观察组织细胞进行诊断。当 HE 染色不能明确诊断时，可以再通过免疫组织化学、特殊染色等方法进行进一步诊断。利用分子病理学技术进行疾病的鉴别诊断、靶向治疗和判断预后。

复习思考题

1. 病理学常用技术包括哪几种？
2. 免疫组织化学和免疫细胞化学的原理是什么？
3. 电镜样本的制备与常规病理制片的不同之处？
4. 什么是流式细胞术？

索 引

参考文献

<<<<<< 1　李玉林. 病理学. 8 版. 北京：人民卫生出版社，2013.

<<<<<< 2　王连唐. 病理学. 北京：高等教育出版社，2008.

<<<<<< 3　陈杰. 病理学. 3 版. 北京：人民卫生出版社，2015.

<<<<<< 4　陈平圣，冯振卿，刘慧. 病理学. 2 版. 南京：东南大学出版社，2017.

<<<<<< 5　王坚，朱雄增. 软组织肿瘤病理学. 北京：人民卫生出版社，2008.

<<<<<< 6　郝希山，魏于全. 肿瘤学. 北京：人民卫生出版社，2010.

<<<<<< 7　刘彤华. 诊断病理学. 2 版. 北京：人民卫生出版社，2006.

<<<<<< 8　陕飞，李子禹，张连海，等. 国际抗癌联盟及美国肿瘤联合会胃癌 TNM 分期系统（8 版）简介及解读. 中国实用外科杂志，2017，37（1）：15-17.

<<<<<< 9　张爱华. 砷与健康. 北京：科学出版社，2008.

<<<<<< 10　官志忠，刘艳洁. 继续开展地方性氟中毒的研究和防治. 中国地方病学杂志，2012，31（2）：119-120.

<<<<<< 11　唐建武. 病理学. 3 版. 北京：人民卫生出版社，2013.

<<<<<< 12　王恩华. 病理学. 3 版. 北京：高等教育出版社，2015.

<<<<<< 13　葛均波，徐永健. 内科学. 8 版. 北京：人民卫生出版社，2013.

<<<<<< 14　盖晓东，李伟. 病理学. 南京：江苏科技出版社，2013.

<<<<<< 15　易树华，邹德慧，Ken He Young，等. 2016 版 WHO 淋巴肿瘤分类修订解读. 中华医学杂志，2016，96（42）：3365-3369.

<<<<<< 16　高子芬，潘增刚. 2016 年版 WHO 淋巴肿瘤分类概述. 白血病•淋巴瘤. 2016，25（5）：257-258.

<<<<<< 17　叶向军，卢兴国. 2016 年更新版《WHO 造血和淋巴组织肿瘤分类》之髓系肿瘤和急性白血病修订解读. 临床检验杂志，2016，34（9）：686-689.

<<<<<< 18　邱雪杉. 病理学. 2 版. 上海：上海科学技术出版社，2016.

<<<<<< 19　李兰娟，任红. 传染病学. 8 版. 北京：人民卫生出版社，2013.

<<<<<< 20　李凡，徐志凯. 医学微生物学. 8 版. 北京：人民卫生出版社，2013.

<<<<<< 21　ROSAI & ACKERMAN. 外科病理学. 10 版. 郑杰，译. 北京大学医学出版社，2014.

<<<<<< 22　郭慕依. 病理学. 3 版. 上海：上海医科大学出版社，2005.

<<<<<< 23　唐建武. 病理学（案例版）. 2 版. 北京：科学出版社，2012.

<<<<<< 24　李雍龙. 人体寄生虫学. 7 版. 北京：人民卫生出版社，2008.

<<<<<< 25　Underwood JCE. General and systematic pathology. 4th ed. London：ChurchillLivingstone，2004.

<<<<<< 26   Cotran RS, Kumar V, Collins T. Robbins pathologic basis of disease. 8th ed. Philadelphia: W. B. Saunders, 2009.

<<<<<< 27   Smith JR, Pereira-Smith OM. Replicative senescence: implications for in vivo aging and tumor suppression. Science, 1996, 273(5271): 63-67.

<<<<<< 28   Blackburn EH. Switching and signaling at the telomere. Cell, 2001, 106(6): 661-673.

<<<<<< 29   Wong JMY, Collins K. Telomere maintenance and disease. Lancet, 2003, 362(9388): 983-988.

<<<<<< 30   Gilchrest BA, Bohr VA. Aging processes, DNA damage, and repair. FASEB J, 1997, 11(5): 322-330.

<<<<<< 31   Carrard G, Bulteau AL, Petropoulos, et al. Impairment of proteasome structure and function in aging. Int J Biochem Cell Biol, 2002, 34(11): 1461-1474.

<<<<<< 32   Tyner SD, Venkatachalam S, Choi J, et al. p53 mutant mice that displayearly ageing-associatedphenotypes. Nature, 2002, 415(6867): 45-53.

<<<<<< 33   Maier B, Gluba W, Bernier B, et al. Modulation of mammalian life span by the shortisoform of p53. Genes Dev, 2004, 18(3): 306-319.

<<<<<< 34   Krtolica A, Parrinello S, Lockett S, et al. Senescent fibroblasts promote epithelial cell growth and tumorigenesis: A link between cancer and aging. Proc Natl A cad Sci USA, 2001, 98(21): 12072-12077.

<<<<<< 35   Pazolli E, Luo X, Brehm S, et al. Senescent stromal-derived osteopontin promotes preneoplastic cell growth. Cancer Res, 2009, 69(3): 1230-1239.

<<<<<< 36   Anisimov VN, Zabezhinski MA, Popovich IG, et al. Rapamycin increases lifespan and inhibits spontaneous tumorigenesis in inbred female mice. Cell Cycle, 2011, 10(24): 4230-4236.

<<<<<< 37   Lee YS, Wysocki A, Warburton, et al. Wound healing in development. Birth Defects Res C, 2012, 96(3): 213-222.

<<<<<< 38   Kumar V, Abbas AK, Fauston N. Robbins and Cotran Pathologic basis of disease. 9th ed. Philadelphia: Elsevier Saunders, 2015.

<<<<<< 39   Kumar V, Abbas AK, Fauston N, et al. Robbins Basic Pathology, 9th ed, Philadelphia: W. B. Saunders, 2012.

<<<<<< 40   Mitchell RN, Cotran RS. Robbins Basic Pathology. 9th ed. Philadelphia: ElsevierSaunders, 2012.

<<<<<< 41   emal A, Bray F, Center MM, et al. Global cancer statistics. CA Cancer J Clin, 2011, 61(2): 69-90.

<<<<<< 42   Fletcher CDM, Unni KK, Mertens F. World health organization classification of tumours. pathology and genetics. TumoursTissue and Bone. Lyon: IARCPress, 2004.

<<<<<< 43   Fletcher CDM. DiagnosticHistopathology of Tumors. 3rd ed. London: Churchill Livingstone, 2007.

<<<<<< 44   Singer M V, Feick P, Gerloff A. Alcohol and smoking. Dig Dis, 2011, 29(20): 177-183.

<<<<<< 45   Myers MG Jr, Leibel RL, Seeley RJ, et al. Obesity and leptin resistance: distinguishing cause from effect. Trends Endocrinology and Metabolism, 2010, 21(11): 643-651.

<<<<<< 46   Kumar V, Abbas AK, Fausto N, et al. Robbins Basic Pathology. 9th ed. Philadelphia: W. BSaunders, 2013.

<<<<< 47   Tuomi T, Santoro N, Caprio S, et al. The many faces of diabetes: a disease with increasing heterogeneity. Lancet, 2014, 383(9922): 1084-1094.

<<<<< 48   Escher N, Ernst G, Melle C, et al. Comparative proteomic analysis of normal and tumor stromal cells by tissue on chip based mass spectrometry(toc-MS). Diagn Pathol, 2010, 5: 10.

<<<<< 49   Choi D, Sharma SM, Pasadhika S, et al. Application of biostatistics and bioinformatics tools to Indentify putative transcription factor-gene regulatory network of ankylosing spondylitis and sarcoidosis. Commun Stat Theory Methods. 2009, 38(18): 3326-3338.

<<<<< 50   Lancashire LJ, Lemetre C, Ball GR. An introduction to artificial neural networks in bioinformatics-application to complex microarray and mass spectrometry datasets in cancer studies. Brief Bioinform, 2009, 10(3): 315-329.